精神障害と作業療法

病いを生きる、病いと生きる
精神認知系作業療法の理論と実践

新版

山根 寛

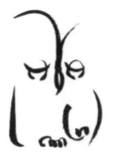

三輪書店

あらたなはじまり（新版の序）

『精神障害と作業療法』の初版を出したのは『精神保健福祉法』（1995）で精神病者の自立と社会参加が謳われ，具体的な推進にむけて障害者プランの実施が始まった1996年の10月であった．あれから20年が過ぎ，社会情勢の変化，疾患構造の変化などにより，わが国の精神保健は大きく転換を迫られている．初版以降2003年に第2版，2010年に第3版と社会情勢の変化に合わせて改訂を行ってきた．

本書の元のタイトルは『精神障害と作業療法』であるが，「ひとの病いと生活障害」に焦点をあて，作業療法の治療構造，評価や治療・支援計画など「ひとの生活における目的と意味のある作業（生活行為）」をもちいた治療・生活支援の基本を示す試みをしてきた．そのため，本書は精神認知領域の作業療法の書籍として扱われてきた．

しかし，初版の時にすでに予想していたように，「精神障害と作業療法」という視野では対応しきれない変化が起きている．近代と呼ばれた時代に専門分化した○○学部，○○学科，○○専攻といったカテゴリーがいずれも終焉を迎えていることは，20世紀の終わりには薄々気づかれていたことであるが，もう目をつむることができない現実となった．

本書は，ひとの生活における目的と意味のある作業「生活行為」を手段に，対象者の生活を支援するという基本の軸は変わらないが，近代を抜け未来の拓きのために，今述べておかなければならないことを中心に，新版として構成を立てなおした．

第1章「ひとと病い」は，『病いを生きる，病いと生きる 精神認知系作業療法の理論と実践』と題した新版のはじまりの章として，ひとと病い，病いと医学，病いと障害，そして障害と受容という課題を加えた視点から，「ひとと病い」について，作業療法の基本的な姿勢（哲学）を示す．

そして，第2章「精神の病い処遇の歴史と作業療法」では，病いを背負った苦しみとそれ以上に重い誤解による苦しみ，その二重の「こころの痛みと苦しみ」をともなう精神の病いと障害について，処遇の歴史と作業療法の成りたち，作業療法が担わされてきた役割について振り返る．

第3章「作業をもちいる療法の特性」では，ひとにとって作業とは何かにはじまり，作業療法プログラムの特性，目的と役割，手段，回復状態に応じた介入，効果，そして療法として成りたつための必要な条件，など精神障害に対する作業療法の視点を述べる．

第4章「作業療法の治療・支援構造と治療機序」では，作業療法がどのような治療構造と形態でおこなわれるのか，その構成要素と作業療法プロセスにおける対象関係の変化，作業療法の形態，作業療法における連携，作業療法の治療機序，そして社会脳などについて示す．

第5章「作業療法の手順」では，基本的な作業療法のプロセスを示し，治療・支援の計画にあたっての作業療法における評価や，その結果からどのように計画を立案するか，そして作業

療法士がおこなったサービスに対する効果の評価について述べる.

　第6章「作業療法の実践」は，入院医療中心から地域生活中心へという動きにともない，医療領域を中心にしながら，地域移行支援，地域生活支援，就労支援へと，医療から保健・福祉領域へ，作業療法がおこなわれる場も対象も広がりをみせている．多くの機関や職種，人の連携が必要な，しかも協業という形で機能するシステムのなかで，作業療法は何をするのかについて述べる．

　第7章「主な精神認知機能の支障と作業療法」では，疾患や障害の種類を問わず作業療法の共通の基盤を示し，疾患や障害の新たなとらえ方としてスペクトラムという視点や従来治療医学の専門分化の狭間で十分な対応がなされていなかった高次脳機能障害も加えて，病理の違いによる精神認知機能の障害特性に応じた作業療法の概要を紹介する．

　第8章「精神認知系作業療法の理論・モデル・関連療法」は，精神認知機能障害に対する作業療法と関連のある主な理論やモデル，療法の概略と作業療法との関連や応用について紹介する．

　ひとは生きるために作業をし，作業することで，楽しみ，困難や不安を乗り越えてきた．作業療法の原点，それは，ひとが日々営むさまざまな作業にある．変わることのないひとと作業のかかわりを活かすために，作業療法の技術はその時代の社会文化に応じて日々変わり続ける必要がある．「変わらないために変わり続ける」という作業療法の原理である動的平衡の視点から，今だから示すことができること，今示さなければ機を失うことを示す試みをした．

　2016年7月　コンチキチン　祇園囃子の調べに誘われ路地裏を歩く

　　　　　　　　　　　　　　　　　　　　　　　　　　　　　　　　　山根　寛

目次

あらたなはじまり（新版の序）　iii

1　ひとと病い　1

1・1　ひとと病い　3
1・1・1　病気との戦い―健康という幻想　4
1) 病気との戦い／2) 犯人（病因）捜し

1・2　病いと医学　6
1・2・1　治すということ―近代医学の盛衰　6
1) 近代医学のはじまり／2) 近代医学の盛衰／3) 疾患（disease）と病い（illness）
1・2・2　脆さを生き，健やかさを活かす―医学モデルから生活モデルへ　8
1) ウィークネス・モデル／2) ストレングス・モデル
1・2・3　病いを生きる―リカバリーへの道　10
1) リカバリー

1・3　病いと障害　12
1・3・1　障害のとらえ方―生活機能という視点　12
1) 国際生活機能分類／2) 精神障害と構造論／3) ノーマライゼーションの視点
1・3・2　病いと症状―症状が語るもの　19
1・3・3　精神認知機能の支障―感覚・運動機能の支障との比較より　20
1) 病気と障害の共存／2) 相対的独立性／3) 障害相互の影響／4) 環境との相互性／
5) 障害の可逆性／6) 二次障害の可能性／7) 偏見・差別の存在

1・4　障害と受容　23
1・4・1　だれが障害を受容するのか　24
1・4・2　何を受容するのか　24
1・4・3　障害受容はできるのか　25
1・4・4　治療・支援者の役割　26

1・5　病いと作業療法　26
1・5・1　生物のダイナミズムと動的平衡　26
1・5・2　作業療法の原理―動的平衡　27

1・6　病い・障害と治療・支援者の適性　29
＊　第1章のまとめ　31

2　精神の病い処遇の歴史と作業療法　35

2・1　精神障害作業療法の歴史　36
2・1・1　17世紀から18世紀前半―隔離・収容　37
2・1・2　18世紀後半から20世紀初頭―道徳療法の興亡　37
2・1・3　20世紀初頭から大戦後―作業パラダイムと力動精神医学　39
2・1・4　大戦後から現在―作業療法確立への道　39
1) 精神力動パラダイム／2) 医学モデルの行きづまり／
3) 医学モデルから保健の概念へ／4) 作業パラダイムへの回帰

2・2　わが国の精神障害作業療法の歴史　41

- 2·2·1 1900年（明治33年）以前—人道的処遇としての作業療法　42
- 2·2·2 1900年から1950年代半ば—伝統的作業療法　43
- 2·2·3 1950年代半ばから1960年代半ば—生活療法の時代　44
- 2·2·4 1960年代半ばから1970年代半ば—作業療法士の誕生と混迷　47
- 2·2·5 1970年代半ばから1980年代末—誤解を超えて　48
- 2·2·6 1990年代から2000年代初め—作業療法への期待と淘汰　49
- 2·2·7 新たな時代にむけて—作業療法新時代　49
- ＊ 第2章のまとめ　53

3　作業をもちいる療法の特性　57

3·1　原点—作業をいとなみ，作業がつむぐ　59
3·1·1　ひとと作業・作業活動　60
1) ネオテニー化という代価／2) 現実原則の発達／3) ひとと作業・作業活動
3·1·2　精神の病いと作業・作業活動　62

3·2　作業をもちいる療法　63
3·2·1　システムプログラム　64
3·2·2　各治療法との関連　64
1) 薬物や外科的介入による身体療法の特性／2) 対話型の言語的介入による精神療法の特性／3) 活動を手段とする作業療法の特性

3·3　目的と役割　66
3·3·1　作業療法の目的　66
3·3·2　作業療法の役割　67
1) 生活機能の評価／2) 生活支援

3·4　手段　69
3·4·1　生活行為（目的と意味のある作業）　69
3·4·2　ことばと作業　72

3·5　介入　73
3·5·1　QOLからQODへ　73
3·5·2　回復過程と状態　74
1) 要安静期／2) 亜急性期／3) 回復期前期／4) 回復期後期／5) 生活（維持）期／6) 緩和期
3·5·3　回復状態と作業療法　76

3·6　効果　77
3·6·1　客観的効果と主観的効果　78
3·6·2　作業療法の効果と根拠　78

3·7　療法として成りたつ条件　79
＊ 第3章のまとめ　81

4　作業療法の治療・支援構造と治療機序　85

4·1　作業療法の治療・支援構造　86
4·2　対象者　88
1) これまでの生活／2) いまの生活／3) これからの生活／

4) どのような所で（生活環境と社会資源）／5) なにを活かして／
6) 自己との対峙

4・3　作業　92
4・3・1　作業の要素　92
1) 必要な時間／2) 工程数と順序／3) 必要な知識，技術の有無／4) 運動機能／
5) 感覚・知覚・認知機能／6) 道具／7) 素材／8) 表現の自由度／9) 結果の形／
10) 作業や結果の意味／11) 作業にともなう距離／12) 対人交流／
13) 作業にともなうコミュニケーション

4・3・2　作業の分類　104
1) 「生活の維持」に関連するもの／2) 「仕事と役割」に関連するもの／
3) 「遊びと余暇」に関連するもの／4) 「参加と交流」に関連するもの／
5) 「回復と熟成」に関連するもの

4・3・3　作業—目的と手段　106
4・3・4　作業で護る—安心・安全の保障　107
1) 視線の被曝から護る—作業の具現化機能／2) 心理的距離を保つ／
3) 脳機能課題による病状の軽減

4・3・5　作業で満たす—基本的欲求の充足　109
1) 退行欲求を満たす／2) 依存欲求を満たす／3) 自己愛を満たす

4・3・6　作業で取りもどす—心身の基本的機能　111
1) 自己と身体の関係性の回復／2) 適応的な発散／
3) 生活リズムの回復／4) 心身の基本的な機能の回復

4・3・7　作業で学ぶ—普通のことの確かな感覚　114
1) 生活に楽しみと潤いを／2) 自分の居場所をもつ／
3) 現実検討は作業を通して／4) 人との距離を学ぶ

4・4　作業療法士　117
4・4・1　作業療法士の専門性　117
4・4・2　治療・支援関係　118
4・4・3　自己の治療的利用　119
1) 双方の年齢，性別の影響／2) 作業療法士の依存性の影響／
3) 作業療法士の攻撃性の影響／4) 作業療法士の自信のなさの影響

4・5　集団と場　122
4・5・1　ひとと集団・場　122
4・5・2　集団の治療因子　123
4・5・3　集団の構造因子　124
1) 集団の大きさ（メンバー数）／2) メンバーの等質性／3) 集団の開放度／
4) スタッフ（構成・役割）／5) 表現・交流手段（ことば・動作・作業）／
6) 集団の目標／7) 集団標準と価値／8) 時間・頻度・期間／9) 場所・空間

4・5・4　パラレルな場　127
4・5・5　グループダイナミックス　128
4・5・6　マス効果　128
4・5・7　場の力　128

4・6　時間　130
4・7　対象関係—治療・支援における関係　131
1) 対象事物との幻想的・主観的関係／2) 対象事物を通した関係／

3）対象事物を介した間接的な関係／4）対象事物を交えた直接的な関係／
5）対象事物・作業療法士を介した現実との関係／6）客観的な現実との直接的な関係

4・8　形態　133

4・8・1　個人作業療法　133
1）個別におこなう個人作業療法／2）パラレルな場を利用した個人作業療法

4・8・2　集団作業療法　136

4・8・3　システムプログラム　136
1）個人療法と集団療法の併用／2）作業療法週間プログラム

4・9　チームアプローチ　138

4・9・1　チームアプローチの形態　139

4・9・2　チームアプローチの基本　140
1）各職種の役割／2）チームアプローチの実践／3）チームアプローチの限界

4・10　治療機序　141

4・10・1　自己認知と対処行動　141
4・10・2　認知・対処行動の異常　142
4・10・3　精神認知機能の支障に対する作業療法の治療機序　144

4・11　社会脳　145

4・11・1　社会脳　145
4・11・2　社会的認知機能と社会適応行動　147
4・11・3　社会脳と作業療法　148

＊　第4章のまとめ　150

5　作業療法の手順　155

5・1　手順—基本の流れ　156

5・1・1　作業療法導入　156
1）導入面接と個人担当／2）試し参加と導入面接／
3）急性期でクリニカルパスが機能している場合

5・1・2　初期評価と支援計画　160
1）データ収集／2）データ整理, 要約／3）焦点化／4）作業療法計画／5）クリニカルパスで導入の場合

5・1・3　実施と効果検討　163
5・1・4　方針の修正　164
5・1・5　終了・中止・中断　165
5・1・6　アフターフォロー　165

5・2　評価—知る作業　166

5・2・1　評価項目　167
1）これまでの生活／2）いまの生活／3）これからの生活／
4）環境・制度・サービス／5）個人の特性／6）自己理解と受容

5・2・2　評価手段　169
5・2・3　情報と収集　171
1）社会的背景／2）現病歴, 治療歴, 既往歴／3）主訴, 現在症／
4）日常生活の状態／5）作業療法以外の治療内容

5・2・4　面接方法　173

1) 面接の構造と特長／2) 面接の物理的要素／3) 面接の形態／
4) 面接の種類／5) 面接の留意点
5・2・5 作業をもちいた面接—作業面接　179
1) 構成的作業をもちいた作業面接／2) 投影的作業をもちいた作業面接
5・2・6 作業療法における観察　187
1) 観察の構造／2) 観察の形態／3) 観察における関与／4) 非言語的なサインの観察／
5) 活動（日常生活）機能の観察／6) 基本的な参加能力の観察
5・2・7 検査と調査　195
1) 検査，測定／2) 調査
5・2・8 記録—文字で残す，文字で伝える　197

5・3 計画—個人プログラムの作成　199
5・3・1 目標の設定　200
1) 目標設定時の原則／2) 目標達成期間／3) 目標の例
5・3・2 計画の作成　202
1) 作業の選択／2) 作業療法士のかかわり方／3) 集団の利用の有無と目的／
4) 作業療法をおこなう場所の選択／5) 時間・頻度・期間の設定
5・3・3 リハビリテーションシートの利用　205
1) 年表／2) カンファレンスシート／3) カウンセリングシート／
4) リハビリテーションシートの利用

5・4 効果—アウトカムの評価　209
5・4・1 アウトカム評価の手法　209
5・4・2 生活に視点をおいた機能評価　209
＊　第5章のまとめ　211

6　作業療法の実践　215

6・1 作業療法がおこなわれる場　216
6・1・1 医療領域における作業療法　216
1) 精神科作業療法／2) 通院リハビリテーション／3) その他医療領域で
6・1・2 保健領域における作業療法　218
6・1・3 福祉領域における作業療法　218
6・1・4 教育領域における作業療法　219

6・2 急性期作業療法　220
6・2・1 作業療法開始時期の特性　221
6・2・2 急性期作業療法への導入　221
6・2・3 急性期作業療法のアプローチ　222
1) 亜急性期におけるアプローチ／2) 回復期前期の作業療法
6・2・4 急性期作業療法のプログラム　225
1) 身体プログラム／2) パラレルな場を利用した作業療法／
3) 早期心理教育／4) 個人作業療法

6・3 地域移行支援と作業療法　228
6・3・1 早期退院における地域移行支援　229
1) 自律と適応／2) 作業療法の支援
6・3・2 長期在院における地域移行支援　230
1) 社会的入院（長期在院）者の地域移行支援／2) 医学的理由による長期入院者の地域移行支援／

3) 長期入院における地域移行支援は生活の質の維持から

6・4 地域生活支援と作業療法　232
　6・4・1　地域生活支援の目的　233
　6・4・2　地域生活支援のプロセス　234
　　1) 対象者との出会い／2) ニーズの評価／3) 必要な支援と計画の作成／
　　4) 支援計画の実施と効果検討
　6・4・3　地域生活支援の内容　237
　　1) 生活リズムの調整／2) 生活の自己管理／3) 生活技能の習得／
　　4)「たのしむ」こと／5) 適度に「やすむ」こと
　6・4・4　生活環境の整備　240
　　1) 日常生活環境の整備／2) 社会生活環境の整備
　6・4・5　危機介入　242
　　1) ハード救急とソフト救急／2) 生活支援のクライシス対応
　6・4・6　再発予防と作業療法　244

6・5 緩和期の作業療法　246

6・6 就労支援と作業療法　247
　6・6・1　「はたらく」ことの意味　248
　6・6・2　就労の形　248
　6・6・3　就労支援と作業療法士の役割　249
　6・6・4　保護就労の支援　249

6・7 児童精神障害と作業療法　250
　6・7・1　子どもの精神的問題の特徴　250
　6・7・2　作業療法の支援　250

6・8 老年期精神障害と作業療法　251
　6・8・1　老年期精神障害の特徴　252
　　1) 機能性精神障害―うつ状態／2) 器質性精神障害
　6・8・2　作業療法の支援　254
　　1) 脳障害の違いによる工夫／2) 集団をもちいる

6・9 司法精神医療と作業療法　257
　6・9・1　医療観察法　257
　6・9・2　医療観察法の対象者　257
　6・9・3　指定入院医療と指定通院医療　258
　6・9・4　作業療法の役割　258
　＊　第6章のまとめ　262

7　主な精神認知機能の支障と作業療法　267

7・1 基本原則　268

7・2 統合失調症スペクトラムと作業療法　269
　7・2・1　従来の統合失調症　269
　7・2・2　統合失調症スペクトラム　271
　7・2・3　統合失調症スペクトラムと生活機能　272
　　1) 心身機能と障害／2) 活動と制限／3) 参加と制約
　7・2・4　基本的な治療と作業療法の支援　273

　　　　　1）基本的な治療／2）亜急性期の作業療法／3）回復期前期の作業療法／
　　　　　4）回復期後期の作業療法／5）生活（維持）期の作業療法

7・3　気分障害（躁うつ病）と作業療法　278
　　7・3・1　従来の気分障害　279
　　7・3・2　双極性と単極性の区別　280
　　7・3・3　気分障害と生活機能　280
　　　　　1）心身機能と障害／2）活動と制限／3）参加と制約
　　7・3・4　基本的な治療と作業療法の支援　282
　　　　　1）早期の作業療法／2）回復期前期の作業療法／3）回復期後期の作業療法

7・4　神経症圏の精神認知機能の支障と作業療法　286
　　7・4・1　いわゆる神経症の特性　286
　　7・4・2　神経症圏の精神認知機能の支障と生活機能　288
　　　　　1）心身機能と障害／2）活動と制限／3）参加と制約
　　7・4・3　基本的な治療と作業療法の支援　289
　　　　　1）急性期の作業療法／2）回復期の作業療法

7・5　摂食に関する障害と作業療法　290
　　7・5・1　摂食に関する障害の特性　291
　　7・5・2　摂食に関する障害と生活機能　292
　　　　　1）心身機能と障害／2）活動と制限／3）参加と制約
　　7・5・3　基本的な治療と作業療法の支援　294
　　　　　1）急性期の作業療法／2）回復期の作業療法

7・6　物質関連障害と作業療法　296
　　7・6・1　物質関連障害の特性　297
　　7・6・2　物質関連障害と生活機能　297
　　　　　1）心身機能と障害／2）活動と制限／3）参加と制約
　　7・6・3　基本的な治療と作業療法の支援　298
　　　　　1）急性期の作業療法／2）回復期の作業療法

7・7　パーソナリティ障害と作業療法　300
　　7・7・1　境界性パーソナリティ障害と治療　301
　　7・7・2　境界性パーソナリティ障害と生活機能　301
　　　　　1）心身機能と障害／2）活動と制限／3）参加と制約
　　7・7・3　基本的な治療と作業療法の支援　302
　　　　　1）かかわりはじめの時期／2）かかわりの時期／3）かかわりの終わり

7・8　発達障害と作業療法　304
　　7・8・1　アスペルガー症候群から自閉症スペクトラム障害へ　305
　　7・8・2　自閉症スペクトラム障害と生活機能　306
　　　　　1）心身機能と障害／2）活動と制限／3）参加と制約
　　7・8・3　基本的な治療と作業療法の支援　308
　　　　　1）基本的な治療／2）作業療法の支援／3）作業療法の導入／4）作業療法の基本
　　7・8・4　注意欠如・多動性障害　311
　　　　　1）注意欠如・多動性障害の特性／2）注意欠如・多動性障害と生活機能／
　　　　　3）基本的治療／4）作業療法の支援

7・9　神経認知障害と作業療法　315

7・9・1　神経認知障害の特性　315
7・9・2　神経認知障害と生活機能　316
1）心身機能と障害／2）活動と制限／3）参加と制約
7・9・3　基本的な治療と作業療法の支援　318
1）基本的な治療／2）作業療法の支援／3）作業療法の導入

7・10　高次脳機能の支障と作業療法　319

7・10・1　高次脳機能の支障の特性　320
7・10・2　高次脳機能の支障と生活機能　320
1）心身機能と障害／2）活動と制限／3）参加と制約
7・10・3　基本的な治療と作業療法の支援　323
1）基本的な治療／2）作業療法の支援／3）作業療法の導入
＊　第7章のまとめ　325

8　精神認知系作業療法の理論・モデル・関連療法　329

8・1　精神認知機能の支障に対する作業療法の理論　330

8・1・1　理論やモデル　331
1）理論やモデルは何に有用か／2）理論やモデルの応用にあたって
8・1・2　精神認知系作業療法の理論体系　332

8・2　共通理論　332

8・2・1　生活機能論　332
8・2・2　治療構造論　333
8・2・3　回復モデル　334
8・2・4　治療システム論　334

8・3　治療理論　334

8・3・1　力動論　334
1）精神力動（論）と作業療法／2）集団力動（論）と作業療法
8・3・2　発達・学習理論と作業療法　335
1）発達理論と作業療法／2）学習理論と作業療法
8・3・3　人・作業理論　337
1）Fidler（対象関係論）／2）Mosey（適応技能論）／3）Reilly（作業行動理論）／
4）Kielhofner（人間作業モデル）／5）Ayres（感覚統合モデル）／
6）カナダ作業遂行モデル／7）Yamane（作業-生活機能モデル）／
8）Yamane（場の理論-パラレルな場）

8・4　関連療法　342

8・4・1　身体療法　343
1）薬物療法／2）電気けいれん療法
8・4・2　精神療法　344
1）精神療法の種類／2）精神療法と作業療法
8・4・3　心理教育　346
1）心理教育の方法／2）心理教育と作業療法
8・4・4　行動療法・認知行動療法　348
1）行動療法の種類／2）行動療法と作業療法
8・4・5　生活技能訓練　350
1）生活技能訓練（SST）の目的と方法／2）生活技能訓練と作業療法

8・4・6　芸術療法　352
　　　　1) 芸術療法の種類／2) 芸術活動と作業療法
　　　8・4・7　園芸療法　355
　　　　1) 園芸の特性／2) 園芸活動と作業療法
　　　8・4・8　回想法　357
　　　　1) 回想法の種類と方法／2) 回想法と作業療法
　　　8・4・9　レクリエーション療法　359
　　　　1) レクリエーションの原則／2) レクリエーションと作業療法

付表
1　ライフサイクルと発達課題　370
2　回復状態に応じたリハビリテーションと作業療法　372
3　精神機能チェックリスト　374
4　ウォッチング（観察）リスト　376
5　活動（日常生活）機能観察リスト　378
6　対人パターンチェックリスト　379
7　作業遂行特性評価表　380
8　基本的な社会参加能力観察リスト　383
9　カンファレンスシート　384
10　カウンセリングシート　386
11　相談表　388
12　アセスメント表　390
13　興味・関心・経験リスト　392
14　レクリエーション計画　393

エピローグ―動的平衡　395

用語解説　397

索引　407

1 ひとと病い

3	1・1	ひとと病い	1・1・1	病気との戦い―健康という幻想
6	1・2	病いと医学	1・2・1	治すということ―近代医学の盛衰
			1・2・2	脆さを生き，健やかさを活かす―医学モデルから生活モデルへ
			1・2・3	病いを生きる―リカバリーへの道
12	1・3	病いと障害	1・3・1	障害のとらえ方―生活機能という視点
			1・3・2	病いと症状―症状が語るもの
			1・3・3	精神認知機能の支障―感覚・運動機能の支障との比較より
23	1・4	障害と受容	1・4・1	だれが障害を受容するのか
			1・4・2	何を受容するのか
			1・4・3	障害受容はできるのか
			1・4・4	治療・支援者の役割
26	1・5	病いと作業療法	1・5・1	生物のダイナミズムと動的平衡
			1・5・2	作業療法の原理―動的平衡
29	1・6	病い・障害と治療・支援者の適性		

1　ひとと病い

［母ミツコ 92 歳晩夏］

「まぁ‥あんただれかいね？　カズオ？　シゲちゃん？」
....

（午睡から目を覚ました母が，僕の顔を不思議そうに見てそう言う．夫を看取って 30 年余り，米寿を迎えた年の夏頃から物忘れが多くなり，かかりつけの医院でレビー小体型認知症の始まりと言われた．夫が建ててくれた家から離れないと言い，嫁いだ娘が 1 日おきに泊まりに来て，2 日分の総菜を作りおいてくれたのを食べるという日々がしばらく続いていたが，転倒し骨折して介護施設に入所することになった（カズオは数年前に亡くなった母の弟．シゲちゃんは亡くなった母の兄フミオの長男）．

「母さん．起きたかね，ヒロシじゃあね．よう寝とったねぇ」
「‥ヒロちゃん？　‥帰ったんかね，忙しいのに」
「頭がフミオ（亡くなった母の兄，僕の伯父）のようにウス（薄）ーなったねぇ（伯父は立派なはげ頭だった）」
「そういやぁね，きのー（昨日），お父さん（亡くなったミツコの夫，僕の父）が来たよ」
（父は 1979 年に 52 歳の時脳梗塞で倒れ，ミツコに看取られ 57 歳で亡くなった．重なる発作により，最後には自分の子どもの顔もわからなくなった夫を看取り，一人ぐらしになってからも毎日神棚の榊の水を替え，「今日はええ天気よ，おとうさん」と神棚に向かって話しかけていた）
「お父さんが来たの？　どうだった？」
「若かったよ，おかしいねぇ，ちーっとも歳をとっとらんのよ．この頃，ときどき来てくれるようになったけーね」
「その前はねぇ，カズオもフミオも来たよ」
「さっきまでシゲちゃんもそこにおったのに」
....

　母の病室には，57 歳で亡くなった父が亡くなったときの年齢で訪れるようだ．ミツコの心のよりどころとなっている良き記憶が，幻の姿で現れるのだろうか．兄（フミオ）も弟（カズオ）も訪れるので，寂しくはないのかな．

変わり始めた精神の病いの境界線

　「ええなぁ，石のお地蔵さんでも，ちゃんと居場所もってはる」．精神病といわれたばかりに，精神障害といわれたばかりに，自分が安心できる居場所まで失った．病いそのものの苦しみもあるが，やっと病いの壁を抜け出て，病気の苦しみを忘れ，普通に生活したい，働きたいと住

居や職を探すとき，そのときに立ちはだかる，世間という人のこころの壁，病気になったつらさ，惨めさを，本当に思い知るのは，病いが治まった後だと言った作業所のメンバーが散策の時につぶやいたことばが本書第3版までの書き出し（山根，2003a；2010）だった．

『精神障害と作業療法』という書名で初版（山根，1997a）を出して20年になる．精神の病いを患う人たちが，病いそのものの苦しみに，誤解と偏見による苦しみを重ねて背負い，病いによる生活の障害と，理解されないことによる生活の制限という二重の「こころの痛み」に苦しむ生活のしづらさは変わらないが，精神の病いを取りまく環境は大きく変わった．

精神障害から精神認知機能の支障へ

これまで精神医療保健福祉の領域において，主たる対象は三大精神病（統合失調症，躁うつ病，てんかん）を中心とする精神疾患に分類される人たちであった．しかし，近年，さまざまな原因で精神認知機能に支障をきたし，精神科の治療や生活の支援が必要な人たちが増えている．原因の一つには，精神の病いに対する理解の深まりや脳科学・精神医学の発達により疾患の分類が詳細になり，精神疾患の範疇に入る病いが多様になって，従来精神疾患とみなされていなかったものが分類されたことがある．そして，生活環境や社会情勢の変化にともなって，新たな精神認知機能の支障を抱えて暮らす人たちが増えていることがあげられる．さらに，従来精神科領域の対象としてはまれであった高次脳機能障害や，冒頭にあげた母のような認知症による精神認知機能の支障に対し，その理解や生活の支援が必要な人が急激に増えてきたことなども影響している．

『精神障害と作業療法―病いを生きる，病いと生きる　精神認知系作業療法の理論と実際』と題した新版のはじまりにあたって，ひとと病い，病いと医学，病いと障害，障害と受容，病いと作業療法，という視点から，作業療法の原理である生活行為をもちいて「病いを生きる，病いと生きる」ということについて考えてみよう．

1・1　ひとと病い

「生老病死のくるしみは　人をきらはぬ事なれば　貴賤高下の隔てなく　貧富ともにのがれなし」とは，鎌倉時代の僧侶，一遍上人の「六道輪廻の間には　ともなう人もなかりけり」に始まる，語録『百利口語』（小林・開板，1811）のことばである．生きとし生ける者，私たちはだれも老いを避けることも，病いから逃れきることもできるわけではない．

ひとにとって，病いとは何か，「病む」ということ，「治る」ということ，そして「治る・治す」から，「病いを生きる」「病いと生きる」へと変わりつつある．

生まれ　遊び　働き　成し
　　　ときに病み　癒え
　　　命の灯に齢を重ねる
　　　みんながとおる道
　　　生老病死

　　　医学や医療の命の贈りもの
　　　命が救われ延ばされても
　　　病いが消えたわけではない
　　　治すことより
　　　病いも生きる
　　　贈られた命をどのように生きるか
　　　生活や人生の質のありようが問われている

　　　思わぬ病い
　　　こころやからだの障害は
　　　日々の作業のいとなみの障害となり
　　　生活や人生のつむぎにほころびをつくる
　　　ひとにとって病いや障害とは
　　　日々の作業のいとなみの障害
　　　生活や人生のつむぎのほころび

　　　失い　そこなわれた日々のいとなみ
　　　その再びの試みが
　　　ほころびを繕(つくろ)い
　　　あらたな人生をつむぎなおす
　　　治すことより
　　　病いも生きる

〔作業療法の詩・ふたたび（山根，2008a）より〕

1・1・1　病気との戦い─健康という幻想

　「医」の歴史は，私たち人間の健康を脅かし不安におとしいれる内外の敵（病気）との戦いの歴史であった．それは病いとの「闘い」というより，「戦い」という表現がそのまま納得できるほど，いつの世も，人間にとって病気（sickness）は不安と恐怖を引きおこすものの一つである．なんとか治りたいと願う，なんとか治そうとする，その医学と病気（sickness）の戦いのな

かに，人間の疾病観がみえる．

　ひとは病気になったとき，医師に「治せますか」とは聞かない．「治りますか」とたずね，「治してください」とすがる．神仏に対する祈りも「なんとかこの病気がよくなりますように，治りますように」と，「治る」ことを祈り願う．

1) 病気との戦い

　まだ，原因が十分つかめず効果的な治療法が見つかっていない時代の結核に対して，人間はどのように対処していたのだろうか．結核で療養する父を見舞う母に手を引かれて病院を訪れた幼子は，感染を避けるためという理由で，父のいる病室へ入ることを許されなかった．病室に向かう母の後ろ姿を見送り，父の顔を見ることもなく，一人病院の庭で病棟から出てくる母を待って遊ぶ幼子．抗結核薬の発見以前，安静にし栄養をとるしかなす術のなかった時代，日本中のいたるところでこのような光景が見られた．1950年代から1960年代のことである．

　当時，結核と診断をくだされた人は，感染予防のため町から離れたサナトリウムへの入所（隔離）を余儀なくされた．そして治りたい一心で，何年にもわたってただひたすら精がつく（栄養のある）食べ物を食べ，病気に負けない体力をつける．転地と療養が治療の主な手段であった．

　それは正体（病因）がわかりにくく巨大な力をもつ敵（病気）に対し，内なる味方（自己治癒力）の支援のために，物資支援（栄養補給）をする持久戦（安静と療養）にたとえられる．持久戦が意味をなさない癌のようなしたたかな敵に対しては，占拠された砦（身体）を敵ごと撲滅するため，味方もろとも隔離し封じ込める兵糧攻めのような戦術がもちいられていた．後に発見された抗生物質の，その巣くった病気の勢いを止める力は強力であったが，宿主の人間に対する侵襲（副作用）も大きかった．

2) 犯人（病因）捜し

　難治性の身体疾患もそうであったが，精神の病いのように敵の正体（病因）がわからず，その被害（症状や障害）が目に見える形で確認できない，見えない，予測がつかない病気は，その犯人（病因）捜しが，病気に対する誤解が，さまざまな差別や偏見を生みだした．ときには，伝説や神話すら生みだし，悪魔払いや怪しい加持祈祷の対象とされた．中世末期から近代にかけてヨーロッパや北アメリカでみられた魔女狩り（Sallmann, 1989）や，日本の狐つき（憑依現象）もその例である．

　昔ほどではないが，神仏など人知を超えた力にすがってでも，願いを叶えたいという思いは，今でも，人々の生活に根強く残っている．病気は治さなければならないものという『健康という幻想』（Dubos, 1959）の呪縛のなかで，治りたい一心で，ひとは神仏にすがった．東北地方のイタコ[*1]や沖縄のユタ[*2]信仰（友寄, 1981），満州族の巫病治療（楊, 2004）などのシャーマニズムは，病気に対する人間の恐れ，神仏にすがってでも病気から逃れたい思いの現れなのだろう．

1・2　病いと医学

1・2・1　治すということ—近代医学の盛衰

　人類は，病気を恐れ，病気を引きおこすものを不吉なもの，敵とみなし，撲滅すべき対象として戦ってきた．

1）近代医学のはじまり

　ハーヴェイ Harvey（イギリス，1578-1657）の血液循環論に始まったとされる近代医学[*3]は，デカルト哲学の心身二元論[*4]にみられる機械論的な見方をすることにより，身体を精神から切り離し，病気（sickness）を治療の対象として客体化することでめざましい進歩を遂げた．普遍性・論理性・客観性を求めた近代医学は，自然科学的疾病観，還元的手法により，さまざまな病気の原因を究明し，幾多の感染症を克服し，新しい診断法や薬物，治療法を発見した．Sontag（1978）が「隠喩としての病い」といった結核を，その怨念から解き放ったのも「医」の力である．

2）近代医学の盛衰

　しかし，自然科学的疾病観は，病気を私たちから切り離し，疾病・疾患という名によって客体化させることで多くの成果を得たが，一方で病いや障害を抱えて生きることを余儀なくされた個人やその生活，確実に訪れる老いや死との対峙といったひとの人生における重要な実存的事実を，私たちの視野から遠ざけてしまった．そのことで，新たな問題がおきている．それは，医学が武器とした自然科学的な合理主義がめざした普遍性・論理性・客観性により，対象である○○さんという個人の主観性や，病いに苦しむ○○さんに対する共感性（相互関係）から目をそらされてきたことによる，私たち自身の「命の質」「生活の質」「人生の質」という意味の喪失である．

　ひとは，『健康という幻想』（Dubos, 1959）の呪縛から自らを解放し，「生老病死」を生きる

[*1] **イタコ**：死者・行方不明者の霊などを自身に乗り移らせてその言葉を語る口寄せをおこなう東北地方の巫．シャーマニズムに基づく信仰習俗上の職で，霊的な力がある人もいるとされるが，悩む者の気持ちを汲み取り，話を聞くことでその心を和らげる信仰の原点ともいえる心理カウンセラー的な役割を果たしている．

[*2] **ユタ**：神事や祭事を司るノロ（祝女）やツカサ（司）に対し，ユタは一般人に霊的アドバイスをおこなう民間霊媒師．沖縄県と鹿児島県奄美諸島の巫の一種で，神と交信し，凶事や原因不明の病気，冠婚葬祭などに助言をおこなう．霊的な効果の有無は別にして，信じることで精神的な癒しが得られることもあり，沖縄には「医者半分，ユタ半分」ということわざがある．

[*3] **近代医学**：ヨーロッパで発達した現代西洋医学をさし，主たる大学の医学部で教えられ一般病院でおこなわれている医学をいう．ギリシャ医学（ギリシャ・イスラーム医学）・アーユルヴェーダ（伝統インド医学）・中国医学（中医学，漢方医学など）といった伝統医学や民間療法など代替医療に対比してもちいられている．

[*4] **デカルト哲学の心身二元論**：デカルト Descartes（フランス，1596-1650）の「精神は物体に，物体は精神に，いかなる意味においても依存しない」，ひとの本質は意識の主体（心）にあるとする考え方で，心や心がらむ科学的に扱えない問題を科学の対象から切り離し，ひとの精神を除くすべての現象を科学の対象とした．

ということを考えなければならない時代をむかえている．

3）疾患（disease）と病い（illness）

　医療の技術は日々進歩し，新しい診断法や薬物，手術法が開発されている．しかし，治療医学のめざましい進歩にもかかわらず，病人も障害児者も減らないのも事実である．なぜだろうか．ターミナルケアや原因の不明なもの，原因がわかっても完治のむずかしい難病など，治療医学の限界を超える問題や疾病・疾患[*5]，障害もある．そして，救命・延命治療の技術の進歩により，疾病構造は感染症から難病や慢性疾患へと変化した．さらに，少子高齢化という避けがたい社会構造の変化にともない，「治す」ことをめざしてきた医学・医療の目的も，救命・延命から慢性疾患と障害の管理，心身の機能の維持，生活の質の維持・改善へと大きく変わらざるをえなくなった．

　「命の贈りもの」といわれた移植医療[*6]から，病気やけがで失われた臓器や組織を幹細胞からつくる再生医療[*7]へと，医学は進歩の道を歩み続けた．しかし，救命・延命を目的に歩み続ける先端医療により，贈られた命，救われた命を生かすには，病いや障害を抱えながら生活する健康の管理が欠かせない．近代医学の救命・延命治療の技術の進歩が，病気や障害とともに生活しなくてはならない状況を，さらに増加させているというパラドキシカルな現実がある．

　過剰な医療は日常生活を制限し，それによって失われるものも大きい．身体の病気に対しても，すぐ死なない代わりに，病気や障害を管理しながら生活する時間が長くなり，単に身体的な疾病観に基づく対処では，対応できなくなっている．また，命の贈りものともいわれ脚光をあびている移植も，生きる望みをもたらすと同時に，新たな葛藤をもたらしている．それは，「私はだれ？　私って何？」と，他者の身体（臓器）によって生かされた自分への問いかけ，自己同一性の揺らぎである．そして命には生存率という大きな制限がある．数年の命の先延ばしと引き替えに，病気をどのように引きうけて生きるかということが，当事者にも医療従事者にも問われるようになった．病いや障害を抱えて生きる時間が延びたことによる，医学・医療では対処できない新たな課題といえよう．

　それは，病気や障害を抱えて生きることを余儀なくされた個人や，その生活，確実に訪れる老いや死との対峙といった人生における重要な現実を，私たちの視野から遠ざけてしまったことによるものである．

　病気に対しては，「疾患（disease）」と「病い（illness）」という2つの見方がある．この2つの見方がリハビリテーションの実践にとってどのような違いを生むのだろうか．病気や障害が

[*5] **疾病・疾患**：多少のニュアンスの違いなどでそれぞれが文脈上慣習的にもちいられているが，疾病，疾患はいずれも，病的な条件下における生命現象（最新医学大事典第3版，医歯薬出版，2005）を示す類似概念．
[*6] **移植医療**：移植医療は，機能しなくなったり大きなダメージを受けた身体の組織や臓器の代わりに別の臓器を移し植え替えるもので，自己の組織をもちいる自家移植，自己以外の組織や臓器をもちいる他家移植，組織や臓器の提供者が生きている生体移植，提供者が死亡している死体移植などがある．
[*7] **再生医療**：再生医療は，病気やけがで失われた臓器や組織を患者本人の未分化細胞（幹細胞）の培養などにより再生し身体の部品をつくる医療をいう．移植医療の壁であった拒絶反応の心配がないとされる．すでに，血管や皮膚骨などの再生が成功している．

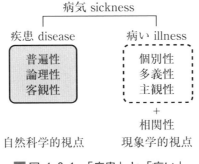

■図 1-2-1 「疾患」と「病い」

　ある人の生活，生きがいや生き方に目をむけた支援をおこなうリハビリテーションにとっては，対象として客体化されてきた「疾患（disease）」と「疾患の治癒」いう見方から，「病い（illness）」と「病む人の生活，人生」という見方に換えることが必要になる．「疾患（disease）」から「病い（illness）」という見方に換えることによって，「普遍性・論理性・客観性」といった自然科学的な見方から「個別性・多義性・主観性・相関性」といった個々の事実に目をむける現象学的な見方が可能になる（**図 1-2-1**）．

1・2・2　脆さを生き，健やかさを活かす―医学モデルから生活モデルへ

　ひとはみな，生まれたときから，身体的にも精神的にも「脆さ（weakness）」と「健やかさ（strength）」を併せもっている．「脆さ（weakness）」は，病気にかかりやすいなど生活の支障の原因にもなるが，心身の危機を感じとるセンサーのはたらきである．そして「健やかさ（strength）」は，個の命や種の存続に必要な力の源である．

　治療医学は，「脆さ（weakness）」に起因する病いから，命を救う，延ばす，治すという，救命，延命，治癒をめざしてきた．しかしこれまで述べてきたように，治療医学の進歩によって，「治る」「治す」から「病いを生きる」，そして，障害というネガティブな見方から生活機能へ，さらには，リカバリーというその人自身の主体的な取り組みと自己変革による，「病いと生きる」視点への転換が必要であることが明らかになった．

1）ウィークネス・モデル

　これまで，治療や看護，介護，さらには福祉を視野に入れたケアマネジメントも，治療医学のなかにおいては，対象者の「脆さ（weakness）」に焦点をあてて，評価し治療・支援計画を立てるウィークネス・モデルとしておこなわれてきた．「これができない」「あれもできない」，失われた機能に対して，治すための治療や訓練・指導をおこない，治らない，回復しない機能に対しては，代理行為で補うことで生活の再建をはかってきた．そうした対処の効果がなければ，入院や入所という，言葉は悪いが生活の場からの隔離・収容することにより対処してきた．「治す」というウィークネス・モデルによる治療医学は，さまざまな病気の原因を究明し，幾多の

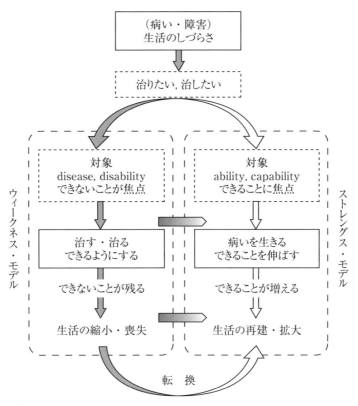

■ 図 1-2-2　ウィークネス・モデルからストレングス・モデルへ

感染症を克服してきた．しかし一方で，ウィークネス・モデルは，治らない者，社会が求める機能を満たさない者を，隔離，排除してきたという歴史ももっている（**図 1-2-2**）．

2）ストレングス・モデル

　「脆さ（weakness）」に焦点をあてた対処では，活動の制限や参加の制約といった個々の生活上の問題は解決されない．「治る・治す」ということから「脆さ（weakness）」を生きながら「健やかさ（strength）」を活かすことに視点を移すことで，くらしのなかで日々生じる問題と主体的に対峙し，どのような生活をしたいのか，人も物も制度も，活用できるものはすべて活かすという視点が必要になる．

　このように，ウィークネス・モデルに基づく治療医学の限界から，リハビリテーション・モデルが生まれ，さらに「健やかさ（strength）」に焦点をあてたストレングス・モデル（Charles et al, 2005）が生まれた．ストレングス・モデルは，障害というネガティブな見方から，プラス面とマイナス面を含め，状態として対象者の生活機能をとらえる国際生活機能分類 ICF の考え方と近い．人も物も制度も，工夫し，試行し，支援も，公助から補助，そして自助へと，個人の主体的なリカバリーの道を支えることを志向する（図 1-2-2）．

1・2・3　病いを生きる―リカバリーへの道

　病む者にとって，病い（illness）は，それが精神的なものであれ，身体的なものであれ，日々のくらしや生き方にまで影響する主観的な体験である．「健康という幻想」の呪縛，「治る・治す」ということへのこだわりを捨てるしかない，という現実に向き合い，ひとは今，自分の病気を治療してもらう患者という受動的な対象から，病気をどのように引き受けて生きるかという生活者としての姿勢が問われる，主体的な対象となった．

1) リカバリー

　「治る・治す」，すなわち「回復」とは，失ったものを取りもどすとか，元の状態になることを意味している．整形外科領域に始まった初期のリハビリテーションでは，機能回復訓練などと称したように，病気にともなう心身機能の障害やそれに起因する活動制限を，元の状態にする（治る・治す）ことをめざして，「回復」ということばがもちいられていた．しかし，そうした「治す・治る」ことを主目的とした医学モデルによる治療の行きづまりのなかで，リハビリテーションも，治らないものをどうするかという課題に直面した．

　その問題の解決の場は，社会的リハビリテーションそして地域生活支援へと広がり，病気や障害の管理，さらに予防と健康な生活を視野に，いかに望ましい状態で暮らし，生を終えることができるかという，生活の質と量（quantity and quality of life：QQOL），さらには人生をどのように括るか，quality of death（QOD）を考慮することが新たな課題として加わった．

　病気が治らなくても，基本的な心身の機能が元の状態にもどらなくても，quality of life（QOL）すなわち命や生活，人生の質の改善をはかることや，その人なりの生活を獲得することを，re-habilitate（元にもどす）の広い概念としてとらえ，「回復」もそうした意味でもちいられるようになった．

　そして，病状が治まっても，再燃・再発を含んだ小康状態というような意味で「寛解」という用語がもちいられていた精神疾患や精神障害に対しても，病気が治らなくても社会で暮らすことはできるということから新たな概念が生まれてきた．それは，精神障害者という代わりにconsumer（消費者）/survivor（生存者）/user（利用者）と自らをよぶ当事者のセルフヘルプ活動において，自分なりの生活を取りもどす経過を記録した手記から生まれた「リカバリー（recovery）」[*8]という概念である（Anthony, 1991；野中, 2000）．病気により社会から取り残された人たちに対する支援の中心的な考え方として「リカバリー」という概念が使われ始めている．

　この当事者の手記から生まれた「リカバリー」という概念は，学術的に定義されたものではない．精神疾患やそれにともない，生きることに支障をきたしている人自身が，病気に起因する活動の制限や参加の制約があるなかで，さまざまなできごとや経験をきっかけに，自分の考

[*8] リカバリー：定義されたものではなく，精神疾患から回復した当事者の手記から生まれた概念で，個人の態度，価値観，感情，目的，技量などが変化し，障害を越えて新たな人生の意味と目的を見いだす課程をさして使われている一つの概念．

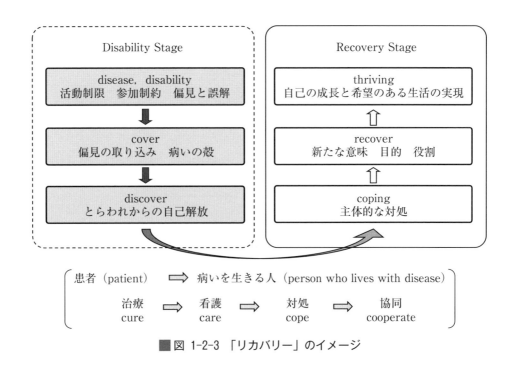

■図 1-2-3 「リカバリー」のイメージ

え方，物事への取りくみや，生きる姿勢，価値観，感情，目的，生活における技能，役割などが変わり，自分が納得し，満足する生き方をし，自分の人生の意味と目的を創りだす，その過程全体を示す用語として「リカバリー」という概念が生まれた．治療・支援関係という視点からすれば，必要な支援を提供するという，医学モデルにおける治療者主体の関係から，対象者の生きる模索に寄りそい，専門の知識や技術を提供する，対象者主体の関係への転換が求められる概念といえる．

「リカバリー」の過程を図示すると，**図 1-2-3** のようなイメージになる．病いや障害（disease, disability）による活動の制限，参加の制約，そして社会の偏見や誤解のなかで，自分自身がそうした偏見や不利を取り込み，生きる望みを失い，病いの殻に閉じこもる（cover）ようになる．その結果として日常生活や社会生活におけるさまざまな関係を失い，活動や参加の支障がさらに大きくなるという悪循環が生まれる．そのとらわれて身動きできない状況において，自分と対峙し，とらわれに気づきそのとらわれから自己の解放を試みるようになる（discover）．さまざまな対処（coping）により，自分の考え方，物事への取りくみや生きる姿勢，価値観，感情，生活における技能が身につき，新たな目的や役割などが生まれる（recover）．そして自分の生活の再建にむけて主体的に取りくみ，試みる（independent approach）過程をとおして自分らしい希望のある生活の実現へとむかう．そのプロセス全体を「リカバリー」という．**表 1-2-1** は，リカバリーの過程で当事者自身が変化したとしてあげている要素である．

治療や介入という視点からすれば，患者（patient）という治療（cure）や看護（care）の対象であった者が，病いや障害はあるが，その状況を生きる者（person who lives with disease）として，自らが対処（cope）し，さらには病いや障害の有無を超えて協同（cooperate）して共

■ 表 1-2-1　リカバリーにおける個人の変化要素

病気や障害，生き方などに対する自分の考え方
病気や障害への対処や取り組み
生きる姿勢
ものごとに対する価値観
ものごとに対する感情
日々の生活や人生の目的
生活における技能や技量
家庭や社会における自分の位置づけや役割

に生きる共生へという，大きなパラダイムの変化にあたる．

1・3　病いと障害

　精神障害ということばは，いろいろなニュアンスをもって語られてきた．いわゆる精神病と称される精神疾患の総称として使われたり，精神機能の異常をさして使われることもある．精神疾患に対する誤解や誤解から生まれた偏見・差別もあり，いわれのない偏見・差別により人権が侵害されることもある．そのため，法が改正されるたびにその定義が問題とされ，さまざまな論議がされてきた．

精神の病い・障害

精神の病いとは何だろう？
精神の障害とは何だろう？
身体の障害と何が同じで，どこが違うのだろう？
作業療法で何ができるのだろう？

1・3・1　障害のとらえ方—生活機能という視点

　日本の精神保健の歴史（「2・2　わが国の精神障害作業療法の歴史」参照）にみられる治安維持・保護収容という要素を否定できない治療構造の名残が，いまだ存在する状況においては，精神障害を定義することが，偏見や差別の構造を生みだす危険性があることも考慮しなければならない．また，国際的に疾病や障害，健康状態などに対する分類が整理され，インフォームド・コンセント（informed consent）が浸透し始めたとはいえ，まだ，精神障害を定義することに対する治療者側の心理的抵抗（臺，1984；1985）が払拭されたわけではない．こうしたさま

ざまなことが，精神の障害を，身体的な障害のように一般化して語りにくくしていたことも事実である．

しかし，リハビリテーション本来の意味を理解し，実践するためには，病気と障害の関係，障害というマイナス面だけでなく，生活の機能全体として，それぞれ何がどのように影響しあっているかということを理解することが必要である．精神障害は，とりあげ方しだいで，偏見や差別を構造化する危険性があることを承知のうえで，それを超える文化を築くことが，精神障害に対するリハビリテーションに携わる者にとって共通の課題であろう．障害が正しく理解され，「病気としての治療」「障害に対するリハビリテーション」「利用者主体のサービスのありよう」，そして，疾病や障害は環境との相互性によるという概念が明確になることが，精神障害に対する誤解を解決し，「リカバリーへの道」を開くことにつながる．

身体の障害が，からだのはたらきの不自由（身体機能の支障）から生じるものであるのなら，精神の障害は，脳のはたらきの不自由（精神認知機能の支障）から生じるものといえよう．さらに障害をとらえるにあたり，ひとの健康状態における心身機能を，身体の障害，精神の障害と分ける医学モデル的な見方の限界をどうするかという課題がある．「病気としての治療」「障害に対するリハビリテーション」「利用者主体のサービスのありよう」を考えるには，生活機能や障害に関連する要素を構造としてとらえ，心身機能のなかの精神認知機能の支障という視点が必要である．

1）国際生活機能分類

このような障害のとらえ方に新しい見方をもたらしたのが国際生活機能分類（International Classification of Functioning, Disability and Health：ICF)[*9]である．14の言語に訳され，臨床や政策に広く利用されてきた国際障害分類ICIDH（International Classification of Impairments, Disabilities and Handicaps）（WHO，1980）（**図1-3-1**）を改定したものである．

ICIDHは，病気と障害を分け，生物学的レベルの機能障害（impairment），個人レベルの能力障害（disability），社会的レベルの社会的不利（handicap）が異なる概念であることを示したことで，慢性疾患や後遺障害に対するリハビリテーションに対して，大きな役割を果たした．しかし，臨床への応用の過程で，

① 障害を病気の諸帰結とする医学モデルである
② 機能障害，能力障害，社会的不利と否定的な用語を使用している
③ モデル図が経時的因果関係をイメージさせる
④ 個人の能力や環境因子などの影響が考慮されていない

といったいくつかの問題が指摘された．

そのため，2001年のWHO総会において，改定することが決まった．改定されたICFのモ

[*9] 国際生活機能分類（International Classification of Functioning, Disability and Health：ICF）：1980年にWHO（世界保健機関）が試案として発行した国際障害分類ICIDHの改定版．約5年間にわたる系統的なフィールドトライアルと国際的な議論をへて開発され，2001年5月22日に第54回世界保健会議（WHO総会）によって承認された．人の健康と障害に関して共通言語と概念的枠組みを提供したもの．

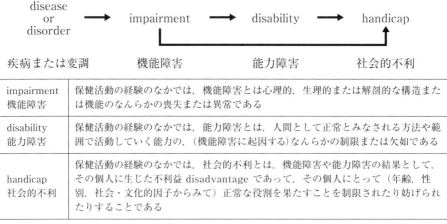

■ 図 1-3-1　WHO による国際障害分類 ICIDH

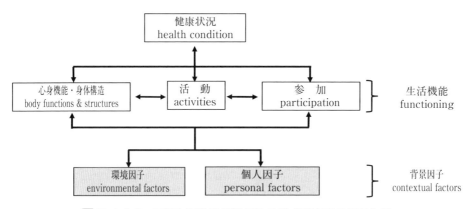

■ 図 1-3-2　国際生活機能分類 ICF の構成要素間の相互作用

デル図は**図 1-3-2**（障害者福祉研究会，2002）のように，人間と環境との相互作用を基本的な枠組みとして，ひとの健康状態を系統的に分類したものである．

ICF は，大きく「生活機能と障害」と「背景因子」の 2 分野からなり，生活機能（functioning）は「心身機能・身体構造（body functions and structures）」「活動（activities）」「参加（participation）」の 3 要素で，背景因子（contextual factors）は「環境因子（environmental factors）」と「個人因子（personal factors）」の 2 要素で構成される．障害（disability）は，身体構造の障害を含む「機能障害（impairments）」「活動の制限（activity limitation）」「参加の制約（participation restriction）」のすべてを含む包括な用語としてもちいられている．

ICF の下位分類は，活動と参加の関係や個人因子に関するものなど，未解決なものもあるが，その概念的枠組みは，国際的に承認された唯一の共通概念，共通用語であり，生活機能を環境との相互作用としてとらえる視点は重要である．

心身の機能やその障害の状態が環境によって変化する．心身機能が同じ状態であっても，そ

■表 1-3-1 ICIDHとICFの比較

	ICIDH (1980)	ICF (2001)	
		肯定的	否定的
3つの次元	機能障害 能力障害 社会的不利	心身機能・身体構造 活動 参加	機能障害 活動の制限 参加の制約
背景因子	—	環境因子（阻害因子・促進因子） 個人因子	

の人がどのような背景（個人因子）をもち，どこでだれと（環境因子）生活するかによって，日々の生活における活動や参加の状態は異なる．たとえば，統合失調症の幻聴や関係妄想，認知症高齢者の周辺症状など，精神認知機能の支障は，環境の影響を大きく受け，どこで，だれと，どのような状態で過ごすかによって異なる．この心身の機能や障害が，個人固有のものではなく，環境など背景因子との相互作用によるもので，さらに，それぞれが促進因子にも阻害因子にもなりうるという基本的な概念が示されたことは，今後の保健・医療・福祉・教育とすべての領域において，大きな意味をもたらすと思われる．ICIDHとICFの違いを簡単に示すと**表1-3-1**のようになる．

ICFの生活機能の構成要素と背景因子は，**表1-3-2**に示すとおりであるが，リハビリテーションの視点からみれば，**表1-3-3**に示すように，心身機能・身体構造，活動機能，参加機能の下位分類は，作業療法における活動をもちいた支援の視点から，生活維持機能，作業遂行機能，対人機能，コミュニケーション機能，移動機能，その他，という構成になる．

個人因子は，性別，人種，年齢，その他の健康状態，体力，ライフスタイル，習慣，生育歴，困難への対処方法，社会的背景，教育歴，職歴，過去および現在の経験（過去や現在の人生のできごと），全体的な行動様式，性格，個人の心理的資質，その他の特質などが含まれる．そのため，その内容が宗教からイデオロギーまで含み，現時点では扱いがむずかしいため，ICFの分類には含まれていない．しかし，臨床上は重要な因子であるため，構成要素間の関係を示す図（図1-3-2）には個人因子も含まれており，表1-3-3のように示される．また，この生活機能を構成する要素と背景因子の関係は，臨床的な視点からは，**図1-3-3**のように示すことができる（山根，2003b）．

2）精神障害と構造論

精神障害に対するモデルについては，国際障害分類ICIDHに基づいた上田モデル（上田，1981）が契機となり，障害構造モデルが提唱されたが（蜂矢，1981；臺，1985），障害特性の違いなどから，精神障害に対する障害構造についての論議は進まなかった．

しかし，1988年の『精神保健法』施行後の相次ぐ法改正は，精神疾患の治療と精神障害にともなう，生活上の障害に対するリハビリテーションや福祉的処遇の一貫した体系化をはかろう

■ 表 1-3-2　ICF 第1レベルの分類

心身機能	身体構造
身体系の生理的機能（心理的機能を含む）	器官・肢体とその構成部分などの，身体の解剖学的部分
1．精神機能 2．感覚機能と痛み 3．音声と発話の機能 4．心血管系・血液系・免疫系・呼吸器系の機能 5．消化器系・代謝系・内分泌系の機能 6．尿路・性・生殖の機能 7．神経筋骨格と運動に関する機能 8．皮膚および関連する構造の機能	1．神経系の構造 2．目・耳および関連部位の構造 3．音声と発話に関わる構造 4．心血管系・免疫系・呼吸器系に関連した構造 5．消化器系・代謝系・内分泌系に関連した構造 6．尿路性器系および生殖器系に関連した構造 7．運動に関連した構造 8．皮膚および関連部位の構造
活動と参加	環境因子
活動：課題や行為の個人による遂行 参加：生活・人生へのかかわり	人々が生活し，人生を送っている物的な環境や社会的環境，人々の社会的な態度による環境
1．学習と知識の応用 2．一般的な課題と要求 3．コミュニケーション 4．運動・移動 5．セルフケア 6．家庭生活 7．対人関係 8．主要な生活領域 9．コミュニティライフ・社会生活・市民生活	1．生産品と用具 2．自然環境と人間がもたらした環境変化 3．支援と関係 4．態度 5．サービス・制度・政策

（障害者福祉研究会・編．ICF 国際生活機能分類―国際障害分類改定版．中央法規出版：2002 より作成）

とするもので，ふたたび，精神障害の構造が論議されるようになった．病いや障害がある人たちの社会参加の促進には，早期治療，早期リハビリテーションによる退院促進から，地域生活支援まで，一貫した支援システムが必要であり，その実践のために，共通の概念と用語，リハビリテーションモデルとしての障害構造モデルが求められた．

　このような経緯があって，1990年代半ばより，ICIDH の問題点を考慮したさまざまな臨床モデルや修正モデルが示されるようになった（蟻塚，1995；中澤，1996；大橋，1997；安斉，1997；山根，1996；1997b）．作業療法や精神障害領域においても，ICIDH の修正や使用方法に関する論説がいくつかみられた（Polatajko, 1992；Martini, Polatajko & Wilcox, 1995；Fougeyrollas, 1993；日本精神障害者リハビリテーション学会，1996；1997）．

　IMMD（Interactional Model of Mental Disability）（山根，2010）（**図 1-3-4**）も，リハビリテーションに関連するすべての職種と，職域を超えた共通の利用を目的とした臨床モデルの一つで，ICIDH の課題を修正した実践的なモデルとして開発された（山根，2001；Yamane et al, 2001）．「心身の状態」「生活活動」「社会参加」という3つの次元と，「個人因子」「環境因子」という2つの因子からなる．IMMD は，①3次元が独立しながら相互に影響する，②2因子が3次元に

■ 表 1-3-3　生活機能の構成要素と背景因子

分類				基本的な内容
生活機能	心身機能（構造を含む）		生理的	感覚運動機能・身体構造
			精神的	精神認知機能
	社会機能	活動機能	生活維持機能　身辺処理	食事，排泄，睡眠，整容，更衣，入浴，基本的起居移動　身辺処理関連器具の操作
			生活管理	金銭，時間，物品，安全・健康などの管理
			作業遂行機能　仕事機能	ワークパーソナリティに関する基本機能
			学習機能	学習の基本となる読み，書き，計算など
			家事機能	掃除，洗濯，整理整頓，調理，買い物など
			育児機能	子どもの成長に必要な栄養，養護，養育活動など
			対人機能　　　二者関係	対象の違いに応じた親愛関係や社会的な関係をもつ
			集団関係	場の規範や他者の欲求を理解した相互交流
			基本交流	近隣や職場などにおける挨拶や日常的な受け答え
			コミュニケーション機能	意志表示，相手の話を理解した応答機能
			移動機能	交通機関などを活用した必要な場所への移動
			その他	公共サービス，法や制度を必要に応じて利用する　楽しみや趣味など余暇をうまく利用する
		参加機能		個人が日常生活や社会生活に関与する意志・意欲
背景因子	環境因子			交通機関，公共機関，住居など生活環境，家族，友人，知人などの人的環境，生活に関連するサービス，法律，社会制度など社会的・文化的環境
	個人因子			性別，人種，年齢，生育歴，教育歴，職歴，経験，ライフスタイル，行動様式，性格，使用言語，習慣，役割，趣味，特技などその個人の特徴

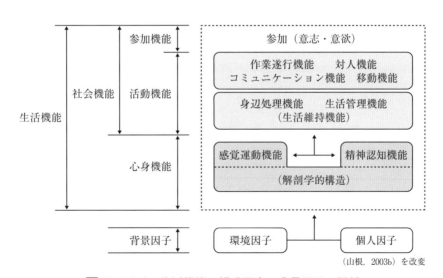

（山根，2003b）を改変

■ 図 1-3-3　生活機能の構成要素・背景因子の関係

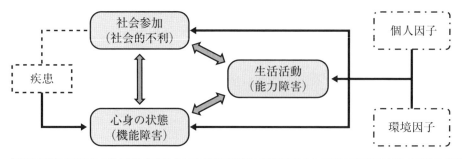

心身の状態 mind and body condition	身体構造，身体や精神の機能の状態や特性をいう．その制約が機能障害で，病因や発生形態にかかわらず，薬物の副作用，二次的なものを含む．身体構造または身体や精神機能の喪失や異常
生活活動 activities in daily living	個人の基本的な生活に関連した身体的・精神的活動をいう．その制限が能力障害で，未経験，経験不足などを含む．個人レベルにおける活動の質的・量的支障．
社会参加 social participation	個人の社会への関与の種類と程度をいう．その制約が社会的不利で，職業や住居の確保，社会資源の利用，所得，基本的な人権の行使，社会的役割の遂行などの制限，制約，不利益など，社会レベルの障害
環境因子 environmental factors	個人の諸機能に影響を及ぼす自然環境，人工的環境，法律や社会制度を含む社会的・文化的環境や人的環境
個人因子 personal factors	個人の諸機能に影響を及ぼす年齢，教育歴，経験，才能，性格，趣味，特技などその個人の特徴

（　）内は異常や制限の側面を示す場合の用語

■ 図 1-3-4　IMMD：Interactional Model of Mental Disability

影響する，③個人の心身の状態に対して疾患名がつくことで社会参加に影響することがある，という精神障害の特性を，できるかぎり一般的でわかりやすい用語をもちいて，ビジュアルに示したことが特徴である．

3) ノーマライゼーションの視点

　ICFやIMMDも，個人を中心として環境との相互性という視点から障害をとらえたものであるが，ノーマライゼーションという視点からは，災害に対する見方（野田，1995）と同様に，もう少し視野を広げた障害のとらえ方が必要になる．たとえば，「一次性の障害」「二次性の障害」「三次性の障害」という考え方である（**図 1-3-5**）．

　「一次性の障害」とは，罹患した個人に直接生じる障害をいう．ICFにおける機能障害，活動の制限，参加の制約などが，この一次性の障害にあたる．そうした障害がある個人を家族の一員や友人・同僚にもつ者は，自分が直接病気で苦しむわけではないが，相応の負担を負うことになる．「二次性の障害」は，そうした，家族に病気や障害がある人がいることによって，家族や関係のある人に生じる負担や社会的不利をいう．そして，障害の有無にかかわらず共生のコミュニティを作るという視点から，障害がある人やその家族が安心して暮らすことができる町にするには，どうすればいいかということが課題になる．「三次性の障害」は，障害というより，病気や障害がある人やその家族が住むコミュニティの課題にあたる．

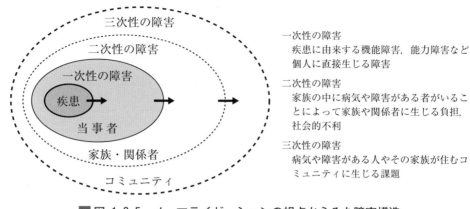

■図 1-3-5　ノーマライゼーションの視点からみた障害構造

ノーマライゼーションの視点とは，心身に障害がある個人に対する治療や支援だけでなく，障害がある者と共に生きる家族やそうした家族の住むコミュニティを一つのシステムとしてとらえ，システム全体の質を視野に入れた視点である．

1・3・2　病いと症状—症状が語るもの

　病気や事故などにより，通常の生活で正常と認められる範囲を超えて生じた，身体や精神の機能・構造上の異常な状態が表現されたものが症状といわれる．「治る・治す」という医療の視点からすれば，症状は心身機能や身体構造の異常にあたる．しかし，「病いを生きる」病者にとっては，症状は不快なものであるが，自分にとって好ましくない心身の危機を知らせるサインであったり，特に精神障害においては，より好ましくない状態からその人を護る防波堤のような役割を果たしている．

　リハビリテーションの目的でかかわる者としては，症状の有無よりも，その症状は対象者の何を語っているのか，症状が語るものを読みとるということが必要である．パートタイムであるが，やっと決まったレストランの清掃業務に通い始めて 2，3 日経ったとき，「病棟のだれかが私を羨んで辞めさせようと，電話で店長に私の悪口を言っている」「店のだれかが，私に失敗させて辞めさせようと，トイレの掃除道具を隠した」と被害的な訴えをしてきた人がいた（山根, 1990）．統合失調症の被害妄想といえばそれまでであるが，何年かぶりの慣れない仕事による緊張や自信のなさからくる不安によるものだろう．自分の仕事はきちんと評価されるだろうか，何か不始末があってクビになったらどうしようといった予期不安が，その状況に陥る前に逃れる理由として被害的な幻聴や関係妄想を生みだしていると考えられる．そうした意味において，症状は不安から自分を護る防波堤といえるのである．その不安な状態と症状が発生するメカニズムをわかろうとすることからしか，リハビリテーションの支援は始まらない．

　身体の障害であれ，精神の障害であれ，症状は現れ方こそ違うが，いずれもなんらかの対処が必要という，その人自身を救うための知らせである．正常と認められない状態を異常とみる

より，その人にとっての危機的状態の程度を知らせるサインとして受けとめ，症状が語るものをしっかりと聴きとることが必要である．

身体症状は量的変化
精神症状は質的変化　｝　危機の知らせ　⇒　症状の声を聴く

1・3・3　精神認知機能の支障―感覚・運動機能の支障との比較より

精神認知機能の支障は，感覚・運動機能の支障に比較して，
① 病気と生活機能の支障が共存している　　（病気と生活機能の支障の共存）
② 障害はそれぞれ独立して存在する　　　　　　　　　（相対的独立性）
③ 障害は相互に影響する　　　　　　　　　　　　　（障害相互の影響）
④ 環境，特に人的環境により変化する　　　　　　　（環境との相互性）
⑤ 機能障害も固定されたものではない　　　　　　　（障害の可逆性）
加えて，
⑥ 長期入院による二次障害の可能性が高い　　　　　（二次障害の可能性）
⑦ 病名がつくことによる社会的偏見・差別がある　　（偏見・差別の存在）
といった特性がある（山根，1997b；2001）．

こうした特性が，これまで精神認知機能の支障の治療や支援，リハビリテーションが困難な理由，とされていた．精神認知機能の支障の特性を理解するために，脳血管性障害に起因する右片麻痺（機能障害）と統合失調症を下記のように想定して考えてみよう．

理解のための想定

疾患名		脳梗塞	統合失調症
状態	心身の機能・身体構造	右片麻痺，軽い失語	被害的な幻聴，関係妄想がある
	活動	書字や食事が不自由	買い物に行くことができない 電車やバスに乗ることができない
	参加	職場で配置転換	勤務先から退職をほのめかされた

1）病気と障害の共存

右片麻痺により書字や食事が不自由になったことは，脳梗塞の後遺症として生じた心身機能・身体構造の支障，活動の制限である．しかし被害的な幻聴や関係妄想の影響で買い物や公共交通機関の利用にみられる生活上の支障は，統合失調症の後遺障害として生じたものではない．統合失調症と診断される状態にあるからみられるもので，統合失調症が治癒すればなくなるものである．「病気と障害の共存」とは，このように，病気の諸帰結として障害があるという時系列的な関係ではなく，病気があることがそのまま障害を引きおこしていることをいう．関節リウマチなど一部の身体疾患にもみられるが，精神認知機能の支障は大半がそうである．こ

の精神認知機能の支障の特性とは，病気の治療と障害に対するリハビリテーションが同時におこなわれなければならないことを意味している．

2) 相対的独立性

　幻聴や妄想の影響で活動に制限がある人もいれば，本人がそれを病気によるものとして受けとめ，なんとか買い物に行き，電車やバスなど公共交通機関を利用できる人もいる．このように，機能障害が同程度でも，生活における活動の制限は個々により異なる．また，幻聴や妄想がなくなり機能障害が消失し，日々の活動の制限がなくなったとしても，勤務先から統合失調症で入院していたことを理由に，それとなく退職をほのめかされるような参加の制約が残る場合もある．このように，精神認知機能の支障，特に精神疾患にともなう精神認知機能の支障，活動の制限，参加の制約は，互いに因果関係はあるが，それぞれが独立して存在する．身体疾患においても，一部にはこのような特性がみられることもあるが，通常は心身の機能の支障がなくなれば，活動の制限も参加の制約もなくなる．そうした意味で，それぞれが影響するが独立したものという「相対的独立性」は精神疾患特有のものといえる．

3) 障害相互の影響

　脳梗塞とその後遺障害の場合，右片麻痺により，書字が不自由，職場で配置転換を言い渡されたということはあっても，書字が不自由なことや職場で配置転換を言い渡されたことにより，機能障害である麻痺がひどくなることはない．すなわち，身体的な機能の支障に起因する活動制限や参加制約はみられるが，活動制限や参加制約が身体的な機能の支障に直接影響するということはない．

　しかし，幻聴や被害妄想のため外出ができず家に閉じこもっていることによって，みんなに監視されているような被害感が強まったり，精神疾患を理由に退職をほのめかされ，それによって幻聴がさらにひどくなるといったことがおきる．すなわち，精神認知機能の支障，なかでも精神疾患においては精神認知機能の支障が活動制限や参加制約の要因になるだけでなく，活動制限や参加制約が精神認知機能の支障に影響するといったことがみられる．もちろん，この障害相互の影響は，マイナスの影響ばかりでなく，プラスの影響もある．精神認知機能領域のリハビリテーションでは，このプラスの影響をどのように活かすかということが問われる．

4) 環境との相互性

　たとえば，安心できる仲間といるときや，肩肘はらずにほっとできる場所では，被害的な幻聴はほとんど聞こえることはない．自分が好きな絵を描いているときには，関係妄想にとらわれることが少ない．自分のことをよくわかってくれている人と一緒なら，電車に乗って外出もなんとかできる．理解のある会社で十分配慮されれば働くこともできる，といったように活動や参加の制限・制約，生活機能の支障の程度は，環境によって大きく異なる．

　感覚・運動機能の支障においてもこうした環境の影響はあるが，精神認知機能の支障におい

てはその影響が大きく，特に人的環境の影響が大きいことが特徴である．また，感覚・運動機能の支障においては，活動や参加は環境の影響を受けるが，身体機能が環境の影響を受けることは通常みられない．しかし，精神認知機能は，環境の影響によって変化することが大きな特徴といえよう．

それぞれ影響のしかたは異なるが，感覚・運動機能の支障も，精神認知機能の支障も，環境に対する影響は，コミュニティにおいては大きな課題である（図1-3-5の三次性の障害に相当）．

5）障害の可逆性

感覚・運動機能の支障は，「火事と焼け跡」にたとえられるように，病気の後遺障害としてほぼ固定された状態で続くことが多い．しかし，精神認知機能は，障害相互の影響や環境との相互性とも関連するが，環境の変化により良くなったり悪くなったりといったことがみられる．また統合失調症では初老期寛解といわれるように，年を経ると病気の勢いがなくなり落ちついてきたり，変化は緩やかではあるが時間の経過とともに症状が軽減することも多い．このように精神認知機能の支障は，幻聴や妄想といった機能の異常も決して固定的なものではない．

6）二次障害の可能性

精神認知機能の支障の場合は，病気としての病理的理由からだけでなく，社会的入院[*10]といわれていたような理由によっても，入院が長期化する傾向がある．また，早期のリハビリテーション体制が十分に整っていない場合には，落ちつくまでということを理由に，閉鎖的空間で過ごさなければならないことがある．これらは改善されるべき事項ではあるが，このような理由で入院が長引いたり，早期のリハビリテーション対応が遅れることで，二次的に障害が生じる．

二次的におきる障害として，最も大きいのが金銭管理や物品の管理，買い物や洗濯など手段的日常生活活動（Instrumental Activity of Daily Living：IADL）の低下である．日常生活活動（Activities of Daily Living：ADL）機能よりも低下が大きいことから，代理行為の多い入院生活の影響によるものと思われる．特に1年以上の入院になると，その傾向は著しく，退院の阻害要因の一つとなっている．また，思春期に発病する統合失調症などにおいては，さまざまな社会的経験がなされる時期に発病したことで，療養生活に時間をとられ，一般に経験されることが経験されないまま経過し，生活に必要なことが適切にできないといった二次的な問題も考えられる．

7）偏見・差別の存在

精神認知機能の支障に対しては，まだ，社会的に十分な理解が得られているとはいえず，特

[*10] 社会的入院：1950年，『精神衛生法』により保護収容が進み，長期入院者が急増した．そのなかで，積極的な症状が消失し社会生活に復帰が可能な状態にあるにもかかわらず，家族の受け入れなど社会的理由で退院ができずに入院生活を余儀なくされている状態をいう．そうした入院生活が長期化し，生活機能の低下により二次的に退院が困難になっている長期入院者に対する処遇が大きな課題となっている．

に精神疾患に対する誤解による偏見や差別につながることが多い．そのために，病気の苦しみ以上に，病気であることの苦しみという二重の苦しみを背負うことになる．そのことが，障害全体に影響する．

IMMDのモデル図（図1-3-4）の心身の状態に対してつけられた診断名が社会参加に影響するという矢印が示しているように，疾患の名称によりマスコミなどの影響による誤解から生まれる偏見や差別が社会的不利の原因になることがある．

1・4　障害と受容

戦後，わが国にリハビリテーションという概念，知識や技術の積極的な導入がはかられ，作業療法の教育が始まった1960年代初頭には，障害受容がリハビリテーションの重要な目標としてあげられていた．私が作業療法士の資格を取得して臨床に就いた1980年代においても，リハビリテーションの成果が上がらない理由に「（患者の）意欲がない，障害が受容されていない」と対象患者の意欲や主体的な取り組みの姿勢の欠如があげられていた．わが国のリハビリテーション医学の開拓者と称され，わが国初のリハビリテーション学院を創設し学院長として作業療法士の教育に携わった砂原茂一（1908-1988）は，リハビリテーションに携わる者にとってバイブル的な著とされている『リハビリテーション』（砂原，1980）で，「障害者がゴールに向かって忍耐強く歩みを進めることができるためには，まず障害を障害として受容するところから出発しなくてはならない」と述べている．これは障害を受けいれることの必要性を述べたのではなく，障害がある自分から目をそらさず，障害がある自分と対峙することの重要性を説いたものと思われる．その意味がどこまで理解されてのことか定かではないが，当時，障害受容ということが作業療法の教育でも重視され，Sigmund Freud（1956-1936）の対象喪失に対する「悲哀（喪）の仕事」，Elisabeth Kübler-Ross（1926-2004）の「死にゆく患者の心理」における「死の受容プロセス」，Fink SLの「危機モデル」などの段階説が受容モデルとして教育された．段階説にも諸説あるが，多くは**表1-4-1**に示すようなものであった．

しかし，実習で当事者や家族に直接出会って話を聞くようになってから，障害受容とは何か，だれが受容するのか，何を受容するのか，受容できるのか，という自分自身への問いかけが始

■ 表1-4-1　受容の5段階

心理段階	心理状態
否認・隔離	自分に起きていることを飲み込めない
怒り	なぜ自分がという怒りを周囲に向ける
取引	なんとかなるのではと試みたり何かにすがろうとする
抑うつ	なにもできなくなる
受容	最終的に自分に起きたことを受け入れる

まった．そして，実母と義母，二人の高齢による認知症者を看るようになり，さらに若年性認知症を生きることになった妻とのくらしが始まって，これまでの治療・支援者として知識としては理解していた障害受容の問題を実感として考えるようになった．障害を受容する，この終わることのない永遠の課題を，ひとの生活の支援に関わる作業療法の書のはじまりの章であらためて考えておこう．

　　　そっとしておいてほしいときがある
　　　だまって見ていてほしいときがある
　　　しっかり見ていてほしいときもある
　　　だれにもみられたくないときもある
　　　あなたに見ていてほしいときがある
　　　ここは悲しみの場などと
　　　風景を作ることなかれ
　　　君に意味づけられし場にて
　　　悲しむことができる者があろうか
　　　母の膝に勝る場を
　　　自然の恵みに勝る場を
　　　人が作る奢りと小賢しさを捨て
　　　共に過ごし
　　　共に在れ

1・4・1　だれが障害を受容するのか

　障害受容には，自分自身におきたことをどのように受けいれるかという課題に直面する病いや障害を生きる当事者，病いや障害を生きる者とその病いをどのように受けとめ共に暮らすかが課題になる家族，そして縁者や友人，近隣の人たち，さらにはコミュニティを含め社会一般の人たちが対象になる．それぞれの立場により病いや障害をどう理解するか，何をどのように受けとめるかが問われる．

　自身が当事者であり作業療法士として，障害受容をテーマに研究し，研究会を開いて活動している田島の書（田島，2009；田島編，2015）にもみられるように，障害受容に対しては，病いや障害を生きる当事者，家族，支援者ら，それぞれ立場の違う人たちがいる．この立場の違いにより何を受容するのか，どう受容するのかが異なってくる．

1・4・2　何を受容するのか

　障害受容で何を受容するのかは，それぞれの立場によって異なる．

病いや障害を生きる当事者にとっては，自分自身の病いがどういうものか，原因と症状，基本的な治療や生活における留意点など「一次性の障害」（図1-3-5参照）に関するもの，病いや障害そのものをどう理解するかが課題になる．加えて当事者自身ではどうすることもできない世間の見方，社会から負わされる誤解や偏見に起因する苦しみをどのように受けとめるか，社会の目をどのように受けとめるか，社会受容（南雲，2008）といわれるものがある．病いや障害を生きることを余儀なくされた者は，こうした病いや障害そのものの理解と病いや障害により変わった日々の生活や人生，家族や友人，社会とのかかわりの変化といったことをどう受けとめるかが問われる．

　そして，病いや障害を生きる者と共に暮らす家族や支援者にとっても，病いや障害に対する正しい知識と理解，病いや障害がある当事者の気持ちや言動の理解，社会の目をどう受けとめるかといった「二次性の障害」（図1-3-5参照）に関することが課題になる．

　また，近隣の住民などコミュニティを含む社会一般の人たちにとっては，病いや障害に対して誤解のない理解をする，共に生きる病いや障害がある者を社会としてどのように受けとめるかという「三次性の障害」（図1-3-5参照）関することが課題になる．

1・4・3　障害受容はできるのか

　障害受容はできるのか，初期の段階説は理想というより治療や支援にあたる者が抱く希望的視点ともいえるもので，そのような段階を辿ることはまずない．若年性認知症と診断された私の妻は，「どうして私が」「あれがなければ」「仕方がないね，いずれだれもなるのだから」「役に立たなくなったので離婚してください」「私より先に死なないで」「私認知症もう治ったから薬飲まない」，などショックと否認，怒り，抑うつなど悲哀に基づく現象すべてが，段階的に表れることはなく，螺旋のように折にふれ繰り返され，そのたびに気持ちが揺れた．それを彼女が自分の障害を受容できていないとは言えない．しだいに気持ちの揺れが少なくなってきたが，それは多少のあきらめにも似た障害の受容を含みながら，認知機能が低下したことによるものである．その妻に寄りそって暮らす私も，専門職としての知識や技術を支えに，おきることをありのままに受けいれていこうという気持ちをもちながらも，なぜ妻に，なぜ私たちに，これから先どうなるのだろうといったどうしようもない無念さに気持ちが揺れる．

　当事者も家族にとっても，障害の受容は，実存的な生老病死の老いや死を受けいれるよりもさらにむずかしい課題である．自分におきた，家族におきた病いや障害を理解するということに取り組むことから始めなければ，受容するか，受容できるか，という終わることのない問答に取り込まれてしまう．障害受容は，当事者，家族，そして縁者や友人，近隣の人たち，さらにはコミュニティを含め社会一般の人たち，それぞれの立場により異なる．受容するか，受容できるか，という終わることのない表層問答に足下をすくわれることなく，それは生老病死の老いや死のように，いずれだれにもいつかは訪れる実存的な事実として目をそらすことができない課題である．

1・4・4　治療・支援者の役割

病いや障害を生きる人の治療・支援にあたる者の役割とはなんだろう．当事者に対しては，障害を受容することを勧めることではない．ましてや主体性の重視という名の下に自己決定や自己責任といった重荷を負わせてはならない．病いや障害の有無を問わず，お互いの間に生じている共に暮らす「暮らしづらさ」は，それぞれの立場で異なる．その「暮らしづらさ」にお互いの尊厳をまもり共に向き合い，お互いがおかれているその状況を理解するための正しい知識を提供すること，そしてその状況の理解の手助けをすること，それが治療・支援にあたる者の役割ではないだろうか．

そして，共に暮らす家族や寄りそう支援者に対しては，当事者の病いや障害をどのように理解し，どのように暮らせばよいのか，寄りそえばよいのか，その理解と寄りそいの支援をすることが，医学の知識と技をもち，ひとの生活行為をもちいて関わる治療・支援者の役割である．

治療・支援者の役割

共に暮らす一人ひとりの「暮らしづらさ」に
互いの尊厳をまもり共に向き合う

1・5　病いと作業療法

「生老病死のくるしみは　人をきらはぬ事なれば　貴賤高下の隔なく　貧富共にのがれなし」（一遍上人語録『百利口語(ひゃくりくご)』）．私たちはだれも老いを避けることも，病いやいずれは死にいたるということから逃れきることもできるわけではない．そして，病いに対する社会の見方や治療という視点や技術は変わろうと，「ひとが日々のくらしにおいてなんらかの目的と意味をもっておこなっている具体的な作業（生活行為）をもちいて，生活機能を評価し生活を支援する」という，作業療法哲学に相当する作業療法の機能と役割の基軸となるものは変わることはない．

1・5・1　生物のダイナミズムと動的平衡

本章「ひとと病い」で，ひとと病いの関係，病いと医学，病いと障害，障害と受容について概観してきたが，生活行為（目的と意味のある作業）をもちいて「病いを生きる，病いと生きる」という作業療法の原理，作業療法哲学の基軸は，生物のダイナミズムの動的平衡という概念により集約される．

受精卵が46回もの細胞分裂を繰り返し，総数60兆個といわれる200種類以上のそれぞれの

役割をもつ細胞へと分化し，ひとのからだが形成される．そして成体として成熟した一定の機能をもった構造が形成された後は，傷ついたり寿命がつきた細胞は死にいたり，細胞分裂により新しい細胞が生まれ組織は再生される．その入れ換わる細胞の数，1秒間に500万個，1日に5,000億個というが，それだけの細胞が新しく入れ換わることで，ひとはその構造と機能の一貫性が維持される．それは細胞の新陳代謝によるものであるが，胃腸の細胞で約5日，心臓は約22日，皮膚は約28日，筋肉や肝臓などは約2か月，骨は約3か月の周期で細胞は入れ換わる．すなわち細胞の新陳代謝が正常であれば，ひとを構成する組織の細胞は3か月で入れ換わり，1年も経てばひとの身体を構成する細胞はすべて入れ換わり，元のものはなくなっていることになる．それは一貫した機能と構造を保つために，すなわち「変わらないために変わり続けている」のである．もちろん若い時期は新陳代謝は活発で，年齢が高くなるにつれ新陳代謝の周期は長くなり，古い細胞の置き換わりは遅くなる．それが老化である．

この生物のダイナミズムから，ユダヤ人科学者ルドルフ・シェーンハイマー（Rudolph Schoenheimer）（1898～1941）は，「生命の動的状態（dynamic state）」を提唱した．そして，分子生物学者の福岡はこの「生命の動的状態（dynamic state）」という概念をさらに拡張し，動的平衡（dynamic equilibrium）（福岡；2009；2011）という概念を提示した．

1・5・2　作業療法の原理―動的平衡

少し長いイントロになったが，この生物のダイナミズムに見られる動的平衡のように，ひとが日々のくらしにおいてなんらかの目的と意味をもっておこなっている具体的な作業（生活行為）をもちいて，「生活機能を評価し生活を支援する」という作業をもちいる療法の基本の軸を変えないために，時代の情勢，対象の変化に応じて作業をもちいて関わるかかわり方を変えていくことに作業をもちいる療法の意義がある．作業をもちいるかかわりの効用，それは医学モデルにおける客観的エビデンスでは説明しきれない，自分の具体的な行為を通した，「ああそうか」「これでいいのだ」「こうしてもいいのか」「まだ大丈夫」という確かな感覚がある．対象に関わる治療・支援者は，客観的に表現することができなかったとしても，作業にともなっておきる，戸惑い，揺らぎ，流れ，変化，安定，不安，安心，自信‥‥そうしたことが作業をもちいるかかわりに重要であることに気づいている．作業をもちいる療法には，自分自身の身体を操作し自分や自分以外の対象と関わり，自分の身体を介して感じとる「確からしさ」というしかないものがある．それは単なる経験論や感覚論ではない．自然の数学化による近代科学の客観性では表しきれない「確からしさ」という感性的なエビデンスがある．それこそが作業療法哲学といえるものである．

特に専門職種としての作業療法士は，ひとと作業の関係において，作業をおこなうことやその影響としての現象を福岡が指摘する（福岡，2014）ように，なぜそうするのか，なぜそうなるのかという「Why（なぜ）」と，どうしてそうするのか，どうしてそうなるのかという「How（どうして）」という二つの視点から観察し，観察してわかったことを表現することが求めら

る．作業療法というかかわりは，物事の現象を客観的に分析する科学的論理性とそうした要素還元的な見方では見えない感性的性質を表現し伝える文系の表現力を併せもつことで初めて成りたつ．

> ひとの一日は
> さまざまな作業のいとなみ
> そのいとなみを積みかさね
> 一人ひとりの生活や人生が
> 風合いの異なる織物のようにつむがれる
> 作業をいとなみ　作業がつむぐ
> ひと　その作業的存在
>
> 思わぬ病い　こころやからだの障害は
> 日々の作業のいとなみの障害となり
> 生活や人生のつむぎにほころびをつくる
> ひとにとって病いや障害とは
> 日々の作業のいとなみの障害
> 生活や人生のつむぎのほころび
>
> 失いそこなわれた日々のいとなみ
> その再びのこころみが
> ほころびを繕い
> あらたな人生をつむぎなおす
> 作業をいとなみ　作業がつむぐ
> ひと　その作業的存在

〔作業療法の詩（山根，2007）より〕

　ひとは生きるために作業をし，作業することで，楽しみ，困難や不安を乗りこえてきた．作業療法の原点，それは，ひとが日々営むさまざまな作業にある．その変わることのない作業の力を，病いを取りまく環境の変化に応じて活かすには，作業療法の技術とそれをもちいる作業療法士は，対象者のニーズに応じた適切なかかわりができるようつねに変わらなければならない．

> **作業療法の原理―動的平衡**
>
> 変わることのないひとと作業のかかわりを活かすために
> 作業療法や作業療法士の技術は日々変わり続ける必要がある
>
> 「変わらないために変わり続ける」―動的平衡

1・6　病い・障害と治療・支援者の適性

　精神の病いを生きる人たちの治療・支援に携わる者の適性について問われることがあるが，できれば他者との交流を避けたいという人，もしくは人といつも競ってしまう人，自分のことしか考えられないといったような人でないかぎり，適性がないとは断定できない．仮にそういう人であっても，そのような自分に気づき乗りこえることができれば，そのような人のほうが優れた支援者になる場合もある．ただ，本当に他者の気持ちが読めないのではないかという人もいて，そういう人は治療・支援関係に支障が生じる．

　治療・支援者としての自分の活かし方に関しては，後述する「4・4・3　自己の治療的利用」を参照されるとよいが，専門職としての知識や技術はいうまでもないことであるが，それ以外に基本的に必要なこととして，

　① 相手の思いを知ろうとする姿勢を整える
　② 自己の価値観や無意識に出しているサインとその影響を自覚する
　③ 自己の心身の状態に気づき，無理をしない，持続したかかわりができる
　④ 見せよう，魅せようとせず，何のため，だれのためかを考えて関わる
　⑤ 同情や遠慮をせず，病いを生きる人に対する配慮ができる
　⑥ 望みを捨てることなく，押しつけることなく，寄りそう

といった姿勢が問われ，求められる．

　　　ひとの惑(まど)いに
　　　かかわる者に
　　　求められるのは
　　　賢(さか)しき
　　　知識より
　　　ひととしての
　　　深み

ひとの痛みに
かかわる者に
求められるのは
賢(さか)しき
理性より
ひととしての
深み

ひとの暮らしに
かかわる者に
求められるのは
賢(さか)しき
聡明さより
ひととしての
深み

〔作業療法の詩・ふたたび（山根，2008b）より〕

第1章のまとめ

- **ひとにとって病気とは何か**
  - ⅰ．治療医学は疾患（disease）を扱い，作業療法はひとと病い（illness）を扱う
  - ⅱ．「治る，治す」から「病いを生きる」「病いと生きる」リカバリーという概念
- **障害のとらえ方**
  - ⅰ．国際生活機能分類 ICF が職域を超えた共通の基本概念
  - ⅱ．病気や障害は，個人固有のものではなく，環境との相互性
- **精神認知機能の支障の特性**
  - ⅰ．病気と障害は共存するため，治療とリハビリテーションは同時に必要
  - ⅱ．各障害（心身機能の障害，活動制限，参加制約）は独立しながら相互に影響する
  - ⅲ．環境のなかでも人的環境の影響が大きい
  - ⅳ．精神の障害は固定されたものではなく，可逆性がある
  - ⅴ．長い入院は生活感を奪う
  - ⅵ．誤解や人の不安から生まれる偏見や差別がある
- **身体症状は量的変化，精神症状は質的変化，いずれも危機を知らせて身を護る**
- **ウィークネス・モデルからストレングス・モデルへ**
  - ⅰ．医学モデルはウィークネス・モデル，作業療法はストレングス・モデル
- **障害受容に関する諸説を理解する**
  - ⅰ．当事者にとっての受容
  - ⅱ．家族や支援者にとっての受容
  - ⅲ．社会受容とは
  - ⅳ．共に暮らす一人ひとりの「暮らしづらさ」
- **作業療法哲学**
  - ⅰ．作業療法における動的平衡とは
  - ⅱ．作業療法の機能と役割
- **治療や支援にあたる者は適性より姿勢（センスとマインド）が問われる**

◆引用文献◆

Anthony WA(1991)/濱田龍之介・訳(1998).精神疾患からの回復.1990年代の精神保健サービスシステムを導く視点.精リハ誌2,145-152.

安斉三郎(1997).[指定討論]日常診療における精神障害.特集〈シンポジウム〉私の障害構造論.精リハ誌1,108-113.

蟻塚亮二(1995).地域で生きていくために必要な生活技術について.「第2回精神障害者リハビリテーション研究会報告書」pp.94-101.

Charles AR, Richard JG(2005). *The strengths model：Case management with people with psychiatric disabilities, second edition.* Oxford University Press.(田中英樹・監訳,2008.「ストレングスモデル—精神障害者のためのケースマネジメント第2版」金剛出版).

Dubos R(1959). *Mirage of health.* Harper & Row, New York.

Fougeyrollas P(1993). *The Handicap Creation Process Classification Proposal and the Revision of ICIDH.* ICIDH International Network, 6 (from Health & Welfare International Seminar material. Japanese Association of Psychiatric Rehabilitation. 1997).

福岡伸一(2009).動的平衡 生命はなぜそこに宿るのか.木楽舎.

福岡伸一(2011).動的平衡2 生命は自由になれるのか.木楽舎.

福岡伸一(2014).動的平衡ダイアローグ 世界観のパラダイムシフト.木楽舎.

蜂矢英彦(1981).精神障害試論—精神科リハビリテーションの現場からの提言.臨床精神医学10,1653-1661.

小林宋兵衛・開板(1811)/大橋俊雄・校注(1985).百利口語.「一遍上人語録」pp.12-21.岩波書店.

Martini R, Polatajko HJ, Wilcox A(1995). ICIDH-PR：A potential model for occupational therapy. Occupational Therapy Int., 1-21.

中澤正夫(1996).「生活障害」の構造化の試み.「第3回日本精神障害者リハビリテーション研究会報告書」pp.164-165.

南雲直二(2008).障害受容と社会受容.音声言語医学49,132-136.

日本精神障害者リハビリテーション学会(1996).精神障害領域における障害構造論—精神障害を慢性疾患と同種としてとらえることができるか.「第3回日本精神障害者リハビリテーション研究会報告書」pp.111-170.

日本精神障害者リハビリテーション学会(1997).特集〈シンポジウム〉私の障害構造論.精リハ誌1,82-113.

野田正彰(1995).災害救助.岩波書店.

野中 猛(2000).病や障害からのリカバリー.「分裂病からの回復支援—精神障害リハビリテーション論集」pp.213-227.岩崎学術出版社.

大橋秀行(1997).障害構造論を臨床にどう生かすか—イメージモデルを使って.精リハ誌1,96-101.

Polatajko HJ(1992). 1992 Muriel driver memorial lecture. Naming and framing occupational therapy：A lecture dedicated to the life of Nancy B. Can J Occup Ther 59, 189-200.

Sallmann JM(1989)/池上俊一・監修(1991).知の再発見双書16 魔女狩り.創元社.

佐藤久夫（1992）．WHO 国際障害分類試案の内容．リハビリテーション研究 71, 38-42.
障害者福祉研究会・編（2002）．ICF 国際生活機能分類―国際障害分類改定版．中央法規出版．
Sontag S（1978）．*Illness as metaphor*. Farrar, Straus and Giroux, New York.（富山太佳夫・訳．1982.「隠喩としての病い」みすず書房）．
砂原茂一（1980）．障害者の主体性．「リハビリテーション」pp. 131-137．岩波書店．
田島明子（2009）．障害受容再考―「障害受容」から「障害との自由」へ．三輪書店．
田島明子・編（2015）．障害受容からの自由―あなたのあるがままに．CBR.
友寄隆静（1981）．なぜユタを信じるか―その実証的研究．月刊沖縄社．
上田　敏（1981）．リハビリテーション医学の位置づけ．特集リハビリテーション医学．医学のあゆみ 116, 241.
臺　弘（1984）．生活療法の復権．精神医学 26, 803-814.
臺　弘（1985）．精神分裂病と障害概念．臨床精神医学 14, 737-742.
WHO（1980）．*The International Classification of Impairments, Disabilities and Handicaps（ICIDH）*. World Health Organization, Geneva（厚生省大臣官房統計情報部・訳．1985.「WHO 国際障害分類試案」厚生統計協会）．
山根　寛（1990）．精神科作業療法とクライシス介入訪問―被害妄想を持つ分裂病患者の場合．京都大学医療技術短期大学部紀要 10, 7-15.
山根　寛（1996）．精神障害構造と作業療法モデル．作業療法 15, 434-443.
山根　寛（1997a）．精神障害と作業療法．pp. 1-25．三輪書店．
山根　寛（1997b）．精神障害に対する疾患・障害構造モデル．病院・地域精神医学 39, 360-365.
山根　寛（2001）．障害構造モデル IMMD の概念と応用―国際障害分類 ICIDH に基づいた実践モデルの提唱．作業療法 20, 145-153.
Yamane H, Kinoshita T（2001）. An Interactional Model of Mental Disability（IMMD）Based on the International Classification of Functioning and Disability（ICIDH-2）. Asian J Occup Ther 1, 1-11.
山根　寛（2007）．作業を営み　作業がつむぐ．「作業療法の詩」pp. 18-19．青海社．
山根　寛（2003a）．精神の病いと障害．「精神障害と作業療法第 2 版」pp. 1-25．三輪書店．
山根　寛（2003b）．社会機能のいくつかのアスペクト．精神科治療学 18, 1015-1021.
山根　寛（2005）．はじまり―こころの病い．精神認知と OT 2, 360-365. 248-249.
山根　寛（2008a）．病いも生きる．「作業療法の詩・ふたたび」pp. 116-117．青海社．
山根　寛（2008b）．深み．「作業療法の詩・ふたたび」pp. 68-69．青海社．
山根　寛（2010）．ひとと病い．「精神障害と作業療法第 3 版」pp. 1-26．三輪書店．
楊　紅（2004）．満州族におけるシャーマニズムと女性たち―愛新覚羅王族後裔の村の事例研究から．富士ゼロックス株式会社小林節太郎記念基金 2004 年度研究助成論文．

2 精神の病い処遇の歴史と作業療法

- 36　**2・1**　精神障害作業療法の歴史
  - **2・1・1**　17世紀から18世紀前半—隔離・収容
  - **2・1・2**　18世紀後半から20世紀初頭—道徳療法の興亡
  - **2・1・3**　20世紀初頭から大戦後—作業パラダイムと力動精神医学
  - **2・1・4**　大戦後から現在—作業療法確立への道

- 41　**2・2**　わが国の精神障害作業療法の歴史
  - **2・2・1**　1900年（明治33年）以前—人道的処遇としての作業療法
  - **2・2・2**　1900年から1950年代半ば—伝統的作業療法
  - **2・2・3**　1950年代半ばから1960年代半ば—生活療法の時代
  - **2・2・4**　1960年代半ばから1970年代半ば—作業療法士の誕生と混迷
  - **2・2・5**　1970年代半ばから1980年代末—誤解を超えて
  - **2・2・6**　1990年代から2000年代初め—作業療法への期待と淘汰
  - **2・2・7**　新たな時代にむけて—作業療法新時代

2 精神の病い処遇の歴史と作業療法

　精神の病いは，身体の病いに比べて，目に見えない，原因がわからない，そして，予測がつきにくいという「病い」そのものの特性もあり，さまざまな扱われ方がされてきた．「此病ヲ受ケタルノ不幸ノ外ニ，此邦ニ生マレタルノ不幸ヲ重ヌルモノ」という呉秀三の言葉（呉ら，1918）は，世紀を超えた今でも生きている．

　わが国に作業をかかわりの手段とする治療が取り入れられて100年以上，作業療法士が国家資格として誕生し半世紀を過ぎた．この間，世界の情勢は大きく変わり，近代医学の盛衰があり，病いや障害に対する対処においても新たな転進が始まっている．作業療法はそうした時代の流れに呼応して役割を担ってきた．精神科領域に限らないが作業療法はどこへ向かうのか，どこに向かえばいいのか，私たちが今ここにある状況の背景を知り，失ってはならないものを忘れることなく，過去へのとらわれから自由になり，無知による過ちを繰り返さないために，精神の病いに対する処遇の歴史と作業療法の成りたち，精神病者処遇の歴史のなかで作業療法が担わされてきた役割について振り返ってみよう．

歴史を振り返ること

歴史はそれを伝える人の物語であることも多いが，
歴史には今あるものやことの起こりの事実がある．
起こり（ルーツ）の中にある大切な事実を見なおし，
同じ過ちを繰り返さないために今歴史を振り返る

2・1　精神障害作業療法の歴史

　中国ではカン・フーが紀元前2000年以上前から健康増進に，古代ギリシャ・ローマでは精神を病む者に音楽や歌曲演劇が，身体機能の訓練としてレスリングや乗馬，労働などがもちいられたという．この心と身体の健康の回復にさまざまな作業がもちいられた時代に，すでに素朴な作業療法の萌芽がみられる．しかし，働き，遊び，運動し，休むことが，本格的に医学において心身の健康の回復にもちいられるようになったのは，18世紀末のことである．それから200年あまり，医学や社会の移り変わりとともに，作業療法はその時代時代の情勢に応じた役割を担ってきた．

　作業療法の土壌ともいえるmoral treatment（道徳療法[*1]）の盛衰，欧米の精神医療の流れと

日本の作業療法のモデルとなった米国の作業療法の歩みをたどってみる（図2-1-1）．

2・1・1　17世紀から18世紀前半—隔離・収容

　近代医学の幕開けといわれる17世紀は，身体疾患に関心が集中し，精神疾患は悪鬼病（demonopathy）とか神狂病（theomania）とよばれ，魔女狩りが横行し恐怖や敵意の対象でしかなかった．そして，17世紀後半には，ヨーロッパ中に巨大収容施設が作られ，乞食や身体の不自由な貧困者，浮浪者などと共に，精神病者の隔離が始まった．18世紀前半の精神の病いに対する処遇は，威嚇，懲罰による拷問ともいえるものであった（Zilboorg, 1941）．

2・1・2　18世紀後半から20世紀初頭—道徳療法の興亡

　フィリップ・ピネル Philippe Pinel（仏：1745-1826）が，慢性の精神疾患患者や囚人を収監していたビセートル病院で，患者を鉄鎖から解放し（1793），手仕事や運動をもちい，ウィリアム・テューク William Tuke（英：1732-1822）がイングランドで精神を病む人のためにヨーク救護所を作り（1796），行動の自由と作業をあたえた（Pinel, 1801；Tuke, 1816）．これはピネル神話といわれ，ミシェル・フーコー Michel Foucault（仏：1926-1984）は，隔離収容という物理的鎖を取り除いたが，道徳的な鎖がふたたびはりめぐらされたと批判した．

　しかし，米国が独立し，フランス革命が起き，自由民権の思想が広まった時代，非人道的に身体を拘束され，鞭打ち，水責め，瀉血，旋回機など狂気に対する処遇の対象でしかなかった精神病者を，人間として処遇する物理的解放と作業療法は，暗黒の精神医療に光をあて，近代精神医学の口火となったのは紛れもない事実である．「米国の精神医学の父」とよばれるベンジャミン・ラッシュ Benjamin Rush（米：1745-1813）も，同時代に無拘束と運動，作業の重要性を述べている．

　この18世紀後半に始まった人道主義に基づく道徳（人道）療法も，19世紀半ばになると，チャールズ・ロバート・ダーウィン Charles Robert Darwin（英：1809-1882）の自然淘汰説，医師による精神病に対する治療悲観論，産業中心の社会機構の変化などにより衰退していった．20世紀に入ると，大規模精神病院が隔離施設として辺鄙な場所に建設されるようになり，道徳療法の衰退とともに作業療法も一時衰退した．

　精神医学史上では，エミール・クレペリン Emil Kraepelin（独：1856-1926）が身体疾患モデルにそって精神病の分類を試みたとある．しかしこの分類は，精神障害の体系化には貢献したが，予後不良の早発性痴呆という見方を示したことで，精神科領域におけるリハビリテーション処遇を遅らせる原因にもなった．また，ジークムント・フロイト Sigmund Freud（濠：1856-

---

[*1] **道徳療法**：moral treatment の訳で「人道療法」とも訳されている．18世紀末から19世紀初頭にかけて，ピネルやテュークらによって精神病院に導入された治療活動の総称．宗教・倫理・哲学的な背景に基づく人道的処遇，人間として健康な側面への信頼，非人間的な扱いからの擁護により，病者に対し仕事や余暇などの楽しみを含んだ規則正しい生活や自律的で善いおこないを指導するもの．

	米国の時代背景	米国 OT	日本精神科 OT	日本の状況
18c〜	人道主義哲学	道徳(人道)療法 moral treatment		
19c 中	Darwin 適者生存説	道徳療法衰退		京都府癲狂院開院 1875
1900		道徳療法再適用		精神病者監護法 1900
			伝統的作業療法 無拘束, 移導療法	呉秀三帰国 1901（M34）
	米 OT 協会創立 1917			精神病院法 1919
	行動主義 精神分析理論	1922 作業（occupation）パラダイム 　活動の段階づけ 　習慣訓練（habit training）		1925（S1）
1930	Simon 米講演 1930 力動精神医学	1932		
	還元主義 （科学的合理性） （医学から圧力）	精神力動パラダイム 　自己の治療的利用 　集団力動 　活動分析		精神衛生法 1950（S25）
	薬物療法開始 精神衛生対策法	還元主義パラダイム	**生活療法（くらし療法）** 　生活指導（しつけ療法） 　レク療法（あそび療法） 　作業療法（はたらき療法）	精神安定剤使用 1955 精神病院ブーム
1960	医学モデル中心 ケネディ教書 （入院中心から地域）	作業行動理論		（ライシャワー事件）
		行動変容	「作業療法（OT）」 欧米をモデル	**作業療法士誕生** 1965 社会精神医学の影響（生活療法批判）
	（しだいに専門分化）	感覚統合パラダイム		（点数化反対 1974）
	（専門分化への反省） WHO 障害論 1980	適応理論 新パラダイム 　人間作業モデル 　作業科学		
	マネジドケアの嵐		生活技能訓練 SST	精神保健法 1988 （人権擁護, 社会復帰） 障害者基本法 1993 精神保健福祉法 1995 障害者プラン
1990				
2000	ICIDH→ICF			精神障害者居宅生活支援事業 精神保健医療福祉改革ビジョン 自立支援法
2010			認知行動療法	総合支援法

＊米国精神科 OT の部分は佐藤（1992）の図を参照に修正

■ 図 2-1-1　日米の時代背景と精神科作業療法のあゆみ（山根）

1939）が精神分析を確立したのもこの時代である．

2・1・3　20世紀初頭から大戦後—作業パラダイムと力動精神医学

　医療に対する経済援助もままならない時代背景のなかで，ふたたび作業療法に灯をともしたのが，精神科医ヘルマン・ジーモン Herman Simon（独：1867-1947）である．当時治療の主流になっていた臥褥療法に異議を唱え，規則正しい労働が人間に責任感や満足をあたえるといい，彼が実践した積極的治療法（Simon, 1929）は，日本や米国にも大きな影響をあたえ，精神科作業療法の源流となった．

　米国においても，作業療法の原点は人道主義哲学に基づく道徳療法（moral treatment）にあり，はじまりは精神科領域からであった（Tiffany, 1983；Kielhofner, 1992）．1920年代に，アドルフ・マイヤー Adolf Meyer（米：1866-1950）が精神障害を「生活の障害」ととらえ，道徳療法の原理を再適用し，作業環境や作業がひとの心身の健康にあたえる影響といったことを作業療法の枠組みとした．これが，米国の作業療法の源流ともいえる初期のパラダイム（作業パラダイム）である．

　1909年に渡米したフロイトの精神分析理論が力動精神医学として成立し，米国の精神医学の主流になった時期でもある．1930年代には，カール・メニンガー Karl A. Menninger（米：1893-1990）が，精神医療における治療的介入手段としての作業療法の理論的裏付けを明確にするなど，作業療法に精神力動的原理が取り入れられ始めた．この時期には，2度にわたる大戦を機に作業療法は専門職へと発展し，専門教育が始まり協会が設立された．作業療法胎動の時代といえる．英国では，治療共同体の有効性が主張され始めていた．

2・1・4　大戦後から現在—作業療法確立への道

1）精神力動パラダイム

　戦争が終結し，結核など感染症の克服により急性期ケアから慢性期ケアへと疾病構造が変化した．精神医学にも薬物療法（1952）が登場し，作業療法も，米国を中心に力動精神医学を背景にした変革が始まった．

　また有資格の作業療法士の不足が原因で進出した多くの関連治療職種の発展で，職種間の役割が重複し，作業療法の専門性が問われ始めた．そして20世紀初頭の自然科学の急速な発達にともない，初期の作業パラダイムは，科学的合理性・客観性を求められ，医学の還元主義の圧力により衰退した．精神科作業療法も，1940年代後半から1950年代の科学的合理性という圧力のなかで，医学モデルを基本とした精神力動パラダイムへと変化した．フィドラー Fidler夫妻による精神科作業療法のテキスト（Fidler GS & Fidler JW, 1954；1963）は精神力動的アプローチの大きなきっかけとなった．

　大戦後，医療関係領域の発展はめざましく，国際障害者リハビリテーション協会（The International Society for the Rehabilitation）は，作業療法士の教育と臨床面の国際基準作成を奨め，1952 年に世界作業療法士連盟（World Federation of Occupational Therapists）が設立された．

2）医学モデルの行きづまり

そして，ケネディ教書（精神保健に関する大統領教書）に基づく『地域精神衛生法』（1963）制定などにより，大規模精神病院の解体と地域精神医療が積極的に進められるようになった．地域医療が促進され，医療サービスの需要が高まるとともに，作業療法士の需要も高まったが，作業療法士の絶対数が不足し，レクリエーションや音楽，絵画など各活動に，新しく進出した職種が専門職として活躍するようになった．作業療法の役割や機能があらためて問われ，医学モデルにそった理論形成がさらに求められ，臨床の場においても，科学的・分析的な技法が中心となった．日本に初めて導入された作業療法の教育システムは，この 1960 年代の医学モデルにそった教育モデルであった．

一方，リハビリテーション，なかでも作業療法の領域では，還元主義的な理論や技法は，しだいにその限界が認識されるようにもなった．そうした背景のなか，作業療法初期の原理である道徳療法にみられる作業療法本来の概念が見なおされるようになり，メリー・ライリー Mary Reilly は，新たな理論枠として作業行動理論（Reilly, 1962）を提起した．医学モデルの基盤である自然科学一辺倒から脱し，社会学，文化人類学，心理学などを含む方向への転換である．また，ジーン・エアーズ A. Jean Ayres が神経行動学的研究から感覚統合パラダイム（Ayres, 1976）の基礎を固めたのも，行動療法や認知障害を基盤にした行動変容が取り入れられたのも，この時代である．医学モデルに準じた理論形成とその限界からの脱皮をはかるなかで，作業療法は，より専門分化し多くの模索がなされた．

3）医学モデルから保健の概念へ

そうして，1970 年代から 1980 年代にかけて，ひとと作業や環境の相互作用としての生活・健康という包括的な見方があらためて重視されるようになり，適応理論へと発展した．アン・クローニン・モゼイ Anne Cronin Mosey はそれまでの医学モデル，健康モデルに替わり生物心理社会的モデル（Mosey, 1974）を提唱した．

先進各国の精神医療は地域精神医療・保健活動へと進み，イタリアのトリエステでは，1978 年にすべての精神病院を廃止するという試みがなされた．

4）作業パラダイムへの回帰

1980 年代から 1990 年代は，進みすぎた専門分化の反動のように，社会科学的視点へと流れが移り，人間作業モデル（Kielhofner, 1985；1995；2004）など新たなパラダイムの形成が試みられるようになった．Willard and Spackman's Occupational Therapy も編者が第 3 世代に移り，そのなかでは作業療法の理論や準拠枠を「作業行動，リハビリテーション，発達，学習」

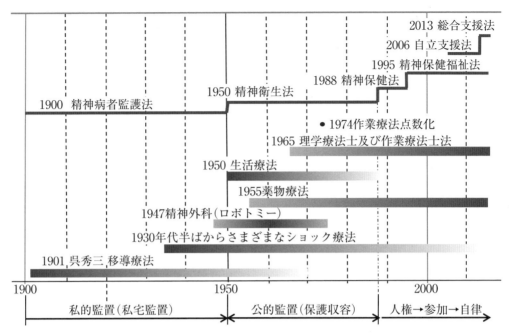

■ 図 2-2-1　わが国の精神の病い処遇の歴史

といった4群に大別している．また南カリフォルニア大学を中心に「作業科学（occupational science）」という概念の形成を模索している．米国の作業療法がプロフェッショナル・アイデンティティの危機から，作業学の基礎を生みだし，作業療法の本質への回帰を始めたといえよう．それは，1960年代から作業種目ごとに専門職（たとえば，レクリエーションセラピスト，園芸療法士，音楽療法士など）が育成され，作業療法士が作業をもちいなくなったことと無縁ではない．わが国の作業療法が大きく影響を受けた米国の作業療法の歩みについては，鎌倉の著に詳しい（鎌倉, 2004）．

2・2　わが国の精神障害作業療法の歴史

　西欧の作業療法は，精神病者の人間性回復の手段としての人道主義に基づく道徳療法を土壌にもち，今でも作業療法の原点として生きている（秋元, 1991）．そうした内発的な土壌をもたず，明治以後の多くの輸入文化と同様に，外発的な刺激を受けて輸入される形で始まった日本の作業療法は，今，リハビリテーションの大きな一翼を担っているが，その歩みは，精神障害者に対する処遇同様，決して平坦なものではなかった．その歴史を振り返ることで，この国に生まれ生きる人の，生活と文化に即した作業療法の姿が見えてくる．

　わが国の精神科領域における作業療法[*2]は，歴史的に大きく3つの流れに分けられる（**図2-2-1**）．呉秀三に始まり加藤普佐次郎ら引き継がれ，作業治療と称して実践されたもの，小林八

郎が提唱した生活療法（小林，1965）*3 で仕事療法（work therapy）と称されたもの，そして作業療法士によるものである．

わが国においては，精神の病いはどのように受けとめられてきたのだろうか．その処遇の歴史を，江戸時代まで，そして，西洋医学により医療の近代化をはかろうとした明治初期から第二次世界大戦終了後，対戦終了後の『精神衛生法』の時代，その後の精神保健の構造転換が始まった時代に分けて概観する．詳細は，それぞれの成書（呉，1907；藤沢，1973；中西，1987；田辺，1978；精神医療委員会，1984；高木，1986；跡部ら，1995a；1995b；小俣，2000a；2000b；八木ら，2002；川端，2003）をみられるとよい．

2・2・1　1900年（明治33年）以前—人道的処遇としての作業療法

日本最古の歴史書『古事記』（712年）や伝存最古の正史『日本書紀』（720年）には，多夫礼（たぶれ），久流比（くるひ）といった狂気に関する記述がある．また，治療としての処遇がどうであったかは不明であるが，律令では，税の軽減措置などの対象とされていたという（中西，1978；八木ら，2002）．そして効果のほどはともかくとしても，古医方の医学書『大同類聚方（だいどうるいじゅうほう）』（808年）や最古の医書『医心方』（904年）には，精神症状に対する薬方としての記載もある．

治療的処遇としては宗教的治療がある（小俣，2000a；川端，2003）．宗教的治療は，平安時代に「もののけ」に取りつかれた後三条天皇（1034-1073）の第三皇女が，京都の岩倉村大雲寺の「不増不減の霊泉」の湧水を飲んで精神の病いが回復したという言い伝えによって，全国から患者や家族が岩倉村に集まるようになった（呉，1907）．実際に大雲寺にひとが集まり始めたのは江戸の中期といわれるが，その人たちの世話をする民家ができ，明治時代まで療養の地となった．門跡寺院の実相院が，茶屋の運営に関して細やかな指導をおこなっていたという記録もある（跡部ら，1995a；1995b）．このような処遇をおこなう寺院や神社は各地でみられるようになり，病者や家族が寝泊まりする茶屋と称する宿泊施設が作られた．それら宗教的処遇や施設の一部が，明治維新以後の精神科治療にも受け継がれ，現在も精神疾患の治療にあたっている精神科病院も多い．

ひとが集まり都市化が進んだ江戸末期には，「入檻」といわれる私宅監置の原型ができ，江戸時代の御定書百箇条などにも，乱心者の犯罪の減刑や赦免の規定があり，歴史的に精神障害者に対する配慮がおこなわれていたようである．また，江戸時代には，漢方医による診断と治療もおこなわれている．

---

*2 **作業療法**：わが国の作業療法の歩みを振り返るにあたり，本節では作業をもちいる療法の総称を"作業療法"，1900年代初頭に呉らが始めたものを"伝統的作業療法"，『理学療法士及び作業療法士法』により国家資格化された作業療法士がおこなうものを「作業療法」と「　」付きで記述する．
*3 **生活療法**：1956年（昭和31年）頃より医師小林八郎によって提唱されたもので，「くらし療法」ともよばれた．生活指導（しつけ療法），レクリエーション療法（あそび療法），作業療法（はたらき療法）を総括したもので，ロボトミーがその体系化の契機となったともいわれ，管理的な生活指導を中心とした考え方がなされていた．

そうして，近代化をめざす明治の衛生行政により，1875（明治8）年，南禅寺境内に京都癲狂院が初めて公立の精神病院として建設された．この京都癲狂院開院の趣意書に「之ヲ治スルハ其精神ヲ変乱セシムル病因ヲ避ケ静寂閑雅ニシテ大気通暢ノ地ヲ撰ミ庭園ヲ広大ニシテ此ニ散歩セシメ…」，そして，その規則に「患者ノ症緩カナル者ハ養生ノ為メニ是迄手馴レタル職業ヲ為サシムルコトアルヘシ」と記されている．病院への収容は，治安の色をもちながら，その人道的処遇面に作業療法の萌芽がみられる．

西洋医学は，精神の病いに対して，魔女狩り（Sallmann, 1989）に始まり，ロボトミーなどの精神外科や薬物によるレセプター操作など，一貫してウィークネスを排除するアプローチをしてきた．それに対し，明治以前のわが国の精神の病いに対する処遇は，山岳宗教の修験道における滝修行に由来する滝治療（灌水）に始まり，漢方や針灸，さらには精神療法的な意味合いがあったと思われる参籠や読経など，患者本来の自然治癒力を重視する，今でいうところのストレングスに焦点をあてたアプローチがなされていた．多くの歴史にみられるように虚構が含まれていることは否めないとしても，ただ排除の対象としてではない人道的な処遇がなされていたことは事実である．

明治時代の治療は，呉の報告（呉ら，1918）にあるように，私宅監置や神社仏閣などでおこなわれていた祈祷・禁厭・水治等の民間療法が中心であった．そして，明治から大正，昭和へと時代が移るにつれ，民間療法を依託・収容でおこなっていた精神病者保養所や，宗教的治療をしていた寺院・神社から派生した民間病院が，治療を担うようになった．

医療の近代化をはかる明治政府は，1868（明治元）年に西洋医術の使用を布告し，開国にともなう軍陣医療中心の富国強兵政策により，江戸期の患者本来の自然治癒力を重視する漢方医学の抹消をはかった．江戸期の御定書百箇条にあった乱心者の減刑や赦免規定も，1872（明治5）年の東京番人規則では「路上ノ癲狂者アレバ之ヲ取押ヘ警部ノ指示ヲ受ク」とされた．癲狂院設立規定（1874年）により，1875（明治8）年に京都の南禅寺境内に，初めての公立精神病院として京都府癲狂院が，1879（明治12）年には，東京府癲狂院が設立された．欧米流の救貧院を背景とする近代精神科病院のはじまりであるが，それは，同時に拘禁的な処遇のはじまりでもあった．

2・2・2　1900年から1950年代半ば―伝統的作業療法

相馬事件[*4]を契機に1900（明治33）年に制定された『精神病者監護法』は，精神障害者の不法監禁の防止を目的としたものであったが，精神障害者の世話を家族に委ねる私宅監置を公的に認め，精神病室の管理を警察の所管にするなど，運用を警察に委ねたものであった．この法の制定により，全国に精神科病院が開設され，第一次精神病院開設期とよばれるに至った（田

[*4] **相馬事件**：1883年，精神病の徴候を示した旧相馬藩藩主相馬誠胤を家族が私宅監置のうえ癲狂院に入院させた．藩士の一人がこれを謀略による不法監禁と告訴し，相馬家側も逆訴訟した．内務省や国会議員まで巻き込み，埋葬された相馬氏の遺体を発掘検査する事態にまで発展し，英米の新聞にもとりあげられ，『精神病者監護法』制定の契機となった．

辺，1978）．1919（大正8）年には，道府県が精神病院を設置できるという『精神病院法』（結核予防法案，トラホーム予防法案とともに可決）が公布されるが，私立病院を公立病院の代用病院として認めたこと，また，日中戦争，太平洋戦争と相次ぐ戦争や震災，恐慌などの影響もあり，実際には道府県での病院の設置はほとんど進まず，精神病院での精神病者の医療・保護はなされず，私宅監置状態が継続した．

　『精神病者監護法』が制定された同時期，1901年に欧州留学より帰国した医師呉秀三が東京府癲狂院（巣鴨病院）医長に就任した．そして，精神障害者を拘束する器具の使用を禁止し，無拘束のもとで，作業とレクリエーションをあわせた移導療法（呉，1916）を開始した．作業をもちいる療法が，精神医療の開放化運動と病者の回復の手段としてもちいられたのである．これがわが国の作業療法事始めにあたる．

　この伝統的作業療法は，拘束やただ臥して安静を保つ臥褥療法のような手段しかもたなかった当時としては，革命的なものであった．巣鴨病院（後に移転し松沢病院となる）で初代の作業療法担当主任となった医師森田正馬は，後に，この伝統的作業療法の経験を森田療法理論（森田，1974-1975）へと発展させ，現在では，森田療法は世界的に知られる療法となった．

　伝統的作業療法は，その後も医師加藤普佐次郎らによって引き継がれ，その治療効果と必要性が説かれた（加藤，1925）．しかし，大半の医師が脳解剖に明け暮れた時代である．患者と共に生活し，伝統的作業治療に取り組む加藤は，「プロフェッソル・ドクトル・モッコ」の尊称でよばれる一方，その仕事は同僚の医局員から「土方・左官の仕事」と陰口がきかれたという．それが大正時代末期までの，わが国の精神科リハビリテーションの萌芽から草創期といえる時期のことである．このわが国の伝統的作業療法は，米国の初期の作業パラダイム同様，当時欧州に定着しつつあった道徳（人道）療法に基づいたものであった．

　昭和時代に入り，加藤の後を継いで伝統的作業療法を担当した菅修も，松沢病院や神奈川県立芹香院で熱心に伝統的作業療法をおこなった．菅はその経験から『作業療法の奏効機転』（菅，1975）という論文で作業の効用（**表2-2-1**）について説いた．また，大阪府立中宮病院の長山泰政もドイツに行き，それまでの臥褥療法という消極的な治療に対し，適切な時期に積極的に作業を導入し患者の健康な機能を生かす積極的治療法に出会い，帰国後，作業をもちいる療法を開始し，多くの啓蒙論文を書いている（長山，1930）．菅がその伝統的作業療法の経験のなかからつかんだ作業療法の奏効機転のような臨床経験から得られたものは，作業療法の本質にあたるもので，こうした経験から作業をもちいる療法に興味を示す医師が増え始めたが，科学性を追求する近代医学の潮流と富国強兵策をとり第二次世界大戦へ突入するなかで，わが国の歴史的な作業療法といえる伝統的作業療法は，低迷し大きな広がりをみせることはなかった．

2・2・3　1950年代半ばから1960年代半ば―生活療法の時代

　第二次世界大戦下では，食糧難で入院患者の食料が不足し，空地を耕して作物を作るなど自給自足を迫られ，多くの患者が餓死した．病院焼失による死亡も加わり，約2万5千床あった

■ 表 2-2-1　作業療法の奏効機転

1. 作業欲は本来人間の基本的欲求の一つであるから，それを満足さすか，させないかは，心身の健康や障害に大きな影響がある
2. 作業は，それが適度であれば，心身諸機能の活動を促進し，作業がないことから生ずる機能低下を防止する
3. 作業は新陳代謝を増進し，食欲，便通，睡眠その他の体調をととのえ，基礎気分を快適に維持することができる
4. 作業は，生活のリズム化をはかるのに有効である
5. 作業は，それによって病的観念より正常観念に注意をむけることができる
6. 作業は，病的な意志行為にむけられるエネルギーを，正常行為におきかえることができる
7. 作業は，支離滅裂な行動を正常な軌道にのせることができる
8. 作業は，意志減退した患者をして，徐々に，その活動性を回復させる
9. 作業は，患者をして，その成果をみることで，満足感を味わわせ，自信をとりもどさせ，劣等感を弱めさせることができる
10. 作業は，それによって，患者に他人との連帯感を養わせ，社会性をとりもどさせ，さらに積極的に，他人への寄与的生活を可能にさせる
11. 作業は，一般に，感染症やその他の疾病に対する抵抗力を高める

＊「作業療法の奏効機転．精神経誌 77．770-772」（菅，1975）より抜粋

病床は約4千床に減少していた．1946（昭和21）年，日本国憲法が公布され，公衆衛生施策や社会保障は憲法25条により国の責任となった．

第二次世界大戦終結後5年を経た1950（昭和25）年，私宅監置の根拠となった『精神病者監護法』と『精神病院法』を廃して，精神障害者の医療および保護をはかる目的で『精神衛生法』が制定された．精神衛生相談所や訪問指導も法文化され，『精神衛生法』は精神衛生対策の第一歩となった．この米国主導で始まった精神医療の変革は，『精神衛生法』の制定により私宅監置が廃止されたが，それにより解放された患者群を収容するために，医療法精神科特例のなかで，各地に私立精神病院が設立された．医療と保護にむけての変革は，結果的に私的な監置から病院による公的な監置に変わっただけで，「社会的入院」[*5]といわれるようになった．長期入院，保護収容が続いた（小俣，2000b）．そして，1961（昭和36）年の一部改正で措置要件が拡大解釈され措置入院が増加し，さらに，ライシャワー事件[*6]を機に緊急措置入院制度が導入され，病床確保の本来の意図とは逆に隔離収容が強化されることになった．

治療的な処置については，1952（昭和27）年の抗精神病薬クロルプロマジンの発見により，従来のインスリン・ショック療法[*7]，電気ショック療法[*8]，精神外科療法[*9]に替わって，精神安定剤による薬物療法が中心になった．しかし，不足する病床確保のために，1958（昭和33）年

[*5] 社会的入院：第1章の註10を参照．
[*6] ライシャワー事件：1964年，ライシャワー駐日アメリカ大使が米国大使館前で，統合失調症の少年に右腿を刺され重傷を負った．日米関係への影響を懸念し，国家公安委員長が辞任するなど大きな波紋を広げ，『精神衛生法』改正のきっかけとなった．
[*7] インスリン・ショック療法（insulin shock therapy）：1933年，ポーランドの精神科医マンフレート・ザーケルにより考案されたもので，インスリンの大量投与で低血糖ショックを人為的に起こさせて精神病患者を治療するという療法であるが，死亡例も多かった．精神治療薬の発見により1950年代にはおこなわれなくなった．

に医療法精神科特例が制定され，他科と比べて医者は1/3，看護は2/3（対患者比で医者48：1，看護4：1）でよいとされた．

そして，戦後の経済復興のなか，伝統的作業療法は，生活指導（しつけ療法）（habit training）やレクリエーション療法（あそび療法）（recreation therapy）とともに仕事療法（はたらき療法）（work therapy）として，1956年に小林によって提唱された生活療法（くらし療法）に取り込まれた．生活療法は，開放看護と患者の自治活動と一体となり，当時の閉鎖的で沈滞した病院を活性化した．しかし，一面で精神医療の歴史に不幸な傷跡を残した精神外科（前頭葉にメスを入れる精神外科手術で人格の荒廃をまねいた．通称ロボトミー）がその体系化の契機となったともいわれる（藤沢，1973）生活療法は，1955（昭和30）年に始まった抗精神病薬の使用，1960年代半ばからの精神病院ブームのなか，精神医療従事者の不足を補うように，理論的に未整理のまま時勢に乗り，瞬く間に全国に広がった．急激な広がりのなかで，本来意図されていたであろう生活経験の学習，主体的な生活の獲得という目的は形骸化し，生活療法はその効用を活かしきれないまま，多くの病院で，集団生活管理の手段に使われるようになった．生活療法は，その後20年あまりにわたっておこなわれ，わが国の精神医療に癒しがたい傷跡を残すことになった．

① 抗精神病薬により，精神症状が軽減され，病棟内で安定する人たちが多くなった
② 戦後の経済状態のなかで，作業療法も入院患者の食糧生産に重点がおかれ，患者の労働力をあてにせざるをえない状況があった
③ 1950年の『精神衛生法』施行にともなう精神病院建設ブームのなかで職員が不足し，患者の集団管理や病院業務の労力不足を補うのに都合のよい理屈が必要であった

といった時代的な背景があってのことである．治安維持，社会防衛的色彩の濃い精神医療の歴史のなかで，治療の質より病床数の量を求めた国策にそって，精神障害者に対して医療をおこなうという理念もなく急増した経済基盤やマンパワーの脆弱な民間病院にとっては，当時としてはやむをえない事情であったのかもしれない．

良心的に精神医療に取り組む病院経営者，医療従事者もいたであろうが，戦後の高度経済成長の高鳴る足音に弾みをつけられるように，精神病院は急増，巨大化し，営利を目的に少ない職員で多くの患者を収容する病院も現れ，患者の人権を侵害する事件が起こるようになった．生活療法のなかでもちいられる作業は，「社会復帰」と称して，病院作業，内職作業，外勤へと拡大した．それまでの看護のかかわりをすべて療法という名称で包括した生活療法は，閉鎖的

[*8] **電気ショック療法**：電気けいれん療法（electroconvulsive therapy：ECT）のことで，電撃療法（electroshock theraphy：EST）ともいわれ，1938年，イタリアのツェルレッティらにより考案された．電気をもちいて人工的にけいれん発作を作り統合失調症や気分障害などの治療にもちいられるが，インスリン・ショック療法と同様に，精神治療薬の発見までは中心的な治療法であった．一部の病院で患者に対して懲罰的にもちいられたことが社会問題になった．その後，無けいれん電気けいれん療法が開発され，即効性があることなどから，ふたたび使用されるようになった．

[*9] **精神外科療法**（phychosurgery）：脳の外科的手術による精神疾患の治療で，代表的なものにロボトミー（lobotomy）がある．ロボトミーは，1935年，ポルトガルの神経科医モニスが試み世界各地で追試されるようになった．前頭前野と他の部位との連絡線維を切断するもので，モニスは1949年にノーベル生理学・医学賞があたえられたが，てんかん発作，人格変化，無気力，抑制の欠如，衝動性などの不可逆的な副作用がおこることが判明した．わが国では，日本精神神経学会で「精神外科を否定する決議」が可決される1975年頃までおこなわれていた．

で沈滞した精神科病院を活性化したが，治療の個別性や不参加の自由が保障されていない集団管理的手法は，結果的に拘束的状況下における「作業しばり」「収益の収奪」「人権の侵害」など多くの問題を引きおこした．こうした生活療法の広がりにつれ，伝統的な作業療法のもつ治療的意義は失われ，しだいに集団管理と使役労働へと形骸化した．

そして，1969年の2件の患者虐待・致死事件（山下，1987）など精神科病院における不祥事件（高木，1986）が多発するなかで，無資格の看護職員の暴行で入院患者が死亡した宇都宮病院事件[*10]が発生した（精神医療委員会，1984）．この事件を契機に，強制入院や長期収容が国際的な問題となり，国際法律家委員会（ICJ）によりわが国の『精神衛生法』が国際人権規約B規約に違反していることが指摘され，『精神衛生法』の見なおしが始まり，『精神保健法』として改正（1988年施行）されるにいたった．

2・2・4　1960年代半ばから1970年代半ば—作業療法士の誕生と混迷

作業療法の歴史の3番目の流れは，現在，新しく法律のもとに誕生した作業療法士が中心となっておこなっている「作業療法」（occupational therapy）である（以下この章では，形骸化した伝統的作業療法との区別のため，新しく誕生した作業療法を「作業療法」とする）．この「作業療法」は1965年に法律が先行する形で，それまで日本の医療にはなかったリハビリテーションという新しい理念のもとに，理学療法とともに誕生した（鈴木，1986）．

わが国の「作業療法」教育は1963年に始まり，その2年後の1965年に『理学療法士及び作業療法士法』（身分法）が制定された．当時の日本の教育事情もあり，身分法の指定規則は，米国の教育カリキュラムと英国の専門職教育制度を折衷して取り入れたものであった（鈴木，1986）．そのため，評価の考え方や手段は，米国の動向の影響を大きく受け，一方で，呉秀三に始まり生活療法に引き継がれ形骸化した伝統的作業療法との混同により誤解され，その違いを問われながら，今日にいたっている．手本にされた米国の作業パラダイムの変遷（Tiffany，1983；Kielhofner，1992；佐藤，1992）と，日本の精神障害に対する作業療法の歴史を日米の時代背景にそってまとめると，図2-1-1のようになる．

身分法の成立にあたり，原語であるoccupational therapyが作業療法と訳された．また「作業療法」のはじまりにあたり，生活療法の提唱者である小林らが，精神科作業療法の本を執筆し，そのなかで小林自ら「作業療法は生活療法ともよばれる」と述べている（小林，1970）．そうしたことが，「作業療法」と生活療法のなかで形骸化した伝統的作業療法との混同をまねき，大きな誤解をあたえた（鈴木，1975）．同時代に同じ作業療法という名のもとに，2つの作業療法があったことになる．片や結果的にひとの尊厳を無視した形となった療法（生活療法）として広く実践された作業療法，片や全人的復権というリハビリテーションの基本概念に基づいた療法として輸入移植され，治療医学との同化の努力を強いられた．今，私たちがおこなってい

[*10] 宇都宮病院事件：無資格の看護職員による患者への虐待，院長一族の企業での患者の酷使，死亡患者の違法な解剖などがおこなわれていた精神科病院で，1984年に食事に不満を漏らした患者が看護職員に金属パイプで乱打され死亡した事件．

■表 2-2-2　日本精神神経学会による作業実施の条件

① 目的の明確化の原則：作業の実施にあたっては各個人に応じた目的が明確になされていること
② 自由意志の原則：作業実施にあたっては患者本人の自主性が尊重され，作業の目的と方法について患者と治療者との相互の理解と合意を前提とすること
① 作業を通じて生まれた価値の患者帰属の原則：作業のなかで患者によって生産された経済的価値はすべて患者に還元されること
④ 使役禁止の原則：就労機会の提供としての病院業務は就労として扱い，作業種目から除外する
② 集団管理禁止の原則：個人に応じた治療的目標設定のない集団的内職作業は廃止されるべきである
⑥ 院外作業にともなう労働権の原則：院外作業，外勤は労働である

る「作業療法」である．

2・2・5　1970年代半ばから1980年代末—誤解を超えて

　1974年の作業療法の点数化に対する精神神経学会の異議（日本精神神経学会，1975）は，生活療法のなかで形骸化した伝統的作業療法の実態や運用に対する批判であったが，作業療法そのものの批判という誤解を生んだ．そのとき，日本精神神経学会により提示された作業実施の条件は，**表 2-2-2**に示すような内容であった．これらは，作業療法士にとっては自明なものであるが，生活療法においてはそうした原則が軽視されていたために生まれた批判といえる．

　それは，精神医療の改革にとっては一つの意義のある歴史の一コマではあったが，リハビリテーションの理念にそった「作業療法」の理解とその後の普及にとって，長らく大きな障壁となった．後に多少の修正と説明により，生活療法の本来の意味が説かれ（臺，1984），生活療法はリハビリテーションそのものであるといわれたが，実態の残した傷は大きかった．

　生活療法との混同による誤解を避けるため，作業療法といわずにあえてOTという略語が使われた時期もある．生活療法のなかでつらい体験を強いられた患者たちは，作業療法という言葉に対して拒否反応を示した．そのため，作業療法という言葉を使用しないようにするだけでなく，生活指導との誤解をも避けるため，生活の障害に対する支援・指導という基本概念を前面に出すことも避け，医学モデルをより強化せざるをえなかった．「作業療法」の日常生活評価の提示すら，そうした影響を配慮する必要があった（吉沢ら，1982）．

　このように，欧米同様に人道主義に基づく道徳療法を源流にもちながら，「全人間的復権」といわれるようなリハビリテーションの理念（上田，1983）を受け入れる素地が育っていない社会状況のなかで，生活療法批判から生まれた「作業療法」に対する誤解と心理的抵抗に遭遇したために，ひとが作業をすることの基本的な意味を問うよりも，米国から導入された全盛期の医学モデルを強化せざるをえなかったというのが，わが国の精神障害領域における作業療法の実情だった．

　生活療法批判の余波はしばらく残り，1990年代に入り開放運動が進むなかにあっても，作業・

評価・集団といった言葉に対するアレルギー反応をぬぐいきれない人が，多くの医療従事者に見られた．1970～1980年代にかけた精神医療の改革に熱心であった人ほどそうであった．作業療法に限らないが，それほどわが国の精神医療の歴史的ひずみが大きかったといえよう．

2・2・6　1990年代から2000年代初め—作業療法への期待と淘汰

国際障害分類試案（WHO, 1980）が提起された時期より，わが国の精神医療のなかでも，作業療法本来のリハビリテーションの原理を語る素地が生まれつつある．宇都宮病院事件など精神病院の不祥事を契機に，国内外からの強い意見により，1950年に制定され1965年の改訂以後23年ぶりに『精神衛生法』が見なおされ，1988年『精神保健法』が施行された．この『精神保健法』で，初めて精神障害者に対する社会復帰施設（援護寮，授産施設）の設置と，入院患者の人権を擁護する規定が条文になった．また，患者の自発的意志による入院形態（任意入院）が新設され，入院中の処遇改善や精神医療審査会の設置など，精神障害者の人権にも配慮がなされた．

さらに，1993（平成5）年には，『障害者基本法』が制定され，精神障害者も福祉の対象となった．こうした動向を受けて，1995（平成7）年，『精神保健法』は『精神保健及び精神障害者福祉に関する法律』（『精神保健福祉法』）と改正され，法体系に福祉施設が加えられた．これにより，これまでの「医療および保護」「社会復帰の促進」「国民の精神的健康の保持増進」に，福祉的な要素である「自立と社会参加の促進のための援助」が加えられた．保健福祉手帳制度が創設され，社会復帰施設は福祉工場を加えて4類型とされた．

また，通院患者リハビリテーション事業は社会適応訓練事業として法定化され，精神保健福祉における市町村の役割が明示された．1995（平成7）年の『障害者プラン：ノーマライゼーション7か年戦略（1996～2002年度）』では，精神障害者社会復帰施設整備の数値目標が示され，精神障害者地域生活支援事業が始まり，グループホームや授産施設などが作られるようになった．また，1997（平成9）年には『精神保健福祉士法』の成立により，精神保健福祉士が国家資格になった．そして，1999（平成11）年の『精神保健福祉法』の改正で，地域生活支援センターが社会復帰施設に加えられ，精神障害者居宅生活支援事業（グループホーム，ホームヘルプサービスとショートステイ）が創設された．

2002（平成14）年からは，精神障害者居宅生活支援事業（グループホーム，ホームヘルプサービス，ショートステイ）が市町村に移行されるなど，地域生活支援は急速に展開が迫られ，2005（平成17）年には，障害者医療・福祉サービスの体系の一元化を目的に，多くの課題を残しながらも『障害者自立支援法』が成立した．

2・2・7　新たな時代にむけて—作業療法新時代

あらためて，20世紀100年間のわが国の精神保健の歴史をまとめると，**表2-2-3**，**図2-2-2**

■表 2-2-3　わが国の精神保健 100 年の歩み

年	できごと	法　律	内　容
1872（M 5）		癲狂院設立規定	
1875（M 8）	京都府癲狂院		わが国最初の公立精神科病院
1879（M12）	東京府癲狂院		拘禁的施設のはじまり
1900（M33）		精神病者監護法公布	監護義務規定（私宅監置）
1902（M35）	移導療法（呉）		
1919（T 8）		精神病院法公布	
1950（S25）		精神衛生法公布	私宅監置廃止（保護収容）
1952（S27）	精神科薬登場		薬物療法のはじまり
1954（S29）		精神病院設置国庫補助	精神病院ブーム
1956（S31）	生活療法		
1958（S33）		医療法における精神科特例	
1964（S39）	ライシャワー事件		
1965（S40）		精神衛生法改正 理学療法士・作業療法士法	保健所業務に精神衛生 リハビリテーション導入
1970（S45）		精神障害回復者社会復帰施設運営要綱	4か所のリハセンター 　（川崎，内尾，世田谷，音更）
1974（S49）	点数化反対	作業療法診療報酬対象	精神科作業療法，デイ・ケア認可基準
1982（S57）		老人保健法公布	ゴールドプラン
1984（S59）	宇都宮病院事件		
1988（S63）		精神保健法施行	入院患者の人権擁護，社会復帰促進 　（援護寮，福祉ホーム，授産施設）
1993（H 5）		障害者基本法公布 精神保健法一部改正	精神障害者が含まれた 市町村保健センター 精神障害者地域生活援助事業 　（グループホーム）
1994（H 6）		地域保健法	デイ・ナイト・ケア新設
1995（H 7）		精神保健福祉法	自立と社会参加の促進 　（福祉工場，精神障害者保健福祉手帳制度）
1996（H 8）		障害者プラン 保健所及び市町村における精神保健福祉業務運営要領改正	精神障害者地域生活支援事業 　（精神障害者地域生活支援センター）
1999（H11）		精神保健福祉法一部改正	市町村で障害者対応 精神障害者居宅生活支援事業開始
2003（H15）		障害者基本計画	
2004（H16）		精神保健医療福祉の改革ビジョン	
2005（H17）		障害者雇用促進法改正 医療観察法施行	精神障害者雇用対策の強化
2006（H18）		障害者自立支援法施行	
2009（H21）			障害者自立支援法見なおし
2013（H25）		障害者総合支援法施行	

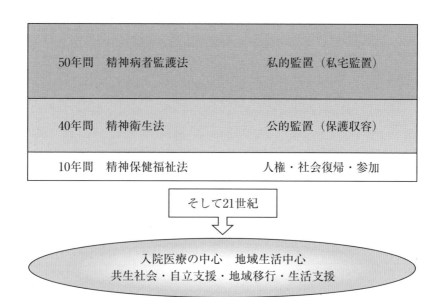

■ 図 2-2-2　わが国の精神保健 20 世紀 100 年の変化

のように示すことができる．20世紀100年の前半50年は『精神病者監護法』による私宅監置，後半の約40年は『精神衛生法』による公的監置，20世紀最後の10年あまりになって，初めて，人権に目がむけられ，社会復帰，社会参加が謳われた．20世紀末からの相次ぐ法の改正は，精神の病いの治療と福祉的処遇の，一貫した体系化をはかろうとするものである．『精神保健医療福祉の改革ビジョン』（厚生労働省精神保健福祉対策本部，2004年9月）では，「入院医療中心から地域生活中心へ」という基本方策が掲げられ，国民各層の意識変革や立ち後れている精神保健医療福祉体系の再編と基盤強化を進めることが示された．2008年，2009年には，施行された自立支援や精神保健医療福祉の改革に関する法の実施状況を見なおし，2013年には障害者の日常生活及び社会生活を総合的に支援するための法律として，『障害者総合支援法』施行など，新たな時代にむけて，精神障害に限らず病いや障害を生きる人に対する処遇の転換に取りくんでいる．

　1965年に法律が先行する形で誕生し，さまざまな歴史のひずみと戦ってきたわが国の「作業療法」であるが，2008年9月にスロベニアで開催された第28回 WFOT（世界作業療法士連盟；World Federation of Occupational Therapists）代表者会議で，2014年の第16回 WFOT 大会（the 16th Congress of the World Federation of Occupational Therapists in collaboration with the 48th Japanese Occupational Therapy Congress and Expo）が日本で行われることが決まった．アジアで初めての WFOT 大会（山根，2012）に，約 5,900 名の正会員，招待者や学生ボランティアを含めれば 7,100 名あまりが参加し，従来の WFOT 大会の 2〜3 倍という WFOT 発足以来最大の大会となった（山根，2014）．日本に OT が誕生して48年，米国に次いで世界で2番目の作業療法士数を抱える日本が，初めてその知識や技術を世界に問い，天皇皇后両陛下のご臨席もあり社会的な認知を高めることになった．

世界の精神医療の趨勢に遅れること30年ともいわれるわが国の精神医療情勢のなかで，やっとその真価を問われる時代になった．「作業療法の知識と技術はますます必要とされるが，作業療法士は淘汰される」時代にあって，自らのルーツを振り返り，歴史のなかの同じ轍を踏むことなく，作業療法の支援を本当に必要とする人々と共に，作業療法の新しい歩みが始まっている．

第2章のまとめ

- 精神疾患処遇の歴史
  - ⅰ．私宅監置，公的監置から，人権擁護が謳われるに至った処遇の歴史
  - ⅱ．なぜ，入院医療中心から地域生活中心へという構造転換がおきたのか
  - ⅲ．地域移行とは何か
- 作業療法の成り立ちと歴史
  - ⅰ．作業療法の源流は道徳療法にある
  - ⅱ．Simonの積極的治療法は何が画期的だったのか
  - ⅲ．伝統的作業療法と称される日本の作業療法の源流
  - ⅳ．生活療法はなぜ生まれたのか
  - ⅴ．「理学療法士及び作業療法士法」でoccupational therapyは「作業療法」と訳された
  - ⅵ．生活療法のなかの作業療法（仕事療法）と「作業療法」の混同がもたらした問題
  - ⅶ．作業療法は名称独占

◆引用文献◆

秋元波留夫（1991）．作業療法の理念と課題．秋元波留夫，冨岡詔子・編著，1991．「新作業療法の源流」pp.11-30．三輪書店．

跡部　信，岩崎奈緒子，吉岡真二（1995a）．近世京都岩倉村における「家庭看護」（上）．精神医学 37，1221-1228．

跡部　信，岩崎奈緒子，吉岡真二（1995b）．近世京都岩倉村における「家庭看護」（下）．精神医学 37，1335-1339．

Ayres AJ（1976）．*Sensory integration and the child*. Western Psychological Services, Los Angeles（佐藤　剛・監訳，1983．「子どもの発達と感覚統合」協同医書出版社）．

Fidler GS & Fidler JW（1954）．*Introduction to psychiatric occupational therapy*. Macmillan Publishing, New York．

Fidler GS & Fidler JW（1963）．*Occupational therapy：A communication process in psychiatry*. Macmillan Publishing, New York（加藤孝正・訳，1966．「精神医学的作業療法」医学書院）．

藤沢俊雄（1973）．「生活療法」を生み出したもの．精神経誌 75，1007-1013．

鎌倉矩子（2004）．作業療法の生い立ち．鎌倉矩子，他編「作業療法の世界第2版」pp.5-33．三輪書店．

菅　修（1975）．作業療法の奏効機転．精神経誌 77，770-772．

加藤普佐次郎（1925）．精神病者に対する作業治療ならびに開放治療の精神病院におけるこれが実施の意義および方法．秋元波留夫，冨岡詔子・編著，1991．「新作業療法の源流」pp.171-204．三輪書店．

川端眞一（2003）．京の医学．pp.34-48，人文書院．

Kielhofner G（1985）．*A model of human occupation：Theory and application*. Williams & Wilkins, Baltimore（山田　孝・監訳，1990．「人間作業モデル―理論と応用」協同医書出版社）．

Kielhofner G（1992）．*Conceptual foundations of occupational therapy*. F. A. Davis, Philadelphia（山田　孝，他訳，1993．「作業療法の理論」三輪書店）．

Kielhofner G（1995）．*A model of human occupation：Theory and application, 2nd ed*. Williams & Wilkins, Baltimore（山田　孝・監訳，1999．「人間作業モデル―理論と応用第2版」協同医書出版社）．

Kielhofner G（2004）．*A model of human occupation：Theory and application, 3rd ed*. Williams & Wilkins, Baltimore（山田　孝・監訳，2007．「人間作業モデル―理論と応用第3版」協同医書出版社）．

呉　秀三（1907）．我邦イ於ケル精神病ニ関スル施設．（社会福祉法人新樹会精神医学神経学古典刊行会，1973．「昭和48年復刻版」）．

呉　秀三（1916）．移導療法．秋元波留夫，冨岡詔子・編著，1991．「新作業療法の源流」pp.128-145．三輪書店．

呉　秀三，樫田五郎（1918）．精神病者私宅監置ノ実況及ビ其統計的観察．（社会福祉法人新樹会精神医学神経学古典刊行会，1973．「昭和48年復刻版」）．

小林八郎（1965）．生活療法．江副　勉，他編「精神科看護の研究」pp.174-288．医学書院．

小林八郎（1970）．精神科作業療法概論．小林八郎，他編「精神科作業療法」pp.49-63．

医学書院.

小俣和一郎（2000a）．日本の近代化と精神病院．「精神病院の起源―近代篇」pp. 19-37. 太田出版.

小俣和一郎（2000b）．戦後の状況に関する簡単な補足．「精神病院の起源―近代篇」pp. 77-78. 太田出版.

森田正馬（1974-1975）．高良武久，他編「森田正馬全集1-7」白揚社．

Mosey AC（1974）. *An alternative : The biopsychosocial model.* Am J Occup Ther 28, 137-140.

中西　進（1987）．狂の精神史．講談社．

長山泰政（1930）．院外療護および院内療護（ことに作業療法）．（精神科医療史研究会・編，1994．「長山泰政先生著作集」pp. 17-176. 長山泰政先生著作集刊行会）．

日本精神神経学会（1975）．今回の「作業療法」点数化に反対する決議．精神経誌 77, 543-544.

Pinel P（1801）. *Traité médico-philosophique sur l'aliénation mentale ou la manie.* JA Brosson, Paris（影山任佐・訳，1990．「精神病に関する医学＝哲学論」中央洋書出版部）．

Reilly M（1962）. *The Eleanor Clarkle Slagle Lecture, Occupational therapy can be one of the great ideas of 20th century medicine.* Am J Occup Ther 16, 1-9.

佐藤　剛（1992）．四半世紀からの出発―適応の科学としての作業療法の定着を目指して．作業療法 11, 8-14.

精神医療委員会（1984）．宇都宮病院問題．精神医療緊急特集号 51.

Simon H（1929）. *Aktivere Krankenbehandlung in der Irrenanstalt.* Allg. Z. f Psychiat, 87, 1927；90, 1929（栗秋　要，他訳，1978．「精神病院における積極的治療法」医学書院）．

鈴木明子司会（1975）．座談会/OTにとっての精神医療の壁．理・作・療法 9, 840-848.

鈴木明子（1986）．「日本における作業療法教育の歴史」pp. 1-302. 北海道大学図書刊行会．

Sallmann JM（1989）/池上俊一・監修（1991）．知の再発見双書16 魔女狩り．創元社．

高木俊介（1986）．過去20年間の精神病院事件．精神医療 15, 66-74.

田辺子男（1978）．明治以降の精神医学医療略史．東京精神病院協会・編「東京の私立精神病院史」pp. 17-25. 牧野出版.

Tiffany EG（1983）. *Willard and Spackman's Occupational Therapy, 6th ed.* chapter19. JB Lippincott, Philadelphia（小川恵子，他訳，1989．「作業療法第6版」pp. 345-437. 協同医書出版社）．

Tuke S（1816）. *Description of the retreat, an institution near York, for insane persons*（秋元波留夫，冨岡詔子・編著，1991．「新作業療法の源流」pp. 54-75. 三輪書店）．

上田　敏（1983）．リハビリテーションを考える．青木書店.

臺　弘（1984）．生活療法の復権．精神医学 26, 803-814.

WHO（1980）. *The International Classification of Impairments, Disabilities and Handicaps（ICIDH）.* World Health Organization, Geneva（厚生省大臣官房統計情報部・訳，1985．「WHO国際障害分類試案」厚生統計協会）．

八木剛平，田辺　英（2002）．日本精神病治療史．金原出版.

山下剛利 (1987). 精神衛生法の戦後史. 「法学セミナー増刊　これからの精神医療」pp. 206-211. 日本評論社.

山根　寛 (2012). 作業療法の夜明け―アジア初, 日本発「第16回WFOT大会」. OTジャーナル 46, 1148-1152.

山根　寛 (2014). 君はどう語る？　日本の精神科作業療法のガラパゴス現象！. OTジャーナル 48, 188-193.

吉沢きみ子, 篠田峯子, 田中節子, 宮崎和子 (1982). 日常生活評価. 理・作・療法 16, 369-375.

Zilboorg G (1941). *A history of medical psychology*（神谷美恵子・訳, 1958. 「医学的心理学史」みすず書房）.

3 作業をもちいる療法の特性

59	3・1	原点―作業をいとなみ，作業がつむぐ	3・1・1	ひとと作業・作業活動
			3・1・2	精神の病いと作業・作業活動
63	3・2	作業をもちいる療法	3・2・1	システムプログラム
			3・2・2	各治療法との関連
66	3・3	目的と役割	3・3・1	作業療法の目的
			3・3・2	作業療法の役割
69	3・4	手段	3・4・1	生活行為（目的と意味のある作業）
			3・4・2	ことばと作業
73	3・5	介入	3・5・1	QOLからQODへ
			3・5・2	回復課程と状態
			3・5・3	回復状態と作業療法
77	3・6	効果	3・6・1	客観的効果と主観的効果
			3・6・2	作業療法の効果と根拠
79	3・7	療法として成りたつ条件		

3 作業をもちいる療法の特性

　　こころやからだの医学とともに
　　くらしのなかのいとなみと　ひととのかかわりをもちい

　　まだ病いの嵐が収まりきらないときには
　　こころやからだの混乱をしずめ
　　病いが新たな障害を引きおこさないよう
　　病いの世界から早く抜け
　　現実の生活世界とのかかわりを取りもどし

　　ありのままの生活へと向かうときには
　　もてる力を生かし
　　鈍ったこころやからだのはたらきを取りもどし
　　まわりの人やモノをうまく使い
　　少し新しいくらしのわざを学び
　　病いや自分と折りあい
　　ひとや世の中とのかかわりを取りもどす
　　長びく病いのなかにあっては
　　その人を取り囲む環境に目を向け
　　暮らしやすく　少し整え
　　少し　手助けをする

　　人生の物語　完成の時期が訪れるとき
　　痛み，苦しみを和らげ
　　ひととして生きる喜びを最後まで失うことなく
　　生きてきた誇りや尊厳をもってすごす時を
　　共にする
　　作業療法は
　　病いや障害がある人と
　　その生活に手をそえる

〔作業療法の詩（山根，2007a）より〕

ひとの日々のくらしを構成する作業をかかわりの手段とする作業療法においては，治療という客観性が要求される構造化された医療や支援行為のなかに，生活，労働，余暇，作品，生産，報酬‥‥といった日常的な問題と，近代医学が進歩の代償として視野から遠ざけた生活の質（quality of life），人生の括り方の質（quality of death）という，対象者の主観的問題が入りこんでくる．この作業をもちいる療法の平凡さと日常性が，人間のもつ自然な治癒力や生きようとする意欲を引きだし，病いや障害を「治す」ということから「治る」，さらには「病いを生きる」「病いと生きる」という視野を照らしだす．それこそが，治療医学と相補いその人なりの生活の再建にむけて，自律（self-control）[*1]と適応を支援する作業療法の存在意義である．

　自らの経験を通して作業の意義に気づくとき，ひとは，ギリシャの医学者ガレノス Galénus（A.D. 129-199）の「作業をすることは自然の最も優れた医師であり，それが人間の幸福についての条件である」といった言葉に，あらためて魅入られる．医学の芽生えの時期，西洋医学の基礎を作り，その功罪が歴史的に問われた古代ギリシャの医学者は，病める者の養生や療養として，作業にどのような力を見いだしていたのだろうか．

　この世に生まれてから死ぬまで，ひとは作業と深いかかわりをもち，作業はひとの生活にとって欠くことのできないものである．「作業をいとなみ，作業がつむぐ」，ひとはそうした意味において作業的な存在といわれる．

　この章では，病いや障害により，日常生活や社会生活におけるさまざまな活動や参加に制限・制約がある人たちを対象とする作業をもちいる療法とは何か，その原点から，作業療法の役割，手段，回復状態に応じた介入，効果，そして療法として成りたつための必要な条件，といった作業療法の視点を明確にする．

3・1　原点—作業をいとなみ，作業がつむぐ

　作業療法の原点，それは，ひとが日々営むさまざまな作業にある．ひとの1日はさまざまな作業によって構成され，ひとはそれぞれの作業を営み，そのいとなみが積みかさねられ，一枚々々風合いの異なる織物のように，一人ひとりの人生がつむがれていく．

　ひとは遊びを通して，自分以外の対象である物や他の人になじみ，ひととしての行動や考え方，感情を学び，よりよく生きるために仕事をし，仕事の苦しみを癒し，生活を豊かにするために遊びを求める．この世に生まれてから死ぬまで，ひとは作業と深いかかわりをもち，作業はひとの生活にとって欠くことのできないものである．

　作業をいとなみ，作業がつむぐ，ひとはそうした意味において作業的な存在といわれる．

[*1] **自律**（self-control）：自立（self-standing）が，経済的自立などというように，他に頼ることなく一人でやっていけることをさすのに対し，自律（self-control）は，さまざまな社会資源を活かしながら，自分にあった生活ができるようにする意味で使用．

ひとの一日は
　　さまざまな作業のいとなみ
　　そのいとなみを積みかさね
　　一人ひとりの生活や人生が
　　風合いの異なる織物のようにつむがれる
　　作業をいとなみ　作業がつむぐ
　　ひと　その作業的存在

　　思わぬ病い
　　こころやからだの障害は
　　日々の作業のいとなみの障害となり
　　生活や人生のつむぎにほころびをつくる
　　ひとにとって病いや障害とは
　　日々の作業のいとなみの障害
　　生活や人生のつむぎのほころび

　　失い　そこなわれた日々のいとなみ
　　その再びのこころみが
　　ほころびを 繕い
　　あらたな人生をつむぎなおす
　　作業をいとなみ　作業がつむぐ
　　ひと　その作業的存在

〔作業療法の詩（山根，2007b）より〕

3・1・1　ひとと作業・作業活動

1) ネオテニー化という代価

　「ヒト」は，その進化にともなって脳の容量が増えたため，完成するまでに20年以上もかかる，器官の特殊化という意味では未完成な脳をもって誕生する宿命を背負うにいたった．一種のネオテニー化[*2]（澤口，2000）にあたる．このネオテニー化は，学習の可能性と適応性の代価として，ひとの発達すべての過程においてさまざまな課題をもたらした．ひとのライフサイクルと発達課題（Erikson, 1959）や集団との関係をまとめてみると，**付表 1**「ライフサイクルと発達課題」のようになる（山根，2015a）．

[*2] ネオテニー化：成熟した個体でありながら非生殖器官に幼生や幼体の性質が残る現象をいう．ネオテニーは脳や身体の発達が未熟な代わりに，特殊化の程度が低いため，特殊化が進んだ他の生物よりも適応に対する可塑性が高く，成体になるまでに環境の変化に柔軟に適応することができると考えられる．

誕生したばかりの赤ん坊は，自分の命を維持するために，自分の身にふれるもの，身のまわりでおきたこと，それらが自分にとって安全なものか，必要なことかを判断しようとする．それは命を守るために無意識のうちになされるもので，発達初期には，快か不快かの判断だけが本能的・反射的になされるといってもよい．まだ自他の区別がつかず，自分が意図して必要なものを求めたり，確かめることができない赤ん坊にとって，快いものは自分に取りこまれ，不快なものは排除されることで命が守られる（Segal, 1973）．

　本能によって命が守られながら，神経系や筋・骨格系とその機能の発達にともなって，ひとは自分以外の世界（他者や事物）を自覚するようになる．自分の思いどおりにはならない自分以外の対象の自覚は，同時に，自分との出会いのはじまりでもある．そうして，泣けば魔法のように希望がかなう，すべてが自分を中心に動いているような幻想の世界（魔術的な有能感に満たされた絶対依存[*3]の世界）から，限界のある現実世界への移行が始まる．

2）現実原則の発達

　自分で歩いて移動することが可能になると，対象に能動的に働きかけることができるようになり，経験は飛躍的に増える．同時に，自分の意志により対象に働きかけるときの自己の影響や限界も自覚するようになる（現実原則[*4]の発達）．この時期には，自分の能力の不足は遊びを通して空想のなかで補われ，現実原則によって有能感が大きく損なわれることはない．スーパーマンになったりお姫様になったり，「ごっこ」という空想の世界に遊び，空想（fantasy）と現実（reality）という2つの世界を行き来する．子どものごっこ遊びは，実際に自分に力がつくまでの移行現象（transitional phenomenon）[*5]（Winnicott, 1971）として，現実の生活への大切な架け橋となる．

　身体や認知機能が発達し，道具を使いこなすことができるようになることで，ひとは自分の力や技術の不足を道具で補う．「ごっこ」遊びにより代償していた空想の世界の有能感は，道具を使うことで現実的なものとなる．そして成長にともない，発達を促す遊びから学習へ，さらに現実世界における生活の基盤となる生産的活動へ，未熟な自己愛を満たし青年期の自己同一性の苦悩の時期を支える創造活動から昇華された芸術活動や趣味活動へと，作業・作業活動は成長のプロセスに応じて役割を変えながら，ひとの発達と生活を支える．

[*3] **絶対依存**：産まれたばかりの赤ちゃん（乳児）は，完全に無能力で無防備な状態で誕生するので，母親の全面的な保護や世話がなければ生存を維持することができない．絶対的依存期とは，対象関係論の精神分析家ウィニコット（D. W. Winnicott）が，この誕生後0〜6か月頃の乳児の依存状態をさして考えた段階をいう．ちなみに6か月〜1歳頃を移行期，1歳頃〜3歳頃を相対的依存期，3歳以降を独立準備期という．

[*4] **現実原則**（reality principle）：人間の心を支配する原則としてフロイトが提唱したもの．人間は，緊張をほぐしできるだけ快適な状態を保つため，衝動の満足を求めるという快感原則（pleasure principle）と，これとは対照的に，現実的に求められるものや現実認識に従って衝動を抑えて，不快に耐える現実原則という，2つの原則に従うという．

[*5] **移行現象**（transitional phenomenon）：絶対的依存期から相対的依存期の過渡期（6か月〜1歳頃）に，ぬいぐるみや人形，いつもくるまっていた毛布など，母子分離の不安を緩和し母親の愛情や優しさの代理的満足をもたらす対象を移行対象（transitional object）という．小児科医で精神分析家のウィニコットが発達早期の母子関係の説明でもちいた概念で，そうした物理的な対象以外に同様の機能をもつ，喃語，独り言，子守唄，習癖などを移行現象とした．心的現実と外的現実の中間領域にあり，成長後の乳児の対象恒常性の形成を助ける作用をもたらす．

3) ひとと作業・作業活動

　朝，目覚めて起きあがり，顔を洗い，歯を磨き，食事をし，トイレをすませ，服を着替える（身辺処理）．その日一日の予定を思い浮かべ，必要なものをそろえ，時間を見計らって家を出る（生活管理）．歩いたり自転車や交通機関を利用して目的の場所に行く（移動）．他者と挨拶を交わし話し（コミュニケーション），生計を立てるためやくらしに必要なさまざまな活動をおこなう（仕事，余暇）．そして，夕方には家に帰り，食事や入浴をすませ（身辺処理），明日のために必要な物事を準備し（生活管理），眠りにつく（休養・熟成）．ひとの一日は，さまざまな作業のいとなみによって成りたっている．

　自分が実際に作業することを通して感じる「ああこれでいいんだ」「なんとかなる」といった「確からしさ」という感覚がある．この「確からしさ」という感じは，その個人の具体的な体験を通して自覚される実感のようなものである．それは，病いの床から起きあがり，おそるおそる確かめるように踏み出した一歩，そのとき踏み出した足に自分の体重がしっかりと支えられていると感じたときに感じる，「ああ大丈夫だ」という，あの身体感覚的な収まりのようなものである．作業の醍醐味は，心身の機能であれ，日々の活動であれ，社会への参加であれ，そうした意味ある作業体験によって生まれる身体感覚的な収まりを対象者に提供できるところにある．それは臨床知や暗黙知などと表現されるものの基盤となるもので，「身体知」にあたる（山根，2002）．

```
┌─────────────────────────────┐
│          身体知              │
│          ↓ ↓ ↓              │
│   意味ある作業体験から生まれる   │
│ 「確からしさ」という身体感覚的な収まり │
└─────────────────────────────┘
```

　ひとは具体的な行為や体験を通して，遊び，育ち，試み，学び，生きる術を身につけ，自分の気持ちを表現し，有能感と欲求を満たし，自らの人生という航海を続ける．日々の作業・作業活動の積みかさねによって，ひとの一生はつむがれる．

3・1・2　精神の病いと作業・作業活動

　通常の発達において自然に訪れるはずの成熟のプロセスが，予期せぬ精神の病いや障害により妨げられることがある．また，それまで身につけた生活の術をもちいることができなくなったり，もちいる自信を失ってしまうこともある．精神の病いや障害は，身体の機能や構造に器

質的な障害や異常がないにもかかわらず，人と交わる，買い物をする，電車に乗る，働くといった日々のいとなみに，「生活のしづらさ」と称されるようなさまざまな支障を生む．その日々のいとなみの支障が長引けば，その人の生活や人生のつむぎにほころびを生む．ひとにとって精神の病いや障害とは，日々のいとなみの障害（作業障害）であり，生活や人生のつむぎのほころび（活動や参加の制限・制約）である．

対人関係の病いとも称される精神の病いにおいて，作業・作業活動は，その病いの混乱から自分を護り，現実との関係を取りもどす唯一のよりどころになる．どう対処すればよいのかわからない混乱のなかにおかれたとき，ひとは五感を閉ざし，身体の声に耳をふさぎ，こころを閉ざすことで自分を護ろうとする．そのようなときに，作業に没頭することで病いの苦しみや痛みを忘れることができ，その一瞬（ひととき）に，ひとは安らぐ．作業に身をゆだねることで，病いの混乱から救われる．

そして，その混乱を抜け，ふたたび現実生活の場にもどるとき，もう一度同じ作業活動を試みることで，自分の今ある力を確かめ，失われた自信を取りもどそうとする．あるいは，作業活動をおこない，自らの体験を通して新たな試みをし，自分に適した生活のありようを見つけようとする．日々のいとなみとして自分の生活を構成していた作業を取りもどすはたらきかけに，ひとは応える．その作業を共に過ごす者の存在に，ひとは支えられる．そうして，病いによってほころびた人生が，作業によってふたたびつむぎなおされる．

3・2 作業をもちいる療法

作業療法は，心身の機能・身体構造，疾患の病理と障害の関連などに関する医学的評価機能を基盤として，病める者の心の内を理解した心理的サポート，生活様式の工夫，適応的な生活技能の習得，環境の調整など包括的総合的な支援により，病いの再燃・再発を防ぎ，その人なりの生活の再構築と生活支援，社会への参加の手助けをする．作業療法がめざすところも，他の治療や支援と異なるものではないが，ひとの日々のくらしのいとなみである具体的な作業を手段とし，作業を共におこなう人との交わり（療法集団）や場を活かして，対象者の健康な機能に働きかけ，対象者自身が主体的に体験することを通して，心身の機能の障害を軽減し，生活に必要な技能の習得を支援し，よりよい，意味のある作業体験の場を提供することが作業療法の特徴である（鎌倉，2004）．

作業をもちいる療法の特性は，ひとが日々のくらしにおいて意識するしないにかかわらずなんらかの目的と意味のある行為をおこなう．この生活上の行為としておこなわれるものすべてを作業と称し（山根，2015b），作業により対象者の生活機能（「1・3・1　障害のとらえ方—生活機能という視点」参照）を評価し，作業をもちいて生活支援をおこなうことである．

3・2・1　システムプログラム

　作業療法では，介入の手段と形態を対象者の回復の状態と治療ニーズなどに応じて適時変えることが，他の治療や支援と大きく異なる特性の一つである．

　介入手段の作業は，対象者の希望や個人的な特性（経験，趣味，特技など）によりもちいる種目を変えたり複数の作業を組み合わせてもちいたり，同じ種目であっても，手段としてもちいたり目的としてもちいたりと作業のもちい方（山根，2015c）を変える．たとえば料理を例にすると，他者と共同して作ることで他者とのコミュニケーション技能や対人交流技能の習得にもちいる手段としての利用，1人ぐらしのために実際に料理ができるようになるために料理をする目的としての利用がそうである．

　介入の形態としては，治療者と1対1でおこなったり，パラレルな場を利用したり，集団でおこなうという，大きく3つの形態（「4・8　形態」参照）があるが，作業療法ではこれらを治療ニーズに応じて使い分ける．

　こうした介入の手段と形態を適時変えることで，対象者の回復状態に応じて，急性期から回復期，生活（維持）期，緩和期と一貫して治療・支援をおこなうことができることが作業療法の特徴で，システムプログラムといわれる所以である．

3・2・2　各治療法との関連

　精神認知機能の障害に関する治療や支援は，大きく薬物治療や外科的な治療のように身体に生理学的に介入する療法，言語によりひとの心の内面に介入する療法，なんらかの作業をもちいて働きかける療法に分けられる．便宜的に薬物や外科的介入によるものを身体療法，対話型の言語による介入を精神療法，それ以外のさまざまな作業を手段とする療法を作業療法とすれば，それぞれの特性の概略は**図 3-2-1** のように示すことができる．

1）薬物や外科的介入による身体療法の特性

　身体療法は，薬物療法や外科的治療のように身体に生理的にはたらきかける，近代医学，現代医学と称される自然科学を基礎とする治療の中心的な介入手段である．身体療法は症状の軽減や心身機能の回復・改善が目的で，即効的な効果が期待され，また対象者の意志や覚醒度にかかわらず施せばなんらかの影響はあるが，生理的な侵襲性が大きいため身体への負担も大きく，対象者の体質によっては副作用がみられることもまれではない．そのためこうした治療は適切な時期と量，施療期間が重要になり，できるだけ短く少ないほうがよいとされる．

2）対話型の言語的介入による精神療法の特性

　精神療法には，カウンセリングのように主として「ことば」を介してなされる心理的な治療として通常おこなわれているものとして，精神分析療法，小精神療法[*6]，一般精神療法，認知行

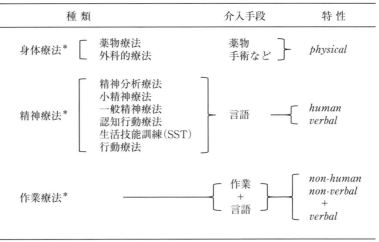

*身体療法：薬物や外科的介入による治療
*精神療法：対話型の言語的介入による療法
*作業療法：さまざまな作業を手段とする治療の総称

■図 3-2-1　介入手段による各治療の特性

動療法，生活技能訓練（SST），行動療法といったものがある（「8　精神認知系作業療法の理論・モデル・関連療法」参照）．精神療法には，情動の安定や自己認知が期待されるが，対話型治療は言語を介してなされるため，言語がコミュニケーションの手段になりにくい，たとえば言語機能が十分発達していない幼児や認知症など記憶の障害でコミュニケーションに支障がある者，統合失調症のように思考の障害によりコミュニケーションに支障がある者などへの適応は困難である．また，防衛的な傾向が強く思いを表現しない場合にもコミュニケーションが成立しにくいため，治療の進行が妨げられる．防衛的なことそのものが治療の対象の一つとは言え，治療を困難にする要素である．

　言語は思考を整理し他者に伝える最も優れた手段であるが，ややもすると思考優位になりやすく，やりとりする内容もこれまでにおきたこと，これからおきるかもしれないことになり，「いま，ここで（here and now）」の現実的な検討がむずかしいという特徴がある．また，言語は治療者と対象者の心理的距離の調整がむずかしく，見捨てられ体験や被愛妄想など思い込みや錯覚を生んだり，ことばによる対人的侵襲性が影響する可能性がある．

3）活動を手段とする作業療法の特性

　作業療法は，身体療法や精神療法と異なり，そのプロセスや結果が具体的に表れる対象者自身の体験を通して関わるため，対象者自身の現実検討がなされやすく，生活技能の習得など生活に必要なことを習得したり，心身の基本的な機能の維持や改善が期待できる．

---

*[6] **小精神療法**：精神科医の笠原により提唱された，日本の健康保険制度下で比較的簡単におこなえる精神療法の呼称．薬物療法を補完する常識的了解の範囲でおこなわれる心理学的医療で，精神分析のような大精神療法に対して作られた日本独自の治療スタイル．

ただ，作業体験は，単に体験しただけでは，その作業により何がどのように体験されたかは不明である．体験している者自身がその体験をどのように認識しているのか，何が学習されるのか，治療の目的に合った適切な体験や学習がなされるには，セラピストが作業をしている者へかける「ことば」（言語）が重要な意味をもつ．

したがってさまざまな活動を手段とする作業療法では，もちいる作業とセラピストがその作業のプロセスにおいてかける「ことば」のいずれが欠けても療法としての意味はなくなる．

3・3　目的と役割

3・3・1　作業療法の目的

精神の病いであろうと身体の病いであろうと，その人なりの生活ができるように支援するという作業療法の目的に違いはない．治療医学は，病気やけがなどにより，身体的にあるいは精神的に，自分では処理が困難な危機状態に陥ったとき，専門家がその人に代わって，

① 疾患による危機から救う（救命，延命）
② その人が主体的に判断し行動できる状況にもどす

ことをめざしている．

それに対し作業療法は，リハビリテーションの一環として，医学によって救われた命，贈られた命をどのように生かすかをめざしている．したがって，病いの回復の程度と障害の状態に応じて，治療医学と相補いながら，安静が必要な急性状態を脱した直後には，

① 機能障害を軽減し，病的状態から離脱する（病気への対処）
② 二次的な障害を予防する（慢性化・遅延化への対処）

そのために，安静が必要な急性状態を離脱したら早い時期に作業療法を始める．

そして，急性期を過ぎ自律（self-control）と適応をめざす回復期においては，

③ 基本的な心身の機能の回復をはかる（基本機能の回復，主体性の回復）
④ 生活に必要な諸技能を身につける（自律と適応の支援）

など，その人が主体的に判断できるよう基本的な心身の機能[*7]の回復をはかり，日常生活や社会生活の安定，社会参加にむけた指導や支援をおこなう．

また長期の療養が必要な生活（維持）期においては，個人を取り囲む環境に目を向け，

⑤ 生活環境，社会環境を改善し調整する（環境への対処）
⑥ 社会資源が利用できるようにする（自律と適応の支援）

さらに，緩和期においては，

⑦ 痛み，苦しみを和らげる（命の質）

[*7] **基本的な心身の機能**：定義されたものではないが，夜寝て，日中起きて過ごし，日常的な生活の維持や管理に関する活動を，大きな疲労感なくおこなうことができる程度の身体的・精神的なストレス耐性機能をいう．

⑧ その人にとって意味ある時間を過ごす（生活の質）
⑨ 生きてきた誇りや尊厳をもって過ごす時を共にする（人生の質）

など，ひとがその人生を終えるまで，生（命，生活，人生）の質を高めるあり方すべてをリハビリテーションととらえて寄りそう．治るとか治らないという見方を大きく超え，ひとが「自分を生きる」，お互いの違いを超えて「共に暮らす」という共生（ノーマライゼーション）の実現が目的といえる．

作業療法は，そうしたリハビリテーションを実践する理念・技法の一つとして，障害（disability）を軽減し，その人のもてる能力（ability）を活かし，まだ活かされていない可能性としての能力（capability）を拓き，社会資源をもちい，必要に応じて環境を整える．その人なりの生活の再建（life style redesign）と自律と適応（self control & adaptation）にむけて，自己決定と主体的取り組みを支える具体的な助言や支援をおこなう．ことばを換えれば，主体性を取りもどし，病いや障害により喪失したさまざまな関係性を回復し，生活の再建をはかる支援といえよう．

```
┌─────────────────────────────────────┐         ┌──────────────┐
│  障害 disability を軽減し             │         │              │
│  もてる能力 ability を活かし          │         │ 主体性の回復  │
│  可能性としての能力 capability を拓き │    ⇒    │ 関係性の回復  │
│  自律と適応 self control & adaptation を支援する │         │ 生活の再建    │
│           ↓↓↓                        │         │              │
│  生活の再建 life style redesign の支援 │         │              │
└─────────────────────────────────────┘         └──────────────┘
```

3・3・2　作業療法の役割

作業をもちいる療法の役割には，生活機能の評価と生活支援があり，いずれもひとが日々のくらしにおいてなんらかの目的と意味をもっておこなっている作業（生活行為）をもちいておこなわれることが特性である．

1）生活機能の評価

手段の生活行為については「3・4　手段」で説明するが，作業療法では対象者が実際におこなっている生活行為を観察することにより，対象者固有の心身の機能・身体構造の状態，日々の生活における活動の状態とその制限，さらには参加の状態とその制約（社会的不利），加えて生活環境（人的環境，物理的環境，対象者が利用できる法・制度・サービス）などを含めて具体的に把握することができる．

作業療法の評価は，通常おこなわれる知能検査，症状評価などの精神機能検査，生活機能検査などの標準化された尺度をもちいた検査と違って，対象者固有の特性（パターン）がわかり，その対象者に直接関わる場合に有用な評価が得られる．他の職種や領域においては，この作業療法における生活機能評価結果は貴重な情報になる．

2）生活支援

　作業療法のもう一つの重要な役割が，生活機能の評価に基づく生活支援である．作業療法では，対象者の生活支援を実際に対象者がおこなう生活行為を通しておこなうことが他の療法にはない特性といえる．

　回復段階に応じて，急性状態では作業の特性（山根，2015d）を活かし，早期の離床と病状（機能障害）の軽減をはかり，実際に生活に必要な技能のリハビリテーションがおこなえる状態にするリハビリテーション・レディネスをおこない，リハビリテーションがおこなえる状態になれば地域に戻り，居宅（自宅に限らず生活をする場）における生活を軸としながら，対象者の生活に必要な生活技能の習得と汎化を図る．そして最終的には対象者のリカバリーに寄りそい支援する．ひとが自分の状態や自分がおかれている状況を正しく判断し，適切に対処するために必要な脳，すなわち社会脳（social brain）[*8]（山根，2015e）のはたらきを高めることが作業療法の重要な役割といえる．

　この評価と支援により，作業療法は対象者のそれぞれのニーズに応じた目的を果たす．

　　　　ひとは
　　　　傷ついたこころとからだを護るため
　　　　さらなる傷つきを避けるため
　　　　五感を閉ざし　身体の声に耳をふさぎ
　　　　こころを閉ざす

　　　　ひとは
　　　　傷ついたこころとからだを護るため
　　　　さらなる傷つきを避けるため
　　　　現実を離れ　幻の世界に身を投じ
　　　　生活　社会とのかかわりを失う

[*8] 社会脳（social brain）：ひとは社会生活を適応的に過ごす（社会適応行動）ために，自分がおかれている状況や対象（人や物）との関係を理解し，判断し，適切に対処する能力や技能が必要になる．そのために必要な技能（社会生活技能 social skill），それに必要な脳の機能（社会的認知機能 social cognitive function），そうしたことをしている脳の部位をいう．社会脳という用語は，1990年に生理学者のBrothersが社会的認知能力に扁桃体と眼窩前頭野と側頭葉が重要なはたらきをしていると発表し，その論文でそうした脳をsocial brain（社会脳）と称したことが契機になってもちいられるようになった（Brothers，1990）．

ひとの
　　　傷ついたこころとからだを護(まも)るため
　　　ことばは　その意味を失い
　　　伝え伝わりの糸が切れる

　　　作業をもちいる療法は
　　　襲い来る刺激から身を護(まも)り
　　　ひとときの良質な休息の場と
　　　作業をととのえ
　　　ことばの意味に頼ることなく
　　　伝え伝わりの糸をつなぎなおし
　　　ことばの表情　からだの表情を聴き
　　　閉ざされたこころをそっと包み
　　　閉ざされたこころに呼びかける

　　　作業をもちいる療法は
　　　閉ざされたこころと
　　　かかわる者との二人三脚

〔作業療法の詩・ふたたび（山根，2008a）より〕

3・4　手段

　作業療法の介入手段は「作業」とセラピストの「ことば」であるが，作業療法における作業とは何をさすのか，さまざまな議論や定義も試みられている（日本作業療法士協会，1985；AOTA，1989；1994；2002，CAOT，1997）．そうした議論は成書にゆずるが，作業が治療やリハビリテーションにもちいられるようになった起源は，古代ギリシャの医学者が経験的にもちいたよりも遙か昔，紀元前数千年にもさかのぼる（Hopkins，1988）．現在使用されている occupational therapy という名称は，バートン Barton が 1914 年にもちいたのがはじまりである（Hopkins & Smith Eds, 1983）．日本では，1965（昭和40）年に『理学療法士及び作業療法士法』が制定され，そのときに occupational therapy に対して，「2・2・4　1960 年代半ばから 1970 年代半ば—作業療法士の誕生と混迷」で述べたように，「作業療法」という訳語があてられ，公式に使用されるようになった．

3・4・1　生活行為（目的と意味のある作業）

　occupation の語源である occupy には，「従事する」「占める」「費やす」「もちいる」などの意

■表 3-4-1 作業の分類例―生活行為の視点

生活の維持―いきる・くらす	
身辺処理活動	日々生きるのに必要な身のまわりの処理に関する活動 （食事，排泄，睡眠，休養，入浴，整容，衛生，更衣，身辺の移動など）
生活管理活動	くらしに必要な物や事の管理，家事，育児，他者の世話，通信機器の利用，生活圏の移動
仕事と役割―はたらく・はたす	
生産的活動	生計をたててゆくためにおこなう職業準備活動，就職活動，就業など
学業	学校教育，家庭教育，社会教育など学生の学業に関するもの
対人活動	コミュニケーション，対人交流活動
遊びと余暇―あそぶ・たのしむ	
原初的遊び	発達過程にみられる子どもの自然な遊び
余暇活動	仕事・労働に対比しゆとりを回復する活動
参加と交流―まじわる・ひろがる	
社会参加	ボランティア，地域活動，宗教活動，政治活動，社交など社会活動
資源活用	公共機関や銀行など社会資源の利用，交通機関の利用などに関する活動
回復と熟成―やすむ・みにつく	
回復	生理的，精神的エネルギーの補充
熟成	身体的，精神的に取り入れたものの消化，吸収，熟成

「ひとと作業・作業活動新版」（山根，2015f）より修正

味があり，ひとがよりよく生きるために，物・時間・場所・人などあらゆるものを，精神的，物理的に占め費やすことを意味する．本書では，ひとの日々の「くらし（生活）」や「生（一生）」を構成するさまざまな行為・行動の形態を「作業」，日々のいとなみやその積みかさねとしての人生にとって，目的や意味をもっておこなわれる作業のすべてを「生活行為」とよぶことにする（山根，2015f；日本作業療法士協会・監，2011）．

作業療法では，**表 3-4-1** に示すように，

i ひとの毎日の生活に必要な「いきる・くらす」という基本的な生活の維持に関連するもの（生活の維持）

ii 生活を支えるために必要なものを生産する「はたらく・はたす」という生産的活動やその準備にあたる学業に関するもの（仕事と役割）

iii 直接生存に必要ではないが，「あそぶ・たのしむ」という発達や生活の質としての豊かさに関連するもの（遊びと余暇）

iv 社会の一員としてさまざまな社会活動に参加したり，社会資源を活用する「まじわる・ひろがる」ということに関するもの（参加と交流）

v 活動で消費したエネルギーを回復し，食べたものや経験，学習したことを消化し心身に収める「やすらぐ・みにつく」ことに関するもの（回復と熟成）

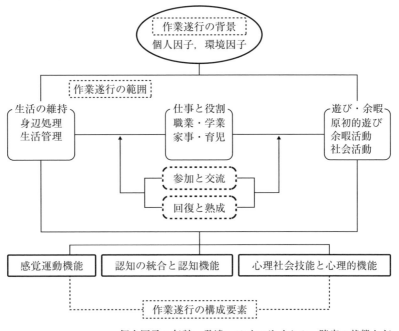

個人因子：年齢，発達，ライフサイクル，障害の状態など
環境因子：物理的環境，社会的環境，文化的環境など

■ 図 3-4-1 作業遂行と構成要素
米国作業療法協会の作業遂行の枠組み（AOTA, 1994）を修正

といった，ひとの生活を構成するいとなみのすべてを，作業という（山根，2015f）．そうした作業の遂行に必要な心身の機能と作業の関係（**図 3-4-1**）を，治療やリハビリテーションに利用している．

ちなみに，「生活の維持」に関連する作業とは，セルフケアともいわれるように，食事，排泄，睡眠，整容，衛生，更衣など，身のまわりの処理に関するものと，金銭や時間，貴重な物品，服薬，安全や健康などの管理など，くらし（生活）に必要な諸活動がある．精神認知機能の支障に対しては，生活に対する自信の回復，日常生活の基本的な技術の習得を目的にもちいる．

「仕事と役割」に関連する作業は，自分にとって必要なもしくは他者が必要とする有形・無形のものを生産し提供すると同時に社会生活を営むうえで必要な義務を，ときに共同体における儀式的な意味合いを含んでいるものもある．そうした意味で，本来職業としておこなわれるものやそのための能力を獲得したり改善する学業なども含まれる．多少努力してでも決まったことをやりとおすことで，その代償として報酬や社会的承認が得られる．精神認知機能の支障に対しては，不規則になった生活のリズムを取りもどしたり，仕事への興味・習慣・適応力などの職業準備訓練や評価を目的にもちいる．

「遊びと余暇」に関連する作業は，知的活動，創作・表現活動，遊び・趣味・スポーツに関するもの，ボランティアなどの社会活動などがある．精神の病いに対しては，この楽しむという機能を活かし，治療・療養生活への適応，社会性の改善，自主性・意欲の向上，感情の適応的

処理，基本的な身体機能の回復などを目的にもちいる．

> 作　　業：ひとの生活や一生を構成するすべての行為・行動の形態
> 生活行為：生活の中で目的や意味をもっておこなわれる作業
> ⇩
> 作業療法：作業（生活行為）を手段に，ひととその生活機能（心身機能と構造，活動と参加），環境との相互性などをアセスメントし，生活機能に障害があっても，生活に必要な活動ができるよう指導・支援する

3・4・2　ことばと作業

「3・2・2　各治療法との関連」で示したように，身体療法は，対象者の思いがどうであれ，施されれば，生理的身体的になんらかの physical な影響をもたらし，作用も大きいが生理的侵襲性というリスクがある．そして言語を主媒介とする精神療法は，狭義なものから広義なものまであり，基本はすでに述べたように，human & verbal なかかわり，すなわちひとがひとに対して言語で関わり，心理面から心身に影響をもたらすものであるが，対人的侵襲性というリスクをともなうことがある．

それらに対し，作業療法は，non-human non-verbal という特性のある作業を対象者がおこなう，その体験にあわせて，セラピスト human が「ことば」による verbal なかかわりをすることで，心身両面に影響をもたらすもので（図3-2-2），生理的な侵襲性や対人的な侵襲性は低いが，ただ作業をしただけでは，作業がどのような体験として括られるかは不明で関わる者の関与のしかたが問われる．

作業をもちいた療法では，自分の手で道具を使って対象（素材など）に働きかけたり，からだを動かす具体的な行動をともなうとき，その経験が学習体験となる．そのため，単に体験しただけでは，たとえそれが能動的な活動であっても，適切な表象形成（種村，1998）がなされるとは限らない．体験を活かす，すなわち体験していることを意識化させる「ことば」をかけることが重要になる．セラピストがかける「ことば」により，漠然としていた体験が意識化された一つの意味ある体験としてまとまる．身の内に収まるような体験を活かす「ことば」で括られることによって，初めて体験したことが表象形成される．

作業を活かす「ことば」と，「ことば」を活かす作業が相補って機能するようなかかわりができることが作業療法の重要な特性といえよう．

3·5　介入

　作業療法は，精神的疾患に関連する病理の部分に対して直接働きかける治療医学と相補い，病いのために活かされていない対象者の健康な部分に働きかけ，低下している基本的な機能の回復と改善をはかる．そして，その人自身が主体的に作業に取り組むという体験を通して，生活に必要なことを修得する機会を提供し，社会資源の利用や環境を調整することによって，その個人の生活の質を高める支援をする．直接病理にふれる「治す」というかかわりもあるが，病理にふれるより健康な側面を活かし，「病いを生きる」という生活の幅を広げることで，結果的に生活全体に対する病理の比率を少なくすることが，作業をもちいる療法の特性を活かした役割といえよう．

3·5·1　QOLからQODへ

　QOL（quality of life）と作業活動能力（abilities of daily living）の関係からすれば，**図 3-5-1** のように，早期にあっては，生理的な機能レベルのQOL（命の質）を高め，回復期にあっては，個人の活動レベルのQOL（生活の質）と社会生活にむけた参加レベルのQOL（人生の質）を高める，といった障害のさまざまなレベルにおけるQOL（上田，1992）の維持・向上が，作業療

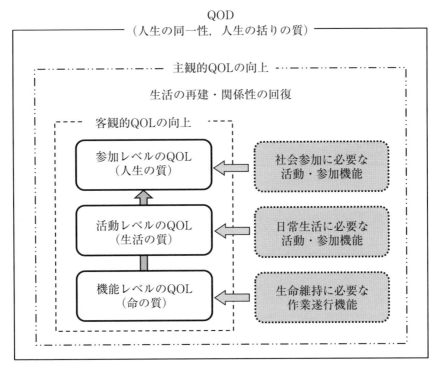

■ 図 3-5-1　QOL・QODの視点からみた作業療法の目的と役割

法の目的といってよい．

初期のリハビリテーションの目的であったADLの自立からQOLという見方（砂原，1985）に，さらにQOLの維持・向上からQOD（quality of death），すなわちひとが自分の人生を肯定し（人生の同一性），どのように受けとめ人生を締めくくるか，人生の括りを納得しておこなえるように寄りそうことが作業療法の役割といえる．

作業療法プログラムは，他の療法のように単独のプログラムではなく，初期には，機能障害を軽減するための活動を提供し，少し安定すれば，対人関係技能の改善や生活技能の獲得にむけたプログラムを，社会参加にあたっては，就学や就労，地域生活の支援にむけたプログラムを，といったように対象者個々の回復状態と目的に応じて組み替えられる個別のシステム・プログラム（山根，2007c）である．そうした対象者の回復の程度や障害の状態に応じて，医療から生活まで一貫して支援する包括的なアプローチをおこなうことが，作業療法が他の療法と大きく異なる特徴である．

3・5・2 回復過程と状態

統合失調症による障害とその回復過程（村田，1981；中井，1974；1984；谷中，1987；山根，1993）にみられるように，ひとが混乱し疲弊した状態から，休み，癒され，ふたたび生活を取りもどしていく過程は，ひとの発達の歩みなおしに似ている．回復段階の各期の呼称や期間に関して統一された定義はないが，急性期，回復期，生活（もしくは維持）期の3期，さらに緩和ケアを中心とする緩和期を加えた4期に分けられる．回復段階を示す各期は，決して時系列的なものではなく，回復の状態を示すもので，急性期は患者の病態が不安定な状態，回復期は機能の回復が見込まれる状態，生活（維持）期は再燃・再発を防ぎ地域生活支援と生活環境に対する調整をはかる状態，緩和期は人生の最後を安らかにおくる人生の括りへの寄りそいが主となる状態をいう．

さらに臨床的視点から，急性期は要安静期と亜急性期，回復期は回復期前期と回復期後期，生活（維持）期は社会内生活（維持）期と施設内生活（維持）期に分けられる．

1) 要安静期

初発もしくは再発時の医療による保護下で救命・安静が必要な救急・急性期状態をいう．この期は身体治療が中心で，薬物療法などの身体治療による病状の軽減と救命・安静のためのリスク管理をおこない，作業療法などの活動をもちいた治療・支援は原則としておこなわない．救急・急性期状態での入院の場合でも，およそ1～2週間を目処として，病状の軽減をはかる．

2) 亜急性期

安静を要する救急・急性期状態（要安静期）を離脱した後の，目的のある作業遂行はできないが何もしないと落ちつかないといった，さまざまな刺激に過敏に影響される不安定な状態，

もしくは反対に，罹患にともなう疲弊から極端に活動性が低下した状態をいう．この状態が長引くと，慢性化，遅延化といった二次的な障害を引きおこすため，できるだけ早い時期に，病状安定と病的状態からの早期離脱にむけたかかわりが必要である．現実感を回復する回復期にむけてこの期を抜け出す期間としては，1か月以内を目処とする．

急性期リハビリテーションとしての作業療法は，この要安静期から次に述べる回復期前期にかけておこなう．詳細は「6・2 急性期作業療法」を参照されたい．

3）回復期前期

亜急性期に比べ現実感が少し回復し始めた状態をいう．しかし，現実感が回復し始めたとはいえ，罹患にともなう心身の機能の回復は十分ではないため，現実検討や生活適応技能の指導訓練をおこなうには少し早い．入院中であれば退院にむけて，居宅生活であれば地域社会とのかかわりの回復にむけて，現実への移行の支援や基本的な心身の機能の回復が必要である．おおよそ1～2か月，長くても3か月を目処とする．急性期の作業療法は病状の安定と病的状態からの早期離脱，二次的な障害を防止することを目的に行い，基本的な心身機能が生活に必要な技能の習得や再学習が可能な状態に整える．その状態をリハ・レディネスといい，リハ・レディネスが整えば原則として退院し，日常生活に必要な技能の習得や再学習は，実際の生活に即しておこなう．

4）回復期後期

社会生活，社会参加にむけて現実検討や生活適応技能の指導，訓練をおこなうことが可能な状態をいう．原則として外来作業療法やデイ・ケアなど地域を生活の拠点として，外来でリハビリテーションをおこなうことが望ましい．自律（最大限の自立）と適応の支援が目的となる．救急・急性期の状態からおおよそ6か月，長くても1年程度を目処とする．

5）生活（維持）期

症状の有無にかかわらず大きな変動が収まり，機能を維持しながら生活に視点をおいた支援が必要な状態をいう．通院治療を受けながら地域で生活する社会内生活と医療による保護的環境下で生活の質を維持する施設内生活とがある．いずれも生活の質の維持・向上や再発の予防，生活の支援が目的となる．

6）緩和期

機能の維持もむずかしいが，ホスピス的な要素で医学的管理をしながら人生の最後を安らかに過ごすことが必要な状態をいう．生活の質の維持，人生の括り，看取りと癒しといったかかわりが主になる．

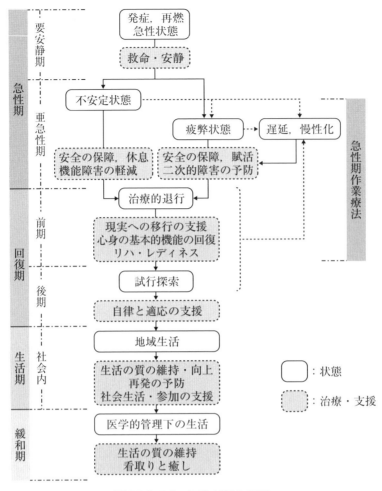

■ 図 3-5-2　回復状態と援助

3・5・3　回復状態と作業療法

　具体的な作業療法の実践に関しては「6　作業療法の実践」で述べることにし，ここでは，精神認知機能の支障に対する作業をもちいた介入の視点として，回復状態に応じた作業療法の基本について述べる．

　回復状態と基本的な作業療法の治療・支援の関係は，これまでの研究（杉原ら，1999；山根ら，1999；2000；2001a）から**付表2**のように示される．付表2は，現在リハビリテーションの対象として最も多い統合失調症にともなう障害への対処を基本としたものであるが，その他の精神障害に対しては，統合失調症の病理特性や統合失調症にともなってみられる障害特性の違いを考慮することで対処が可能である．病理の違いにより多少の相違はあるが，大きな回復の流れは**図3-5-2**のようになる．

　付表2や図3-5-2が示す各期は時系列的なものではない．特に予防に関しては，付表2では

■表 3-5-1 回復状態と作業療法

回復状態	急性期		回復期		生活期 (維持期)	緩和期
	要安静期	亜急性期	回復期前期	回復期後期		
作業療法		急性期(早期)OT		回復期 OT	生活期 OT	緩和期 OT
入 院	1～2週間	～1か月以内	1～2か月	半年～1年程度	—	必要期間
	精神科救急・急性期病棟			回復期病棟	療養病棟	緩和病棟
外 来				1～2年		
				デイ・ケア		
				外来作業療法		
訪 問			包括型地域生活支援・訪問看護			
生活支援		自律支援・生活支援(居住,生活,就労,就学,療養)				

＊時期は，入院治療に関しては入院日から通院に関しては，退院時もしくはデイケア，外来作業療法への処方時を基準に，少なくともこの時期まではという期間を示したもの．
＊病棟の名称は，そうした機能をもつ場ということを示している．

急性期の前に位置しているが，本書では再燃・再発の予防のための介入が必要な状態をいう．初発に対する予防を意味するものではなく，主として維持（療養）期を中心に回復期後期における再発の予防，危機介入を意図したものである．諸国で早期精神病の予防的戦略に対して関心が高まっているが，発症，予後予測，その人権的問題も含めて初発の予防は課題が多い．

また各状態と期間や目的なども，その状態における一般的なものを示している．固定化したとらえ方をせず，目安として利用することが必要である．したがって，治療・支援も時系列的なものではなく，回復状態に応じて，治療，自律と適応にむけた学習・訓練，環境の調整が，その比率を変えるような形でおこなわれる．回復状態に応じた作業療法の形態と時期は**表3-5-1**になる．

3・6 効果

作業療法は，対象者が主体的に取り組み，試み，その人なりの生活を見いだすことができるよう，意味のある作業体験の場を提供し，その場を共にする共有体験を通して支援する．しかし，その効果は，対象者自らのかかわり方に依存するものである．また作業療法の効果には，基本的な心身の機能障害，生活活動の制限，社会参加における制約の程度という客観的なものと，安心感，現実感，生きる望みといった対象者の気持ちや，共に暮らす者の身体的・精神的負担といった，それぞれの主観的なものとがあり，その臨床的根拠が問われる．

3・6・1　客観的効果と主観的効果

近代科学の合理主義は，夕陽の赤さや明るさのように，本来感性的性質であったものを，数値尺度で示すことをめざしてきた．フッサール Husserl（1859～1938）がいうように，この「感性的性質の数式化」が，「自然の数値化」とともに近代科学を成りたたせた．しかし，多くの人が魅せられる夕陽の美しさの尺度を，科学的な根拠をもって示すことは不可能である．近代科学は，「美しさ」のように「個別的，多義的，主観的」で数値化による客観的証明が不可能なものは，科学的でないとして「学」の外に追いやってきた．そこに，科学的合理主義の大きな落とし穴がある．

赤い夕陽を見て美しいと感じる．夕陽がアフォードする「赤い夕陽」と「美しい夕陽」，この2つの事実は，夕陽を見る主体間の共通性の量の違いである．「赤い」という人間の生理的感覚については，人間の五官（眼，耳，鼻，舌，皮膚の5つの感覚器官），身体性が共通の感覚をもつという仮定的な事実に基づくことによって，「赤さ」の度合いとして数値化した．一方，「美しい」も感覚・認知という点で身体性を介するが，五官の生理的共通性に比べると，より「個別的，多義的，主観的」であるため，数値化が困難なだけである．ともに夕陽がアフォードしている現象に変わりはなく，ともに事実であることに違いはない．

生物学的状態である疾患（disease）にとっては，医学モデルに基づくはたらきかけとその客観的効果に主眼がおかれるが，個人の体験としての障害である病い（illness）にとっては，対象者自身が受けたサービスによる「生活の質の変化」をいかに納得し，満足するかという，主観的な「質の事実」が効果に大きく影響する．

作業療法のかかわりにおける効果を考える場合は，夕陽の「赤さ」「美しさ」と同様に，つねに疾患や障害に対する客観的効果と，対象者自身の納得や満足という主観的効果の両面を視野におくことが必要になる．医学的な心身のリスク管理を要する状態に対しては，機能障害の軽減や二次的障害の防止といった客観的な効果を高めることに主眼をおき，生活に視点をおいたはたらきかけにおいては，客観的効果とともに対象者や家族など関連する人々にとっての主観的効果を高めることへと視点を移していくことが重要である．

3・6・2　作業療法の効果と根拠

作業療法の効果を回復状態にそったかかわりという視点からみると，安心の保障や症状の軽減による落ちつきとなって現れる．回復期の前期には，身体の感覚に意識がむくことで現実感が回復し，基本的な生活のリズムや生活体力を取りもどし，病いのなかで忘れていた楽しむというゆとりが少し生まれるといった形で現れる．通常はリハビリテーション・レディネスが整ったこの時点で，退院（退所）し，居宅（生活支援施設を含む本人が生活している場）での生活を中心に，社会生活に必要な生活技能の習得・汎化の支援が始まる．

そして回復期の後半には，日々のいとなみとしての具体的な作業に目的をもって取り組むよ

うになり，自分の身のまわりのことや生活の管理が可能になり，自己の確かめと新たな試みが始まる．病状に大きな変化がみられなくなる生活（維持）期においては，病気とのつきあい方を考え（障害受容），自分の生活の場と仲間をもち，周辺の人や資源をうまく使った生活の自律に現れる（山根, 2001b）.

作業療法の効果は，一部は数値化が可能なものもあるが，大半は，前述したように質的な変化や対象者自身の主観的変化とされるものである．それゆえに，作業療法は科学的でない，根拠がないといわれてきた．科学的根拠が示されなければ効果がないということなのだろうか？科学的合理主義に基づくとされる治療医学も，疾患や障害，その治療効果には再現性は必ずしも認められない．同じ治療をおこなっても，対象によってその結果は異なる．根拠は効果の客観性と同様に数値化の可能性の問題であり，数値化が困難な現象に対しては，臨床の結果，事例の積みかさねという観察に基づく臨床研究により，その根拠を示すことができる．

3・7　療法として成りたつ条件

療法（therapy）とは，心身の機能・身体構造の障害，活動や参加の制限・制約といった生活上の障害を軽減し，病気や障害で失った生きがいを取りもどし，その人なりの生活を再建する積極的なかかわりをいう．したがって，療法として成りたつ条件としては，

① 作業・作業活動の恩恵を自分一人では享受できない人に対し（適応対象）
② その人の心身の機能や生活における活動がどのような状態にあるか知り（評価）
③ 適切な作業・作業活動を手段として選び（手段選択）
④ 対象者の心身の機能や生活の障害をどのようにしたいのか明らかにし（目標設定）
⑤ そのために作業・作業活動をどのようにもちいるのかを考え（治療・支援計画立案）
⑥ その対象に合わせた工夫をおこない（適応・修正と段階づけ）
⑦ おこなった内容とその結果を残し（記録）
⑧ その効果を確認する（効果判定）
⑨ こうした行為が専門の知識や技術をもった者によって，もしくはその指導を受けておこなわれる

ということが必要になる．

　　　ほんとうに
　　　だいじょうぶ？
　　　から
　　　………………
　　　十年　二十年　三十年
　　　日々積みかさねて生まれる

確からしさの見通し
………………………
ああ
なんとかなりそう
だいじょうぶ
………………………
この確からしさの見通しの
エビデンスは
価値を判断することなく
生じたことをそのまま受けとめ
日々淡々と
重ねられた事実
数字のマジックを使わない
身の丈の経験
その事実の積みかさねから
生まれ来る

〔作業療法の詩―ふたたび（山根，2008b）より〕

第3章のまとめ

- 作業療法の原点
    - i．作業をいとなみ，作業がつむぐ，ひとの生活と人生，ひとは作業的存在
    - ii．学習の可能性と適応性をもたらしたネオテニー化
    - iii．「確からしさ」は具体的な体験を通して生まれる
- 作業療法の手段
    - i．ひとはよりよく生きるために，物・時間・場所・人などを，精神的，物理的に占め費やす
- 作業療法の目的
    - i．機能障害を軽減し，病的状態からの離脱をはかる
    - ii．急性期（早期）作業療法は二次的な障害を防ぐ
    - iii．作業により基本的な心身の機能を回復する
    - iv．生活に必要な諸技能は具体的な作業体験で習得される
    - v．生活環境，社会環境の改善・調整で生活機能障害を減少
    - vi．社会資源の利用のしかたを支援
- 作業療法の介入
    - i．回復状態に応じて作業のもちい方は異なる
    - ii．病理にふれるより健康な側面を活かす
- 作業療法の効果
    - i．主観的効果と客観的効果があり，いずれも重要
- 作業療法の条件
    - i．適応対象，評価，手段選択，目標設定，治療・支援計画立案，作業の適応・修正と段階づけ，記録，効果判定…

◆引用文献◆

AOTA (1989). Uniform terminology for occupational therapy, 2nd ed. Am J Occup Ther 43, 808-815.

AOTA (1994). Uniform terminology for occupational therapy, 3rd ed. Am J Occup Ther 48, 1047-1058.

AOTA (2002). Occupational therapy practice framework：Domain and process. Am J Occup Ther 56, 609-639.

Brothers L (1990). The social brain：A project for integrating primate behavior and neurophysiology in a new domain. Concepts in Neuroscience 1, 27-51.

CAOT (1997). *Enabling occupation：An occupational therapy perspective*. CAOT Publications, Toronto（吉川ひろみ・監訳，2000．「作業療法の視点—作業ができるということ」大学教育出版）.

Erikson EH (1959). *Psychological issues identity and the life cycle*. International Universities Press, New York（小此木啓吾・訳編，1973．「自我同一性」誠信書房）.

Hopkins HL & Smith HD (Eds) (1983). *Willard and Spackman's occupational therapy, 6th ed*. JB Lippincott, Philadelphia（鎌倉矩子，他訳，1989．「作業療法改訂第6版上巻」協同医書出版社）.

Hopkins HL (1988). A historical perspective on occupational therapy. In Hopkins HL & Smith HD (Eds). *Willard and Spackman's occupational therapy, 7th ed*. pp. 16-37. JB Lippincott, Philadelphia.

鎌倉矩子（2004）．作業療法における作業の意義．鎌倉矩子，他編「作業療法の世界第2版」pp. 108-112．三輪書店．

村田信男（1981）．「分裂病のリハビリテーション過程」について．藤縄　昭・編「分裂病の精神病理10」pp. 251-281．東京大学出版会．

中井久夫（1974）．精神分裂病状態からの寛解過程．宮本忠雄・編「分裂病の精神病理2」pp. 157-217．東京大学出版会．

中井久夫（1984）．分裂病の慢性化問題と慢性分裂病状態からの離脱可能性．「中井久夫著作集1 分裂病」pp. 239-273．岩崎学術出版社．

日本作業療法士協会（1985）．作業—その治療的応用．協同医書出版社．

日本作業療法士協会・監（2011）．"作業"のとらえ方と評価・支援技術—生活行為の自律に向けたマネジメント．医歯薬出版．

澤口俊之（2000）．平然と車内で化粧する脳．扶桑社．

Segal H (1973). *Introduction to the work of Melanie Klein*. The Hogarth Press, London（岩崎徹也・訳，1977．「メラニー・クライン入門」岩崎学術出版社）.

杉原素子，井上英治，大丸　幸，他（1999）．精神科作業療法の今後の方向性に関する研究．平成9年度厚生科学研究「精神医療に関わるコメディカルのあり方に関する研究」報告書．pp. 177-244．

砂原茂一（1985）．Quality of Life（QOL）の意味するもの—Rehabilitationとの関わりについて考える．理・作・療法 19, 507-512.

種村完司（1998）．心—身のリアリズム．青木書店．

上田　敏（1992）．リハビリテーション医学の世界．pp. 148-165．三輪書店．

Winnicott DW (1971). *Playing and reality*. Tavistock Publications, London（橋本雅雄・

訳, 1979.「遊ぶことと現実」岩崎学術出版社).
山根　寛 (1993). 退行現象をともなう寛解過程における作業活動の力動的観点からみた役割―精神分裂病少女の寛解過程より. 作業療法 12, 229-237.
山根　寛, 他 (1999). 精神科作業療法の今後の方向性に関する研究―1998年度報告. 平成10年度厚生科学研究「精神医療に関わるコメディカルのあり方に関する研究」分担研究報告書.
山根　寛, 他 (2000). 精神科作業療法の今後の方向性に関する研究2―1999年度報告. 平成11年度厚生科学研究「精神医療における専門職の連携に関する研究」分担研究報告書.
山根　寛, 他 (2001a). 回復過程にそった作業療法の役割と連携のあり方に関する研究―2000年度報告. 平成12年度厚生科学研究「精神医療保健福祉に関わる専門職のあり方に関する研究」分担研究報告書.
山根　寛 (2001b). 精神障害に対する作業療法の支援と効果指標―作業をいとなみ, 作業がつむぐ. OTジャーナル 35, 192-197.
山根　寛 (2002). 私の作業療法地図と21世紀の展望－源流, 黎明, 形骸, 新生, 輪廻, 眺望. 作業療法 21, 405-410.
山根　寛 (2007a). 作業療法.「作業療法の詩」pp. 42-43. 青海社.
山根　寛 (2007b). 作業療法の詩. pp. 18-19. 青海社.
山根　寛 (2007c). 集団プログラムの計画と評価. 鎌倉矩子, 他編「ひとと集団・場第2版」pp. 113-128. 三輪書店.
山根　寛 (2008a). こころとからだを護る.「作業療法の詩・ふたたび」pp. 100-101. 青海社.
山根　寛 (2008b). エビデンス.「作業療法の詩・ふたたび」pp. 126-127. 青海社.
山根　寛 (2015a). ひとと作業.「ひとと作業・作業活動新版」pp. 34-79. 三輪書店.
山根　寛 (2015b). 生活行為―目的と意味のある作業.「ひとと作業・作業活動新版」pp. 16-30. 三輪書店.
山根　寛 (2015c). 作業の利用.「ひとと作業・作業活動新版」pp. 192-197. 三輪書店.
山根　寛 (2015d). 作業の知.「ひとと作業・作業活動新版」pp. 84-109. 三輪書店.
山根　寛 (2015e). 社会脳と作業療法.「ひとと作業・作業活動新版」pp. 204-208. 三輪書店.
山根　寛 (2015f). 作業とは.「ひとと作業・作業活動新版」pp. 8-30. 三輪書店
谷中輝雄 (1987). あたりまえの生活の実現をめざして.「精神障害者の「あたりまえの生活」の実現をめざして」pp. 71-86. やどかり出版.

4 作業療法の治療・支援構造と治療機序

86	4・1	作業療法の治療・支援構造		
88	4・2	対象者		
92	4・3	作業	4・3・1	作業の要素
			4・3・2	作業の分類
			4・3・3	作業―目的と手段
			4・3・4	作業で護る―安心・安全の保障
			4・3・5	作業で満たす―基本的欲求の充足
			4・3・6	作業で取りもどす―心身の基本的機能
			4・3・7	作業で学ぶ―普通のことの確かな感覚
117	4・4	作業療法士	4・4・1	作業療法士の専門性
			4・4・2	治療・支援関係
			4・4・3	自己の治療的利用
122	4・5	集団と場	4・5・1	ひとと集団・場
			4・5・2	集団の治療因子
			4・5・3	集団の構造因子
			4・5・4	パラレルな場
			4・5・5	グループダイナミックス
			4・5・6	マス効果
			4・5・7	場の力
130	4・6	時間		
131	4・7	対象関係―治療・支援における関係		
133	4・8	形態	4・8・1	個人作業療法
			4・8・2	集団作業療法
			4・8・3	システムプログラム
138	4・9	チームアプローチ	4・9・1	チームアプローチの形態
			4・9・2	チームアプローチの基本
141	4・10	治療機序	4・10・1	自己認知と対処行動
			4・10・2	認知・対処行動の異常
			4・10・3	精神認知機能の支障に対する作業療法の治療機序
145	4・11	社会脳	4・11・1	社会脳
			4・11・2	社会的認知機能と社会適応行動
			4・11・3	社会脳と作業療法

4　作業療法の治療・支援構造と治療機序

　精神認知機能の支障に対する作業療法は，社会と精神医学の関係，人々の精神障害に対する見方や考え方の移り変わりにともない，さまざまな理論や技法を応用しながらおこなわれてきた．しかし，どのような理論や技法がもちいられようと，作業療法を構成し，作業療法のプロセスにおいて作用する治療や支援の要素に大きな違いはない（Fidler et al, 1963；松井，1975；1978；Tiffany, 1983）．

　作業療法はつねに，ひとの日々のくらしを構成する作業や作業を共におこなう人との交わりを通して，その人なりの生活を再建する支援をおこなってきた．本章では，作業療法の治療・支援構造を示し，その構成要素（対象者，作業，作業療法士，集団，場所と場，時間）と作業療法プロセスにおける対象関係の変化，作業療法の形態，作業療法における連携，作業療法の治療機序などを紹介する．

作業療法の構成要素

主体としての対象者	（個別性，主体性，主観）
作業	（意味，行為，結果）
作業療法士	（知識，技術，対象関係）
集団	（集団力動，個と集団の関係）
場所と場	（物理的構造，場の意味）
時間	（間合い，タイミング，時間，頻度，期間）

4・1　作業療法の治療・支援構造

　作業療法は，対象者と作業療法士の関係が，作業を介して成りたっている．対象者が実際に自分で作業をする，他者と交わるという主体的な体験（身体的体験，精神的体験，心理社会的体験），作業を介して関わる，といった人や物との関係を利用する．作業療法がおこなわれる場も，目的と対象者の状態に応じて，病院や施設から居宅までさまざまな場所でおこなわれる．おこなわれる場所によっても効果が異なり，作業を共におこなう人との相互作用も大きく影響する．

　この作業療法を構成する多彩な要素とそれぞれが相互に作用するという構造は，言語を主な手段とする精神療法や薬物などによる身体療法と比べると，介入と効果の因果関係を客観的に

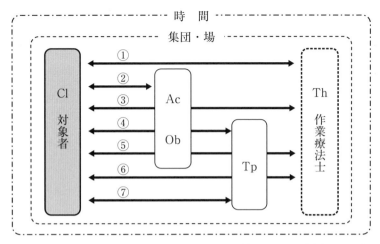

Cl：対象者　Th：作業療法士　Ac：作業　Ob：物（作品，道具，素材）　Tp：集団の構成メンバー

① Cl と Th が直接関わる関係
② Cl と Ob や Ac との関係
③ Cl と Th が Ob や Ac を介して関わる関係
④ Cl と Tp の Ob や Ac を介したかかわり
⑤ Cl と Th が Ob や Ac，Tp を介して関わる関係
⑥ Cl と Th が Tp を介して関わる関係
⑦ Cl と Tp の直接のかかわり
⑧ Cl が Th を介して Ob や Ac と関わる関係（形態としては②に含む）
⑨ Cl が Th を介して Ob や Ac，Tp と関わる関係（形態としては③に含む）
⑩ Cl が Th を介し Tp と関わる関係（形態としては④に含む）

図 4-1-1　精神認知領域の作業療法の治療・支援構造

とらえることがむずかしい．しかし，対象者が主体性を取りもどし，病いや障害により喪失した自己との関係，生活との関係，家族や周りの人との関係，社会との関係など，さまざまな関係性を回復し，生活の再建をはかるという個別性の高い多義的な治療や支援を可能にする．

　この生活を構成しているさまざまな要素の相互性こそが作業療法の豊かさでもある．この変化に富んだ作業療法のプロセスと効果を，個人の技術やセンスによる職人芸といわれる域にとどまらせることなく，だれにもわかりやすく見えやすくするために，作業療法の治療・支援構造を理解することが必要になる．作業療法を構成する要素の関連（作業療法の治療・支援構造）をシェーマにすると，**図 4-1-1** のように示すことができる．

　対象者と作業療法士の関係には，
・対象者と作業療法士が直接関わる関係（図 4-1-1 の①）
・対象者と作業や作業に関連した物との関係（図 4-1-1 の②）
・作業や作業に関連した物（所有している物，作品，使用している物など）を介した対象者と作業療法士との関係（図 4-1-1 の③）
・対象者と作業や作業に関連した物を介した集団の構成メンバーとの関係（図 4-1-1 の④）
・作業や作業に関連した物，集団の構成メンバーを介した対象者と作業療法士との関係（図

4-1-1の⑤）
・集団の構成メンバーを介した対象者と作業療法士との関係（図4-1-1の⑥）
・対象者と集団の構成メンバーが直接関わる関係（図4-1-1の⑦）

がある．そして，②，③，④の関係において，対象者が作業療法士を道具的に扱い，物や他者と主体的に関わる．

・対象者が作業療法士を介して物と関わる関係（図4-1-1の②に含まれる）
・対象者が作業療法士を介して物や他者と関わる関係（図4-1-1の③に含まれる）
・対象者が作業療法士を介して他者と関わる関係（図4-1-1の④に含まれる）

がある．

それぞれの対象関係が，作業療法がおこなわれる場や集団，時間要素の影響を受けている．さらに，他の専門職，ボランティアなどの非専門職，家族や対象者と関係のある人たちとの連携のなかに含まれる，という構造をもっている．

この治療・支援構造の特徴により，実際の作業療法の場では，作業療法士の意図を超えて，さまざまなできごとが生まれる．これらのいくつもの要素は，息のあったジャズのような調和の効果を生むこともあれば，不協和音になることもある．しかしこの多彩な要素こそが，リハビリテーションとしての作業療法のふところの深さであり豊かさである．作業療法が「芸術であり，科学である」（米国作業療法協会の定義，1972）と定義された所以（ゆえん）であろう．

4・2　対象者

作業療法は，「施される」「受ける」といった受動的な医療（cure, care）ではなく，本人が主体的に「取りくむ（do）」「対処する（cope）」こと，すなわち対象者の納得と主体的行為を前提とした，サービスを提供する者と利用する者とが協力（cooperate）する関係によって成りたつ．また，作業療法の効果は，病状など機能障害の減少といった客観的な効果もあるが，それ以上に，対象者自身がどのように納得し満足するかといった，対象者の主観的効果が大きな意味をもつ（「3・6　効果」参照）．

```
          治療・支援 4つの C
   cure  →  care   →   cope   →  cooperate
   治療    看護・介護    主体的対処     協力・共生
```

作業療法のサービスを必要とする対象者が，すべて自発的に作業療法サービスを求めてくるとはかぎらない．精神の病いや精神的に苦しむ人たちの多くは，不安や混乱のなかで困惑していたり，現実の世界から身を護るように，物理的にも心理的にも引きこもることで，自分を脅

■表 4-1-1 主体としての対象者の要素

項　目	詳　細	ICFとの関連
これまでの生活	生活の歴史（生育歴，生活歴） 病気と健康（現病歴，治療歴，既往歴） 家庭や社会生活における役割体験	個人因子
いまの生活	心身の状態　┬精神認知機能と障害 　　　　　　└感覚身体機能と障害 生活活動　　──日常生活と制限 社会参加　　──社会生活と制約	心身の機能・身体構造 活動状態 参加状態
これからの生活	今後の生活や将来への希望 周囲の期待	参加意欲 人的環境因子
どのような所で	生活の環境　┬人的環境 　　　　　　└物理的環境 利用可能な制度や資源の有無と内容	環境因子
なにを活かして	基本的な作業遂行能力 職業技術など特殊技能 趣味，特技など	心身の機能 個人因子
自己との対峙	自己能力の現実検討と自己認識 障害に対する認識と自己受容	（ICFでは示されない個人の心的状態）

かすものに対する被害感や不安から他者との接触を避けていることのほうが多い．

　主体性を奪われ失った者は，主体性を限りなく押し殺すことで，かろうじて自己を護ろうとする．そうした人たちが，ほっとし，やすらぎ，もう一度自分の人生に望みを抱いて，自らの生きがいや生活を取りもどす，その奪われ失った主体性の回復があってこそ作業療法の支援が意味をもつ．対象者が主体性を回復することができるような作業療法サービスを提供するには，障害があり治療や支援を必要としている一人の生活者として，その人の生きている文化や生きてきた生活史に必然的に含まれる個別性を，まず丸ごととらえることから始まる．その人が，これまでどのような生活をしてきたのか，今どのような生活をしているのか，これからどのような環境でどのように生活しようとしているのかなど，個人の生活に関する要素を知る（これが作業療法における評価）ということから始まる．

　そして個人の基本的な能力（ability）と可能性としての能力（capability）として，どのようなものがどの程度あるのか，対象者自身が自分の状態をどのように理解（自己認識）し，どのように受けいれているのか（自己受容），といったことを理解しなければ何も始まらない．作業をもちいて心身の障害の軽減をはかり，生活の自律と適応に必要な技能を習得し，よりよい作業体験をするという，対象者の主体的なかかわりが大きな要素となることが，作業療法の治療・支援構造の重要な特徴である．主体としての対象者の要素を簡単にまとめると表 4-1-1 のように示すことができる．これを知ることが，作業療法における評価（「5・2　評価─知る作業」参照）にあたる．

1）これまでの生活

　統合失調症のように，まだ社会生活の経験も十分にない年頃に発病し入退院を繰り返してきた人，退院の機会を失い長期にわたって入院生活を余儀なくされている社会的入院と称される人，学校を卒業し職業生活のなかで発病した人，1人で生活している人，自分の家庭がある人，20代の若者と50代半ばの人とでは，デイ・ケアなど治療機関の利用，就労支援施設や生活支援施設などの社会資源の利用，リハビリテーションの目標も違ってくる．

　疾患や障害が同じようにみえても，家庭や社会でどのような役割をもち，どのような経験をしてきて，いつどのようないきさつで病気になり，これまでどのような経過を辿ってきたか，今何歳になるのかといったことによっても，残された人生で期待できることは異なる．

　その人がこれまでどのような生活をおくってきたか，ライフサイクルという視点から考えれば，疾患や機能障害に対する治療医学としての対処は同じであっても，活動の制限，参加の制約という生活の障害に焦点をあてた作業療法の目標や内容は，一人ひとりの「これまでの生活」のありようによって異なる．「これまでの生活」の内容は，ICF（「1・3・1　障害のとらえ方—生活機能という視点」参照）の個人因子に相当する．

2）いまの生活

　今その人が，
① 身体や精神の機能・構造はどのような状態にあり，何か生活に大きな支障を及ぼすような機能・構造上の問題があるのか
② 日常生活はどの程度自分でおこなえており，制限があるとすればどのような支援が必要なのか
③ 日常生活や社会生活への参加の意志の有無と行為や結果はどのような状態なのか，制約があるとすればどのような手だてが必要なのか

といったことによって，治療・支援のありようは異なる．「いまの生活」とは，環境との相互性を考えた現時点における生活の状態全体，すなわちICFの心身の機能・身体構造，活動，参加の生活機能3要素（「1・3・1　障害のとらえ方—生活機能という視点」参照）に相当する．

3）これからの生活

　自分の病気や障害との折り合いのありようによっても異なるが，これまでの生活，今の生活を踏まえて，その人自身が，これから，どこで，だれと，どのような生活をしたいと考えているのか，これからの生活に対する希望や意志，意欲といった個人の主体性のありようによって，また，その人と生活を共にする家族や関連のある人があれば，その人たちは対象者に何を期待しているのかによって，作業療法の目標や支援の内容，さらには効果も大きく異なる．

　「これからの生活」は，ICFの参加における個人の意欲と環境因子の人的環境に相当する．

4）どのような所で（生活環境と社会資源）

　生活保護を受けて1人ぐらしをしなければならない人にとっては，退院にあたって，買い物や料理ができないことは問題となる．しかし，ホームヘルパーが利用できる，帰る家があり，食事を作ってくれる家族がある人にとっては，特に問題にはならない．1人ぐらしに自信がなくても，グループホームのように共に生活する仲間がいたり，多少の介助をする人がいれば，退院も生活も可能である．ひとの視線や閉所に対する恐怖感から，ラッシュ時の電車に乗れなくて職場に通えない人でも，職場が歩いて通える距離にあったり，自転車通勤が可能であれば，職場に通うことができる．

　どのような環境で暮らすのか，暮らそうとしているのか，物やひと，制度なども含み，その個人の日常生活環境，暮らす地域社会の生活環境，利用できる制度やサービスなど社会資源の内容によって，生活のしやすさやしにくさ，支援のありようは異なる．「どのような所で」は，ICFの環境因子に相当する．

5）なにを活かして

　たとえば幻聴や被害妄想の影響で，自宅にこもる人，電車に乗るのが怖くて職場に通えない人，そうした人は精神機能の障害の影響で日々の活動に制限が生じているといえる．しかし，外出できない，電車に乗れないという人でも，自宅でできるなんらかの仕事の技術をもっている人や家事の手伝いなど家庭内での役割がある人にとっては，そうした技術や役割がない人より生活上の障害は少ない．

　個人の能力により，機能レベルの障害が同じであっても生活における活動の制限は異なる．また，生活体力や防衛体力など生活の基礎体力がある者のほうが，心身の疲労に対する耐性が高く，ストレスに対してももちこたえがきく．そして，本人のもっている知識や技術の内容によっては，社会生活への参加の制約も変わってくる．

　「なにを活かして」の活かせることとは，個人の基本的な作業遂行能力のありようや，生活体力や防衛体力といった心身のストレスへの耐性，何か特殊な技能や趣味，特技の有無などである．その人なりの生活の再建にむけて自律と適応を支援する作業療法では，失われた機能より趣味，特技といった個人のもてる能力を重視する．作業療法のかかわりの基本がストレングス・モデルと同じ概念で成りたっているといえよう．その活かし方を一緒に考えたり，適応的な生活技能を学んだり，自分に合った生活や職業にむけて必要な知識，技術を学習することで，活動の制限や参加の制約の減少をはかる．「なにを活かして」は，ICFの心身の機能，個人因子に相当する．

6）自己との対峙

　精神認知機能に支障がある多くの人にとって，自分の病気や障害を意識する，折りあいをつける（自己受容）という過程は，大変な労力と時間を必要とする．リハビリテーションは

「1・4　障害と受容」で述べたように，障害の自己受容という喪の作業（mourning work）[*1]と社会受容の過程ともいえる．

　精神認知機能の支障においては，自分におきた状態を認めること，薬を飲むことが，自分が精神病であると認めることになる．精神の病いの苦しみをやわらげる薬を飲むことが，新たな苦しみを生むというパラドキシカルな葛藤のなかで足踏みをする人がいる．一方，病気だから仕方がない，病気とつきあうことにしましたと，薬も適度にもちい，幻聴や被害妄想があっても，日常生活をおくったり，仕事をする人もいる．自分の病気や障害という実存的事実を認識し，折り合いをつけられるようになった人は，自分と社会との距離を適度に保ち，新たな人生を切り開く道へと進む．「自己との対峙」は，ICFの項目で示すことができない個人の心的状態にあたる．

4・3　作業

　ひとは日々さまざまな作業をおこない，その具体的な行為や体験を通して，自分以外の世界と関わり，自他の関係を学び，生活に必要な技術を身につけ，自分の気持ちを表したり，達成感や有用感，有能感，欲求などを満たしながら，自分の生活を営む（山根，2015a）．作業療法では，この生活のいとなみとしてのひとと作業の関係を利用して，病的世界から現実生活への橋渡しをし，低下した心身の機能の回復，失われた自信の回復，新たな生活技能の習得・汎化などを手助けする．

　ここでは精神認知機能の支障に対する作業療法の要素という視点から，作業やひとが作業をおこなうことについて見なおすことにする．

4・3・1　作業の要素

　表 4-3-1 は，一般に作業療法で作業をもちいる場合に，その特性を知るために作業分析をおこなうときの要素（山根，2015b）をあげたものであるが，客観的な数値表示が可能なものは少なく，相対的な「質の事実」として示されるものが多い．「質の事実」は，私たち人間の五官（眼，耳，鼻，舌，皮膚の5つの感覚器官），すなわち身体性が共通の感覚をもつという事実に基づいて伝えられる性質のものである．

　精神認知機能の支障に対する作業療法の手段として，作業のそれぞれの要素をどのようにもちいるのか，これまでの生活のなかで自分自身の五官を通して体験していることを想い起こしながら，あらためて作業やひとが作業をすることに含まれる精神的意味について認識しなおし

[*1] 喪の作業（mourning work）：喪の作業とは，愛する対象を死などによって失った後に生じる心的過程をいうが，病気や事故による心身の機能や，自由・理想といった抽象的対象の喪失，失恋，失職などに対しても，同様の反応と過程が認められる．喪の作業は，ショックにより茫然とし，なぜという怒りや否認から，これからどのようにという不安に見舞われ，しだいに現実を受容するようになる過程をたどる．

■ 表 4-3-1 作業の要素

項 目	内 容
基礎項目	作業名（一般的名称と分類） 作業に必要な道具，材料（素材） 完成までの所要時間，回数 対象年代，性 必要な費用（基本的な設備や器具などは除く） 作業環境（物理的環境，人的環境，社会的・文化的環境） 工程（作業工程の分類，各工程の内容）
運動機能	運動の粗大度，巧緻度 運動の部位，作業時の肢位の変化と大きさ 運動の速さ 運動にともなう抵抗 リズムの有無と内容 繰り返し動作の量と内容 運動の対称性 主動関節と可動範囲 主動筋群，筋作用，筋力
感覚・知覚・認知機能	主に入力される感覚，必要な感覚 必要な知覚―認知機能 注意，集中，持続がどの程度必要か 理解，判断，あらたな学習がどの程度必要か 計画性がどの程度必要か
道具・材料（素材）	道具の種類と道具に象徴されるもの 道具の扱いやすさ 素材に象徴されるもの 素材の特性（可塑性，抵抗，統制度など）
作業過程・作業結果（もしくは作品）	表現の自由度，独創性 作業によって誘発されやすい感情 作業にともなう自己愛充足の機会 作業の難易度 作業の結果の予測性 作業の結果の種類と再生産性 作業過程・作業結果（もしくは作品）の社会的・文化的な意味・価値
交流・コミュニケーション	対人交流の特性 必要なコミュニケーションと形態
リスク	身体的リスクの可能性と内容 心理的リスクの可能性と内容

(山根, 2015b)

てみよう．

1） 必要な時間

　作業の適応にあたって，心身の持久力，耐性など対象者の適応水準や治療・支援目標により，一回の作業時間，一週間の作業回数，終了までの作業回数（予定期間）が決まる．対象者に時間的制約がある場合は，作業種目を変更するか，必要に応じて工夫し時間の段階づけがおこなえるようにする．

　たとえば，導入の初期で緊張が高い状態や，うつ状態の人にとっては，できれば1回で終了し短時間で完成するもの，しかも，対象者の状態によって作業時間に縛られないものが好ましい．この場合，レザークラフトで作る小物のようなものであれば，この時間の条件にかなっている．しかし，料理のような種目は，通常1回で完成できるが，完成に必要なだいたいの時間は決まっており，時間を短縮したり，引き延ばしたり，途中でやめて1週間後に続きをするといった，時間の自由な調整や作業の中断はできない．陶芸は，成形，乾燥，素焼き，本焼きと各工程間に乾燥や焼成のための時間が必要で，完成までの時間も週単位で比較的長期になる．さらに乾燥や焼成など工程間に時間を待つ必要があり，そのため，直接の作業は断続的で時間の制約を受ける．時間要素の詳細は「4・6　時間」で述べる．

2） 工程数と順序

　対象者の適応水準や変化に応じて作業をもちいるには，工程数，各工程の作業内容，次の工程にいたる時間的制約はないか，工程の順序を入れ替えることが可能か，といったことを把握しておくことが必要になる．各工程ごとの作業内容が十分にわかっていないと，思わぬ形で対象者に失敗体験を引きおこしてしまうこともある．

　工程数が多く工程間の作業内容が異なると，工程ごとに作業が変わるため，対象者にとってその作業の経験が少なかったり理解の水準を超える場合は，工程が変わるたびに作業療法士が関わる必要がある．工程の複雑さは対象者の負担にもなるが，作業療法士の頻回なかかわりが必要なことが対象者との関係を密にしたり，依存欲求を満たすかかわりになるという利点もある．工程にかぎらず，作業の要素の特性は，すべて作業療法士のかかわり方により短所にも長所にもなる．

　工程は一つの制約であるが，逆にその変化と流れに合わせることが自然な生活リズムとなったり，はたらきかけのきっかけにもなる．

3） 必要な知識，技術の有無

　作業そのものの要素ではないが，作業をおこなう場合，どの程度の知識や技術が必要かによって，対象者の経験の有無や技術の程度，新たな学習の内容が問われる．対象者にとって新たな知識や技術が少し必要なものは，作業療法士が教えることで治療や支援にむけた関係を作ったり，対象者の依存欲求を満たしたり，知覚，思考，運動，学習，創作などの自我機能の訓練と

してもちいることができる．また，対象者のモチベーションを高める要素にもなる．

しかし，必要とされる知識や技術が対象者の能力を大きく超えている場合は，自分ができるかどうかわからないまま作業を進める人は失敗につながり，自己能力を過小評価したり自信を喪失している人は，最初からしり込みすることが予想される．反対に，対象者の水準を大きく下回っているときは，簡単にできるが達成感も少ないため，モチベーションの低下にもつながる．

機能低下をおこしている人には，あまりむずかしくないものがいいが，易しいものはえてして社会的価値が低かったり，幼児的なものになりやすいため，プライドを傷つけ自己尊重を損なうおそれがある．作業療法としては，社会的価値を損なわずに，対象者の低下している機能水準に合わせた工夫をしなければならないというむずかしさがある．

4）運動機能

作業をおこなう，その合目的的な行為のために意識して身体をもちいる．その行為にともなって身体をどのように使うか，身体エネルギーがどのように使われるかが，精神認知機能の支障に対する作業療法に重要な治療要素となる．精神認知機能領域の作業療法では，作業にともなう身体運動を，

① 身体図式[*2]の回復，改善
② 身体自我[*3]の回復，確立
③ 生活体力[*4]や防衛体力[*4]の基礎となる体力の回復，獲得
④ 抑圧された衝動を身体エネルギーとして発散
⑤ 適度な運動にともなう気分転換と心身の賦活作用
⑥ 緩やかなリズムと繰り返し動作による鎮静作用

さらには，感覚・運動機能領域の作業療法と同様に

⑦ 基本的な心身機能の回復

といった目的でも利用する．そのため，運動の粗大度や巧緻度，速さや運動にともなう抵抗の大きさ，繰り返しなど運動機能に関するさまざまな機能を分析する．

ひとは，通常の生活においては，自分の身体を意識するということはない．健康な生活においては，身体は忘れられている存在である（三輪，1989）．自分の身体機能の尺度となる身体図式が完成し，自己の一部として機能しているからである．ひとが自分の身体を否応なしに意識させられるのは，何か新しいむずかしい動作を身につけようとして，まだ自分の身体が思うように動かないときや，けがや病気で身体的に異常が生じたときである（山根，2008a）．

[*2] **身体図式**（body schema）：自分の身体各部位のサイズや動きなど，自分の身体の空間的イメージを成立させるもので，身体を使用することで，今の身体の平均的な構造の機能を表す尺度として更新される．目の前のロープを跨ぐかくぐるか，間を通り抜けることができるかどうかが見ただけで判断できるのは，身体図式のはたらきによる．

[*3] **身体自我**（bodily ego）：精神自我（mental ego）と対比する自分の身体を通した自我の認識，身体的に自分を感じる場合の主観的な現象をさす．精神病などでは離人体験や体感異常など身体自我の障害が体験される．

[*4] **生活体力，防衛体力**：単に身体的な体力だけでなく精神面も含めて，俊敏性，瞬発力，平衡機能，柔軟性，持久力，ストレスや病気への抵抗力，免疫性など，生活に必要な心身の総合的な体力をさしてもちいられる．

精神認知機能の支障においては，自律神経系の異常を通して身体が意識されることもある．しかし多くは，摂食障害にみられるように，身体が意識して無視される対象であったり，統合失調症にみられるように，自己と身体が切り離され身体が自分と一体なものとして自覚されなくなる．いずれにせよ，自分の身体を正しく意識し，受けいれ，自己と一体となって機能していることを実感することが必要である．特に統合失調症にとって，自他の区別がつき，被影響性に対する対処を可能にするために，身体図式の回復や改善と身体自我の回復や確立が重要になる．作業にともなう身体の動きでは，その活動の目的にそって自分の身体が意識的に使用される．自分の身体を意識的に動かすことが，他者や自分以外の世界に対し自己を自覚し，身体を自己の一部として取りもどすきっかけになる．

　また，過覚醒状態[*5]では，抑圧された不満や葛藤などに起因する衝動的エネルギー[*6]が適切に処理されずに，アクティングアウト[*7]として衝動的な行為に転化されることがある．このような場合に，適度な作業によって，抑圧され歪んだ衝動的エネルギーを，身体エネルギーとして解放することができる．たとえば，わずかなことに刺激され，ひとや物にあたってしまい，病室にいると抑えきれない衝動に振り回されてしまうとき，作業療法士に誘われて散歩にでかける．しばらく一緒に歩いているうちに，気分が落ちついてきて，それまでの落ちつかなくてイライラしていた自分の気持ちを語り始める．ときにはキャッチボールや卓球など，もっと動きの激しいものや運動量が多いものが適する場合もある．いずれも，ひとが相手をしたということと，抑圧された衝動的エネルギーが身体エネルギーとして発散されたことによる効果と考えられる．

　じっとしていることができなくてイライラした気持ちがつのるとき，切り絵に没頭し紙を切っているうちに，すっすっと切れていくカッターナイフの動きとともに，いつの間にか少しイライラがなくなっていた．好きな編み物で繰り返されるリズムにまかせて手を動かしていると，何も考えなくてすみ気分が落ちつく，というようなことも作業の身体性がもたらす効果である（山根，1993）．道具や道具を使うことの象徴的意味，緩やかなリズムと繰り返される動作による鎮静作用である．

　作業にともなう身体運動が，精神の病いに対してもつ効用としては，自分の身体感覚や基礎体力を取りもどしたり，身体を使うことで発散や気分転換をはかったり，鎮静化したりといったことがあげられる．

5）感覚・知覚・認知機能

　作業をおこなう過程で，環境や使用する道具や素材からどのような感覚が入力されるのか，

[*5] **過覚醒状態**：刺激に対する閾値が下がり，また選択機能がはたらかず，あらゆる刺激に対して過敏に反応し，適切な判断ができない状態をいう．パニック状態や混乱時に生じる．
[*6] **衝動的エネルギー**：深く考慮されたものではない行動を引きおこす本能的な力のような強い心の動きで，欲求，欲望，興奮，怒りなどの源．
[*7] **アクティングアウト**：強いストレスを感じたときに，そのストレスに対する反応が行動としてに現れること．行動化の表れとしては，八つ当たり，衝動買い，過食，多弁，反社会的行為，飲酒，喧嘩といったものから遅刻，欠勤，無視，物忘れなどさまざまな行動として現れる．行動化ともいう．

またその活動をおこなうにあたってどのような感覚が必要とされるのか，それは知覚や認知とも関連する．心身の機能が低下しているときほど，身体感覚は治療・支援におけるかかわりにおいて，重要な要素となる．

精神認知機能の支障に対する作業療法においては，作業にともなう身体感覚の特性を，

① 発達初期の経験になじみのある身体感覚を利用した適度な退行[*8]の促進
② 共有体験にともなう五感（眼，耳，鼻，舌，皮膚の五官で感じる感覚）の生理的な共通性を利用したコミュニケーション
③ 現実感の回復

などに利用する．

粘土の塊からちぎりとった一握りの粘土を半分にして，1つを相手に渡し，1つを自分でもって，何を作るともなく粘土と遊んでいる．いつの間にか相手も夢中になって何かを作っている．どちらからともなく話が始まる．上手に作ろうと意識しすぎているときはだめであるが，ひたすら土を練り，ただ遊んでいるとき，身体運動の要素の影響も加わり，土の感触が自然にひとを適度な退行状態に導く（山根，1989b）．この適度な退行は環境への構えを取り除き，緊張をほぐす．対象者自身が主体的に取りくむことが意味をもつ作業療法にとって，有用な機能である．もし粘土にさわるのも嫌といった様子がみられるような場合は，その身体感覚が生育過程においてなんらかの大きな心的外傷と関連しているとみることができる．

寡黙で自閉的な人と一緒に園芸をする．種をまき，芽が出て育っていく畑の野菜を見ていると，緑の葉の動きで風が見える．互いに顔を見合わせてうなずく．そこには，土や水，空気，植物という自然な環境に，身体感覚を通してふれる一体感がある（山根，1995a）．それは，それぞれの五官が感知する感覚を通して，同じ一つの世界（自分以外の対象）にふれることによる，現実的な身体感覚の共通性と，共に活動を体験した共有体験に支えられた一体感である．

春の川原を共に歩く．病いの苦しみのなかにあっても，春の日の暖かさ，まぶしさは，そこにいる者に共通に感じられる事実である．そのときの気持ちのありようの影響もあるが，ひとの身体感覚（五官によって感覚される五感）の生理的な共通性といえる．この五感の共通性が，作業療法士が対象者の気持ちを感じとり，また対象者に自分の気持ちを伝えるときの基盤となる．

ひとは，発達の過程で五官を通して自他の区別を明確にし，世界（自分以外の対象）を自分に取り入れる．柔らかい毛布の手ざわりと日干しした布団の日なたの匂い，まだ物心つかない頃から，自分が世界に受けいれられ，自分が世界を受けいれた感覚は，なじみの感覚としてひとに安心感をあたえる．このように，作業にともなう身体感覚は，ひとを穏やかに退行させ，安心させたり，鼓舞し元気づけたりする．

自己内外の刺激に過敏になり，現実との区別が困難になり，感覚を閉ざすことで自分を護る

[*8] **退行**（regression）：発達した精神機能が，発達初期の状態に回帰する現象をいう．俗に赤ちゃん返りなどといわれる現象で，自我の脆弱な者に多いが，健康な人でも遊びや飲酒，リラックスしたときには軽い退行が見られる．そうした健康な退行と病的な退行は，退行状態から正常な精神状態に立ち返ることが容易かどうかで決まる．

統合失調症にとって，感覚はふたたび自分と現実とのかかわりを取りもどす糸口である．言葉が十分に信頼できる共有の意味をなさないとき，作業にともなう共有感覚は大切なコミュニケーションの担い手である．一杯のお茶を一緒に飲むことの，共に汗を流して歩くことのコミュニケーションにおける意味を，身体性，共有体験といった視点からとらえてみるとよい．

6）道　具

　ひとは発達の過程で道具を使うことで，自分の身体の機能を育てると同時に，その機能を超えて世界とのかかわりをもつようになる．松井（1978）は道具の機能を次のようにまとめている．

①　身体機能の延長あるいは代理
②　身体機能を補う機能
③　身体機能に拮抗する機能（訓練器具など）
④　感覚的活動を刺激する機能
⑤　知的思考機能を代理する機能
⑥　知的思考機能を刺激する機能

　作業療法では，自分の身体の延長としてさまざまな道具を使うことで，有能感を満たしながら自信を取りもどしたり，新たな生活の技能を身につける学習の手段としてもちいる．そして対象者自身の低下した機能を，補助具や自助具などの道具をもちいて補うことで，生活にみられる活動制限の軽減をはかる．

　このように道具は，ひとの機能を補い育てるはたらきをするが，同時に道具の具体的な機能は，作業の過程や結果の具体性とともに，ひとに自己能力の現実検討をも迫る．道具を使い具体的な結果が生まれる過程で，思ったように扱うことができれば自信（有能感，達成感）につながるが，うまく使いこなせない場合は自分の能力の限界を自覚させられる結果にもなる．また，道具はひとのイメージの世界を現実にする力をもつが，使いこなせない道具が自己能力の現実検討なしに使われる危険性もある．無免許で初めて自動車に乗り，暴走して事故をおこしてしまうのもその例である．

　この道具のもつ有能感の充足と現実検討という二面性が活かされるとき，道具は，ひとが外界への自己の影響性を知り適応する過程を助ける．そして道具は，使いこなされてこそ意味をもつ．道具をどのように利用するか，対象者の障害特性と支援の目的を考慮した使用が必要である．また，間接的な利用であるが，ひとが道具を使うとき，その上手下手といった技術を超えて，道具の使い方にその人のそのときの情緒が投影される．道具は，その使われ方が使う人の気持ちを表す．

　そうした道具の機能を十分活かすには，なにより自分自身が道具をしっかりと使った経験があること，自分が道具を通した世界との出会いを身体感覚レベルで身につけておくことが基盤となることを忘れてはならない．

7) 素　材

　作業でもちいる素材が象徴するもの，可塑性や抵抗の程度などの扱いやすさ，素材の感覚的刺激といった素材そのものの特性も対象者に影響する．

　粘土は汚くて排泄物のようでさわれないと言い，土粘土にさわれなかった洗浄強迫[*9]症状をもつ女の子がいた．白いセラミカル粘土ならさわることができると言い，ブローチやネックレスなどのアクセサリーを作り始めた．初めは指先でつつくような動作だったが，作品が1つ2つとできるにつれ，しだいに手をしっかり使うようになった．そして，作品に合った素材を求めて紙粘土を使うようになり，ついに，陶芸で自分のコーヒーカップを作った．そのときには，土粘土にさわることにも抵抗がなくなり，洗浄強迫症状も軽減していた．素材の象徴や感覚刺激の影響であるが，それを理解してさりげなくもちいることが作業療法のよさである．

　素材の可塑性や抵抗についてみれば，粘土のように可塑性が高いもの，木や金属のように可塑性の低いもの，加工に強い力を要する堅いもの，あまり力を必要としない軟らかなものがある．可塑性の高いものは，作品の作製において自由な構成が可能で，思うようにならなければ元の素材や状態に戻して，繰り返し使える．反面，形を作る過程で細やかなコントロールが必要になるものが多い．可塑性の低いものは，そのままで変形したりすることは少なく，形を作ればその形を維持しやすい．しかし，一度切ったり曲げたり加工すると元の素材や状態に戻すことがむずかしいという特性がある．通常可塑性の高いものは軟らかく，低いものは硬いものが多い．

　素材のこうした特性は，作品の作製における，手指の運動の巧緻度，エネルギーの使われ方などに影響するばかりでなく，作業の結果である作品の保存性にも関係する．

8) 表現の自由度

　作業療法においては，作業の自由度の違いをはたらきかけにもちいると同時に，対象者のさまざまな行動パターンや能力を知る評価の手段としてもちいる．表現の自由度は自分で判断できることの広がりであり，判断しなければならない決断の量でもある．自由度が高いほど，

　① 固有の問題解決パターンを要する
　② 作品や作業過程に個人の行動特性や人格特性，精神内界（内的世界）が投影されやすい
　③ 退行を促進しやすい
　④ 自己愛を満たす要素が多い

といった特性をもつ．描画を例に，表現の自由度の低いものから高いものの順に並べると，次のようになる．

[*9] **洗浄強迫**：強迫症状の一つで，「手が汚れている」という思いにとらわれ，繰り返し手を洗う．手の肌が荒れ，ひどくなると手の皮がむけて出血しても洗い続ける．

> ぬり絵 → 模写 → 誘発線 → 課題画 → 具象スケッチ → 自由画

　表現の自由度が高い作業とは，工程，テーマ，素材などの枠が緩やかで，作る者が判断し決定する要素の多いものをさす．素材も比較的軟らかく可塑性の高いものが使用される．自由度が高いほど，対象者自身の固有の解決パターンをもちいないと完成できない．そのため，本人が意識しておこなう自己表現から無意識におこなう反応，行動や結果としての作品に，その人の行動特性や人格特性，そのときの精神内界（内的世界）が表れる．人格検査などは，描画という自由度の高い作業の投影機能をもちいた例である．作品に表現された内容の象徴的解釈から，対象者の感情や欲求，葛藤，自己イメージ，価値観など内面的な理解にもちいられている．

　自由度が高い作業は，非組織的作業または投影的作業といわれ，具体的なものとしては，詩歌のような言語的な創作・表現活動はもちろんのこと，絵画，陶芸，創作的要素の高い手工芸など芸術的作品につながる作業が多い．自由度の高さは，自分を自由に表現しやすいという点で，自己愛を満たしたりイメージの世界を広げたりするのに適している．反面，その自由度の高さによって無意識下の感情が刺激され，誘発された情動のコントロールがむずかしい人は，混乱を招くこともある．統合失調症の人たちに安易にフィンガーペインティングなどをもちいる危険性や，妄想の世界が絵画によって視覚化されることへの留意が述べられているのも，絵画という作業の自由度の高さに対する注意である．

　自由度が低い作業は，工程や使用する道具，作製するものが決まっており，枠がはっきりしている．素材も木・紙・布・皮など可塑性の少ないものが使用されることが多い．自由度が低い作業は，技術の差はあっても同じ工程でおこなえば同じ結果になることが特徴で，再現性が高い．この枠が比較的はっきりしていることが，自分の行動を明確にし，結果の予測性も立ちやすいため，安心感をもたらす．日常の生活に関する活動の大半は，こうした適度に枠のあるものによって成りたっている．

　自由度が低い作業は，組織的作業とか構成的作業といわれ，具体的なものとしては，手芸，紙細工，革細工，木工，銅板細工，タイルモザイクなどの手工芸やはめ絵，図案の決まった切り絵，はり絵，職業的な技術を要する簡易組み立て作業などがある．

9）結果の形

　作業はものを産みだすだけでなく，さまざまな形の結果を生む（**表4-3-2**）．その結果は，作業の種類や使用目的により，

　①作品として具体的な形が残るもの
　②勝敗として明らかになるもの
　③成功か失敗かで決まるもの
　④快・不快という情緒的なものとして残るもの

■表 4-3-2　作業と結果の形

作業		結果			
		作品	勝敗	成否	快不快
生活の維持	身辺処理	×	×	○	△
	生活管理（管理，家事，育児）	×	×	○	×
仕事と役割	生産的活動（就業準備，就業）	○	×	○	×
	学業	×	×	○	×
	対人活動	△	×	○	×
遊びと余暇	原初的遊び	△	△	○	○
	余暇活動　趣味・娯楽	△	△	△	△
	スポーツ	×	○	△	○
	創作・表現	○	×	○	×
	知的活動	△	×	○	×
	社会活動	×	×	○	×
参加と交流	社会参加（ボランティア，社交など）	×	×	○	×
	資源活用	×	×	○	×

○：通常よくみられる結果　△：作業活動の種目による　×：通常の結果ではない

（山根，2015d）より

などに分けられる（山根，2015d）．

　手工芸などの創作・表現活動や生産的活動（就業準備，就業）のように作品として具体的な物が残るものと，スポーツやゲームのように勝敗や成功・不成功がはっきりわかるものは，おこなった本人や第三者にも結果が確認しやすい．結果が確認しやすいものは，理解力や問題解決特性などその個人の作業遂行能力をそのまま示し，現実検討をもたらす．この現実検討の機能が，ある人にとっては自己評価を高め自信につながり，ある人にとっては自己能力の限界に対する厳しい自覚になる．

　レクリエーションに類するものなどは，結果が快・不快といった情緒的なもので，形として確認がむずかしい．お互いに具体的な確認は困難であるが，一緒におこなった体験を通した身体感覚には共通のものが多く，それから生まれる個々の気持ちについては，それを語り合うことに意味がある．

　次節で述べるように，この結果がさまざまな意味をもち，そのもちい方が作業療法の技術の一つである．

10）作業や結果の意味

　本人の主体的な行為がともなって初めて効果が生まれる作業療法にとって，作業やその結果のもつ社会的意味，個人的意味は，モチベーションへの影響という形で対象者の主体性に大きな影響をもたらす．

　社会復帰をめざして授産施設で袋貼りをしていますと言うときと，パソコンを使って宛名印

刷と発送作業をしていますと言うとき，言う人の気持ちや聞く人の受ける印象は同じだろうか．作業は，それ自体に社会的な価値や意味があり，その社会的な価値や意味が作業をおこなう人の意欲を高めたり，やる気を失わせたりもする．社会的意味とは，ある作業やその結果としての作品の実用度，価値，芸術性，性的役割などによるものであるが，時代，地域，文化的背景によっても異なる．

　また，作業やその結果には，社会的意味のほかに，それをおこなった人の生活経験に関連した個人的な意味づけもなされている．作業の結果は，その結果が目的であったり，活動の経過としての二次的な産物であったりする．いずれであっても，作業をおこなった個人にとっての意味や価値を有するものである．その価値や意味が，モチベーションを高めたり，自己愛を満たしたりする．結果を本人がどのように扱うか，結果の扱いに，対象者の自分に対する思い，作業療法士との関係，他者の評価に対する気持ちといったものが表れる．

　そして，ひとの行為やその結果をどのように扱うかは，その人の扱いと同様な意味がある．作業や結果の扱い方が治療や支援の関係，作業療法の効果に大きく影響する．作業療法士は結果とその扱いの影響性を予測し，それが形ある作品であれば，通常の物を通したかかわり以外に，展示するとか保管する，場合によっては処分するといったさまざまな扱いがある．どのような場合においても，その扱いに対しては，必ず本人の同意を得ておく配慮があるとよい（山根，1989a）．

11）作業にともなう距離

　ある作業をおこなう場合，他者とどのような協力や連携のしかたが必要か，その作業の特性によって，ひととひととの物理的距離が決まる．この作業の種目によって決まる物理的距離は，対人的な心理的距離に影響する．特に，治療・支援関係がまだ十分できていない作業療法の導入期には，物理的距離と心理的な距離はパラレルな関連を示す．依存と自律（自立）を考える場合には，この作業によって決まる物理的距離が適度な心理的距離を保つために利用される．

12）対人交流

　作業をおこなう場合の交流のもち方を，交流人数と交流内容の2つの視点でとらえると，交流人数からすれば，
　①1人作業
　②2人作業
　③グループ作業
　④人数に制限がない作業
に分けられる．1人作業は，特にひととの交流が必要のないもの，もしくは基本的に1人でおこなうもので，編み物など手工芸の多くは1人作業にあたる．

　2人作業は，相手が居て成りたつもので，将棋やオセロなどのゲーム，卓球やテニス，キャッチボールなどの軽スポーツなどが相当する．

グループ作業とは，通常の集団力動を活かした小グループやチームプレイが主になるサッカーやバレーボールといったスポーツなどのように，その活動によって3人以上の人数が必要な作業をいい，人数に制限のない作業は，運動会など大勢がいることで本来の機能が生きるものや，大勢いてもできるものをいう．
　交流の内容からすれば，
　① 個人作業
　② 並行作業
　③ 共同作業
　④ 一定の距離が必要な作業
　⑤ 自由な連携が可能な作業
に分けられる．個人作業は，基本的には1人でおこなうものであるが，作業療法士がそばについて指導したり，部分的に手伝ったり，代理でおこなえる作業にあたる．物理的にもっとも近い距離になり，二者関係の成立過程で依存欲求を満たしながら関係を作る初期のかかわりに意味がある．
　並行作業は，個人作業の一つであるが，編み物などのように，他の人と場を共有しながらでもおこなえる作業をいう．緊張や不安が高く，ひとの接近が負担になる人に対しては，ひとと交流をもたなくてよいことが，シェルターのようにその人に安全な空間を作ったり，作業に依存することで他者のいる場で過ごせる手段にもなる．
　共同作業は，2人以上の人間が一緒にいて，部分的に役割を果たしながら一つの目的を達成する作業で，対人距離は近い．一定の距離が必要な作業は，同じように共同作業ではあるが，それぞれの個々の役割を受け持ちながら，部分的に手伝ったりすることができないもので，サッカーなどのスポーツなどがあてはまる．
　自由な連携が可能な作業は，共同でおこなうことも，個々別々に分かれておこなうこともできる作業をさす．

13）作業にともなうコミュニケーション

　作業をおこなう場合の言語的コミュニケーションに関しては，作業遂行上必要な意思を伝えるという必要性の度合いからすれば，
　① 言語的コミュニケーションがないほうがよい作業
　② 言葉によるかかわりがあってもなくてもよい作業
　③ 言葉を介さないとできない作業
に分けられる．
　コミュニケーションは対人交流のもち方とも関連する．コミュニケーションを必要としない作業は，作業に依存することで外部の刺激を避け，自分の安全な世界から作業を通して現実世界と関わることができる．また，雑談をしながらでもおこなうことができる作業は，他者との自然な交流の機会になる．このような作業の種類や内容によって規定されるコミュニケーショ

ンを，対人関係の回復のきっかけや，より積極的な自己主張訓練の具体的な練習の場として利用することができる．

また，特に言葉を必要としないが他者との交流の機会が多い作業もあり，非言語的なコミュニケーションの内容や頻度に関しても，その特性の把握が必要である．

4・3・2　作業の分類

「3・4・1　生活行為（目的と意味のある作業）」の作業の分類（表3-4-1）にそって，主だった作業の特徴と，精神認知機能の支障に対する作業療法の臨床でどのように利用できるか考えてみよう．

1）「生活の維持」に関連するもの

「生活の維持」に関連する作業は，ひとの毎日の生活に必要な「いきる・くらす」という基本的な生活を維持するもので，食事・排泄・睡眠など基本的な生理的欲求を満たすもの，入浴・整容・更衣など衛生や身だしなみなど身辺処理に関すること，金銭や時間，物品，服薬などの生活に必要なものの管理といった基本的生活活動が，生きるために自己を維持する基本的な「生活の維持」に関連する作業にあたる．

このような日々のくらしに直接関連する作業は，生活に対する自信を取りもどしたり，生活の基本的な技術を身につけることを目的にもちいられる．この作業にひとの支援が必要であれば，社会復帰や社会参加に大きな支障をきたすことになる．

2）「仕事と役割」に関連するもの

「仕事と役割」に関連する作業は，生活を支えるために必要なものを生産する「はたらく・はたす」という生産的活動やその準備に関するもので，自分にとって必要なもしくは他者が必要とする物やサービスを生産したり，提供するもので，そのための準備としての学業と社会生活を営むうえで必要な義務，役割，対人活動を含んでいる．これらは作業そのものが目的ではなく，それによって生産されるものや，生産されたものと引き替えに得られる収益，報酬，義務・役割の遂行を目的におこなわれる．

作業療法においては，不規則になった生活のリズムを取りもどしたり，職業生活にむけて，仕事への興味・習慣・適応力などの基礎訓練や評価に利用される．また役割が明確であるため，他者との協同作業において「あてにされる自分」という体験は，「しごと」に関連する作業によるものが多い．

3）「遊びと余暇」に関連するもの

「遊びと余暇」に関する作業は直接生存に必要ではないが，「あそぶ・たのしむ」という発達や生活の質としての豊かさに関連するもので，遊びはつねに軽い興奮と退行をともない，ひと

の発達過程で大きな役割を果たしている．レクリエーション，ゲーム，スポーツなどで楽しみながら身体を動かしたり，いろいろな人と交わる遊びを通して，基本的な人間関係のあり方を学ぶ．

そして，それがオセロや将棋，カード，サッカー，ソフトボールなど勝敗のあるゲームやスポーツでは，「うまく勝つ，負ける」ということから，ひとと共に生活するのに必要とされる適度な対人的距離を身につける．チームプレイを要するものからは，ひとと協力し，必要な役割を果たすということを学ぶ．

またレクリエーションやスポーツは，その量が適度であれば自律神経系の賦活作用により，ひとに快適な情動を引きおこし，新陳代謝を高め，活動性を高める．子どもの発達のほとんど（精神的発達，身体的発達，脳の発達などすべて）は，遊びに総称されるレクリエーションやゲーム，スポーツを媒介になされている．

創作・表現活動は，音楽のように作業を通して表現する，絵画や手工芸のように作られた作品によって表現することが特徴である．創作的な作業は，自分のイメージや気持ちを表現したり，気分転換をはかったり，趣味を広げ社会性を高めるといった場合によくもちいられる．日常生活になくてはならない活動ではない創作という行為は，ひとに特有の活動といってもよい．創作・表現活動には，実際に自分で創ったり試みたりする能動的な表現手段としての利用と，絵画を鑑賞したり音楽を聴くといった受動的な利用がある．

知的作業は，読書や文芸活動，ワープロやパソコンといった機器をもちいたものなどがある．比較的静かに1人でおこなえることが特徴で，活字や音，写真などを媒介に，視聴覚を通して間接的に現実世界やひとの考えにふれたり，新しいことを知ったり，思考をまとめたりすることができる．

精神的な障害に悩む人たちは，経験の少なさも含み，遊ぶ，楽しむということがうまくできない人が多い．「たのしむ」ことは，生活のゆとりとなり，悪化を予防する力となる．精神障害がある人たちにとっては，普通に楽しめるようになることがもっとも重要な目標ではないかとさえ思われる．

4）「参加と交流」に関連するもの

「参加と交流」に関連する作業は，社会の一員としてさまざまな社会活動に参加したり，社会資源を活用する「まじわる・ひろがる」ということに関するもので，ボランティアのような社会活動や地域活動への参加，さまざまな公共の機関など社会資源の利用により，社会生活をスムーズにおこなえるようにするはたらきがある．精神的な障害がある人たちの多くは，比較的活動範囲が限られている人が多く，自宅内の生活から外にむけて生活圏を広げる場合，特に就労や自立生活をめざす場合には，このような生活の広がりに関連する活動が重要になる．

5）「回復と熟成」に関連するもの

「回復と熟成」に関連する作業は，活動で消費したエネルギーを回復し，食べたものや経験，

■ 表 4-3-3　作業の利用

目的としてもちいる	基本的機能の回復 生活技能の習得，就業準備 よりよい体験として
手段としてもちいる	刺激からの保護と鎮静 攻撃衝動の適応的発散 退行欲求の充足 身体自我の回復・確立 依存欲求の充足 行為の具現化 集団への所属体験 現実検討 社会的対人距離の経験 自我の成長の支援 コミュニケーションの手段

学習したことを消化し心身に収める「やすむ・みにつく」ことに関するもので，精神的な障害がある人たちは，適度に休憩を入れるということがむずかしい人が多い．休み療養することが唯一の仕事である入院生活においてすら，休むことができず，何もしていなくても焦っているようにみえる．必要な休養や休息が少しできるようになるのは，回復過程初期の終わりくらいからである．地域で生活し社会に参加するようになっても，多くの人たちは，うまく休むことができず，疲れはててしまう（町沢他，1986）．結果的に悪化につながることが多く，食事とともに上手な休息がとれるということが，生活リズムを整え，再燃・再発の予防に大きな意味をもつ．

4·3·3　作業—目的と手段

作業の具体性，身体性，精神性といった特性を，直接目的としてもちいる場合と，他の目的のために間接的に手段としてもちいる場合に分けて，作業のもちい方を示す（**表 4-3-3**）．ある作業を目的としてもちいるか，手段としてもちいるか，その影響は重なり合っていて分けられるわけではないが，何を目的とし，作業を主にどのようにもちいているかという自覚がなされていないと，レクリエーションであるはずのサッカーで対人関係のトレーニングをしているような，あいまいなかかわりになる危険性がある．

「目的として」とは，心身の機能を取りもどし，生活の自律と適応にむけて必要な技能を習得し，少し楽しみ，意味ある時間を過ごすとき，作業をその日常的意味のまま利用することを意味する．たとえば1人ぐらしのために実際に料理ができるようになるために料理をするといった利用のしかたをいう．

「手段として」とは，ひとと作業の相互作用にみられる要素（山根，2015d）を意図的にもち

いるもので，精神的混乱からの離脱，現実感の回復など急性期（早期）リハビリテーションとしてのかかわりが必要な時期には，刺激からの保護と鎮静，攻撃衝動の適応的な発散，退行欲求の充足，身体自我の回復や確立に，身体感覚に注意を払う活動や身体エネルギーの使用による情動エネルギーの発散など，作業の身体性に関する特性が利用される．

また急性期から回復期にむけた時期には，依存欲求を満たし，作業による具現化を利用した集団への所属体験，現実検討，社会的対人距離の経験，自我の成長支援など，自律（自立）や社会生活にむけ，作業の現実機能，心理的作用，対人機能などが利用される．特にコミュニケーションの補助としての作業の共有性を活かしたもちい方は，他の療法に比べて作業療法の際だった特徴といえる．

4・3・4 作業で護る―安心・安全の保障

急性期状態の安静が必要な状態が少し収まった人には，積極的なリハビリテーションにむけてのレディネスを整えるかかわりの始まりとして，まず，安心や安全を保障しながら，治療や支援の協同作業にむけた関係の構築をはかる「作業で護る」ということからかかわりが始まる．

1）視線の被曝から護る―作業の具現化機能

なじみのない場や知らない人がいる場で，何もしない，何もできないでいる状態は，自分がどのように見られているのか，どう思われているのかが気になり落ちつかないものである．また，周りの者にとっても，その人がなぜそこにいるのか，何をしようとしているのか予測がつきにくいため，その存在が気になり，目がいってしまいがちになる．そのため，確認の視線が増える．これを視線の被曝というが，何もしない，できないでいる状態では，この視線の被曝量が多くなる．

しかし，あの人は新聞を読んでいるとか，編み物をしているといったように，何か形に見えることをしていれば，視線の被曝量は少なくなる．予測がつかないことが人にあたえる不安は，表面上ではあっても少なくなるからである．またそうした作業をしている本人にとっても，他者の視線が少なくなることに加え，作業に依存することで，周囲の刺激に影響されにくい状態になる．

このように，作業が見かけの予測性を生みだす現象を，作業の具現化機能という（山根，2015d）．作業による具現化の利用は，対人緊張が高い患者を作業療法に導入する手段としてだけでなく，お互いに十分関係ができていないときに治療者が相手にあたえる負担を少なくする場合にも有用である．

2）心理的距離を保つ

言語によるかかわりは，不用意に心の傷にふれる危険性がある．まだ十分な関係ができていない場合や，言語がコミュニケーションの手段としての機能をはたさない場合に，言語でコミュ

ニケーションをはかろうとすると，警戒や防衛から緊張が高くなる．言語は直接的に人の精神内界にふれる危険性が高いためである．そうした場合に，作業による具現化とともに，対人的な不安を少なくする作業の利用の一つとして，心理的距離を保つ機能がある．

警戒心の高まりや防衛による緊張を引きおこさないために，作業を介して間接的に接触することで，直接的な対人接触を回避し，不用意に精神内界に入りこまない，適度な心理的距離を保つことができる．

3）脳機能課題による病状の軽減

何も手につかず落ちつかないときやどうしようもなくイライラするときに，洗濯や掃除片づけものをする．退屈でつまらない会議の最中に，気がついたら手元の紙にいたずら描きをしていた．こうしたことは，日常的によく見られる．

これらの行為は，わたしたちが日常無意識におこなっている作業依存にあたる．特定の脳機能課題が，不適切な脳活動の抑制と，課題遂行に対する注意の集中により，不要な思いへのとらわれや不快な刺激から注意を逸らすというはたらきをしていると思われる．

この無意識的な作業依存を適応的に利用することで病状の軽減をはかることができる．たとえば「何もできないが，何もしないと落ちつかない」といった亜急性状態の病状の軽減に，陶芸の粘土をもちいる方法を紹介すると，

「何かを作ろうと思わないで，この粘土をできるだけ薄く同じ厚さになるようにしてみましょう」（これがこの場合の特定の脳機能課題にあたる）と，ピンポン球くらいの大きさの粘土の塊を手渡す．そうして，両手の親指と他の指で粘土を摘むように，実際に手指をどう動かすかをやってみせる．

そうするとほとんどの人は，粘土にさわっているうちに，しだいに粘土を薄く同じ厚さにするということに集中するようになる．これはひとが何か作業するときの特性の一つで，没我性という（山根，2015d）．集中力の違いはあるが，特定の脳機能課題と脳の関係からすれば，チクセントミハイ（Csikszentmihalyi）のいうフローとよく似た現象が生じると考えられる（Csikszentmihalyi, 2000）．

指先で粘土を摘むという単純な動作の繰り返し，粘土を薄く同じ厚さにする（特定の脳機能課題）ための手指の屈伸にともなう深部感覚，粘土を摘む指先の皮膚感覚（触覚，圧覚，温度覚など身体の使用にともなう現実的感覚刺激）に意識がむけられる．そしてこれらの自分の身体から生じる現実的な感覚が脳にフィードバックされ，運動企画が見なおされ，手指の動きが修正される．このシンプルな課題を続けるための脳活動により特に皮質化の脳神経細胞の多くが動員され，何もしていなければ幻覚妄想などを作りだす不適切な脳活動が抑制される．

また，その課題遂行のために，注意も選択的に払われることになり，周囲からの雑多な刺激（視覚刺激や聴覚刺激）に惑わされることが少なくなる．さらに，作業を遂行する身体の動き（リズム）にともなって入力される身体感覚が，現実的な刺激として自己内外の刺激を明確にする．

この粘土をもちいた特定の脳機能課題は，

- 発達初期に得られたなじみの感覚を引きおこす
- 新しい知識や技術，学習を要さない
- 作業手順が簡単で時間の制約がない
- 作業遂行時にあまり判断を要さず，受動的におこなうことができる
- 適度な繰り返しとリズムをもつ

といった特性がある．

このような特性をもち，対象者が多少なりとも興味を抱く作業であれば，症状軽減のための脳機能課題として，刺激からの保護や鎮静にもちいることができる．

4・3・5 作業で満たす―基本的欲求の充足

作業で安心・安全が護られたら，次に必要なことは急性状態からの回復過程で生じるさまざまな基本的な欲求を満たすことである．病いによる混乱からの回復過程においては，病いゆえに抑圧していたさまざまな欲求が，治療的退行という病いの力を借りて表出する．この基本的欲求の扱い方いかんが，心の病いの回復に大きく影響する．

1) 退行欲求を満たす

病的な防衛としての退行，また治療的退行状態にある場合には，許容できる範囲でそうした退行欲求を満たすことからかかわりが始まる．適応的な形で退行を受けいれ，発達の歩みなおしのように作業をもちいる（山根，1993）．

退行[*10]欲求を満たす作業や行為としては，日常の適応的退行時と同様な活動をもちいればよい．たとえば，フロイト Freud のいうオーラルレベル（oral stage）[*10]にあたるものであれば，乳幼児が何でも口に入れて確かめたり，なめるとか吸うという口からの刺激で満足を得るような，

- 「食べる，吸う，飲む，噛む」といった要素を含むもの
- それが少し昇華されたものとして「吹く，歌う，話す，料理，飲食物を扱う，育てる」といった要素があるもの

そして，フロイトのいうアナルレベル（anal stage）[*10]にあたるものとしては，

- 「塗る，壊す，こねる，つぶす，集める，ためる」といった要素を含むもの
- そうした行為の昇華されたものとして「描く，整理する，プレゼントを作る，作った物をプレゼントする」といった要素があるもの

などが相当する．

[*10] 退行（regression），オーラルレベル，アナルレベル：フロイトは，人間は性的衝動を発動させるリビドーにより支配されており，人間の発達もリビドーの発達（オーラル期 oral stage→アナル期 anal stage→男根期 phallic stage→潜伏期 latent stage→性器期 genital stage）に関係すると考えた．そして，発達課程のある段階の欲求に過度な満足や不満があると固着が生じ，成人してから精神的葛藤が生じたときにその固着段階まで後戻り（退行）する．それがその個人の性格特性や精神水準を決定するとした．

そうした作業や行為を，それぞれ対象の退行レベルに合わせながら，より適応的で，他者からも承認される可能性の高い昇華的活動へと移していく．この作業の昇華の過程は，発達過程の歩みなおしとみると理解しやすい．

こうした退行欲求を満たす作業や行為は，イライラや緊張，不安な気持ちを紛らわせるときの間食，喫煙，おしゃべり，買い物による気分の発散など，日常的にわたしたちに見られるものである．作業療法では，そうした日常意識せずにわたしたちがおこなっていることの背景を知り，意図的に活用する．

2）依存欲求を満たす

退行した状態においては，依存したい甘えの気持ちが起きる．ひとは依存欲求を満たされると，見捨てられていないという安心感が生まれ，自分がおかれた状況に対する基本的な信頼感や，他者に対する利他的（愛他的）な気持ちが少しずつ働くようになる．そのため，より適切な依存，自立へと導くために，依存を受けいれる，依存欲求を満たすことからかかわりを開始するとよい．

依存欲求を満たすには，たとえば，
- 日常の身のまわりに関するもの（日常生活活動）
- 前述したオーラルレベルに関するもの
- 部分的段階的に手伝いがしやすいもの
- 単純な工程に分け，模倣ができるもの

などが利用できる．

まずは作業療法士が代わりにおこなう（代理行為）ことから始め，部分的に手伝ってもらう，教えながら模倣させるといった段階づけをしながら，徐々に自分でできるよう依存の質を高めるとよい．

また，退行欲求や依存欲求を満たすときに，心理的距離の近づき過ぎによる問題が生じやすいが，これに関しては前述した作業の心理的な距離を保つ機能をもちいるとよい．依存欲求を満たす場合，作業療法士に見捨てられ不安があると，共依存関係になることがある．あくまでも作業を介した依存の受けいれであり，精神的欲求の受けいれに陥らないようにすることが必要である．

3）自己愛を満たす

自我の成長のはじまりには，多少自己中心的ではあっても自己愛を満たすこと，失敗を乗りこえる試練より，自己愛や有能感が満たされ達成感を積みかさねる体験が大切である．自己愛を満たすには，
- 自分が使用するもの，自分の身のまわりのものを作る
- 作った作品に自分の名前を入れる

といったことから始めるとよい．そしてしだいに，

・作った作品を展示することで他者に披露する

・他者を手伝う，ひとと共同して何かを達成する

・自分が作ったものをプレゼントする

などの工夫することで自己愛を満たすことができる．

　そうした積みかさねが自尊感情をはぐくみ，少しずつ愛他的行為へと変わる．愛他的行為が増えると，自己愛はより社会性のある成熟したものになる．

4・3・6　作業で取りもどす―心身の基本的機能

　作業で護り，作業で満たされたら，リハビリテーション・レディネスとして次に必要なことは，心身の基本的な機能の回復である．

　心身いずれの病気であっても，その回復は，自分という存在そのものである身体（わが身）が，「わが（思う）まま」に動いてくれるかどうか，「自分の身体の確かめ」から始まる．そして，わが身が「ともにある身体」[*11]，意味ある身体としてリアルな存在になることで，生活との関係性の回復も可能になる（山根，2006）．自分という身体を受けとめ，身体に対する違和感（離人感や体感幻覚など）を取りのぞき，外部情報を混乱なく受けとめられ，自己内外の情報を明確にすることで始まる．そしてしだいに，身体感覚レベルの現実感（匂い，味覚，温度，触覚，音など）や基本的な一日の生活リズムが回復し，生活維持機能が適切に働くようになる．

　そうして，適度な睡眠と食事がとれるようになり，基礎体力を取りもどし，自覚して休息や楽しむゆとりがもてるようになることで，身体を基盤とした心身の安心感や安定感が生まれる．そうしたことが整ってこそ，生活体力（情動面，身体面を合わせたストレス耐性）の向上や，一週間の生活リズムの安定，社会生活技能の習得といったことが可能になる（山根，2006）．

1）自己と身体の関係性の回復

　「ともにある身体」としての身体の回復にあたっては，まず自分の身体を自覚する，すなわち自分が何か動作や行為をおこなうとき，自分の身体を使っているという確かな感覚を感じることが必要である．そうした身体の自覚を促すプログラムとしては，身体感覚に意識をむけ，受けいれ，緊張をゆるめることにより心身のリラックスをはかるものから，身体自我の回復をねらった意識して身体を動かすもの，基本的な心身の機能の回復を目的とする軽いスポーツなどを利用する．

　自我は，自分以外のものと自分との区別の自覚から始まるが，自分の身体を自覚し受けいれる身体自我の回復・確立が，自我機能の補強や再統合にあたって重要になる．身体自我を回復したり，確立するには，作業にともなう感覚，知覚，運動の協調といった身体性を利用する．

[*11] **ともにある身体**：安定した生活においては，ひとは身体として存在するが，その身体はつねには意識されることなく自己と一体化したもので，自己と対象との関係は身体を通して把握され，対象へのはたらきかけは，自分の意志を身体が反映することによって具現化される．自己と身体は本来そうした位置関係にあるものということを表すためにもちいる．

4・3　作業

自分の身体に対する自覚が乏しい場合は，
- はっきりしたリズムのある
- ゆっくりとした粗大な身体運動をともなう
- 視覚，触覚刺激がはっきりしている

といった特性をもつものから始め，自分が身体を動かしているという実感がもてるようにする．そしてしだいに，
- 速いリズムやテンポ
- 大きい抵抗（力が必要）
- 速い動き

があるものへと移していく．

このようにして身体図式から作業を適切におこなうための身体像が立ち上がるプロセスを具体的に繰り返すことで，自分の身体に意識がむけられ，自分の身体を自覚して使うようになり，自他の区別の基盤となる身体自我が強化される．

2）適応的な発散

急性期状態からの回復過程においては，ときにわずかな刺激で不安定になり，衝動的な行為をとってしまうこともある．これは病状の悪化とみられがちであるが，治療的退行により抑制がとれた結果であることが多い．このような状態に対しては，病的な行為にむけられがちな歪んだ精神的エネルギー（衝動）を，作業活動により身体エネルギーとして発散することで，より適応的で，他者から許容される活動へと移していけばよい．

作業活動を，適応的な行動化（acting out）として利用するわけであるが，それが作品へと昇華される機会につながれば，自我の再統合への助けとなる場合もある．

亜急性状態で見られるような，何かとても大変なことをしてしまいそうな不安や抑圧された衝動的エネルギーを，作業により身体エネルギーとして発散するには，
- あまり抵抗の大きくない素材
- 作業療法士が相手になってコントロールできる
- 象徴的に攻撃や破壊の昇華になる
- 身体エネルギーとして十分に発散できる

といったような特性をもつ作業をもちいることから始まる．

そして，少しずつ抑圧が解けてエネルギー表出が進めば，
- 粗大で大きな運動
- 速い動きがあるもの
- 抵抗の大きい動きや素材

を，少しずつ取りいれていく．

たとえば，陶芸（粘土），はり絵，切り絵，レザークラフトなどから始めて，音楽（打楽器や歌唱），卓球，キャッチボール，サッカー，テニスといった作業をもちいることができるが，あ

なたはどのように順序立てたり，段階づけの工夫をするだろうか．

適応的な発散となる作業により，衝動的な怒りのエネルギーが放出されると，「マズローの欲求段階説」をもち出すまでもなく，ひとはより生産的な自己実現にむけた欲求に気持ちが向くようになる．

3）生活リズムの回復

病いの混乱期には昼夜逆転などの生活リズムの乱れも生じており，リハビリテーション・レディネスにむけての重要な治療目的の一つに生活リズムの回復がある．生活リズムとはどのようなものか，それが乱れた場合どのようにして乱れを回復するのだろう．

人間は他の生き物と同じように，概日リズム（circadian rhythm）といわれる二四時間周期の日周リズムにより，生活のリズムを保っている．このリズムは，自律神経系，内分泌系，免疫系などに影響し，日中の活動と夜間の休息・熟成と深く関連している．

生活リズムの基本は，この日周リズムと一週間のリズムにある．一日，一週間のリズムが安定していれば，月単位や季節のリズムなどは，大きく問題にすることはない．病気の場合に限らないが，生活の乱れは，食事や日々の活動，睡眠の乱れによる日周リズムの崩れから始まる．それが，一週間のリズムの崩れとなり，生活全体の崩れになる．

病気で生活のリズムが崩れている場合には，急性期は眠れる限り眠るほうがいい．そして，起きて動くことができるようになると，夜は寝て昼起きて過ごす，日周リズムを取りもどすことが重要になる．必要なことができなくても，一日の基本的な生活リズムを整えることから始めるとよい．まず，日々の活動を自分のペースでおこなう感覚をつかむことが大切である．

作業療法では，わたしは植物の育ちを利用することが多い．ひとの手が止まればその結果も止まるといった手工芸などと異なり，植物は静かに生きている．手をかければ，かけた分だけ命の応えがある．病いのために少し世話ができなかったとしても，世話に多少の間違いがあったとしても，植物はひとのありようそのままを受けいれて育つ．

「もう芽が出ましたかね．出ているといいですね．見に行ってみましょう」「そろそろ花が開く頃でしょうか」．何かするということがまだできない人であっても，植物の育ちや季節の変化に合わせて話しかけ離床をさそう声かけができる．何もできない人でも，起きて植物の育ちの変化を見に行くことはできる．少し気持ちが前向きになれば，撒水をしたり，収穫をしたり，自分の技術を問われることのない作業もある．

1日のリズムが戻りはじめたら，一週間のリズムを整える．一週間のリズムの整えは，「毎日きちんと参加できなくていいですよ．1日だけ，週に1日だけ，月曜日の朝は遅れないように参加してみましょう」というように，週1回でもよいから何かに参加するといったことから始める．週1回決まって参加するものがあると，そのことが一週間の節目をつくり，生活の方向性をつくる．

4）心身の基本的な機能の回復

　精神的な障害がある人たちは，生活体力や防衛体力といった基礎体力の低い（耐性の低い）人や，急性状態や長期の療養生活で身体を動かす機会が少なくなり，基本的な身体機能が低下し，そのために精神面にも持久性，耐性の低下が見られる．

　精神認知機能の病理にふれる直接的な治療をおこなうには，要安静期の身体治療に引き続いて，病理にふれたり，生活技能の習得などトレーニング的なプログラムの導入を可能にするために，基礎体力や基本的な身体感覚，バランス機能，運動機能の回復や改善といった心身の基本的な機能の回復が必要になる．

　作業で護り，作業で満たす．それは心の病いの治療と生活の再建にむけた取り組みができるだけの心身の基本的機能の回復を目的とする作業をもちいたかかわりである．このような，基本的な心身の機能の回復には目的の明確な身体プログラムを利用する．その具体的な利用については成書（山根他，2006）を参考にされたい．

4・3・7　作業で学ぶ―普通のことの確かな感覚

　作業で護り，作業で満たし，作業で取りもどし，リハビリテーション・レディネスが整えば，社会参加，その人なりの生活の再建・実現にむけた作業療法の支援が始まる．これまでおこなっていたことができるかどうかの確認や生活に必要なさまざまな生活技能を習得することが可能になる．

　病いによる生活の障害と，病いを理解されないことによる生活の制限という二重の「こころの痛み」を生きる人たちが，地域で病いの療養をしながら普通に暮らすためには，何が必要だろうか．

　生活技能の習得には，具体的に体験することを通して体得する，身体で覚える，普通のことが普通にできる確かな感覚を身につける，という作業療法の利点を生かしたかかわりを生かすとよい．

　精神的な病いを生きる人たちには，買い物，調理器具の扱いや洗濯機など家電製品の使い方といったごく普通の生活技能も，経験が十分ないためにできないという人も多い．病気のために十分経験する機会がなかった生活技能の習得には，身体療法も心理療法も直接的な支援にはならない．生活に直接関連する具体的な作業を体験することを通して，身体で覚える確かな感覚の体験が欠かせない．特に統合失調症圏の人たちは思春期や青年期早期に発病することが多いため，職業経験を含め，日常のさまざまな生活技能を経験する機会がなかったり，不十分であったりする．その他の疾患でも，特有の認知の歪みなどから，普通のことが普通に体験されていないことが多い．

　生活技能の習得とともに，作業を通して「ああこれでいい」「これでもいいのだ」「これでよかったのか」といった確かな感覚の体験は，技法化された療法ではむずかしい．普通のことの

確かな感覚の体験は，生活のいとなみそのものを手段とする作業療法ならではの醍醐味でもある．普通のことの確かな感覚を作業で体得する．ではその学び方をいくつかを紹介する．

1）生活に楽しみと潤いを

　病いや障害があっても，というより病いや障害があるからこそ，日々の療養生活の中に「ほっとするひととき」「思わずわれを忘れて楽しむ時間」「肩肘張らずに過ごせる時間」といったことが必要である．

　「たのしむ」ということは，作業療法における作業分類では，遊び・余暇活動に相当し，ひとの生活を構成する重要な要素である．単に余暇的な活動時間をもつということではない．生活を楽しむことができることであり，「よりよい作業体験」として「たのしむ」ことが，生活のゆとりとなり，生活のリズムを整える．

　訓練指導では，できないことや不得手なことに対する訓練などウィークネス・モデルに基づいた取り組みが多い．しかし生活支援をおこなっていると，精神障害がある人たちにとっては，そうした訓練も必要なこともあるが，普通に「たのしむ」ことや適度に「やすむ」ことができるということが，もっとも重要な目標ではないかと思われる．「たのしむ」ことは，他者から指導や訓練を受けるものではないが，自発的に楽しむことがうまくできない状態の人に対しては，そうした場や機会を提供し，自発的に仲間と共によりよい時間を過ごすことができるきっかけをつくることも必要になる．

　思春期や青年期早期に発病した人たちは，その苦しい療養生活のために，生活に必要なことが体験されていない，もしくは体験が不十分であることとともに，元々遊んだり楽しむといったことが下手なために，遊びや楽しむことやうまく休むということができない人も多い．

　病いや障害があっても，生活を普通に楽しむ，無理をしないで休むことができるということは，生活の継続にとって大切なことである．よりよい体験として楽しみながら作業をすることが，長期にわたる療養生活や生活の再建において，生活に潤いと活力をもたらす．

　また，摂食障害に対する行動療法における行動制限のように，治療として必要なこと，治療そのものが精神的な負担を強いることがある．そうした場合には，治療のために避けることができないストレスをうまく発散し，治療効果を高めるために，病いを忘れて楽しむ場と時間が必要である．そうした場合に，主たる治療の効果を高めるために，作業療法では相互補完的に楽しみや自己愛充足の場や時間を提供する．

　精神的な病いを生きる人たちは，働いているときだけでなく，日々の生活活動全体においても，適度に「やすむ」ということができない人が多い．何もしていないときにおいても気焦りしている．気焦りは，認知機能をさらに低下させる．「たのしむ」こととともに，いかに適度に「やすむ」ことができるかが重要である．「やすむ」「たのしむ」ことが，気焦りをなくし，日々のゆとりとなり，生活に安定をもたらす．再燃・再発は，重大なできごとがきっかけでおきはしない．多くは，日々の気焦りなど，わずかなストレスが積みかさなってのことである．

2）自分の居場所をもつ

　日常生活行為の自立がなされても，他者の目を必要以上に気にしないで過ごすことができなければ，社会への参加が大きく制約される．ひとの集まりの中に入るということへの抵抗，そのときに気になるという他者の目には，実際に本人の言動やふるまいに対する周囲の目もあるが，自分がこう見られたら困るとか，こういう風に見られたい，といった自分に対する自分の気持ちが投影されている場合が多い．

　いずれにしても，そうした他者の目を気にしすぎることなく，ひとの中で安心して過ごし，自分のあるがままを受けいれられている感じ（集団所属感）が生まれると，ひとの目を気にするということが少なくなり，その場や集団が安心できるよりどころとなる．

　ある場や集団に所属している，自分の居場所があるという実感がもてるようにするには，
- 経験，感情の共有体験ができる
- 他人に受けいれられ，承認・称賛される要素が多い
- 自己の技能を生かし，集団に貢献できる
- 能力に応じ段階的に自分の役割がある

といった特性をもつ作業をもちいるとよい．

　そうした作業を通すことで，ひとの存在に大きく左右されずに自分のことができる居場所ができる．自分が安心して過ごすことができる場ができれば，そこがさらなる社会参加への足場となるだろう．

3）現実検討は作業を通して

　身体感覚レベルにおける自己の外界に対する影響の自覚から，自己能力の現実認識，自分のおかれている状況の認識まで，現実検討にはさまざまなレベルがある．自己の外界に対する影響の自覚といったレベルでは，身体自我の回復にもちいるものと同様な要素をもつものから始め，ついで，
- 作業活動の結果が形として残る（自己機能の変化の確認）
- 構成的で再生産が可能（再現の可能性）
- 日常生活に関連した活動
- 仕事に関連した活動
- 一般的な承認基準がある

といった特性をもつ結果がはっきりしている作業をもちいる．

　このような作業を体験することを通して，周囲の状況や自分の心身の状態・機能を含めて，自分や自分がおかれている状況を確認することができる．

　リカバリーの道は，こうした自分自身の現実検討のうえになされる．病いを生きる自分の現実を見る，自分がおかれている現実を知る，それを受けいれるということは，大変つらく厳しいことも多いが，そうしたことを抜きにリカバリーの道は開かれない．現実検討は，作業をも

ちいる治療・支援の有用な機能の一つである．

4）人との距離を学ぶ

特殊な能力や技術で生きる孤高の生き方ができる人を除けば，社会で生きるには，他者とほどよい関係を保つことができるかどうかが大きく影響する．人との適切な距離のとり方は，病気の有無にかかわらず，社会で生活するうえでの重要な生活技能の一つである．

通常，他者との相互性のなかにおける適度な距離のとり方の基本は，普通の発達過程においては，幼少期の遊びを通して，そして長じてはさまざまな社会活動や仕事を通して，自然に身につくものである．しかし，対人関係の障害ともいわれるように，精神の病いを生きる人の大半は，この人との距離の学びの機会が十分もてないで育つ．作業にともなう具体的な物理的距離や心理的距離は人との距離のとり方を知るのに有効である．

4・4　作業療法士

作業療法士も対象者が出会うであろう多くの治療者，支援者の一人であるが，作業をもちいるという特性から，作業療法においては他の療法以上に，作業療法士という役割の人間の存在やありようがその効用に大きく影響する．そのため作業療法士には自己を治療的にいかに利用するかということが問われる．「自己の治療的利用（the therapeutic use of self）」（Frank, 1958）とは，より適切で積極的なプラシボ効果[*12]の利用ともいえるもので，他の専門職種と違い，作業を共におこなう共有体験を通して働きかけるという治療・支援構造上，精神科領域に限らず作業療法に関する知識や技術に加え，作業療法士の年齢や性格など個人的要素が大きく影響する．

4・4・1　作業療法士の専門性

リハビリテーションに関わる者は，どの職種であっても対象者の生活に視点をおいて考えていると思われるが，作業療法士が他の職種と大きく異なる点は，疾患や障害に関する医学的知識を背景に，具体的な作業を媒介に生活機能と環境との相互性から対象者の心身機能・身体構造と活動や参加を状態としてとらえ（評価），日々の生活を構成する具体的な作業を手段として支援をするという点にある．

そうした見方からすれば，
・ひとの心身の仕組みと機能に関する知識

[*12] **プラシボ効果**：「満足させる」「喜ばせる」という意味のラテン語が語源：プラセボともいう．医薬品の効力を判定する場合の二重盲検法にみられる，薬理学的に効果のない物質があたえ方によって有益な作用を示すことをいう．そこからきて，同じものを提供する場合でも提供のしかたで作用が異なることを意味する．

- ひとの生活を構成する作業に関する知識
- 作業の分析，適応・修正，段階づけの技術
- ひとの生活機能と障害を評価する技術
- 作業を介した治療・支援技術

など，病いや障害に対する支援と生活に関する一貫した知識と技術をもっている．すなわち医療の知識や技術により人の生活の状態を評価し，具体的な作業をもちいて生活の障害に関与し個々の生活の再建を支援するということが，作業療法士のもっとも特異的な専門性といえる．

4・4・2　治療・支援関係

前述したような作業療法士の知識や治療・支援技術は，対象者との関係が成立して初めて機能する．精神の障害がある人たちは，対人関係面の脆弱さが障害の大きな要素の一つであるため，関係を作るプロセスが重要な支援の一つになる．

対象者は，次のようなさまざまなイメージによって作られた作業療法士像をもっている（松井，1978）．

① その作業療法士の職務上の役割によるイメージ
② 作業療法に対する一般的なイメージ
③ 紹介者やオリエンテーションから作業療法に抱いたイメージ
④ 対象者の期待や不安を投影した（転移[*13]）イメージ
⑤ 作業療法士の年齢，性別に対するイメージ
⑥ 作業療法士の言動があたえるイメージ

これらのイメージによって，対象者は，意識的にも無意識的にも，作業療法や作業療法士に対していろいろな思いを抱いたり，期待する．作業療法士からみれば，これは「とらされる役割」ということになる．

そして，作業療法士自身も，

① 作業療法士という職種にもたれているイメージ
② 治療・支援チーム内での作業療法士の位置
③ 作業療法士自身が抱いている理想的役割イメージ
④ 対象者に対する思いこみ（逆転移[*14]）
⑤ 対象者からとらされている役割

といった要因の影響を少なからず受け，本来とるべき役割とは少しずれていることもある．

まだ十分な関係ができていない初期は，対象者が作業療法士に抱いているイメージから生まれた，作業療法士からみれば期待され，とらされている役割と作業療法士がとっている役割に

[*13] 転移（transference）：精神分析の概念で，対象者が治療・支援者に対して，過去の重要な対人関係を無意識的に投影すること．非合理的な感情で，ポジティブな感情を投影する陽性転移とネガティブな感情を投影する陰性転移がある．
[*14] 逆転移（counter transference）：治療・支援過程で，治療・支援にあたる者が対象者に対して無意識に投影した感情を逆転移という．

は，当然のことながらズレがある．

　治療や支援をする者とされる者との間に，お互いのイメージに左右されない，安心できる信頼関係が生まれることが，作業療法の治療・支援が機能するために不可欠である．したがって，作業療法士自身の役割と対象者が作業療法士（患者の担当である自分）に対して抱いているイメージとの違いを知り，かかわりが進むにつれ変化するイメージを，客観的につかんでいることが大切なポイントになる．

　治療や支援の過程とは，お互いが相手に抱くイメージの違い，求められている役割のズレを認め見つめながら，より現実的な方向で，信頼できる対人関係を作ることをめざして，治療・支援にあたる者と対象者が協力していく過程といえる．

4・4・3　自己の治療的利用

　対象者と共に作業をおこなう作業療法では，どのような役割をとらされても，またとろうとしても，作業療法士が今ある自分（年齢，性別，経験，職位，パーソナリティ，その他）と自分自身がもつ知識や技術を大きく超えた役割をとることは不可能である．

　自己の治療的利用とは，作業療法士の年齢，性別，人生経験，職業上の役割や，長所にも短所にもなりうる自己のパーソナリティの特徴など，自分自身の特性を，作業療法における対人関係のなかで，自然に活かすことをさしている．

　作業療法という対象者との共同作業の過程で，作業療法士があるがままの自分を現実的な生活者のモデルとして活かし，自分のもつ専門職としての知識や技術を対象者に役立つように活かそうとする積極的な姿勢が，相手に安心感と信頼感をあたえる．積極的な姿勢とは，対象者の生活に対し可能性と希望を失わない作業療法士の心の方向性と言い換えることができよう．

　自己内外の刺激の区別がつきにくく，混乱したり自閉している者にとって，直接何かしてもらわなくても，

① 自分を見捨てることなく
② 希望を失うことなく可能性を信じて
③ 不要な介入をしないで
④ 寄りそってくれる

そんな人がそばにいて，時を共にする（共有）ことが，ふたたび現実とのかかわりを取りもどす糸口となる．

　対象者に現実の生活とのかかわりを取りもどす整いができれば，必要に応じて支え（支持），教え示し（教示），ときには共におこなうこと（協同）で，現実への移行を助ける（支援）．このように作業療法士は，対象者の主体的な生活の獲得にむけて，回復状態と対象者の気持ちの整いに応じた役割をとることが求められる．

　そうした作業療法士の関与により，対象者は病的な防衛をゆるめ（安心感），自分が受けいれられることを通して自分を受けいれ（自己受容），認められることにより自分自身を大切にする

気持ちが生まれ（自己尊重），自分の存在や能力を確かめ（自己確認），必要な技能を模倣・修正しながら（模倣・修正），新たな自分と生活を見いだす（リカバリー）．

作業療法士の特性	関与	対象者
現実の生活者モデルとしての一般的要素 　（年齢，性別，経験，職位，パーソナリティ） 専門性の要素 　（専門職としての知識，技術） 作業療法士の姿勢 　（可能性を信じ，希望を失わない心の方向）	保護 共有 支持 教示 協同 支援	安心感 自己受容 自己尊重 自己確認 模倣・修正 リカバリー

　このようなかかわりの過程で，作業療法士は，自分の個人特性や対人パターンが対象者や自分自身にもいろいろな影響を及ぼしながらも，それに気がつかない場合がある．自分のもてるものを自然に治療的に利用するには，作業療法士が，自分の特性やそれらがどのように影響しているかを，十分知っていなければならない．自分自身の影響を知るには，教育的な分析[*15]を受ける方法もあるが，セルフスーパービジョン（山根，2015e）や日常的な業務のなかで相互にフィードバックするピアスーパービジョン（山根，2015e）ができる関係がスタッフ間に育つことが大切である．自己防衛の強さが自分を客観的に見る目を曇らせる．

1）双方の年齢，性別の影響

　対象者が思春期から青年期の年齢の場合，作業療法士が同姓であれば，自分と比較し，作業療法士が妬みや攻撃の対象となったりすることがある．作業療法士が対象者のそうした言動に困惑し，おびえたり，対抗したり，無視したり，迎合するなど，不安定な態度を示せば，対象者に潜在する罪責感を意識化させることにもなる．対象者の言動に振り回されない対応が求められ，その対応が対象にとって生活者のモデルの一つになる．

　作業療法士が異性の場合は，対象者の未成熟な性的衝動が，そのまま作業療法士にむけられることがある．対象者の接近する態度を，対象者と親しい支援関係を作るつもりであいまいに受けいれると，恋愛妄想の対象になるなど，むずかしい問題に発展することもある．そこまでいたらないにしても，対象者の態度を安易に認め受けいれてしまうと，その依存性や独占性の影響により，作業療法士が担当する他のケースとの治療・支援関係に好ましくない影響が生じることがある．また対象者のそうした態度が負担になってくると，思わず拒否的な言動をとってしまうことがあるが，これも対象者の潜在する罪責感を意識化させてしまうことになる．

　年齢や性別は変えることのできない個人特性であるが，変えることのできないその事実を活

[*15] **教育分析**：ひとの精神的問題の治療・支援に携わろうとする者が，自分を対象に分析やカウンセリング，スーパービジョンを受けることをいう．自分がどのような性格で，どのような考え方をし，他者に対してなぜそのようなかかわりをするのかといったことが明らかになる．

かすかかわりがなされるとよい．

2) 作業療法士の依存性の影響

信頼関係に基づいて相手を頼りにするといった成熟した依存ができない場合には，依存したい気持ちがありながら，依存することに罪責感をもっていることが多い．このような場合は，作業療法士自身のそうした感情が対象者に投影され，拒否，攻撃，無視といった言動として現れることがある．

反対に，相手に頼ることで関係を作ろうとする傾向が作業療法士にある場合は，相手が異性であれば，そうした作業療法士の依存的な（甘えた）言動が，性的な誘惑サインとして受け取られることがある．また相手に迎合するような言動は，表面的な仲間意識のような関係を生みやすく，作業療法士がそれに依存することは，専門職として自分の責務を回避しているのと同じことになる．

3) 作業療法士の攻撃性の影響

作業療法士がなんらかの原因で不満や怒りをもっていて，それが抑圧されている場合に，その抑圧された感情が対象者に投影されて，攻撃という形で現れることがある．作業療法の過程では，その攻撃性は，対象者を無視したり，対象者と競ったりという形になりやすい．また，対象者の言動に対し自分が攻撃されていると感じる場合にも，実は自分の意識下の攻撃性が投影されたものであることが多い．作業療法士のそうした態度は，対象者にとってはいわれのないものであり，作業療法士自身も自分の抑圧された攻撃性のせいだとは気がつかない場合が多い．

このような作業療法士の意識されない攻撃性などに対しては，前述したように教育分析[*15]やスーパービジョン（山根，2015e）を受けるとよい．そうしたトレーニングにより，作業療法士自身が自分の言動から，気づくことができるようになることも可能である．

4) 作業療法士の自信のなさの影響

作業療法士が自分に自信がない場合，対象者の要求にあいまいに合わせていると，対象者の防衛的な対人パターンに巻き込まれてしまう．また自信のなさが反動的に現れる場合は，支配，攻撃という形になる．いずれも作業療法士自身の自信のなさに対する防衛によるもので，安定した距離を保つことができず，治療・支援関係の妨げとなる．

初心の時期には避けにくいものであろうが，自分にないもの，できないことに対しては，無理な見せかけをせず，あるがままに真摯に振る舞うことを心がけることが，もっとも適切な対処になる．

4・5　集団と場

　病いや障害があり，日々の生活で他者との関係や生活のしづらさに悩まされ，意欲や自信を失った者にとって，自分のおこなっていること（行為）やおこなったこと（結果）が，他者にどのように受けいれられるかは，気持ちのありようだけでなく日々の生活にも大きく影響する．作業療法の効果も同様で，自分のことを理解し受けいれてくれる人がいるかどうかの違いは大きい．作業療法では，作業を介した他者との関係のなかで，対象者自身が他者に受けいれられ，自分を受けいれ，ひととのつきあいの距離や自分のコントロールのしかたを身につけられるように支援する．

　作業療法ではこのようなひとの集まり（集団）を利用する場合，集団の成熟過程（グループプロセス）とそれにともなう集団力動（グループダイナミックス）の相互作用の利用，マス効果の利用，ひとの集まりの場（トポス）の利用といったものがある（山根，1995b）．作業療法では，狭義の集団療法に近い集団精神療法に類したものから，カルチャー教室やサークルのような集まり，趣味的な集団まで，集団を幅広く利用している．

4・5・1　ひとと集団・場

　ひとは家族の一員として生まれ，母との二者関係に始まり，他の兄弟や父親との関係など，自立にいたるまで家族という基礎集団のなかで過ごす．対人関係の基盤は，誕生し家族の一員になった初期にほぼ決まるといわれる．ひとの対象関係は，自己愛的対象関係に始まり，心身の機能が発達するにつれ，部分的な対象関係へと進む．母親から離れて探索が可能になると，模倣から新しいことへ関心がむくようになる．そしてひとの集まり（集団）のなかで遊び（遊び集団），遊びを通してひととの適切な距離や自発性の基礎が作られる（山根，2007a）．

　ひとは生まれたときからさまざまな集団を通して育つ社会的な存在であり，集団を離れて生きることはむずかしい．自分と似た仲間を求め，自分が1人ではないという普遍的体験と，自分のあるがままが他者から受容されることで，自分を受けいれるようになる．また，自分の存在や行為が認められたり，他者の役に立つことで，自分の存在を確認し，自分自身を大切にする気持ち（自己尊重）が生まれる．他者からの承認や他者への愛他的行為が自己確認と自己尊重をもたらす．また，他者を比較の対象として自分を位置づけながら，他者をモデルに自分を確立していく（**表4-5-1**）（山根，2007a）．

　精神の病いや障害の一面は，この安全・安心を求める基本的欲求と自己確立にむけた成長欲求の実現の過程の障害ということもできる．ひとが集まれば，支援や協力などのポジティブな関係だけでなく，拒絶や争いなどストレスフルな関係も生じる．ひとを求めながら，ひととの交わりが緊張や不安の原因にもなる．一般に集団療法では，このパラドキシカルなひとの集まり（集団）の場に生まれる力動を利用する．

■ 表 4-5-1 なぜひとは集まる？

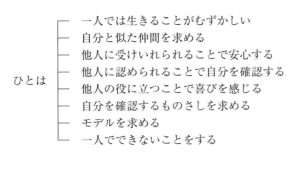

|ひとは ┬ 一人では生きることがむずかしい　　　　　　　　　（社会的動物の習性）
　　　　├ 自分と似た仲間を求める　　　　　　　　　　　　　（普遍的体験による安心感）
　　　　├ 他人に受けいれられることで安心する　　　　　　　（受容される体験と自己受容）
　　　　├ 他人に認められることで自分を確認する　　　　　　（他者からの承認と自己確認）
　　　　├ 他人の役に立つことで喜びを感じる　　　　　　　　（愛他的行為による自己尊重）
　　　　├ 自分を確認するものさしを求める　　　　　　　　　（自己確認から自己評価）
　　　　├ モデルを求める　　　　　　　　　　　　　　　　　（模倣・修正による自己確立）
　　　　└ 一人でできないことをする　　　　　　　　　　　　（協力，合同，共同‥）

(山根, 2007a)

■ 表 4-5-2 療法集団の治療因子

① 希望をもたらす　instillation of hope
② 普遍的体験　universal experience
③ 受容される体験　accepted experience
④ 愛他的体験　altruistic experience
⑤ 情報の伝達　imparting of information
⑥ 現実検討（自己確認，自己評価など）　reality orientation
⑦ 模倣・学習・修正（生活技能，対人関係など）　imitate, learn, correct
⑧ 表現・カタルシス　expression & catharsis
⑨ 相互作用・凝集性　interaction, group cohesiveness
⑩ 共有体験　common experience
⑪ 実存的体験　existential experience

4・5・2　集団の治療因子

集団の治療因子には，コルシーニ Corsini が約 300 の治療的集団の文献からまとめたもの（水島ら，1969）や，ヤーロム Yalom があげているもの（Yalom ら，1989）がよく知られている．生活に関連のある具体的な作業を共におこなうことが多い作業療法では，言語を主な手段とする集団精神療法に比べ，普遍的体験，情報の伝達，愛他的体験，社会適応技術の学習，模倣・学習などの因子が，より具体的に活かされることが特徴である（**表 4-5-2**）（山根，2007b）．これらの効果は単独の機能ではなく，それぞれが相互に関連しながら作用する．

療法集団にかぎらずひとの集まり（集団）をもちいる場合の基本は，「ここに来るとほっとする」「なんだかもう一度やれそう」そんな思いがもてる場を提供する（希望をもたらす）ことから始まる．その場で，ひとが自分に生じた求めぬできごとから立ち直るためにまず必要な，「自分だけではない」という安心感をもたらす大切な体験（普遍的体験）と自分の存在そのままが他者に受けいれられること（受容される体験）により，ひとは安らぎ，癒され，自分自身を受けいれる（自己受容）．

そうして，共に過ごす人たちとの交わりにおいて，「ありがとう」と喜ばれる，自分が必要と

されるという「よい体験（愛他的体験）」をし，生活や病気のことなど，多くの役に立つ助言や情報を得（情報の伝達），他者をものさしに自己確認や自己評価（現実検討）が始まる．

「ああ，そうか」「こんな方法でもいいんだ」といった生活技能やほどよい人との距離感，関係のもち方などは，ひとと共に活動するなかで身につく（模倣・学習・修正）．「わたし，ずっと…，苦しかった」と思わず語った悩み苦しんでいる自分の気持ちを聞いてくれる人がいる，わかってもらえる人がいることで，悩み・苦しみが薄らいでいく（表現・カタルシス）．

少しずつ気持ちにゆとりが生まれ，お互いに助け合い（相互作用・凝集性），ひとと一緒に何かをおこなうこと（共有体験）で，自信が生まれたり，言葉を超えたコミュニケーション機能（メタコミュニケーションに類する）がはたらき，親密感が生まれる．出会いや別れ，病気，苦しみ，ひとの努力では避けることのできない現実は，他の人に起きたことを見聞きすることで，また他者とともに現実世界の限界に出会うことにより，あるがままを受けいれることを体験する（実存的体験）．

こうしたひとの集まりで生まれる効果が療法集団の治療因子にあたるが，すべてはそのネガティブな現象を含んでいる．そうしたプラスとマイナスの両面を含んだ力動的な現象を活かし，出会う問題を乗りこえていくプロセスが療法集団といえる．

4・5・3 集団の構造因子

集団をもちいる治療や支援の場は，そこに集まる人，目的，おこなわれる場所や活動など，さまざまな要素により構成される（山根，2007b）．各要素の詳しいことに関しては拙著『ひとと集団・場第2版』などを参照されることとし，ここでは集団の構造因子の特性について紹介する．

集団の構造因子

集団の大きさ（メンバー数）	メンバーの等質性	開放度
スタッフ（構成・役割）	表現・交流手段（ことば・動作・作業）	集団の目標
集団標準と価値	時間・頻度・期間	場所・空間

1）集団の大きさ（メンバー数）

参加メンバーの心身の状態や集団の治療目標，もちいる作業などによって集団の大きさ（適正メンバー数）が決まる．チーム対抗のスポーツや運動会のように，30～100人といった大集団でおこなわれるものもあるが，通常治療的におこなわれる療法集団では，小集団の場合は少なすぎると個々への負担が大きくなるため最低4～5人程度から多くても12～13人程度がもっとも効果的である．少数であればメンバー相互の交流の質は高くなり，協力，支援だけでなく，

競争，拒絶といった葛藤状態も生じやすい．

2) メンバーの等質性

性別，年齢，疾患特性，障害の程度などメンバー間の差が少ない同質集団のほうが，相互の共感が得られやすく，凝集性も高くなりやすい．反面，同質性の高い等質集団では，集団の成熟に必要なせめぎ合いも生じにくく，参加メンバー間の見方や考え方の違いから生まれる気づきといったものが希薄になりやすい．

大きすぎる差は競争や協力の代わりに異分子を排斥する力が生まれるなど，集団そのものが機能しなくなる場合もある．場の成熟度とスタッフの力量にもよるが，多少質に差のある構成のほうが集団は活性化する．

3) 集団の開放度

療法集団には，毎回のセッションへの参加が自由なオープングループ（開放集団）と参加メンバーを固定するクローズドグループ（閉鎖集団）がある．クローズドグループの場合は，集団のプロセスや個人のプロセスが把握しやすく，凝集性も高くなりやすい．治療的集団は基本的にはクローズドでおこなわれる．人格や行動の変容を目的とする場合やある課題や共通目標にそって全員で協力して取りくむ場合に適している．

オープングループは，参加しやすいが，参加メンバー相互の力動的な作用は希薄になる．通常，作業療法など広義の集団療法では，多少のメンバーの出入りがありながら継続されるセミクローズド（セミオープンともよばれる）でおこなわれることが多い（山根他，1989）．

4) スタッフ（構成・役割）

スタッフ数は，一般的には主としてプログラムを運営する者（メインセラピストもしくはリーダー）とそれを補助する者の2名がいることが理想である．作業を媒介とする集団の場合には，作業の教示・指導や支援が必要になるため，通常はメンバー5～6名に対してスタッフが1名程度は必要になる．

メインセラピストの役割は，よけいな介入をせず，集団が自律的に動くよう集団のプロセスを促すことにある．集団のレベルに応じて，課題を示し指示をすることもあれば，軽くファシリテートする程度で場にまかせるなど，いわゆるファシリテーターとしての機能が，メインセラピストの主要な役割である．補助として参加するスタッフは必要に応じてメインセラピストの役割の一部を担うが，主な役割はサイコドラマの補助自我[*16]や仮自我[*16]ようにメンバーと同じ視点で参加し，メンバーの参加を助けることにある（山根，2007b）．

[*16] 補助自我，仮自我：集団の参加者と同じ視点に立ち，参加者に共感しながらその自我の補助としての役割を果たすかかわりを補助自我といい，自我の脆弱な参加者の代わりに意見を述べるなど自我の代理をするかかわりを仮自我という．

5）表現・交流手段（ことば・動作・作業）

療法集団における主な表現・交流の手段には，ことばと動作と作業がある．作業療法の治療としての集団が他の集団療法の集団と異なる点は，作業を媒介にすることにある．媒介となる作業は集団の目的に合わせて選ばれる．作業は場所や人数，時間など集団の他の要素を制限するが，メンバーが共に作業する体験をともなう共有性（山根，2015d）という特徴がもたらす利点は大きい．

6）集団の目標

集団が療法としてうまく機能していないとき，初期の目標とその時点でおこなっていることがずれていることがある．また集団の療法としての目標とメンバーの目標が大きく異なるときにも集団は機能しない．療法集団としての目標が明確に示され，目標を理解して参加したメンバーからなる集団は，所属感とモチベーションが高まりやすく，療法集団の治療因子がより効果的に機能する．

7）集団標準と価値

集団にはその集団の標準や価値がある．集団の価値はその集団内の基準となるものをいう．集団の標準はその集団内におけるよりどころとなるものと，集団外からみたその集団の位置づけの二面がある．

その集団が周囲からどのように見られているかということも含めた集団標準や価値を操作することは困難であるが，所属集団が他からも認められ，参加する者に「希望をもたらす場」であれば，メンバーの自尊心を高めるはたらきをする．療法集団を担当するスタッフは，外からのその集団に対する評価を高めるよう，集団内の構造を整えるとともに集団外にむけたはたらきかけをすることも重要である．

8）時間・頻度・期間

時間の要素はその集団の目標と使用する作業により決まるが，集団精神療法的なはたらきかけの要素の大きいものは，週1回で1～2時間程度，定型的作業を媒介とする作業療法や生活技能の習得をはかるような課題集団では，週3～5回と回数の多いほうが効果的である．時間の要素は作業療法全体における構成要素としての時間の要素と同様なので，詳細は「4・6　時間」において述べる．

9）場所・空間

場所や必要な空間は媒介とする作業の種類や療法集団の大きさ，目的などによって決まる．実際の決定にあたっては，場所そのもののもっている意味合いの影響と，場所を一定にするほうがよいかどうかを考えなければならない．場所や空間に関しても作業療法全体における構成

■ 表 4-5-3　Mosey のグループの発達段階

発達レベル	内　容
個々人の集合	1 対 1 の関係以外に交流のない人の集まり
並行集団	場を共有するが他者との交流の必要のない各自の作業に取り組む
課題集団	短期の課題に対して他者と交流をもつ
自己中心的協同集団	関心は自分の興味にあるが，比較的長期にわたる課題に協力が可能
協同集団	比較的同質の集団で，他者のニーズを理解した相互交流が可能
成熟集団	お互いの違いを超えて全体の目的にむけた役割，行動が可能

要素と同様なので，詳細は次節「4・5・4　パラレルな場」～「4・5・7　場の力」で述べる．

4・5・4　パラレルな場

　場（トポス）という概念は，本来，自然哲学でいう場所論（中村，1989）から生まれた．作業療法の場（トポス）は，そこでおこなわれる活動，集まる人，関わる者とその関わり方，その場所の共通の使用目標，自他が抱くその場のイメージなど，さまざまな要素が統合されて生まれる．

　モゼイ Mosey のグループの発達段階（Mosey, 1970）(**表 4-5-3**) に対応させるなら，もっとも初期の段階にあたるパラレルな状態を維持し利用することといえる（山根，2007c）．集団療法が，集団の成熟過程を発達的に利用することが特徴であるのに対し，場（トポス）の利用は，パラレルな場を維持し場の成熟をはかるが，集団として凝集性を高めたり発達させないことに重要な意味がある．

　パラレルな場[*17]のように個々のありようが保障されたひとの集まりは，対人緊張の強い人や自閉的な人にとっては，依存する対象（人間や作業など）さえあれば，個人依存や作業依存により場に入り過ごすことができるため，脅かされることのない安心・安全な場となる．また初めて作業療法に参加し何かさせられることに不安がある人，とぎれがちにしか参加できない人にとっては，自分の目的やレベルに応じて参加できる負担の少ない場となる．ひととのかかわりも自然に必要な場合に生まれる．

　入院作業療法やデイ・ケア，就労支援施設，グループホームなどさまざまなところで，このような成熟した場ができると，そこが「ああ，ここに来るとほっとする」といわれるような場になる．

　パラレルな場における作業療法士の役割は，本当に必要なことだけを支援しながら，場を維持することにある．自由にみえる場であるが，制約がないことでかえって不安定になりやすい人も多く，そうした人には個々の適応レベルに応じた作業への誘いをおこなう．

[*17] パラレルな場：場を共有しながら，他者と同じことをしなくてもよい，集団としての課題や制約を受けず，自分の状態や目的に応じた利用ができ，いつだれが訪れても，断続的な参加であっても，わけへだてなく受けいれられる場をいう．作業療法の個人療法の一形態を示す用語．

4・5・5　グループダイナミックス

　作業を介することや作業療法士が共に活動するという作業療法の特性から，集団を発達段階に分けてみると，モゼイ Mosey が示したような集団に分けられる（Mosey, 1970 ; 1986）（表4-5-3）．集団はいずれも初期には集団内に凝集性を高めるような動きがみられ，凝集性が高まると逆にそれに抵抗するように，集団を解体するような動きがみられる．このような集団を護り崩すまいとする力と一体化が進みすぎた集団を崩そうとする逆方向の傾向をもつ力がはたらき，凝集と解体という揺れを繰り返しながら集団は成熟する（松井，1991）．個人の過程が集団に影響をあたえ，その影響を受けた集団の変化が個人に影響するといったことが繰り返される．集団療法では，この過程にみられる相互作用を個人の変容や成熟に利用する．

　作業療法では作業を媒介にするため，協力，競争，協調，拒絶など個々の力動が具体的にわかりやすい．また作業が相互の役割を明確にし，行動を具現化するため，言語を主媒介とする集団より相互の心理的距離が維持しやすいという特徴がある．

　集団の大きさ（参加メンバー数）は，一般的に集団療法で経験されていること（鈴木，1986；山口ら，1986）と同様の理由で，メンバー数が少なすぎると個人への負担が大きく，多すぎると問題の焦点化が困難になる．通常，自閉的，緊張の高い対象者に対して，メンバー相互の影響の少ないパラレルな場を利用する場合は4，5名，多くて10名，グループダイナミックスを利用し作業を補助的にもちいる小集団活動（力動的集団）の場合は7，8～10名程度まで，作業を軸にして，社会適応技術の相互学習を目的とする課題志向集団の場合は10～15名程度が適切である（**表 4-5-4**）．

4・5・6　マス効果

　マス効果の利用とは，ひとがある人数集まることで可能になる活動をもちいる場合や，個別におこなうより何人か集まっておこなうほうが効率がいい場合をいう．行事的な活動やレクリエーション，スポーツといったみんなで楽しみながらおこなうもの，共通の学習や訓練課題をもつものなど，比較的大きな集団を対象とするものが多い．

　オープングループの形でレクリエーション的におこなう場合，1人のリーダーが個々の反応と場の状況を把握できるのは20～25名，最大でも30名が限度である．それ以上の集団になると，個々の状況把握が困難になるため，参加者のレベルや人数に応じてサブリーダーを決め，役割分担をする必要がある．

4・5・7　場の力

　作業療法は，必要に応じてさまざまなプログラムやプログラムをおこなう場所を利用するが，作業療法がおこなわれる場所の物理的な構造に加え，その場所の日常の使用目的，対象者自身

■表 4-5-4　作業療法における人の集まりの利用

	グループダイナミックスの利用	マス効果の利用	パラレルな場の利用
開放度	クローズド，セミクローズド	オープン，セミクローズド	オープン
頻度 時間 期間	1～2回/週 1～2時間/回 期間を設定する	1～5回/週 目的による 目的による	可能なかぎり毎日 定時．時間や期間は特に 設定しない
成員数	パラレルな関係4，5名 力動的集団は7，8～10名 課題志向集団は10～15名	不定 集団の把握は20～25名 最大30名が限度	4，5名/OTR1名 患者のレベルにより 10名/OTR1名程度まで可
課題	個人課題を活かした集団課題	集団課題が個々の課題	個々に設定
活動選択	目的に応じて，メンバーによる選択が原則	治療者が選択	多種目．自由に見てさわることができるようにする
リーダー	ファシリテーター	指示・教授を明確にする	場の維持
治療操作	集団力動を個人へ，個人力動を集団へと相互に活かす	集団全体の流れに配慮	ケースバイケース 個人力動にはたらきかける
適用例	表現的・洞察的集団療法 生活技能訓練，グループワーク など	カルチャー教室 機能訓練，季節行事 レクリエーションなど	導入の場 開放サロン，デイルームなど

にとってどのような意味をもっている場所かということが，作業療法の効果に影響する．

　不安，混乱が大きく病室にこもっている人にとっては，病室から出ることさえままならず，やっと出てきても作業療法室に入れないこともある．そのような場合は，作業療法士が病室を訪れ，病状の安定にともない徐々に病室から病室の外へ，病棟内から病棟の外へと移すことで，生活圏の拡大と現実との接触の機会を多くする．病室を訪れる場合，訪問者である作業療法士は他人の家や部屋を訪れるときと同様の配慮をする．

　作業療法室では，入口の近くから部屋の中に入ろうとしない人，反対に入口から見えにくい場所に隠れるように席を確保する人もいる．他者やいつもと違う場所や場に対する防衛反応である．こうした導入初期におきやすい場所や場の影響は，病状が安定したり，作業療法士との関係ができるにつれ少しずつ少なくなっていく．

　作業療法の経過において「作業療法室ではいろいろなことが自分でできているのに，病室では何もしない」という看護スタッフの声や，「病院ではできているのに，家ではできない」「デイ・ケアでは問題がないのに家では…」という家族の声が聞かれることがある．これらは，場に応じた行動ができるようになったため見られる現象である．ひとの行為は場所やその場の環境との相互作用によるところが大きい．作業療法でおこなう支援や訓練も，できれば本人が実際に住む場，働く場でおこなわれることが望ましい．

　また，どのような場所や場で自分が処遇されるかということは，自分がどのように扱われているかという，その人自身の扱いを意味する．場の設定はひとのかかわりでは補いきれない強

い影響もあり，作業療法にとって治療や支援の成立と効果に影響する要素の一つである．

4・6　時間

　時間は作業療法の効率と効果に関係する要素である．実際には，作業療法士の配分エネルギー，対象者の適応レベル，作業内容，治療目的などによって，時間（1回あたり），頻度（回/週），治療期間がほぼ決まる．

　作業療法士が対象者1名にかけられる時間や精神的エネルギーには限度があり，また対象者の適応レベルによって，時間をかけることが決して適切とはいえない場合もある．使用する作業の種類によっても必要な時間や制限がある．通常の作業を介するプログラムでは正味60〜90分が普通である．主観的な時間感覚も影響するため，対象者にとって（実際には作業療法士にとっても）負担と効果を考え，対象者の状況に応じて時間を自在に変更する必要がある．心理的にも，身体的にも，対象者のエネルギーを奪い取らない20〜30分程度の短時間のかかわりが，もっとも適切である．じっくり時間をかければよいわけではない．

　機能低下が著しい場合は，1回の時間を長くするより，時間は短くても回数を多くするほうがよい．時間の長さより質の問題である．緊張が高く疲れやすい者や非言語的活動を補助手段としてもちいた精神療法的なはたらきかけなどでは，精神的疲労を考えると，頻度は週に1，2回が適当である．洞察に必要な時間とそれにともなう精神的疲労への配慮が関係している．

　生活リズムの調整や職業前訓練的指導が目的の場合には，あまり短時間であったり，頻度（回/週）が少なすぎると効果がない．生活リズムの調整や職業前訓練的指導であれば，状態にもよるが，原則として通常週3回以上は必要である．

　期間は精神障害の場合は予測がむずかしい．退院までの気分転換とか，評価，寛解前期の機能障害の軽減を目的に作業療法を現実的刺激としてもちいる場合は，1〜3か月の短期ということもある．通常，作業をもちいた生活技能の訓練などでは，その効果を考えると，6か月〜1年が普通である．それ以上になるとマンネリ化して目的が不明瞭になりやすい．なんらかの理由で1年以上の長期にわたる場合は，3〜6か月ごとに期限を切り，対象者と目標を検討しなおすとよい．デイ・ケアや外来作業療法においては，ゴールの設定によっても変わってくる．しかしこの場合も，少なくとも半年ごとのチェックをおこなう必要がある．

　治療と称して長期間ひとの生活を奪うことは避けなければならない．精神障害においては，慢性期や生活（維持）期とみられる時期であっても，障害は固定したものではなく，緩やかな回復の可能性をつねに秘めているということを忘れてはならないだろう．

4・7　対象関係─治療・支援における関係

　作業療法では，対象者は物や作業という具体的な対象を媒介に，作業療法士や共に活動する集団のメンバーとのかかわりを通して，現実感を取りもどし，自分の生活を再構築する．その対象関係のプロセスを見てみよう．

　図 4-7-1 の A〜D にみられる関係が，対象者と作業療法士の二者関係が成立する過程（山根，1992）に，E, F がその関係を通した現実の生活とのかかわりの回復過程（山根，1993）にあたる．図の矢印は対象への関心やかかわりの方向を，実線は直接的な，点線は間接的なかかわりを示す．これは基本的には退行状態（飛鳥井，1986；Balint, 1968）や寛解過程（永田ら，1976a；1976b；中井，1974）にみられる対象関係と同様と考えてよい．

1) 対象事物との幻想的・主観的関係

　図の A は，現実との直接的なかかわりを避け，物や作業といった人間以外の対象事物との関係のなかで自分を保護している状態といえる．作業療法士としては，作業依存や作業をしているという状況への依存を理解し，作業を外的刺激から対象者を保護するシェルターのように使うことで，安心・安全の保障をすることが主なはたらきかけになる．

2) 対象事物を通した関係

　図の B は，対象者は作業療法士や客観的な現実の存在を少し意識しながら，まだ対象事物に依存している状態を示す．作業療法士は直接対象者にはたらきかける代わりに，対象事物にはたらきかけることで，不用意に対象者の気持ちを侵襲しない心理的距離を保ちながら，間接的にはたらきかけることができる．

3) 対象事物を介した間接的な関係

　図の C は，対象事物を介した作業療法士との二者関係が成立した状態をさす．この状態では，作業を共におこなう共有体験，そこから生じる共有感覚を活かし，言葉を超えたコミュニケーションが可能になる．そして交わす言葉に二人の間の共通の意味が生まれ始め，言葉がコミュニケーションの手段として意味をもつようになる．

4) 対象事物を交えた直接的な関係

　図の D は，対象事物を通さなくても，直接コミュニケーションが可能な状態を示す．この状態になると，作業療法の場では作業療法士への個人依存を活かし，集団のなかで他者との課題作業などにも参加できるようになる．

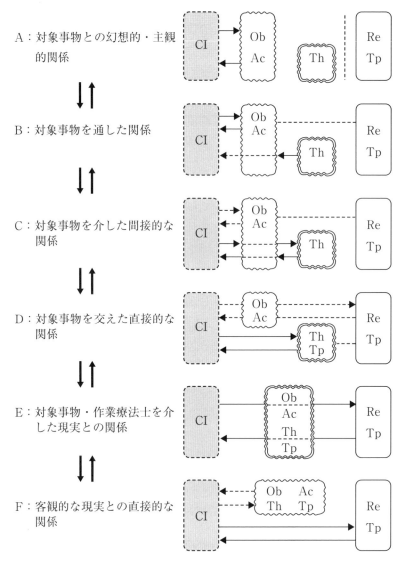

CI：対象者　Th：作業療法士　Ob：物（作品，道具，素材，持ち物など）
Tp：集団の構成メンバー　Re：客観的現実　Ac：作業

■ 図 4-7-1　作業療法における対象関係

5）対象事物・作業療法士を介した現実との関係

　図のEは，対象事物，作業療法士などを介して，作業療法の場に依存する形で，客観的な現実とかかわりをもつ状態をさす．この状態になると，作業療法の場をベースに，入院患者であれば外出や外泊，通所者であればパート的な仕事など，社会とのかかわりを試行的に始めることができる．

■表 4-8-1　作業療法の形態

形　態		対象人数*	目　的
個人作業療法	1 対 1	1	導入，個別面接，個人精神療法として
	パラレルな場の利用	4,5〜10	緊張が高い，自閉傾向者の導入など
集団作業療法	小集団　並行集団	4,5〜7,8	緊張が高い，自閉傾向に対する場の利用
	小集団　力動集団	7,8〜10	共通の課題や集団志向にむけた個人力動
	小集団　協同集団	10〜15	と集団力動の相互作用の利用
	大集団	20 程度〜	マスの効果の利用

＊1 人の作業療法士が同時に対応するおおよその人数

6）客観的な現実との直接的な関係

図の F は，対象者が現実の生活と直接関係をもつ状態をさす．この状態になると，作業療法過程における他者や対象事物は，時折の鎮静剤のような役割を果たす程度になる．

4・8　形態

作業療法の形態は，かかわり方の違いからみれば，個人作業療法と集団作業療法に大きく分けられる（**表 4-8-1**）．実際には，対象者の回復段階や目的により，1 対 1 でおこなうものから，集団を利用しておこなうものまで，さまざまな形態が組み合わされておこなわれる．

4・8・1　個人作業療法

個人作業療法は，対象者個々の問題に焦点をあて，個人を中心におこなうもので，他の療法のように 1 対 1 でおこなうものと，場を共有しながら他者とのかかわりを義務づけられることのないパラレルな場（「4・5・4　パラレルな場」参照）の機能をもちいるものがある．

1）個別におこなう個人作業療法

作業療法士が 1 人の対象者に対して，1 対 1 で個別におこなう個人作業療法（個別作業療法）は，通常は緊張が高い患者や自閉傾向が強い患者に対し，少しずつ関係を作りながら開始する導入期や個々の課題をとりあげた評価や治療をおこなうときにもちいられる．

導入にこうした対応が必要になるのは，回復状態でいえば，亜急性期から回復期前期に多い．これは病気により閉ざしたひととのかかわりの回復の時期にあたる（図 4-7-1 の A〜C）．

作業療法士は，作業を適度な心理的距離を保持する手段やコミュニケーション手段としてもちい（「4・3・3　作業—目的と手段」参照），気持ちを少し開いても安全であることを示しながら

関係を作る．そして必要に応じて，支持的な，ときには仮自我としての役割をとり，少しずつ他者との交わりの場へと移していく．これは母親が幼児の発達過程で果たす役割を考えるとわかりやすいだろう．対象者に対し，希望をもって関心をむける「母親の原初的没頭 primary maternal preoccupation」[*18] (Winnicott, 1965) のような，温かな関心をもって「包む機能 holding」[*19]にあたる．

そのほかに1対1でおこなう場合として，個別におこなうことが必要な面接や評価の一部，言語の代わりに作業の非言語性をもちいる個人精神療法としての作業療法，緩和期における看取りの作業療法などがある．

個別におこなう個人作業療法は，作業療法士と対象者の二人だけの場面でおこなう場合と，そうした個別のかかわりが何組か，作業療法室という場を共有し，並行しておこなわれる場合がある．場における他者の存在の影響性を回避するのか利用するのかによって使い分ければよい．

2) パラレルな場を利用した個人作業療法

パラレルな場をもちいる個人作業療法（**表4-8-2**）とは，場を共有しながら，人と同じことをしなくてもよい，集団としての課題や制約を受けず，自分の状態や目的に応じた利用ができる，緩やかなひとの集まりの場を利用するもので，緊張が高い患者や自閉傾向が強い患者に対し，少しずつ緊張や自閉の殻を解いていくときに有用である．

パラレルな場では，作業療法士が複数の対象者に対して，個別に作業療法をおこなう．人数は参加患者の回復状態によるが，作業療法士1名あたり4, 5名くらいであれば個々の話を聞いたり作業を教えたりすることができる．また，時々サポートすれば自分で作業に取り組めるようになった人，自分からは活動に手を出すまでにはいたらないが他者の活動を見ていることで参加できている人，作業療法への導入を始めた人などいろいろなレベルの人が参加するようになれば，1名の作業療法士に対し10人程度なら対応できるようになる．あまり多いと作業の指導に手をとられすぎて，意味のあるかかわりができなくなる（石谷, 1984）．

このようなパラレルな場を利用した個人作業療法では，作業療法士が他の患者に関わっている様子やいろいろなレベルの患者が作業に取りくむ姿を自然に見聞きすることになる．その自然に見聞きすることが，普遍的体験をともなう安心感をあたえる機会となったり，作業療法士や他の患者など他者との距離のとり方を学ぶよい機会となる．同じ程度の人数であっても凝集性をもちいる集団療法より緊張感が少なく，1対1の個人療法とも集団療法とも違う人とのかかわりを自然に広げ，活動性を賦活する効果がある．また，途中で調子を崩して参加が断続的になっても参加できる，いつどのような状態であっても同じような状況で受けいれられる，枠の緩やかな場としての意味は大きい．

施設内の作業療法で，毎日決まった時間，決まった場所で，パラレルな個人作業療法プログ

[*18] 原初的没頭（primary maternal preoccupation）：出生前後しばらく母親は，鋭敏な感受性をもち，乳児を自分の一部のように感じ（同一化）世話をする．母親自身がそうした安定した養育を受けたことが背景にあっておきるとされる．
[*19] 包む機能（holding）：「抱きかかえること」「だっこ」とも訳されているが，単に身体で抱くことではなく，優しく抱きかかえ，包み込むような，日常的に繰り返される育児のすべてをいう．

■表 4-8-2 パラレルな場の構造

開放度	原則的にオープン参加　　　　　　　　　　　　　　　　（自由参加の保障）
時　間	可能なかぎり毎日，同じ時間帯　　　　　　　　　　　（適応対象の幅確保） 利用期限は原則として設定しない
場　所	同じ場
活　動	実際に作品や材料道具などは自由に見てさわれるように できるだけ多くの種目を用意　　　　　　　　　　　　（活動欲求の賦活）
課　題	利用者個々に設定
治療者	利用者の支援，場の維持 処方に基づいた利用の場合は担当制 治療者がエポケー[20]の状態であることが理想　　　（自己対処行動の支援）
人　数	スタッフの慣れ，利用者のレベルにより幅がある 作業療法士1名あたり4，5名くらいであれば個々の話を聞いたり作業を教えたりすることができる いろいろなレベルの人が参加するようになれば，作業療法士1名に対して10名程度は対応できる そうした組み合わせが複数並行しておこなわれる場合，場全体としては40名程度（4～7，8組）までなら把握が可能である

（山根，2007c）

ラムが開かれていれば，回復期前期の状態にある人や生活期にあっても自閉的な人，継続的な参加が困難な人などにとっても安心できる場となる．そのほかに，自然な他者とのかかわりの場を利用しながら，個別の趣味や何か目的があって活動したい人に対してもパラレルな場が利用できる．社会で生活をしながら社会参加の準備をしている人にとっては，自分の生活の状況に合わせて，他者と場を共にしながら何かを義務づけられていない自由さが，ゆとりの時間や自分の個別の目的活動の時間となる．作業療法士にとっても，適度な距離をおいたかかわりや間接的なかかわり，比較的自然な観察の場として有用な場になる．

　パラレルな場の利用は，回復状態でいえば，亜急性期，回復期前期を中心に，施設内生活（維持）期の自閉的で動きの少ない人たちが主な対象となる．そのため，回復期前期の人や生活（維持）期の自閉的な人の場合，ある程度活動性が安定してくると，少し目的のある集団の場面などをもちいないと，パラレルな場は，単に無為に作業依存し安住する場となりやすいので注意が必要である．

　パラレルな場をもちいる個人作業療法は，1人の作業療法士と複数の患者だけの場面でおこなう場合と，そうした組み合わせが複数組で場を共有し並行しておこなわれる場合がある．その場合，複数組の総人数が40人程度までなら，場全体の把握をしながら運営することが可能である（表4-8-2）．

---

[20] **エポケー**：ギリシア語の epoche に由来する哲学用語で，習性化した見方にとらわれないために判断することをやめて，その場のありのままを受けいれることをいう．

4・8・2 集団作業療法

集団作業療法は，個人力動と集団力動の相互作用やマスの効果など，ひとが集まること，ひとを集めることの特性を利用する．集団精神療法や芸術療法などでおこなわれる一般の集団療法は，通常，1つの集団で治療の開始から終了まで関わる形態でおこなわれることが多い．それに対し作業療法の療法集団では，複数の集団プログラムのなかから，対象者の回復過程にそって集団プログラムを選択し組み合わせ，その組み合わせを変えながらもちいる．精神科作業療法の週間プログラムやデイ・ケアの週間プログラムなどもこの形式で提供されることが多い．一般の集団療法と作業療法における集団のもちい方の違いは，料理でいえば料理を選択できないコース料理と好きな料理を組み合わせるアラカルト料理の違いといえば伝わるだろうか．

日々の生活の安定から社会参加にむけた一連のリハビリテーション過程のなかで，そのプロセスに応じてさまざまな集団が利用され使い分けられることが，作業療法の特徴といえる．作業療法では集団（ひとの集まりや複数の人のかかわり合い）の機能をかなり広義に利用するため，たとえば**表 4-8-3**に示すようなさまざまな目的の集団プログラムが提供されることが望ましい．課題志向集団は，作業や作業活動にともなう具体的な課題にそって何かを習ったり，学んだり，技術を身につけ，集団志向集団は，作業を通して集い，ひとと交わり，憩うといったひととのかかわりを目的とし，力動的集団は，集団精神療法における言語の補助もしくは言語の代わりに作業の非言語的コミュニケーション機能をもちいる集団といえよう（山根，2007d）．集団の利用に関しては「4・5　集団と場」で詳しく述べた．

4・8・3　システムプログラム

回復状態に応じた作業療法をおこなうには，その人その場に応じた臨機応変な対応が求められる．そうした臨機応変な対応はさまざまなレベルや形態のプログラムがあって初めて可能になる（山根，2007e）．

1）個人療法と集団療法の併用

「3・2　作業をもちいる療法」で述べたように，作業療法では，個人作業療法と集団作業療法を組み合わせを変えながら併用することが多い．たとえば，幻聴などの影響が残り，緊張が高く，パラレルな場も負担になるような状態であれば，最初は作業療法士が1対1の個人作業療法で安心できる関係を作る．そうして，作業療法士との間に生まれた関係を軸に，他者とのかかわりを義務づけられていないパラレルな場を利用し，ひとのなかで過ごすことに慣れる．パラレルな場で，自然に生まれるひととのかかわりに慣れてくれば，レクリエーションや趣味的な作業をおこなう集団プログラムで，身体を動かしたりひとと共に楽しむなど，生活における心身の基本的機能の回復と改善を目的とした場を提供する．自律と適応にむけた回復期作業療法の時期になれば，対人関係，生活技能の学習，そして仕事に関連した活動へと課題集団を利

表 4-8-3 集団をもちいる作業療法とその目的

集団の種類	作業療法における集団をもちいる目的			
課題志向集団	生活技能	生活維持	身辺処理	食事，排泄，睡眠，整容，衛生，更衣，身辺の移動など
			生活管理	金銭，時間，貴重な物品，服薬，安全，健康の管理など
		社会生活		移動機器，コミュニケーション機器，交通機関，公共機関や銀行など社会資源の利用など
		作業遂行		基礎能力：理解，注意，集中，計画，問題解決，耐久性，作業習慣，技術，ワークパーソナリティ
		対人関係	二者関係	関係のもち方，恒常性など
			集団関係	集団参加のあり方，複数の対象との関係
			基本交流	日常的なあいさつなど
		コミュニケーション		聞き方，伝え方など
		セルフコントロール		感情のコントロールなど
	心身機能	感覚運動機能		
		精神認知機能		
集団志向集団	受容される体験，普遍的体験，集団帰属欲求の充足，自他に対する関心の回復など心理的支持			
力動的集団	受容される体験，普遍的体験，カタルシス，解除反応，洞察，人間関係の成長，自己実現，行動変容，実存的現実受容など自己変容			

用する．

このように，対象者に対する支援の目的や回復状態に応じて，個人作業療法と集団作業療法が併用されることが作業療法の治療（支援）構造の特徴の一つでもある．そうした構造の特徴を十分に活かし，対象者の状態に応じて組み合わせを変えながら個人の治療プログラムを変更していくためには，さまざまな目的やレベルのプログラムが提供されている必要がある．そうした複数のプログラムを提供するには，作業療法部門に最低4名のスタッフが必要になる．これは，1つの集団プログラムを基本的にリーダーと補助的な役割を果たすサブリーダーの2名1組で運営することを基準にした場合，同時間帯に最低2つのプログラムが並行して提供されることに基づいたものである．

2）作業療法週間プログラム

ここでいう週間プログラムは，個人の1週間の治療プログラムではなく，その部署が対象者全員に提供している週間の全プログラムをさしている．個々の治療プログラムは，個人の障害の状態や治療目的に応じて，この週間プログラムのうちから適宜選択して組まれることになる．

■ 表 4-8-4　週間プログラムの例

	月	火	水	木	金
午　前	SCG1	OG 1 個人面接	SCG2	OG2 個人 OT	SCG3 個人 OT
午　後	パラレルな場を利用した個人作業療法の場				
	CG1	SCG4	個人 OT	SCG5	CG2

OG：オープングループ　　SCG：セミクローズドグループ
CG：クローズドグループ

いかに豊富な週間プログラムが提供できるかにより，個々に対する治療の広がりが決まる．

　午前中，もしくは日内変動を考慮すれば午後にパラレルなひとの集まりを利用しておこなわれる作業療法の場を設定すれば，亜急性状態の人や自閉傾向のある人に参加できるプログラムを提供できる．たとえば，入院の作業療法を例にあげれば，2〜4人スタッフがいれば，**表 4-8-4** に示すような週間プログラムが考えられる．午前午後とも各プログラムは並行しておこなわれる．

　また，少し安定してきた人に対し，参加しやすい集団プログラムとして，その日のパラレルな場の作業療法に参加している人を対象としたオープンプログラム（OG1〜2）を設定すると，通常の集団プログラムには参加することができない人が，その日の状況で参加でき，少しずつひととのかかわりになじむ場になる．また週2回程度は，必要に応じて個人面接や導入面接を含む個別の作業療法を並行しておこなう日を決めておくと，新規の導入もおこないやすい．

　表 4-8-4 の例では課題集団としてのクローズドグループを2回，1対1の個人療法を3回，セミクローズドグループを5回提供する．午後は，目的を明確に示したセミクローズドグループプログラムを中心に組んでみた．土曜日が勤務であれば，個人面接や個人療法，ベッドサイドからの導入などの日にあてる．土曜日が勤務でなければ，同じプログラムを他の日の午後にもってくることもできる．

4・9　チームアプローチ

　作業療法は独自の評価と治療計画を立案してサービスを提供するが，対象者の回復状態に応じて，さまざまな職種や部署，機関との連携が必要になる．その連携のありようによってチームの構成やお互いの役割も異なる．

■表 4-9-1 チームアプローチの形態

形　態	対　象	目　的	構　造
外科型	安静が必要な急性期を離脱した状態の人	機能障害の軽減休息安全の保障	縦型の構成的専門職集団
救急型	危機介入や入院援助など突発的で緊急の対処が必要な人	不安の解消安全の保障	専門職のキーパーソンを中心とした非構成的専門職集団
支援型	回復期を中心に生活（維持）期にかけてのリハビリテーションが必要な人，もしくは日常的に生活支援が必要な人	社会復帰支援	利用者を主体に，専門職を中心とした緩やかな構成的集団
参加型	回復期から主に生活（維持）期におけるリハビリテーションで，部分的支援があれば地域で生活できる状態の人	社会参加支援再発予防	利用者を主体に，キーパーソンを中心とした専門職，非専門職からなる非構成的集団

4・9・1 チームアプローチの形態

「治す」ことを目的としたウィークネス・モデルに基づくチームアプローチは，感染症対策や外科的な処置などにおいて重要な役割を果たしてきた医師を中心とした縦型チームである．しかし，急性期の症状の安定から，退院，地域生活への移行，地域生活支援における生活技能の習得・汎化や生活環境の調整までを含む，多様なリハビリテーションニーズに応えるには，職域・領域を超え，専門職だけでなく必要に応じてヘルパー・ボランティア・家族・その他の非専門職を含んだ柔軟な連携が必要である．チームアプローチの形態は，対象者の回復状態，ニーズによって異なり，外科型，救急型，支援型，参加型に分けると**表 4-9-1**（山根，2000）のようになる．

外科型は，救急医療にみられるように，専門職が高度な役割分担のもとに機能するよう構成された形態で，急性期リハビリテーションにおいてそれに近い形態をとることがある．救急型は，専門職がそれぞれの立場で判断し連携するもので，地域における危機介入や入院援助など突発的で緊急の対処が必要なときに，キーパーソン的な役割を担う専門職を中心にそのときの状況に応じて形成される専門職によるチームが相当する．支援型は，対象者の多様なニーズに対し，多職種，多領域，多機関が協力するもので，回復期における社会復帰支援を目的として日常的に構成されているチームが相当する．参加型は，対象者の主体性をより重視した非構成的な連携にあたり，ソーシャルサポートとして自然発生的に生まれるインフォーマルなチームが相当する．

そのほかにも，機関内連携，機関間連携，病棟の看護職のような単一職種による部内連携などの分類もある．

4・9・2 チームアプローチの基本

1) 各職種の役割

　チームアプローチに必要な連携には，治療や支援の一部を分業や協業により担当する直接的なものと，ケースカンファレンス，各種会議，情報の提供・報告・連絡などのチームアプローチを効果的に進める間接的なものがある．いずれもフォーマルなものとインフォーマルなものがあるが，臨床においてはフォーマルな連携とインフォーマルな連携は相補的に機能することが望ましい．

　たとえば外科型は，医師の指示の元に各専門職がそれぞれの専門の仕事を的確にこなすことでなされる連携的分業であるが，その他のチームアプローチは各職種が自分の専門性を背景にそれぞれに責任を負いながら，その状況に応じて専門性のいかんにかかわらず自分にできる役割を担う相補的なかかわりが多い．精神科リハビリテーションに関する主な職種の専門性を活かした基本となる役割として，医師は，診断と症状の内容・程度の見極め，医学的目標の提示と適切な薬物の処方をおこなう．看護師は基本的業務の幅が広いが，日常的なかかわりを通した症状管理と基本的な生活の安定をはかる．精神保健福祉士は，精神障害者の保健および福祉に関する専門的知識および技術を活かし，精神科病院やその他の医療施設において，対象者の受療，入院，退院，地域相談支援や相談援助をおこなう．作業療法士は，対象者の生活行為（生活において目的や意味のある作業）を通して，具体的な生活機能の評価と日常生活や社会参加，就労にむけて生活支援をおこなう．臨床心理技術者は，心理検査，心理教育，家族の力動調整などにあたり，保健師は，必要な医療と地域生活の安定にむけた相談が得意である．

　精神障害に対するリハビリテーションは，急性期（早期）のリハビリテーションを除けば，その支援内容の多くは，各職種が自分の専門性を背景に責任を負いながら，その状況に応じて専門性のいかんにかかわらず自分にできる役割を担うことが多い．そうした状況のなかで作業療法士が自分の専門性を失うことなく，他職種と連携していくには，相互の専門性の相違，類似を知り，それぞれの得意とすることを活かした協業が必要になる．

2) チームアプローチの実践

　リハビリテーションにおけるチームアプローチは，チームとして連携する者が専門非専門にかかわらず，相互にコミュニケーションをはかり，何を目的にそれぞれが何を担うかということに対するコンセンサスが得られることにつきる．実践のコツをいくつか紹介する．

　① 社会資源のネットワーク確認：チームアプローチにおいては，何をどのように連携するか，どこにどのような情報をどのような方法で伝えるかということがつねに問題になる．関係機関や関係する人など社会資源のネットワークとその利用方法がつねに確認されていれば，必要に応じてさまざまな形の連携が可能になる．そのためには，その地域の利用可能な社会資源を常時点検評価し整備する，職種・職域を超えて構成される組織が必要である．

② チームの構成：外科型では，あらかじめ治療や支援に必要なチームメンバー（専門，非専門をとわないチーム構成員）が選定される．しかし，その他の連携においては，危機介入への対応や利用者のニーズに応じた対応が必要なため，専門非専門をとわず利用者を含めてのメンバー選定が必要である．さらに外科型と異なり，チームのまとめ役を決定しておくことが必要になる．基本的には初期に起動したスタッフ（専門職のチーム構成員），もしくは利用者の担当やキーパーソン的な役割を担っているスタッフが，コーディネーターやディレクターとしての役割を果たす．そして他のスタッフは，それぞれがケースマネージャーとして階層構造を作らず協業する．

③ 実践のコツ：上述したヒエラルヒーを超えたまとめ役や協業のネックになるのが，職種間ヒエラルヒー，他職種に対する認識の不足，業務範囲をめぐっての職種間葛藤である．こうした基本的なネックの解消には，常日頃のフォーマル，インフォーマルとわないコミュニケーションが役に立ち，抜本的な解消には卒前卒後の他の職種と合同でチームアプローチの知識や技術を学ぶ教育システムの整備が求められる．

④ 目標の共有：利用者のニーズに応じたおおまかなケアプランが立てられ，目的や必要な情報の共有，基本的な役割分担を決めてあると，チームアプローチは効果的に機能する．その場合利用者の人権の擁護の意味も含めて，利用者の意思を表示できるケースカンファレンスが重要である．利用者に認知面で問題がある場合には，その利用者の担当もしくは日常的にかかわりのあるキーパーソン的なスタッフが，利用者の意思を十分に汲んで代理する．

3）チームアプローチの限界

チームアプローチの実践には多くの時間と費用，そして努力が必要になる．特に支援型，参加型のように機関を超えたチームや非構成的なチームにおいては，時間や費用，支援できる人数などさまざまな制限により限界がある．必要なときに適切な人が集まり，プランが決定され実行されるということは理想であるが臨床上はむずかしいことが多い．どのように現実的にその効果を高めるかがとわれるのがチームアプローチである．

4・10 治療機序

治療・支援にはそれぞれの機序があるが，ひとと作業の関係からすれば，精神認知機能と対処行動やその障害の治療機序は，どのように理解することができるのだろうか．

4・10・1 自己認知と対処行動

わたしたちは，一人ひとり，ただ一つの身体をもって生まれ，その身体を生きている．より

よく生きるためには，自分のこころやからだが今どのような状態にあるのか，この身がどのような状況におかれているのかを判断しなければならない．ひとは，自分である身体によって，直接自分を取りまく環境や対象物にふれる．ふれるという作業により，身体を通して対象を認識する．そして，対象とふれることを通して，ひとは自分の身体を感覚し，自分の存在を認識する．

ひとは，自分の心身の状態や動きなど自分自身に関する内部情報と，自分がおかれている環境と相対している対象に関する外部情報の二つの情報から，自分の状態と自分がおかれている状況を判断し，どう対処するかを判断する．

内部情報には，内臓情報と作業にともなう自己情報とがある．内臓情報は，心血管系や呼吸器系，消化器系，尿路性器系などからの情報で，自己情報は，深部感覚と前庭覚などからの四肢の位置や身体の動きなどを表す情報である．外部情報には，触覚，圧覚，温覚，冷覚などの皮膚感覚情報と，味覚，嗅覚，聴覚，視覚などの特殊感覚情報がある．

内部情報は，脳幹，視床下部，自律神経中枢に，外部情報は，それぞれの感覚の一次皮質，二次皮質に伝えられる．これらの内外からの情報を，中隔核・扁桃体・海馬などで，それまで体験し記憶されている情報と比較することで，知覚のカテゴリー化[*21]がなされる（Edelman, 2004；山根, 2008b；2008c；2015f）．この知覚のカテゴリー化により，状況や対象を認識し，対処行動が判断され，対処が決まると必要な運動企画がなされる．運動企画は，フィードフォワード機能[*22]で事前に確認され，身体を通して実行される．そして，この個人の対処行動の影響を受けて対象や環境が変化し，自己の変化や外界の変化がフィードバックされ，適切な対処がおこなわれるように修正される．このようなプロセスの繰り返しにより，ひとは環境と適応しながら生活している．この内部情報と外部情報の関係，そしてそれらがどのように伝えられ処理されるかを簡略に模式化すると，**図4-10-1**のように示すことができる（Edelman, 2004；山根, 2008b；2008c；2015f）．

このように，ひとは自分自身の状態を知る内部情報も，自分がおかれている環境や対象との関係を知る外部情報も，いずれもわたしである身体を介して，わたしの身体の一部である脳に伝えられ，自分と世界（自分以外の対象）との関係を判断し，対処を決定し実行する．その情報の入力と対処行動は，すべて身体を介してなされる．**図4-10-2**はその対処の仕組みを模式化したものである．

4・10・2 認知・対処行動の異常

内部情報と外部情報の二つの情報が正しく入力されないと，適切な知覚のカテゴリー化がな

[*21] **知覚のカテゴリー化**：感覚系と運動系の相互作用で形成されるもので，環境（外界）からの感覚情報と身体の使用にともなう自己情報を意味あるものとして再構成すること．たとえば，ある物の色や形，大きさ，重さ，手ざわりなど，さまざまな情報から，それを机とか本棚といった意味ある物として認識することをいう．
[*22] **フィードフォワード機能**：フィードフォワード機能とは，セルフモニタリングに相当するもので，情報に対して対処行動が想定された場合，そのまま行動に移されず，まず脳内でその対処行動が適切なものかどうかを確かめる機能をいう．

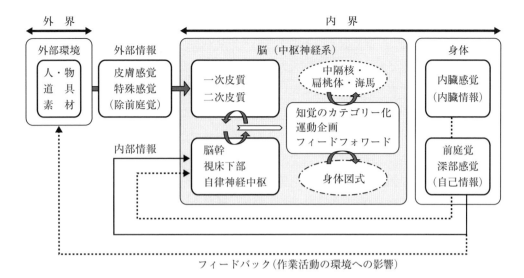

■ 図 4-10-1　ひとと作業のオープンシステム

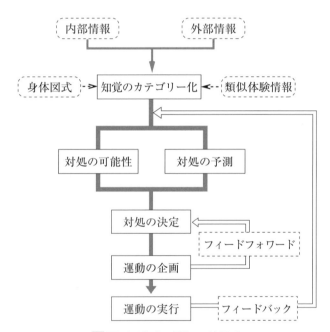

■ 図 4-10-2　対処の仕組み

されない．情報を判断するこれまでの体験が歪んだものであっても，歪んだ認識による記憶であっても，適切な知覚のカテゴリー化はなされない．同じ環境にあっても，知覚のカテゴリー化は，ひとによって異なり，それぞれの対処行動を大きく左右する．

　たとえば，亜急性期の刺激に過敏に影響される不安定な状態は，多数の感覚情報のなかから特定の情報を取り出して認識するという選択的注意が機能しないため，知覚のカテゴリー化が適切になされない状態といえる．

また，人がいないのに声がはっきりと聞こえるなど，外部から情報が入力されていないのに感覚を体験する幻覚は，一次皮質への入力がない（対象がない）のに，入力があったかのように知覚される脳内現象である．外部から入力された情報を実際とは異なる知覚をする現象は，錯覚とよばれ，それが誤った訂正不能な思いこみになると妄想といわれる．他にも，神経性無食欲症のように，自分の身体の実像が受けいれられず異なった身体像（body image）を確信したり，事故などで手足を切断された患者が，失われた手足が存在するかのように感じ（幻肢），意図的に動かそうとして，動かせないとその幻の部位に痛みを感じたりする．

　これらの現象は，中脳辺縁系のドパミン神経の過活動など神経生理学的な理解，自己認知機能や自己モニタリング機能の障害など機能的な理解，過剰なストレスなどから自分を護る防衛機能のような精神力学的な理解がなされるが，いずれも，情報の入力，入力情報の知覚・照合，カテゴリー化の異常など，精神認知機能の異常によるものである．

　そして，この精神認知機能の異常により，身体との関係性が失われ（心身の乖離），自分の思いを適切に遂げることができなくなる（不適切な対処行動）．この不適切な対処行動が，日々の生活にさまざまな活動の制限や参加の制約を引きおこすことになる（生活，社会との関係性の喪失）．さらに，身体，生活，社会との関係性の喪失は，状況を判断し行動するために必要な環境や作業にともなう感覚情報（外部情報）のフィードバックにも影響をあたえ，適切なフィードバックがなされなくなるといった悪循環を引きおこす．

4・10・3　精神認知機能の支障に対する作業療法の治療機序

　情報の入力，入力情報の知覚・照合，カテゴリー化の異常に対しては，自己内外の情報をそのまま混乱なく受けいれ対処するため，まず，自分と身体の関係性を回復することが必要である．そのためには，他の療法と相補いながら，具体的な作業を介して，

　① 自己の主体的な行動にともなって起きる身体感覚により，自己内外の刺激を明確にする
　② 入力される刺激を必要なものだけ選択することで単純にし減少させることで，無用な刺激から保護し混乱を防ぐ

すなわち，脳幹，視床下部，自律神経中枢に伝えられる内部情報，それぞれの感覚の一次皮質，二次皮質に伝えられる外部情報を，自分の身体をもちいた具体的な作業体験により現実的で明確なものにする．

　そうして，現実的な刺激が入力されるようになると，この内外の情報の知覚のカテゴリー化において，

　③ 注意機能，知覚機能，認知機能の改善

にむけて，状況や対象の認識に対する歪みを正し，適切な対処行動を試みるよう支援する．加えて，知覚のカテゴリー化や対処行動の決定に影響する，これまでに経験し学習されている生活技能（対処技能）の不足を補うため，

　④ 基本的な生活技能の再学習（体験され記憶されている情報の修正，追加）

をおこなう．この「4・10・1 自己認知と対処行動」で述べたプロセスが，具体的な作業を通して繰り返されることで，精神認知機能の支障の改善がなされる．

すべては，自分の今ある身体を認識し，受容し，自己と身体とのかかわりを取りもどすことから始まる．わが身が「ともにある身体」としてリアルな存在となり，作業にともなう五感のフィードバック情報を確かなものと体感，感知することで，主観としての自己との相互関係として対象が認識される．

自分の今ある身体の認識，受容は，自分の身体を使って作業をする，道具を使う，ということを通してしか始まらない．このプロセスを通して，わたしたちは「いま，ここ」にある自分を確認する．そして，「いま，ここ」にある自分と対象との相互的関係が適切に把握され，新たな生活の再構築へとむかう．

4・11 社会脳

ひとの日々のくらし（生活）や人生は，生活を維持する作業，仕事や役割，遊びや余暇などさまざまな生活行為によって構成されている．この生活行為の多くは直接的にもしくは間接的に，他者や社会との関連なしには成りたたない．そのため，ひとは社会生活を適応的におくるために，自分がおかれている状況や対象（人や物）との関係を理解し，判断し，適切に対処する能力や技能が必要になる．ここでは，社会生活を適応的に送る（社会適応行動）ために必要な技能（社会生活技能 social skill），それに必要な脳の機能（社会的認知機能 social cognitive function），そうしたことをしている脳（社会脳 social brain[*23]）について考えてみる．

4・11・1 社会脳

これまで，社会という環境に適応するための人間の思考や感情，意志など相対的に変化する文脈依存的な「こころのはたらき」は，自然科学が苦手としてきたもので，人文社会学の領域で取り扱われてきた．日本では心理学もこの領域に入っている．一方，脳の研究は，自然科学が求める，再現性が高く現象間で普遍性の高いものとして適用できる理論を追求するもので，理系の領域で扱われてきた．そのため脳の研究も，神経・神経系の構造や機能に関する生物学的な神経科学の研究が中心であった．

しかし「こころのはたらき」や脳の機能に関する研究は，PET（positron emission tomography）やMRI（magnetic resonance imaging）などの非侵襲的脳機能検査の進歩により，作業をしているときや思考中の脳内活動を可視化することができるようになり，感覚・知覚・認知・反応といった自然科学の研究領域と，ひとの社会的行動など社会科学の研究領域とが急速に接

[*23] 社会脳：3章注8を参照

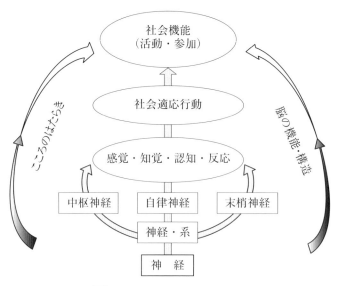

■図 4-11-1 脳と社会機能

近し,研究の相互乗り入れが始まっている(**図 4-11-1**).この脳科学の研究は,脳の社会的-知機能 social cognitive function に関するもので,社会神経科学 social neuroscience[*24],社会脳科学などと称されている.

その後,非侵襲的脳機能画像計測法により,扁桃体が情動認知,眼窩前頭野が意思決定,側頭葉下面が相貌認知に重要な役割を担っていることが明らかになった.そして内側前頭前野や側頭頭頂移行部(後側上側頭溝)も社会脳として重要なはたらきをしていることがわかってきた(Frith et al, 1999).また他者の意図の理解などに関連が深いとされるミラーニューロン[*25](Marco, 2008)がヒトにも前頭葉から頭頂葉にかけてあることが確認され,「こころの理論 theory of mind」[*26](Premack et al, 1978)とともに研究されている.

社会脳は,対象が人であれば目の動きや表情,話し方,話される内容,仕草や姿勢,身体の動き,持ち物など,言語媒体と非言語媒体,物であればその物の感覚的クオリア[*27](Ungerleider et al, 1982;茂木, 1997),環境であれば温度や明るさ,音といった,対象が示している具体的な感覚情報から,状況を把握し,どのように対処するかを判断するはたらきをする.対象の行動からその意図や意向を推測する能力は,Brothers が社会的認知とよんだもので,「こころの理

[*24] **社会神経科学**(social neuroscience):John Cacioppo と Gary Berntson(Cacioppo et al, 1992)によりもちいられた用語で,生物学的な分析手法により研究する脳の構造や機能を基盤に,人間の社会行動を説明しようという研究をいう.
[*25] **ミラーニューロン**(mirror neuron):霊長類などの高等動物には,自分が行動するときだけでなく他の個体の行動を見ているときにも同じように活動電位を発生させる神経細胞があり,これをミラーニューロンという.イタリア・ミラノ大学で発見された脳のメカニズムの一つ.
[*26] **こころの理論**:ヒトやチンパンジーなどの霊長類が仲間や他の動物が考えていることを推測したような行動をとることから生まれた理論.人間は,3歳になると他者の信念や欲求といったこころの表象的なはたらきを考えることができるようになり,4歳で自他では異なる信念をもっていることを考慮できるようになる.
[*27] **感覚的クオリア**:哲学の領域で伝統的にもちいられてきた概念で,ある対象や現象が示している質感を意味する.たとえば今見ている夕日の美しさをことばで伝えることはむずかしいが,共にその場にある者はその美しさを感覚して共有することができる.それはそのときの夕日がもつ「美しさ」と私たちが感じる原始的クオリアを共に感覚しているからである.

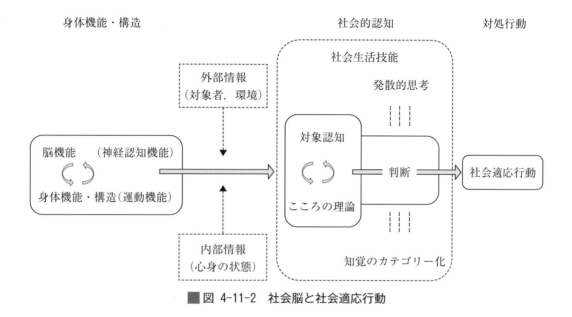

■図 4-11-2 社会脳と社会適応行動

論」が関連しているとされる．この一連の関係は**図 4-11-2** のように示すことができる．

4・11・2　社会的認知機能と社会適応行動

　社会的認知機能により，ひとは自分の状態そして自分がおかれている状況や対象（人や物）との関係を理解し，判断し，適切な対処（社会適応行動）をする．

　わたしたちは，一人ひとり，ただ一つの身体をもって生まれ，その身体を生きている．よりよく生きるためには，自分のこころやからだが今どのような状態にあるのか，この身がどのような状況におかれているのかを判断しなければならない．そしてその自分の状態と自分がおかれている状況において，自分はどうするのか，必要な対処を決め，それを実行に移さなければならない．この一連の行為は，すべて，「わたし」という，「わたし」であるただ一つの身体を通して成りたっている．

　自分の心身の状態に関する情報（内部情報）と，自分がおかれている環境や対象（人や物）に関する情報（外部情報）から，適切な知覚のカテゴリー化がなされることで，自分がおかれた状況にどのように対処するかが判断され，対処行動（社会適応行動）が実行される．

　社会適応行動に必要な技能が社会生活技能 social skill（もしくは社会技能）といわれ，WHO は，「日常生活のなかで出会うさまざまな問題や課題に，自分で，創造的でしかも効果のある対処ができる能力」と定義している．社会生活技能は，社会で生活するために必要な能力をいい，それが社会脳の能力にあたる．

4・11・3　社会脳と作業療法

　作業療法は，ひとの健康，ひとの生活という全一的なものを扱い，生活の多様な現象を対象に，命の質，生活の質，人生の質の違いの問題を語る新たな科学分野である．主観としてそのクオリアの違いをとらえていながら，客観的にその違いを表現することがむずかしいことのエビデンスをとわれる学際的な科学分野である．それは自然科学をも包括し，それを超えることで生まれる総合科学といえよう．

　ひとの生活行為をもちいて生活を支援する作業療法にとって，対象者の心身機能や身体構造がどのような状態にあり，どこで，だれと，どのような環境において，その状況に応じた生活行為ができるかどうかが重要な視点となる．

　ひとと作業の関係においては，近代科学が重視してきた自然科学的な視点を基盤におきながら，個体の生物学的な脳の構造やその個体の認知や注意といった機能ではなく，社会という環境に適応するための脳のはたらきをみる視点が必要である．作業療法の対象は，近代医学が置き去りにした対象の主観，生命の直感を視野に入れた，人間の健康と生活そのものである．医学・医療とリハビリテーションの相補性において，広く人間の健康や生活をとらえるには，仮説，演繹的推理，実験，検証という近代科学（数学的自然科学）の手法による純粋な真理の探究や新理論の構築に加え，直感・経験・類推の積みかさね，経験の構造化といった，質的研究，エスノグラフィックスタディ，現象学的研究などの，心理学や社会学，哲学でもちいられる研究手法をも駆使する新たな視点が必要となる．

　作業療法の役割は，ひとが自分の状態や自分がおかれている状況を正しく判断し，適切に対処するために必要な脳，すなわち社会脳（social brain）（山根，2015f）のはたらきを高めることともいえよう．

　　　病いや障害により
　　　失われた生活
　　　いま
　　　失われた生活との
　　　かかわりを取りもどすとき
　　　身体を操り
　　　目的にむけて操り
　　　もう一度試みる
　　　過ぎし日におこなっていたことを
　　　もう一度試みる

　　　「ああ　そうか」
　　　「ああ　これでいいのか」

「これでいいんだ」
「これでもいいんだ」
と
身体が応える確からしさに
生活の再建が始まる
社会への参加が始まる

〔作業療法の詩―ふたたび（山根，2008d）より〕

第4章のまとめ

- 作業療法の治療・支援構造
  - ⅰ．対象者，作業，作業療法士，集団，場所・場，時間により構成される
  - ⅱ．治療医学と異なり，対象者が重要な構成要素になることが特徴である
- 作業をもちいる利点
  - ⅰ．作業の身体性をもちい，身体自我の回復，自我の成長支援
  - ⅱ．作業を手段とし，刺激から保護し鎮静をはかる
  - ⅲ．作業を手段とし，適応的な発散と欲求の充足をはかる
  - ⅳ．作業により行為を具現化することで，視線の被曝が少なくなる
  - ⅴ．作業の過程と結果は現実検討となる
  - ⅵ．共同作業で，集団所属感，社会的対人距離，コミュニケーションの経験をする
  - ⅶ．作業を目的として使うことで，生活技能を習得する
- 自己の治療的利用とは，自分のありのままを活かすこと
- 集団や場を利用するコツ
  - ⅰ．集団の効果はプラスとマイナス裏表
  - ⅱ．場の熟成をはかり，場のもつ力を活かす
- 作業療法にとって効果的な1回の時間，週の頻度，期間がある
- ひとや物との対象関係を観る
- 作業療法の形態
  - ⅰ．1対1対応とパラレルな場，2つの個人療法の違いを活かす
  - ⅱ．作業療法はシステムプログラム
- 作業療法の治療機序
  - ⅰ．ひとは身体を通して自分と世界との関係を知り，対処行動をする
  - ⅱ．身体の病いも精神の病いも，自己と身体の関係性の回復から始まる
  - ⅲ．作業の身体性を活かして身体との関係を取りもどす
- 社会脳と作業療法
  - ⅰ．自分がおかれている状況や対象との関係を理解し，判断し，適切に対処する
  - ⅱ．作業療法が社会脳を育てる

◆引用文献◆

飛鳥井望（1986）．深い依存的退行状態を生じた破瓜緊張型分裂病の一例．精神科治療学1，136-144．

Balint M（1968）. *The basic fault : Therapeutic aspects of regression.* Tavistock, London（中井久夫・訳，1978．「治療論からみた退行—基底欠損の精神分析」金剛出版）．

Cacioppo JT, Berntson GG（1992）. Social psychological contributions to the decade of the brain: Doctrine of multilevel analysis. Am Psychol 47, 1019-1028

Csikszentmihalyi M（2000）. *Beyond boredom and anxiety.* Jossey-Bass Publishers, San Francisco（今村浩明・訳，2000．「楽しみの社会学」新思索社）．

Edelman GM（2004）. *Wider than the sky : The phenomenal gift of consciousness.* Yale University Press, London.

Fidler GS, Fidler JW（1963）. *Occupational therapy : A communication process in psychiatry.* Macmillan Publishing, New York（加藤孝正・訳，1966．「精神医学的作業療法」医学書院）．

Frank JD（1958）. The therapeutic use of self. Am J Occup Ther 12, 215-225.

Frith CD, Frith U（1999）. Interacting minds : A biological basis. Science 286, 1692-1695.

石谷直子（1984）．精神科作業療法における個人療法と集団療法．「精神科作業療法」pp. 81-100．星和書店．

Marco I（2008）. Mirroring people : The new science of how we connect with others. Farrar, Straus & Giroux（塩原通緒・訳，2011「ミラーニューロンの発見—『物まね細胞』が明かす驚きの脳科学」ハヤカワ・ノンフィクション文庫）．

町沢静夫，他（1986）．遊びと精神医学．創元社．

松井紀和（1975）．作業療法の治療構造．「精神科作業療法」pp. 13-15．牧野出版．

松井紀和・編著（1978）．作業療法の治療構造．「精神科作業療法の手引」pp. 71-95．牧野出版．

松井紀和・編著（1991）．集団の発生と発展．「小集団体験」pp. 13-32．牧野出版．

三輪 正（1989）．なぜ身体を考えるのか．「身体の哲学」pp. 1-20．行路社．

水島恵一，岡堂哲雄（1969）．集団療法の基礎．「集団心理療法」pp. 3-28．金子書房．

Mosey AC（1970）. *Three frames of reference for mental health.* Charles B. Slack, New Jersey（篠田峯子，他訳，1977．「こころと行動の発達」協同医書出版社）．

Mosey AC（1986）. *Psychosocial components of occupational therapy.* Raven Press, New York.

中井久夫（1974）．精神分裂病状態からの寛解過程．宮本忠雄・編「分裂病の精神病理2」pp. 157-217．東京大学出版会．

中村雄二郎（1989）．場所．弘文堂．

永田俊彦，他（1976a）．口愛期退行を経過して寛解した1破瓜病者の世界．臨床精神医学5，1451-1459．

永田俊彦（1976b）．精神病院の治療状況と分裂病の寛解過程について．精神医学 18，951-957．

茂木健一郎（1997）．脳とクオリア—なぜ脳に心が生まれるのか．日経サイエンス社．

Premack D, Woodruff G（1978）. Does the chimpanzee have a theory of mind?. Behav Brain Sci 1, 515-526.

鈴木純一(1986). 大集団精神療法―大グループを中心として. 吉松和哉・編「精神科MOOK 15 精神療法の実際」pp. 81-89. 金原出版.

Tiffany EG (1983). *Willard and Spackman's Occupational Therapy 6th ed*. chapter 19. JB Lippincott, Philadelphia (小川恵子, 他訳, 1989.「作業療法第6版」pp. 345-437. 協同医書出版社).

Ungerleider LG, Mishkin M (1982). Two cortical visual systems. In Ingle DJ, Mansfield RJW, Goodale MA (Eds). *The Analysis of visual behavior*. pp549-586. MIT Press. Cambridge.

Winnicott DW (1965). *The family and individual development*. Tavistock Publications Ltd, London (牛島定信・監訳, 1984.「子どもと家庭」誠信書房).

Yalom ID, Vinogradov S (1989). *Concise Guide to Group Psychotherapy*. American Psychiatric Press, New York (川室 優・訳, 1991.「グループサイコセラピー」金剛出版).

山口 隆, 他 (1986). 小集団精神療法. 吉松和哉・編「精神科MOOK 15 精神療法の実際」pp. 90-99. 金原出版.

山根 寛 (1989a). 評価のための面接―構成的作業, 投影的作業を中心に. OTジャーナル 23, 885-890.

山根 寛 (1989b). 完成作品の活用法. OTジャーナル 23, 372-373.

山根 寛, 他 (1989). 作業療法セミクローズドグループの構造決定因子と治療因子について. OTジャーナル 23, 695-700.

山根 寛 (1992). 作業療法における物の利用―術後歩行困難となった接枝分裂病患者. 作業療法 11, 274-281.

山根 寛 (1993). 退行現象をともなう寛解過程における作業活動の力動的観点からみた役割―精神分裂病の寛解過程より. 作業療法 12, 229-237.

山根 寛 (1995a). 作業療法と園芸―現象学的作業分析. 作業療法 14, 17-23.

山根 寛 (1995b). 分裂病障害にとっての集団と場. OTジャーナル 29, 88-93.

山根 寛 (2000). チームアプローチ. 蜂矢英彦, 岡上和雄・監修「精神障害リハビリテーション学」pp. 260-270. 金剛出版.

山根 寛 (2006). コミュニケーションとしての作業・身体. 作業療法 25, 393-400.

山根 寛, 他 (2006).「作業療法マニュアル31」精神障害:身体に働きかける作業療法アプローチ. 日本作業療法士協会.

山根 寛 (2007a). ひとと集団. 鎌倉矩子, 他編「ひとと集団・場第2版」pp. 13-29. 三輪書店.

山根 寛 (2007b). 集団の利用. 鎌倉矩子, 他編「ひとと集団・場第2版」pp. 45-71. 三輪書店.

山根 寛 (2007c). パラレルな場とその利用. 鎌倉矩子, 他編「ひとと集団・場第2版」pp. 73-87. 三輪書店.

山根 寛 (2007d). 作業療法と集団・場. 鎌倉矩子, 他編「ひとと集団・場第2版」pp. 89-112. 三輪書店.

山根 寛 (2007e). 集団プログラムの計画と評価. 鎌倉矩子, 他編「ひとと集団・場第2版」pp. 113-128. 三輪書店.

山根　寛（2008a）．身体の意識．「治療・援助における二つのコミュニケーション」pp. 16-18．三輪書店．

山根　寛（2008b）．心身統合の喪失と回復―コミュニケーションプロセスとしてみる作業療法の治療機序．作業療法 27, 73-82．

山根　寛（2008c）．ひとと作業活動．「治療・援助における二つのコミュニケーション」p39．三輪書店．

山根　寛（2008d）．身体と生活．「作業療法の詩・ふたたび」pp. 108-109．青海社．

山根　寛（2015a）．ひとの進化・生活と作業．「ひとと作業・作業活動新版」pp. 34-47．三輪書店．

山根　寛（2015b）．包括的作業分析．「ひとと作業・作業活動新版」pp. 144-157．三輪書店．

山根　寛（2015c）．作業の結果と特性．「ひとと作業・作業活動新版」pp. 87-91．三輪書店．

山根　寛（2015d）．作業の知．「ひとと作業・作業活動新版」pp. 84-111．三輪書店．

山根　寛（2015e）．スーパービジョンとはなにか．精リハ 19, 6-12．

山根　寛（2015f）．脳と作業．「ひとと作業・作業活動新版」pp47-55．三輪書店．

5 作業療法の手順

156	5・1	手順─基本の流れ	5・1・1	作業療法導入
			5・1・2	初期評価と支援計画
			5・1・3	実施と効果検討
			5・1・4	方針の修正
			5・1・5	終了・中止・中断
			5・1・6	アフターフォロー
166	5・2	評価─知る作業	5・2・1	評価項目
			5・2・2	評価手段
			5・2・3	情報と収集
			5・2・4	面接方法
			5・2・5	作業をもちいた面接─作業面接
			5・2・6	作業療法における観察
			5・2・7	検査と調査
			5・2・8	記録─文字で残す,文字で伝える
199	5・3	計画─個人プログラムの作成	5・3・1	目標の設定
			5・3・2	計画の作成
			5・3・3	リハビリテーションシートの利用
209	5・4	効果─アウトカムの評価	5・4・1	アウトカム評価の手法
			5・4・2	生活に視点をおいた機能評価

5　作業療法の手順

　作業療法のかかわりにおいては原則的なことであるが，特に，対人関係の障害ともいわれる精神認知機能に支障がある人に対しては，身体機能の支障のように一通りの評価を終えてから治療を開始するという方法が適切ではないことが多い．「4・4・2　治療・支援関係」や「4・4・3　自己の治療的利用」で述べたように，治療・支援の関係が成立するかどうか，どのように成立するかが，後の治療・支援の進展や効果に大きく影響するためである．初回の面接時から，場合によっては，作業療法の指示や依頼があったがまだ本人と出会っていないときから，治療・支援のかかわりは始まっているといってもよい．
　ここでは，そのような特性がある，精神認知機能に支障がある人に対する作業療法の基本的な手順について述べる．

5・1　手順―基本の流れ

　精神認知機能に支障がある人に対する作業療法は，医療機関であれば医師からの指示や依頼があり，その他の機関であれば，関係者からの依頼や本人の参加希望により始める．通常のプロセスは，**図5-1-1**に示すように，導入面接，導入判定，初期評価，焦点化，治療・支援目標の設定，作業療法計画，作業療法実施，効果検討，必要に応じて再評価と目標や計画の修正を繰り返し，終了もしくは中止・中断となり，最終評価と必要に応じたアフターフォローをするといった流れをたどる．
　実際には，「3・5・2　回復過程と状態」で示したどのレベルで関わるのか，クリニカルパス[*1]の有無などにより，臨床においてはさまざまな工夫がなされている．

5・1・1　作業療法導入

　作業療法は，主治医の指示や依頼，その他の紹介，本人の希望などで参加が始まる．本人の希望以外，いずれも対象者に関するなんらかの情報が，指示箋や依頼箋，紹介状に記入されている．とりあえず作業療法が適切かどうかを判断してほしいという依頼や紹介もある．受けいれにあたっては，できるかぎりの情報を入手し，必要なら導入面接をおこない，導入するかどうかの判定をし，導入するとすれば，どのような手順でおこなうかを決定する．

[*1] クリニカルパス：利用者の望む専門的で効果的な医療やリハビリテーションサービスが，さまざまな職種によって効率的に提供されるような最適な計画を立てることをいう．質を下げずにコストを下げるのが特質といわれている．クリティカルパスともいう．

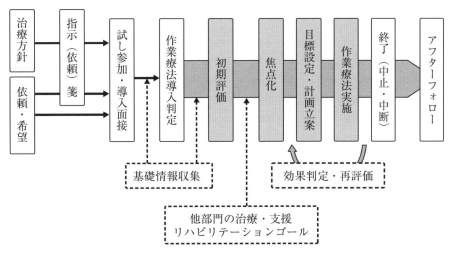

■図 5-1-1　通常の作業療法のプロセス

　作業療法導入にあたっては，対象者の負担を軽減し，不要な時間を費やさないためにも，対象者に関する基礎情報は，入手可能なものは事前に入手する．

1）導入面接と個人担当

　導入にあたっては，作業療法に関するオリエンテーションを含む導入面接をおこなう．この面接は，作業療法を正しく理解してもらうことより，新しく始める作業療法に対する何が始まるのかという不安を少なくすることを目的におこなう（詳細は「5・2・4　面接方法」を参照）．導入面接の後は，必要なら試し参加をしてもらって導入の適否や方法を判断するとよい．

　たとえば，作業療法導入の適否の問い合わせのあったクライエントに，パラレルな場でおこなわれている作業療法を見学しながら，導入面接をおこなうことになったとしよう．オリエンテーションを兼ねた面接をおこなうため，看護師同伴で来室してもらう．このとき，部屋に入ってくるときの様子や入ってきてからのふるまいなどから，回復状態や本人の意欲の程度がわかる．

　　一緒に来室した看護師の後に隠れるようにしてうつむいて立ち，落ち着きなさそうに身体を動かしている．作業療法士が自己紹介をし，名前を聞くと看護師のほうをちらっと見て少し口が動くが声にはならない．看護師が「Ｓさんです」と紹介するのを聞いて，うなずいている．椅子に座って話をするより，そのまま作業療法室を案内するほうがよさそうに思われたので，作業療法の場での過ごし方や作業療法室でできる作業の説明をし，これまでに経験がある作業，何か興味のある作業があるかなどを聞きながら，Ｓさんの表情，服装，話し方，動きなどを観察する．依頼箋の情報では，28 歳，統合失調症．入院して 2 週間，安静が必要な時期（急性期の要安静期）は過ぎたが（亜急性期），現実感が乏しくセルフケアにも声かけや支援が必要．病棟にじっとしているのが怖い，何もできないが何か

しないと落ち着かないと言うため，作業療法でなんとかならないだろうかとの依頼であった．

　視線はほとんど合わさないが，作業療法士の説明を聞きながら，説明に合わせてその作業のほうを見ている．説明も一応耳に入っているようなので，次回から2～3回パラレルな作業療法の場に試し参加をして，Sさんがここで過ごすことが病室より落ち着けそうなら作業療法を開始しましょうということにする．次回の参加日を決め，試し参加の間は看護師に連れてきてもらうことで，その日は少し他の参加者の活動の様子を見学して終わる．

　導入面接は，面接をおこなう担当職種や担当者を決めておこなう方法もあるが，個人担当制[*2]をとっている場合は，その担当者が直接おこなうほうがよい．個人担当者としての役割は，治療・支援におけるすべての責任を負うというものではなく，治療のプロセスにおいて，対象者との目標の設定，提供する作業療法サービスに関するインフォームドコンセント[*3]，目標の変更や継続，終了などの時期の判断など，作業療法開始から終了まで患者の道案内役をすることにある．個人担当制をとるかどうかは治療システムのあり方にもよるが，社会的入院や社会的通所といわれるような期限のない参加の防止，広い意味でのクリニカルパスという意味で，個人担当制があったほうがよい．

2）試し参加と導入面接

　本来の目標を決める初期評価（assessment）の前に，作業療法の導入の適否を検討し，治療（支援）関係を作りながら初期評価を進めるために，当面どのようなアプローチをおこなうか，どのような評価手順でおこなうかを判断するのが試し参加と導入面接である．

　作業療法を導入することが適切かどうかは，作業療法場面においてその場の人や作業などから受ける刺激に対する対象者の反応（感覚・知覚・認知パターン）を観ながらの判断になる（腰原，2001）．

　　試し参加の日にSさんが看護師と一緒に来室．心なしか前回より足取りが軽い．顔が合うとうなずいて挨拶をする．「病棟にいると落ち着かなくて，怖いんです‥何かできませんか」「何もできませんけど‥何かできませんか」，うつむいたまま消え入るような声で言う．何もできないが，何かしたいという気持ち，これはきちんとしたまとまったことはできないが，何かしていないと落ち着かないという気持ちと思われる．いくつか活動を紹介すると，ビーズ細工をしてみたいということなので，一緒に用意をする．

　このように，本人が何かしてみたいことがあれば，負担の程度を考慮しながらまずはじめて

[*2] 個人担当制：受け持ち制ともいい，担当者は自分が担当する作業療法利用者に対し，作業療法を利用するにあたっての一連の相談，目標やプログラムの設定，関連部署への情報提供，主治医への報告などをおこなう．担当制には，他に病棟担当制やプログラム担当制がある．
[*3] インフォームドコンセント：治療や支援を受ける対象者が，治療や支援の目的，内容，期待される効果，費用などについて，よく説明を受け理解したうえで（informed），方針に合意する（consent）ことを意味する概念．

みるとよい.「何もしたくはないが他の人の作業を見ていると安心する」「少し見てから」というような場合には，作業をしなくてもいいという保障が気持ちを楽にする．好きな音楽を聴いたり，他者の作業を見て過ごすことで，他者の活動を見るゆとりも出てくる．

　何もしたくないと言いながらも，落ちついて座っていることもできない場合や，作業をすることがいいのかどうか判断しにくい場合は，「作業療法士が責任をとる形」[*4]で作業を勧めてみるとよい．作業を対象者に決めてもらったり，何でも自由にしていてよいということは，判断の決定を本人にゆだねることになり，かえって負担が大きくなる．そのため，作業療法士が責任をとる形で作業を決めて提供する．そうして作業を通してその状態を観察する．作業をしているほうが表情や動きが柔らかくなったり，比較的落ちついて取り組めている場合は，そのまま続ければよい．一方，作業に間違いが多かったり，作業の手が止まりボンヤリしたり，あれこれと興味が拡散するなど，作業することが対象者の混乱を増すようであれば，作業療法への導入は控えたほうがよい．

　　Sさんは，作業速度はゆっくりであるが，ビーズを選んでは一つひとつ，確かめるようにナイロン糸に通して過ごす．終了時に，次回も来てみますかと聞くと，ゆっくりとうなずく．現病歴など基本的な情報は病棟のカルテなどで確認し，病棟での生活の状態を看護師に聞き，しばらくはパラレルな場で今取りかかったビーズ細工をしながら様子をみることにした．もう一度参加してからプログラムを決めることにし，初めての試し参加を終える．

　評価手順は，本人が作業療法を希望し，就労準備など目的がはっきりしている場合には，最初に情報収集面接からおこない，評価に必要な作業場面を設定して観察や作業を通した面接をおこなうこともできる．Sさんのように少し緊張が高い場合は，一緒に作業をおこなうなかで観察したり，本人の自由にまかせた自然な行動の観察から入るほうがよい．精神認知機能の支障に対する作業療法では，情報入手より対象者との関係の樹立を優先して評価を進める．

3）急性期でクリニカルパスが機能している場合

　クリニカルパスが採用されている場合の作業療法は，できるだけ早期に適切な時期を見計らって導入する．導入の模式図5-1-1は**図5-1-2**のようになり，患者の回復状態から看護師や病棟担当の作業療法士などが判断し作業療法の見学や試し参加を勧めるとともに，主治医に作業療法を始めることを報告する．

[*4] 作業療法士が責任をとる形：作業療法士が作業を選択して勧めることで，その作業が失敗に終わったとしても，その結果に対する責任は作業を選択した作業療法士にあり，対象者に精神的な負担を負わせずにすむという作業選択の形式．

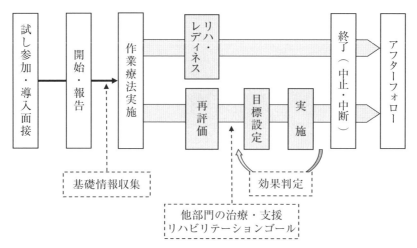

■ 図 5-1-2　クリニカルパスによる作業療法のプロセス

5・1・2　初期評価と支援計画

　作業療法への導入と初期評価の手順を検討する．手順が決まれば，その手順にそって必要なデータを収集し，集められたデータから，作業療法で何を支援するのか，次節「5・2　評価―知る作業」で詳述する，いわゆる初期評価（assessment）をおこなう．そうして対象者と共に目標を設定し，作業療法計画を立案し（「5・3　計画―個人プログラムの作成」で詳述），その内容に関して対象者の理解と同意を得（インフォームドコンセント），作業療法を実施することになる．

1) データ収集

　導入評価に基づいたアプローチと評価手順により，作業療法の方針（目標と計画）を設定するために必要なデータを収集する．治療予定期間により一定しないが，初期評価は治療的かかわりと並行して，通常1週間以内には済ませる．初期評価時は，まだ担当作業療法士と対象者の関係ができていないため，作業療法士が判断しなければならないことが多く，対象者は受け身的な立場になりやすい．また関わりはじめにおいては，作業療法士の対応がその後の治療関係に大きく影響する．

　関わりはじめに評価にとらわれすぎると，対象者の不安や不信感を増強させてしまう危険性がある．支援のための評価ということを自覚し，目の前の対象者としっかりと向き合い，評価項目を埋めるための評価にならないよう気をつけなければならない．作業療法などリハビリテーションのかかわりでは，評価により対象者の状態がわかっても目標が決まるわけではない．対象者自身が何に困り，どのような生活をおこなおうとしているのか，そのニーズによって目標が異なる．したがって，早めに初期評価をおこない，具体的な作業療法のかかわりを通して，修正をしながら治療・支援を進める．

総合的な評価に必要なデータの収集は，他部門からの情報の収集，面接，観察，検査，調査などの手段によっておこなわれる．具体的には，「5・2・3　情報と収集」で説明するような方法によって収集する．

> Sさんは，大学在学中に精神的な変調があり1か月入院するが，大学は卒業し書店就職．今回が3回目の入院であるが，いずれも1〜2か月で退院している．勤務先の理解もあり，パート勤務になっているが，今回入院期間中も休職扱いになっている．

2）データ整理，要約

いろいろな手段で得られたデータを，**表5-1-1**に例示したような共通項目ごとにまとめて整理する．整理されたデータに同一項目で大きな矛盾がないか，抜けているものはないかをチェックする．大きく抜けている項目や矛盾した内容などがあれば，必要に応じてデータを再収集，再確認する．整理されたデータを要約し，各項目の因果関係，関連性を分析する．整理と要約の過程では，ややもすると問題点の把握に終始しがちであるが，その人のできること，活かせること，その人の生活に大きく影響する環境の要素などをまとめることを忘れてはならない．

3）焦点化

リハビリテーションは多くの職種が関連する集学的治療であり，対象者を中心にしたチームアプローチによって進められる．医学的な治療，基本的な生活上のケア，社会資源の活用など，他の職種が主ににないほうがよいことも多い．焦点化（focusing）は，そうした治療・支援におけるチームのなかで，作業療法で支援することが適切でより効果があると思われる項目を選ぶ作業である（松井・編著，1978）．

焦点化にあたっては，整理された各項目の評価の要約から，それぞれの問題の原因と因果関係とを考える．そして，作業療法以外にどのような治療や支援を受けているか，対象者のリハビリテーションゴールが，チームでどのように決められているかといったことなどを考慮する．

> Sさんは，復職を目的とした精神認知機能の支障の軽減が当面のリハビリテーションゴールになっており，予想期間も2〜3か月以内にというものであった．作業療法としては，精神認知機能の支障の軽減と退院にむけての基本的な心身の機能の回復に焦点をあてることにした．

4）作業療法計画

作業療法は，生活（維持）期の人に対しては，作業への安住が入院を長期化させてしまうことがある．あいまいなかかわりを避ける意味でも，目的と期限を限定し，計画を立てて実施する，限界設定をしなければならない．

■表 5-1-1 精神認知機能の支障に対する作業療法評価項目例

これまでの生活（これまでの生活経験）		
生活の歴史		生育歴, 生活歴, 家族構成, 家族歴, 教育歴, 職歴, 別離など生活史上の重要なできごと
病気と健康		現病歴, 治療歴, 既往歴
役割体験		仕事, 家庭, コミュニティでの習慣や役割など
いまの生活（どのような状態で生活しているか, 支援の必要性を含めて）		
心身の状態	精神認知機能	知覚・認知・心理的機能の状態と障害
	身体機能・構造	感覚・運動機能と構造, 内部機能, 体力などの状態と障害
活動の状態	身辺処理	食事, 排泄, 睡眠, 整容, 衛生, 更衣, 入浴など
	生活管理	金銭, 時間, 貴重な物品, 安全, 健康（服薬を含む）など
	家事行為	掃除・洗濯, 整理整頓, 献立・調理, 買い物, 育児など
	コミュニケーション	表現手段, 返答, 主張, 断り方, 聞き方, 理解度など
	対人関係	対象による関係, 関心のもち方の違い, 恒常性など
	作業遂行	認知・課題遂行的側面, 身体的側面, 心理的側面
	移動・社会資源利用	公共機関, 交通機関・通信機器などの利用
参加の状態		地域生活, 職業生活
これからの生活（どのような生活を希望しているか, 予後を含めて）		
本人の希望		心身の状態, 生活における活動や参加に関する希望
周囲の期待		家族や周囲の人が本人に対して抱いている期待
予後予測		（これからの生活にどのように影響するかの関連）
環境・制度・サービス（その個人が生活し利用できる自然, 物, 人, 制度など）		
生活の環境	人的環境	家族の支援, 友人・知人の支援, 社会的支援
	物理的環境	住居, 交通機関, 住居周辺環境, 学校・職場環境, など
	経済環境	治療費や生活費などの経済的背景
法や制度, サービス		有効に利用可能なもので十分活用していないもの
個人の特性（「これまでの生活」以外の個人の特性）		
基本的な作業遂行能力		課題遂行の認知・身体・心理的側面, ワークパーソナリティ
職業技術など特殊技能		免許やそれに類する特別な技能
趣味, 特技など		
自己理解と受容（自分の状態をどのように把握しているか）		
自己能力の現実検討		自分の能力に対する自己評価とそれに対する気持ち
自己認知		自分の価値観や考え方, 長所や短所, 性格などをどのように認知し, またそれに対する気持ち
障害に対する認識と受容		自分の病気や障害についての認識とそれに対する気持ち

　焦点化の作業が終わった時点で，対象者の回復状態により，①心身の機能の支障の軽減と二次的な障害の防止，②基本的な心身の機能の回復，③生活に必要な諸技能の習得，④環境の調整，⑤よりよい作業の体験，といった大まかなレベルで何が必要かは見当がついている．詳細は「5・3　計画―個人プログラムの作成」で述べるが，焦点化された問題から，作業療法で何を支援するか，対象者に応じた具体的な目標を設定する．

　急性期と早期退院が目的の場合は短期目標を，早期の退院が困難な問題がある場合には，短

期目標と長期目標を設定する．また，長期目標やその上位目標にあたるリハビリテーションゴールの設定にあたっては，ある程度の予後予測をおこなうほうがよい．正確な予後の推定はできないが，大きな期待をかけすぎたり，あきらめたりしないで，対象者の本来のニーズと可能性をつねに心にとめておくためである．

> Sさんについては，当面2か月程度での退院をめざし（長期目標），まずは少し落ち着いて過ごせる時間を提供し，病棟でゆっくり休めるようにする（短期目標）．具体的には，パラレルな場と作業療法士との個人作業療法を各1回，作業は本人が今取り組んでいるビーズ細工を続けながら，興味がわいてきたものを少しずつ取り入れてみることにする．
> 　作業療法の大まかな目標と計画が描かれた時点で，Sさんには「病室でじっとしていても休まる気がしないのですね．今されている作業を続けてみましょう」，「少しほっとできる時間が過ごせるといいですね．気になることやお困りのことがあれば，おっしゃってください」と伝えて作業療法を開始した．

対象者の性格や状態にもよるが，Sさんのように亜急性期の状態であっても，原則として治療・支援者の考えを伝え，了解を得て（インフォームドコンセント），作業療法を開始することが大切である．多くの対象者が，後日現実感を取りもどし，自分のことを振り返って話すゆとりが出てきたときに，治療・支援者が話した内容や対応について，「あのときに……と言われて楽になりました」といったように，病状期にあっては語られることがなかった胸の内が語られる．あたかも，混乱していた自分をコントロールできずにじっと見ていたもう一人の自分が語るかのように．内気ではっきりと自分の意見が言えない人であっても，その人の意向はある．同意を得て，対象者が納得し主体的に取り組まないかぎり，作業をもちいる療法の効果は期待できない．

5) クリニカルパスで導入の場合

急性期作業療法への導入判定に関するクリニカルパスでは，急性期作業療法は病的状態からの早期離脱とリハビリテーション・レディネス[*5]が基本の目的なので，初期評価から焦点化，目標設定，作業療法計画書作成まではできるだけ適切に早い治療を進めるために省略される．

5・1・3　実施と効果検討

作業療法が始まれば，初期計画は当面の目安にすぎず，対象者の状態は良くも悪くも日々変化する．治療・支援者として，何を意図し，場を提供したり，働きかけたのか，そしてそれに対して対象者はどのように反応したのか，対象者に起きた変化は作業療法によるものか，何か

[*5] リハビリテーション・レディネス：基本的な心身の機能を，日常生活に必要な生活技能の習得など本来のリハビリテーションとしての活動ができる状態に整えることをいう．

他に要因はないか，状況に応じた臨機応変な対応が求められる．そうした柔軟な対応は，個人担当制のもとで作業療法計画が立案され，日々の記録がなされ，効果判定がなされることによって可能になる．効果検討（outcomes evaluation）は，臨床活動の成果（アウトカム）を客観的な生活機能の改善，対象者にとっての生活の質の変化などで評価するもので，対象者に対する作業療法サービスの適・不適を判断するうえで欠かせないものである．医療の質も構造と過程の評価からアウトカム評価へと変わってきている．個人担当制をとらない場合は，スタッフ全体が相互に患者の情報を共有し，状況を判断しながらタイムリーに各自が自分で役割を判断する必要がある．作業療法部門として受けいれ患者数が多くなったり，スタッフ数が多くなると個人担当制をとらずに全員で見るというシステムは機能しなくなる．その場合には導入面接，導入判定，評価，治療計画など役割別に担当を決める必要が生じる．

　　Sさんは同じビーズ細工を続けていたが，2〜3週過ぎると，しだいにゆとりを取りもどし，現実感も回復してきたようで，少し手を休めて周りの人がしている作業を見る余裕が出てきた．個別の作業療法の時間に，「次の外泊の様子をみて退院日が決まります．お世話になった看護婦さんに何かお礼がしたい」と七宝焼きのキーホルダーを作りたいので教えてほしいと言うようになった．

このように，作業療法の場やかかわりが対象者にとって安心できる場や意味のある場になってきた場合は，現実的な目的のある作業を希望したり，友人を誘って参加するといったことがみられるようになる．作業療法の場は，具体的な作業を介して関わるため，対象者の理解力，集中力，運動機能，問題解決パターン，自己評価などについての観察が容易である．
　また回復状態のいずれの時期においても，再燃・再発の危険性は存在する．慢性化，遷延化の危険性もある．作業を続けることがいいかどうかも，変化の予測をもちながら，経過をみて判断することが必要になる．

5・1・4　方針の修正

　　Sさんは現実感を取りもどし，少しゆとりも生まれ，外泊で確認もできたため，入院して2か月，作業療法に参加して1か月半で退院になった．退院前，同室になったYさんを連れてきて「この人同じ部屋になったのだけど，前の私と同じ．部屋でじっとしているのが怖いんだって．何かさせてあげて」と言い，Sさん自身はお世話になった看護婦さんのお礼にと七宝焼きのキーホルダーの作製に夢中になっていた．

　Sさんのように自然な回復過程の流れに乗る場合もあるが，一定の期間参加したら作業依存による安定で停滞する人もあるため，クリニカルパスで開始した場合も含めて作業療法経過を振り返り，作業療法の効果，目標や方法の有効性や妥当性，変更の必要性を検討することが必

要になる．それが再評価であるが，日々のかかわりに追われると，そのまま経過しやすい．最初の再評価は初期評価後少なくとも1か月程度でおこなうことが望ましい．慢性状態の場合は参加が長期になり，病状もプラトー状態になり変化もほとんどみられないこともあるが，そうした場合であっても支援の妥当性の確認のため，再評価は3か月に1回程度はおこなうとよい．

再評価の内容は初期評価と違い，対象者自身が作業療法でおこなった活動に基づいたものである．したがって，経過と目標の再検討が必要な場合は評価内容は対象者に伝え，対象者と共に目標の再検討をおこなう．初心者にとっては評価内容を伝えることはむずかしく思われるが，評価結果をいかに適切に伝えるか，共通の理解が得られるかが，作業療法の効果に大きく影響する．伝え方も大切な支援技術であり，以後の治療・支援関係を左右する．

目標や計画など方針を変更する場合には，その理由と内容を記録に残し，主治医や関係部署に連絡し，必要に応じて処方の更新をする．

5・1・5 終了・中止・中断

そして目的とした効果が得られた場合には作業療法を終了する．もしくはなんらかの理由で作業療法の継続が困難になり，中止か中断をしなければならなくなった場合，作業療法をいったん終えて様子をみることになる．その際，それまでの作業療法の経過と現在の状態をまとめ，主治医や関連部署に報告する．他の施設へ移る場合はその施設への紹介状を書くことになる．精神認知機能の支障の場合，医療機関の変更や入院から外来へ，医療機関から社会復帰施設へといった移行もある．作業療法部門としての最終評価は，そうした次の機関に対象者を紹介したり，新しい機関で適切な支援が受けられるよう，相手先へ情報提供をする際に重要になる．情報の提供にあたっては，対象者の支援に協力してもらうために相手先に情報を伝えるということとその内容について，本人の同意を得る必要がある．

また作業療法を中止・中断した場合の再開や作業療法再処方の場合にも，この最終評価がなされていると役に立つ．作業療法に限らず精神認知機能の支障に対する治療・支援は，2度目3度目の出会いで初めて関係が生まれることも多いということを考えれば，自ずと最終評価も手が抜けなくなる．

終わるときの評価

中止・中断時の評価は，次の出会いの時に役立つ
作業療法は2度目3度目の出逢いを大切に

5・1・6 アフターフォロー

精神障害者の場合，環境，特に人的環境の影響を受けやすいため，入院であれば退院後に無

理をしていないか，生活が安定しているかといった確認が必要である．確認といっても本人の同意が必要なので，できれば終了時に，退院後しばらくして疲れが出るかもしれないこと，あまりがんばりすぎず自分の調子をみること，もし困れば連絡してよいことなどを伝え，1か月後くらいに連絡をとる約束と同意を得ておくとよい．そうしたアフターフォローの手続きをするかしないかが，終了後の経過に大きく影響する．

　　Sさんの場合は，無理をされないか心配なので2週間に1度の外来受診のときに，もし時間があれば顔を見せてくださいと話しておいたら，2回目の受診のときに来室．「思いきって以前勤めていた本屋に行ってみたら，理解してくださって2週間前からパートで雇っていただけました．
　　店長さんや他の店員さんが親切なので，大丈夫です」と報告に来た．

5・2　評価—知る作業

　　知ろうとしている
　　この人のことを
　　わたしは知ろうとしている

　　なぜって
　　…………？
　　それは
　　わたしがこの人に
　　してもよいことを
　　知るため
　　しなくてもよいことを
　　知るため
　　しなければならないことを
　　知るため

　　わたしが
　　知ることではじめる
　　かかわり

〔作業療法の詩・ふたたび（山根，2008a）より〕

対象と目的により，評価の内容や方法は異なる．作業療法の役割は「病いやそれにともなう心身機能の支障，活動の制限，参加の制約がある人とその生活環境」を対象とし，病気として

治療を受け，一人の生活者としての権利と尊厳が保障され，定住できる生活の場が得られるよう，具体的な作業（生活行為）を手段として，自律と適応を支援することにある．

「5・1　手順—基本の流れ」で，導入判定（評価），初期評価，再評価，最終評価といった，作業療法のプロセスに応じた評価の概略について述べたが，ここでは，精神認知機能の支障に対する作業療法の評価の具体的な内容と方法について考えてみる．

疾患や機能の支障を主な対象とし，治癒を目的とする治療医学における評価には，疾患や障害の「普遍的，論理的，客観的」な判断が求められる．それに対し，「心身の機能の支障やその結果としての活動の制限や参加の制約がある個人」を対象とし，その生活の再建にむけた支援をおこなう作業療法の評価は，本人の意思・納得という「個別性，多義性，主観性」が重要になる．そのため，対象者が何に困り，何を望んでいるかを理解する（知る，わかる）ことが求められる．作業療法をおこなううえで，心身の機能に支障がある人自身がどのように暮らしてきて，今どのような状態にあるのか，基本的な能力やどのような環境で生活しているのかを知ること，そして何を思い，これからのことをどのように考えているのかといったことを知ることが作業療法における評価である．

したがって，精神認知機能の支障に対する作業療法の評価は，「支援のための理解」を目的におこなわれるため「量的評価」より「質的評価」が主となる．対象者自身に関することであれば，対象者の活動や参加に，どのような制限や制約があり，何に困り，どのような思いを抱き，どのような支援や指導があれば暮らしやすくなるかを評価する．対象者を取りまく環境（家族，地域社会，社会資源，制度など）に関することであれば，現在もしくはこれから生活する場の環境と対象者自身が利用可能な社会資源があるのか，環境調整として何が必要かを評価する．

一方，他の障害と同様に，支援の基準を決めたり，支援の内容を決めるために，生活機能の支障の程度を示す相対的な尺度評価が必要とされる場合もある．「質的評価」に対する「量的評価」である．その場合は，質的評価が適切に実施できていれば，それぞれの項目に対して，支援の必要度に読み換えることで，本来質であるものを量で示すことができる．行動評定などにはそうした評価表もある．

5・2・1　評価項目

作業療法は，生活機能に支障がある人の生活の再建・構築を目的とするため，基本的な心身の機能や生活活動における制限，社会参加の制約の状態と対象者自身の能力，生活環境などについて評価する．評価の主な項目は，対象者主体に考えると「これまでの生活」「いまの生活」「これからの生活」「環境・制度・サービス」「個人の特性」「自己理解と受容」に大きく分けられる（表5-1-1）．

1）これまでの生活

「4・2　対象者」で述べたように，対象者がどこでどのような状態で生まれ，これまでどのよ

うな生活をおくってきたのか，成長の過程でのトピックスや就学，就労経験などこれまでの生活は，今の対象者の病気や心情を理解するうえで，そしてこれからの支援のあり方を考えるうえで重要な情報で，ICF の個人因子に相当する項目である．

　疾患や機能の支障に対する治療医学としての対処は同じであっても，活動や参加という生活に焦点をあてた作業療法の目標や内容は，一人ひとりの「これまでの生活」のありようによって異なる．

　内容は，上述したように誕生時の状態やその後の生育，生活（生育歴，生活歴），家族構成や関係，重大な疾患の有無，家族歴，教育や就労の経験（教育歴，職歴），何歳ころ，どのような状態で発症したのか（現病歴），その後の治療の経過（治療歴）などに加えて，家庭内での役割，結婚や近親者との別離など生活上の重要なできごと（ライフ・イベント）などである．

　これらの情報は，作業療法士が対象者や家族との面接などで得るものもあるが，医療施設においては，すでに他部門，他職種でこうした情報が得られている場合が多いので，そうした情報を適切に整理する（「5・2・3　情報と収集」参照）．

2）いまの生活

　これも「4・2　対象者」で述べたように，環境との相互性を考えた現時点における生活の状態全体を知るもので，ICF の生活機能の 3 要素に相当する項目である．

　内容は，対象者の現在の精神認知機能や身体の機能・構造の状態，生活に支障を及ぼす機能・構造上の問題の有無（心身の機能・身体構造），そして，日常生活における活動や参加に関する基本的な状態（身辺処理機能，生活管理機能，家事機能，コミュニケーション機能，対人機能，作業遂行特性など），そして社会資源の利用や地域生活，職業生活の状態，もしそれらに制限・制約があるとすれば，その内容と必要な支援などである．

　精神認知機能に関しては，観察された結果に近いキーワードを表（**付表 3**「精神機能チェックリスト」）から選び，適切なものがない場合は，例としてあげてあるキーワードを刺激語としてより適切な表現を補い，全体として特性を表現できるとよい．付表 3 は，精神機能を把握するためのキーワードリストである．表に例示されているキーワードは，ICF の精神機能に関するものに精神科領域で見られる精神認知機能の支障（精神症状）に関する精神医学用語が列挙してある．したがって，観察結果に近いキーワードを選び（複数可），適切なキーワードがない場合は補い，最後に日常的な言葉で文章にして精神認知機能の特性をまとめる．

3）これからの生活

　「これからの生活」は，ICF の参加における個人の意欲と環境因子の主に人的環境との相互性によって決まる項目である．

　内容は，これまでの生活と今の生活状況をふまえて，対象者が，今の心身の状態に対するニーズや，この先，どこで，だれと，どのような生活をしたいと考えているのか，そして，共に生活するもしくは生活上のキーパーソンとなる家族や関連のある人が，対象者に何を期待してい

るのか，あわせて，病気や障害の予後がどのようなものか（予後予測），などである．

対象者のニーズや家族の期待などの情報は，対象者や家族などから直接得るほうがよい．家族構成や家族歴などについては，通常共通カルテにまとめられている．

4）環境・制度・サービス

「環境・制度・サービス」は，ICFの環境因子に相当するもので，対象者の生活に影響のある環境全般に関する内容であるが，特に家族や友人，その他の社会支援など人的な環境や，住宅や交通機関，活動場所などの物理的環境，経済環境，利用可能な制度やサービスなどが重要になる．

生活保護を受けて1人ぐらしをしなければならない人にとっては，買い物や料理ができないことは退院にあたって問題となるが，ホームヘルパーの支援がある，帰る家があり，食事を作ってくれる家族がいる人にとっては，特に問題にはならない．1人ぐらしに自信がなくても，グループホームのように共に生活する仲間がいたり，多少の介助をする人がいれば退院も生活も可能である．ひとの視線や閉所に対する恐怖感から，ラッシュ時の電車に乗れなくて職場に通えない人でも，職場が歩いて通える距離にあったり，自転車通勤が可能であれば，職場に通うことができる．

どのような環境で暮らすのか，暮らそうとしているのか，物やひと，制度なども含み，その個人の日常生活環境，暮らす地域社会の生活環境，利用できる社会資源の内容によって，生活のしやすさやしにくさ，支援のありようは異なる．

これらの情報は，通常ケースワーカーが把握している．

5）個人の特性

「個人の特性」は，ICFの個人因子に相当するが，「1・3・1 障害のとらえ方―生活機能という視点」で述べたように，性別や人種，宗教やイデオロギーなど個人の人権に関わる内容も含まれるため，「これまでの生活」の内容以外の因子のうち，基本的な作業遂行特性，職業技術など特殊技能，趣味，特技など対象者の治療や生活支援において必要な物を選択する．

6）自己理解と受容

「自己理解と受容」は，自分の能力に対する対象者自身の自己評価（自己能力の現実検討）とそれに対する気持ち，自分の価値観や考え方，長所や短所，性格などをどのように認知し，またそれに対してどのように思っているか，また自分の病気や生活機能の支障についての認識とそれに対する思いなど，対象者が自分についてどのように把握し，どう思っているかをさす．

5・2・2 評価手段

精神認知機能の支障に限らないが，作業療法に関連する一般的な評価手段は，大きく情報収

■表 5-2-1 作業療法に関連する評価の方法

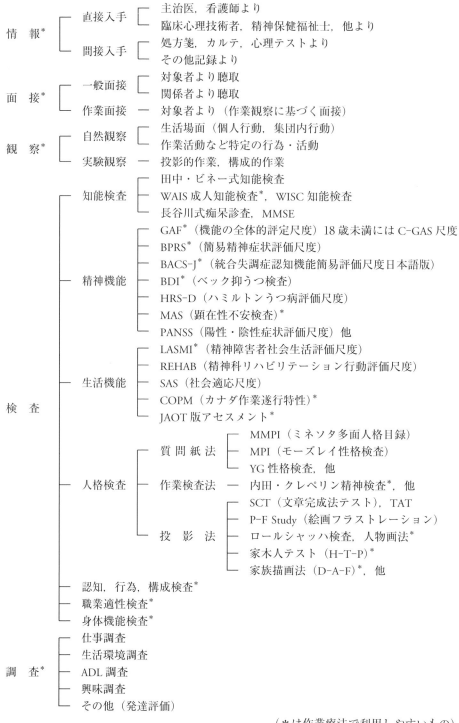

情　報*	直接入手	主治医，看護師より	
		臨床心理技術者，精神保健福祉士，他より	
	間接入手	処方箋，カルテ，心理テストより	
		その他記録より	
面　接*	一般面接	対象者より聴取	
		関係者より聴取	
	作業面接	対象者より（作業観察に基づく面接）	
観　察*	自然観察	生活場面（個人行動，集団内行動）	
		作業活動など特定の行為・活動	
	実験観察	投影的作業，構成的作業	
検　査	知能検査	田中・ビネー式知能検査	
		WAIS 成人知能検査*，WISC 知能検査	
		長谷川式痴呆診査，MMSE	
	精神機能	GAF*（機能の全体的評定尺度）18 歳未満には C-GAS 尺度	
		BPRS*（簡易精神症状評価尺度）	
		BACS-J*（統合失調症認知機能簡易評価尺度日本語版）	
		BDI*（ベック抑うつ検査）	
		HRS-D（ハミルトンうつ病評価尺度）	
		MAS（顕在性不安検査）*	
		PANSS（陽性・陰性症状評価尺度）他	
	生活機能	LASMI*（精神障害者社会生活評価尺度）	
		REHAB（精神科リハビリテーション行動評価尺度）	
		SAS（社会適応尺度）	
		COPM（カナダ作業遂行特性）*	
		JAOT 版アセスメント*	
	人格検査	質問紙法	MMPI（ミネソタ多面人格目録）
			MPI（モーズレイ性格検査）
			YG 性格検査，他
		作業検査法	内田・クレペリン精神検査*，他
		投影法	SCT（文章完成法テスト），TAT
			P-F Study（絵画フラストレーション）
			ロールシャッハ検査，人物画法*
			家木人テスト（H-T-P）*
			家族描画法（D-A-F）*，他
	認知，行為，構成検査*		
	職業適性検査*		
	身体機能検査*		
調　査*	仕事調査		
	生活環境調査		
	ADL 調査		
	興味調査		
	その他（発達評価）		

（*は作業療法で利用しやすいもの）

集，面接，観察，検査，調査に分けられる．精神認知機能領域では，精神認知機能に支障がある人とその生活を包括的に判断するため，**表 5-2-1** に示すような関連するいくつもの評価手段を併用してもちいる．表中の*印は，作業療法でよくもちいられる評価手段である．

5・2・3　情報と収集

　他部門，他職種からの情報収集は，他部門のスタッフから直接聞く場合と，カルテなどの記録から読みとる方法がある．いずれにせよ，自分が直接対象者から得た一次データ以外は，二次データにあたり，だれが，いつ，だれから，どのようにして得た情報か，情報源を明確にしておくことが必要である．

　二次データは，自分がそれを知り得た時点で，あたかもうわさ話が真実として伝わるように，客観的な事実と思ってしまう危険性がある．情報は，話した人，聞いた人，観察した人，それぞれの主観を含んでいるという認識をしっかりもつことが必要である．

　もちろん，対象者に関する情報がほとんどなく，担当作業療法士が直接面接したり観察したりするしかないこともある．作業療法士が直接面接する場合の方法や留意点については，面接の項「5・2・4　面接方法」で述べる．治療や支援に関連の深い一般的な情報を**表 5-2-2** にあげておく．

1）社会的背景

　社会的背景に類する情報は，発病の原因や関連背景，経済的なものを含めて今後の生活で家族の支援がどのような形で得られるか，などを知るために必要な情報である．対象者によってはこれらの情報は不明なことも多く，聴取も困難な場合がある．評価項目の「個人の特性」と同様にプライバシーに関するものが大半であり，本当に作業療法として働きかけるうえで必要なものだけわかればよい．

　医療施設であれば，入院（または受診）時，主治医か精神保健福祉士，場合によっては看護師が聴取し，カルテなどにすでに記載されているが，なければ主治医，看護師，精神保健福祉士などに確認する．医療機関でない場合には，受診している，もしくは受診していた医療機関から入手することになるが，個人情報の取り扱いになるため十分な配慮が必要である．情報の入手や他機関への提供にあたっては，本人に情報の内容と入手もしくは提供理由を説明し，本人の同意を得ることが前提となる．

2）現病歴，治療歴，既往歴

　現病歴は現在治療の対象となっている主たる疾患が，いつ，どのような状況で始まったのか，初発の時期，発病にいたる経過，発病前後の様子などをいう．これらも主治医か精神保健福祉士によって聴取されている情報で，通常カルテに記載されている．発病後の経過が長い場合は，その後の治療の経過（現病歴と区別するため治療歴という場合もある）も含めて把握しておくとよい．

■ 表 5-2-2　通常他部門から得られる情報

社会的背景	
氏名，生年月日，性別	
診断名	現在，治療や支援の対象となっている疾患や障害名
家族構成，関係	同居，別居，家族の特性，本人と家族の関係など
家族歴	患者と血縁関係にある人たちが過去にかかったもしくは今かかっている病気
生育歴，生活歴	誕生・乳幼児期の生育上の特徴，親子や同胞との関係，学校時代の交友や勉強・遊び，家庭内や社会での役割など
教育歴	学校の種類，入学，卒業，休学，退学など
職歴	アルバイトを含む職業の経験（種類，期間，職業技能など）
経済状況	生活費や治療費などの経済的背景
現病歴，治療歴，既往歴	
現病歴	現在の主たる疾患の発病時期，発病前後の様子，受診にいたる経過，初診の診断，発病による生活や交友関係の変化など
治療歴	入退院回数と期間，入退院時の様子，入院後の経過，治療に対する受けいれ状態など
既往歴	過去にかかった疾患
主訴，現在症	
主訴	本人が病気に関して主に困っていること
現在症	現在の病気の状態，合併症など
日常生活の状態	
身辺処理	自律の程度と支援内容
生活管理	自律の程度と支援内容
対人関係	対象による関係，関心のもち方の違い，恒常性など
その他	余暇利用，生活リズム，生活習慣，一日の過ごし方など
作業療法以外の治療内容	
主治医の方針	リハビリテーションゴールを含む治療方針
薬物療法	種類，量，目的，変更の経過，副作用の有無と程度など
看護方針	介護内容を含む
その他の治療，支援	精神（心理）療法，合併症に対する治療，その他

　どのような状況で発症したのかという発病状況は，対象者特有のウィークポイントとの関係が深く，発病にいたる経過や発病時の状況がわかると，再燃・再発を予防するための重要な目安となる．そしてその後どのような治療を受けどういう経過をたどって今があるのかという治療歴からは，予後予測や再燃・再発しやすい状況の予測ができる．

　既往歴は，これまでにかかったことのある病気で，入院や手術などが必要であった病気の記録をいう．

3）主訴，現在症

　主訴は，現在の病気に関して，本人がもっとも困っていると訴えていることをいう．主訴の

背景にはそうした訴えの原因である治療上必要なニーズ（needs）と本人の希望としてのディマンド（demand）がある．

主訴に対してはそれが事実であるかどうかを明らかにすることより，そうした訴えを受けとめて解決するように対処しながら，その訴えの背後にある思いを知ることが治療や支援にとって重要である．作業療法では，「これまでどのように生活し，今何に困り，どうしたいか」という，本人も十分自覚していないニーズが，主訴に対処する過程で明らかになってくる．

現在症は，病気が現在どのような状況にあり，どのような症状や合併症があるのか，それが生活にどの程度影響しているかを示すものである．これらも通常主治医によって聴取され，カルテに記載されている．

4）日常生活の状態

日常生活の状態は，入院患者であれば病棟生活で観察されたもの，外来であれば主治医か精神保健福祉士によって聴取されたものが，いずれもカルテに記載されている．日常生活に関する情報は，作業療法の支援においては重要な項目なので，実際には作業療法が開始されてから，他部門から得られた情報の確認を含めて，さらに具体的に調べる場合が多い．身のまわりのことがどの程度自分でできるのか，またどのような支援が必要なのか，機能の低下があればそれは精神症状のせいなのか，未経験・学習不十分のせいなのかなどの判断が必要である．

5）作業療法以外の治療内容

作業療法以外の他部門の治療・支援内容や方針は，治療・支援チームの一員としての作業療法士の役割を判断するために必要な情報である．他職種の方針と作業療法士の方針が異なる場合は，カンファレンスなどにより確認と調整が必要になる．

薬物療法に関しては，一般的な使用に比べて種類や量が多いか少ないか，主な使用目的，薬物処方の変化，副作用止めの薬の量などを知る．薬物の種類や量，処方の変化から，対象者の症状の状態が推測できる．量が多ければ症状の強さが，種類が多ければ症状の複雑さが，頻回な処方の変更からは症状の不安定さ，といったことがうかがえる．また，副作用止めの薬が多い場合は，それだけ副作用が強いことを示しており，作業療法場面で観察されている行動も，副作用の影響を考える必要がある．意欲がない，活動中に落ちつかない，よく水を飲むなどといった状態も，副作用による場合がある．

5・2・4　面接方法

面接（interview）は，対象者自身や家族，関係者から直接話を聞く機会で，精神科作業療法においては情報収集，観察とともに評価の重要な手段である．面接には，目的によりいくつかの種類があり，構造も異なる．しかし，それぞれ何を目的におこなわれるかによる違いはあるが，いずれの面接も，治療・支援関係の樹立，情報の入手や面接時の観察など評価の手段，支

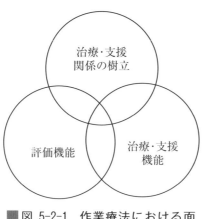

図 5-2-1　作業療法における面接の3要素

援や相談を含んだ治療的かかわり，という三側面を常に含んでいる（**図** 5-2-1）．ここでは，主に評価を目的とした一般的な面接について述べる．作業を媒介とした作業療法特有の「作業面接」（冨岡，1989a；1989b；山根，1989）の具体的な方法に関しては，「5・2・5　作業をもちいた面接―作業面接」で述べることにする．

1）面接の構造と特長

　面接は，主として言葉を媒介におこなわれるが，表情，態度，行為などに表れる非言語的なものが大切な情報となる．特に作業を治療や支援の手段とする作業療法では，面接時の言動に見られる非言語情報と，作業を通して観察された行為や作品に表れる非言語情報をあわせて対象者を理解することが作業療法の面接の利点といえよう．このような特性をもつ作業療法における面接の構造は，**図** 5-2-2 のように示すことができる．言語を中心とした面接においても語られたことばの意味や内容に加えて，パラ言語（ことばの表情）といわれる声の大小，強弱，高低，速さ，間合い，テンポやリズム，抑揚，語られることばの量や調子といった語られ方，また，詳細は「5・2・6　作業療法における観察」で述べるが，外観や語られるときの表情など身体表象（からだの表情），所有物などの観察が重要になる．

　作業療法における面接は，対象者がおこなった具体的な作業体験と結果に基づいて「いまここで（here and now）の話ができるため，通常の面接が困難な normality の低い対象者や緊張の高い者にも適用できることや，後述する作業面接のように作業課題の設定により具体的な特性評価ができることが特長である（**表** 5-2-3）．

2）面接の物理的要素

　面接においては，対象者との位置関係など物理的な要素（**表** 5-2-4）も影響する．位置に関しては，**図** 5-2-3 のシェーマを見ながら，実際に自分で面接する者，される者の位置にそれぞれ身をおいて自分の身体を通して確かめてみるとよい．お互いの位置関係は，①のような直接向

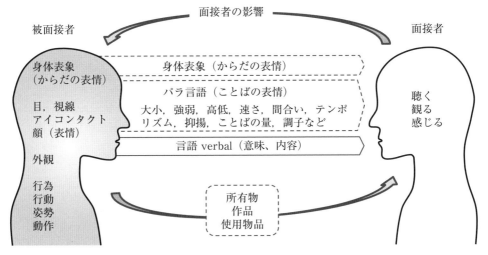

■ 図 5-2-2　作業療法における面接の構造

■ 表 5-2-3　作業を介する面接の特長

①対象者の具体的な体験と結果に基づいて話ができる
②言語を主とした通常の面接が困難な normality の低い対象者や緊張の高い者にも適用できる
③対象や目的に応じて作業課題を設定することで，具体的な特性評価ができる

■ 表 5-2-4　面接に影響する物理的構造

対面の角度	横並び………向き合う
視線の高さ	低い………高い
互いの距離	近い………遠い
作業活動の有無	ある………ない
面接の場所	場所のもつ意味など
部屋の大きさ	小さい………大きい
窓，入り口	位置，大きさ
机	位置，大きさ
絵や花など	有無，位置

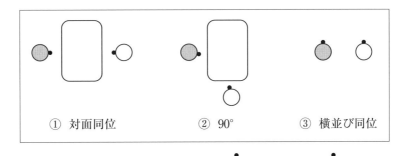

■ 図 5-2-3　面接者と被面接者の位置関係

5・2　評価—知る作業

き合う対面から，③のように散歩やベンチに座って話すときのような横並び，それに座位，立位などによる視線の上下が加わる．①のような向かい合う状態のほうが視線が合いやすく，きちんとした話になる．通常は②のように90°からやや斜めくらいの角度が，自然な感じで話すことができる．横並びに近づくにつれ，ややくだけた感じの話になりやすい．

視線の高さは対象者との上下関係を象徴するため，通常は視線が同じ高さになるようにする．またお互いの物理的距離は心理的な距離にも関連し，お互いの顔と手が自然に見えるくらい，また少し顔を動かせば，ほぼ全身が楽に見えるくらいの距離が適切である．作業をしながらの面接だと，作業により自ずと適度な物理的距離が定まるというメリットがある．

面接技法の詳細は，他の技法書（木戸，1976；土居，1992；神田橋，1984；1990；奥川，1997）に譲るが，面接の場所，部屋の大きさ，窓や入り口の位置や大きさ，机，壁の絵といった備品までが少なからず影響する．まだ十分な関係ができていない状態や，精神的に不安定な人を対象に面接をおこなう場合は，こうした面接の物理的な構造が大きく影響する．私自身は，かしこまった面接でないかぎり，作業をしながら面接をすることが多い．面接者がなんらかの作業をしているほうが，被面接者の緊張を軽減するため，陶芸をしているときなどには，被面接者にも粘土をひとかたまり渡して，自分の作業を続けながら面接をすることもある．

3) 面接の形態

面接の形態は，大きく，フォーマルな構成的面接（structured interview）とインフォーマルな非構成的面接（non-structured interview）に分けられる．フォーマルな構成的面接は，目的や場所，日時などが設定され，対象者の了解を得ておこなうものをいう．作業療法への導入と事前の情報収集を目的とした導入面接，評価面接，治療・支援に必要な情報を得るための情報収集面接，治療的なカウンセリングなどがフォーマルなものに相当し，通常面接といわれるものはフォーマルなものをさしている．フォーマルな面接の場合，お互いの位置関係は図5-2-3でいえば①，②のようになる．

一方インフォーマルな非構成的面接は，一緒に作業をしている状況やそのときに交わす言葉，ちょっとした雑談など，形式の決められていないものをさす．インフォーマルな面接は，意図した情報収集や目的のある評価面接には適さないが，フォーマルな面接では得られない情報が得られることが多いのが特徴である．

はっきりとした枠のあるフォーマルな面接のほうが安心感や信頼感を感じる人もあれば，緊張して落ちつかない人もいる．どちらがよいかということではなく，対象者のニーズや緊張度，治療・支援者側の目的などにより使い分けるとよい．いずれにせよ，対象者を理解するという基本に立ち，柔軟におこなえばよい．

4) 面接の種類

面接の種類には，作業療法の開始にあたっておこなう導入面接（内村，1981；山下ら，1989），情報収集面接（インテーク面接にも含まれる），評価のための面接，治療や支援・相談としての

面接（佐野，1981；大丸，1990；横田，1989）などがある．

[導入面接]

　導入面接は，すでに述べたように，簡単な作業療法に関するオリエンテーションをしながらおこなわれる作業療法への導入のための面接である．作業療法を正しく理解してもらう，正確な情報を得るといったことも大切であるが，新しく始める作業療法という場面に対して，いかに不安を少なくし，スムーズに導入するかということを目的におこなう．

　したがって，他部門からの基礎情報も，入手可能なものは事前に入手し，発病時の状況や現在の病状など直接疾患や認知機能の支障に関する質問は避けたほうが無難である．参加する作業療法（またはデイ・ケア，その他）に対してどの程度のことを知っていて，どういう動機で参加したのかなどについては聞いておいたほうがよい．主治医に勧められて参加する者もいれば，他の参加者に聞いて興味を抱いて参加する者もいる．最初に参加の動機について話を聞いておくと，作業療法のオリエンテーションやその後の作業の勧め方に役立つ．

　面接時の話し方や話の内容，表情，姿勢などから緊張や不安の程度，理解力や表現力などの知的能力やある程度の病識なども大まかに把握できる．導入時の面接では，このような非言語的なコミュニケーションに関する観察（後述）が重要になる．

　また，作業療法士が初めて対象者に出会ったとき，対象者に対して抱いた印象を書きとめておくとよい．作業療法士自身も相手に対する自分の主観的な印象の影響を受ける．作業療法士が受ける印象は，対象者の外観，立ち居ふるまい，話し方，表情などと，作業療法士の受けとめ方が一緒になった主観的なものである．ポジティブな印象であれ，ネガティブな印象であれ，最初の印象を記録しておくことが，逆転移に気づくために必要である．このような観察がしっかりなされていると，相互の関係を客観的にみながら治療や支援を進めることができる．

[情報収集面接]

　直接本人から話を聞き，その人にとっての現実を知り，その人を理解することを目的におこなう面接である．基本的な情報（表5-2-2）のうち，社会的背景，現病歴，治療歴，主訴，基本的日常生活に関するものは，通常作業療法で関わる時期には，主治医や精神保健福祉士，看護師などのスタッフが面接や調査を終えている場合が多い．作業療法における情報収集を目的とした面接は，そうした基本的な情報の不足部分や本人からの確認が必要なもの，そのほか作業療法に関するものの聴取が目的となる．

　作業をしながら自然な会話のなかで話されるものも多いが，情報収集を目的とする場合は，目的を明確に伝えフォーマルな形式をとることで，安心や信頼を保障することにもなる．作業療法に関することや直接本人から聞いてみることとしては，

・作業療法（またはデイ・ケア，その他）に参加してどういう感想をもっているか
・作業療法（またはデイ・ケア，その他）に希望するもの
・自分がしてみたいこと

・今困っていること（生活上の障害）
・趣味や興味のあるもの

など，対象者の気持ちやニーズを知るということが主になる．そして退院や就労を前にしている場合は，目前の目標が明確なため，生活や仕事に対する不安，不満，希望，予定など少し具体的な内容について聞く．

5）面接の留意点

面接に関する技法や留意点については，臨床的な視点から述べられているものがかなりある（Sullivan, 1954；松井・編著，1978；長谷川，1980；神田橋，1984；土居，1992）．ここでは作業療法に関連したものについて述べる．

[事前の配慮]

面接をおこなう場合，インフォーマルなものは別にして，フォーマルな面接は，事前に，
① 何を目的として面接をおこなうかを明確にする
② すでにある基本的な情報は入手しておく
③ 面接場所や時間，目的などを事前に伝えておく
④ 面接の前に対象者に面接の同意を得ておく
といった配慮があるとよい．

面接がスタッフの都合でおこなわれると，他意がなくても被面接者の受け身的な姿勢を強め，結果的に対象者の主体性を奪うことになる．だれであっても，面接の目的などを伝えられて起きるストレスのほうが，何のために面接するのか不明なままおこなわれるよりストレスは少ない．

[初回面接における留意点]

初めての面接では，対象者自身が作業療法士に対してどのようなイメージを抱いているか，また抱くかわからない．そして，対象者自身もこれから自分に対するはたらきかけがどのような形でおこなわれるのかに対する不安をもっているものである．相手を受容し支持する対応のなかにも，不用意な転移を引きおこさない配慮が必要である．たとえば，
① 最小限必要な情報で自分を紹介する（不要な情報は予測できない転移感情を生む）
② 相手のレベルに応じて，作業療法に関するオリエンテーションをおこなう
③ 対象者の話を聴く姿勢（傾聴）を第一とする
④ 病状などに対する質問は関係ができるまで控える
⑤ 次回の取り決め（いつ，どこでなど）をする
などである．

お互いの関係が十分にできていないとき，作業療法士に関する過剰な情報は，相手に安心をあたえるよりも，転移によってつくられた作業療法士のイメージが，指導や支援の関係の妨げ

になることのほうが多い．

[基本的な留意点]

作業療法に限らず面接一般において配慮が必要なものとして，
① 話された内容に関しては秘密を厳守することを伝える
② 対象者の気持ちを受容する支持的な対応をする
③ 面接者の価値観による判断をしないで，対象者の話の理解を目的とする
④ 判断支援を求められても，安易な保障，約束はしない
⑤ 作業療法士自身の感想や意見は原則としてなるべく控える
⑥ 批判的なニュアンスをもつ疑問形の使用には注意する
⑦ 質問は対象者の話の内容に関する確認，明確化，整理を目的としておこなう
⑧ 妄想や幻覚など異常体験については，語られたものはある程度聞いても，自分からは聞き出さない
⑨ 異常体験に対しては否定や肯定にならないように，対象者の異常体験の苦しさに対する共感を伝える

といったことがあげられる．

　そして，聴いた内容を自分の言葉でストーリーとして組み立ててみる（土居，1992）．時間の流れにそってストーリーを組み立てると，わからないところもはっきりする．

　面接はややもすると言葉の意味にとらわれがちであるが，表情，四肢の動きなどの非言語的なサイン（「5・2・6　作業療法における観察」参照）に目をむける．話される言葉とは別に，多くのことを伝えてくれる．また，面接も相互の関係によって成りたつもので，面接者が出している非言語的なサインが相手に影響し，相手はそれに応えている（反応している）ということに対する自覚が必要である．面接しながらメモをとるかどうかといった面接者の行為なども，同様な意味で，被面接者に少なからぬ影響をあたえる．良いか悪いかというより，それがどのような影響をあたえるかを考慮することが大切である．

　初期の関係性を大切にする場合は，正しい情報を求めてメモをとることより，共感しながら話を聞くことのほうが重要である．しかし，相手に必要な支援をおこなううえで，間違いのない情報が必要な場合は，許可を得てメモをとる．そして最後に，「こういうことで間違いはないでしょうか」と確認するといった姿勢が，実際に確認する，しないにかかわらず話を聞いただけで終わるより確実に安心感，信頼感をもたらす．

5・2・5　作業をもちいた面接―作業面接

　作業面接は，実際に対象者が経験した作業の観察に基づいておこなう，作業療法特有の面接である（冨岡，1989a；1989b；山根，1989）．作業を共におこない「関与しながら観察」されたこと，それは対象者自身が具体的に体験していることで，その共有体験に基づいておこなわれ

■表 5-2-5　構成的作業と投影的作業の比較

	構成的作業	投影的作業
作業工程	工程が決まっている 自由度が低い	ほぼ決まっている 選択が可能で自由度が高い
素材・道具	使用する素材・道具はほぼ同じ 素材は可塑性の少ない物が多い	選択が可能 素材は可塑性の高い物が多い
完成作品	仕上がり程度を除けば同じ物になる 結果が予測しやすく再現性が高い 作品に作業遂行特性が現れやすい	作者の工夫で異なる 再現性が低い 作品に性格特性や心理が現れやすい

る面接では，通常の面接では得られない具体的な個人の特性がわかる．そのため，作業面接は共通の目標を立てるのに適している．

　ここでは，構成的要素の高い課題をもちいる構成的作業面接と，投影的要素の高い課題をもちいる投影的作業面接の概要を示す．構成的作業と投影的作業の違いを**表 5-2-5**に示す．

1）構成的作業をもちいた作業面接

　構成的作業の遂行には，
　①受けた指示説明や作業手順を理解し
　②何をどのように作るかを思い浮かべ（段取り）
　③材料の寸法採りをし
　④多少の工夫や判断をしながら組み立てる
という基本的な過程がある．そうした構成度の高い（自由度の低い）作業の特性を活かしておこなうのが構成的作業をもちいた観察と面接である．

［評価項目］

　構成的作業面接では，枠組みの明確な課題に対する反応，取り組み方と遂行時の問題解決パターン，基本的な作業遂行特性などが主な評価項目となる．また，集団でおこなう場合は，加えて集団交流技能が評価できる．そして，作業中の会話や作業後の面接から，対象者自身の自己能力に関する現実的な認知や自己評価を知ることができる．使用する作業の種類やもちい方で評価項目が多少限定されるが，一般的な観察・面接の項目を**表 5-2-6**に示す．

　認知・遂行特性，身体的特性以外のものは，他の観察や面接においても判断できるものである．1つの作業課題で表 5-2-6 の項目すべてを評価することはむずかしく，評価目的に合わせて作業を設定するとよい．この作業の設定により，特定の項目に関して具体的な特性が評価できることが作業面接の特長でもある．

［使用する作業と条件］

　構成的作業面接には，作業の工程や使用する道具，作製するものが決まっていて，素材も木・

■表 5-2-6 作業面接の観察,面接項目

認知・遂行特性（面接と観察より）	
課題に対して	反応,感想
指示に対して	理解度,理解のしかた,対応,実行,他
持続,集中,注意	程度
手順（工程）	理解と段取り
結果の予測	見通し
問題対処機能・特性	状況把握,問題の予測,問題の把握,他者の利用,他
作業遂行特性	正確さ,細部への注意,機能障害の影響,作業速度,作業能率,作業の安定性,作品のできばえ,作業習熟,他
身体的特性（主に作業場面の観察より）	
身体的耐性	持久性,安定性,基礎体力,作業耐性,他
目的動作の協応性など	巧緻性,器用さ,運動の協調性,粗大運動の協応性,他
心理的特性（主に観察,関心は面接より）	
ストレス耐性	失敗や問題への耐性,時間的耐性,他
感情表現	感情の処理,衝動の統制,他
活動への興味・関心	活動そのものに対する興味や関心の程度
作品への関心	自分の作品に対する関心の示し方,程度
対人的特性（集団課題をもちいた場合,観察より）	
コミュニケーション技能	作業遂行に必要な言語的交流と適切性
対人技能,対人特性	作業遂行にみられる他者との交流特性
	作業遂行上の自分の意見や意思・主張の適切性
	作業遂行に必要な協調性
作業を介した自己に対する認知等（面接より）	
自己の現実的認知	自分の認知のしかたとそれに対する気持ち
自己能力の評価	自分の能力に対する自己評価とそれに対する気持ち
身体表象（作業面接時の観察より）	
	目の表情,視線,アイコンタクト,顔の表情,姿勢,外観（所有物を含む）,他
パラ言語（作業面接時の観察より）	
	声の大小,強弱,高低,速さ,間合い,テンポやリズム,抑揚,語られることばの量や調子,他

紙・布・革など比較的可塑性の少ない作業をもちいる．具体的なものとしては，完成作品が決まっている手芸，紙細工，革細工，木工，銅板細工，タイルモザイクなどの手工芸やはめ絵，切り絵，はり絵，簡易組み立て作業など，仕事的な技術を要するものが一般的に利用される．冨岡は構成的作業面接の標準化を「箱づくり法」で試みている（冨岡, 1978）．

構成的作業面接にもちいる作業は，対象者の適応水準にもよるが，最初の評価でもちいる作業は，1回の作業時間で終了するくらいのものがよい．さらに持続力や計画性・予測性などの評価が必要な場合は，数回にわたって完成するような作業をもちいる．

学習・熟練を要するものや工程が自由に変えられるものは，評価ができにくい項目もある．

そのため，通常は学習・熟練を要さない，工程がはっきりした比較的簡単なものをもちいる．学習能力や作業時間，仕上がりなどを判断するには，平均データが把握された作業をもちいる．また，作業療法士自身が各作業要素の段階づけができるくらい十分体験した作業をもちいないと，作業療法士の期待値や理想値で比較評価するおそれがある．

そして，完成見本と各工程ごとの見本を作っておくと，対象者が作業に行き詰まったときに，支援の手段としてもちいることができる．口頭の支援でよいか，見本を見せるのかなど，介助や補助が必要な程度により，指示・説明の理解力，判断力，問題対処機能などが評価される．

実際には，作業種目により評価内容が限定されるため，工程の簡単なものから少し複雑なもの，なじみのあるものから新しく学習が必要なもの，粗大な動作でおこなえるものから巧緻性を要するものなど，対象者と評価目的に合わせて数種目の作業を段階的に組み合わせるとよい．また学習能力，熟練性，工夫などの評価は，同じものを連作することでできる．

[進め方]

構成的作業面接の具体的な進め方について一般的な手順にそって説明する．

i　作業の選択，素材・道具の準備

課題作業を作業療法士が選択しておこなう場合は，必要な素材や道具は作業療法士が準備する．対象者が自分で選んだ作業をおこなう場合や，同じ作業もしくは類似の作業を繰り返しておこなう場合の2作目からは，素材・道具の準備も本人におこなってもらうことで，それまでの作業手順の理解度などの評価をおこなうことができる．

ii　導入，オリエンテーション

評価を目的におこなう作業面接においては，対象者の適応水準に合わせながら，その目的についてオリエンテーションをする．たとえば就労を前提にしている人であれば，「実際の仕事とは違いますが，どの程度集中しておこなえるか，どのようなときにわからないことや困ったことに出会うか，そんなときどのように切り抜けたらよいかなどを確かめたり，一緒に考えてみましょう」と開始することもできる．

動機がはっきりしない人であれば，「作業療法で，どのようなことがあなたにとって役に立つかまだよくわかりません．とりあえずこれをしてみてください．それから一緒に考えましょう」とモチベーションの熟成準備を兼ねて始めることもできる．

次いで，作業手順の説明をおこなう．この導入にあたってのオリエンテーションを通して，課題や自分がおかれた状況の現実的な認知，理解力，対応などを観ることができる．

iii　活動過程

オリエンテーションが終わって実際の活動に入ると，うろうろしてなかなか取りかかれなかったり，しょっちゅうタバコを吸ったり，細部にこだわって先に進めなくなったり，いちいち確認や支援を求めてくるなど，対象者によってさまざまな言動が観られる．

作業活動中に支援を求められた場合，一般の心理検査などでは客観性を重視するため援助的な言動はしないのが原則である．しかし，作業面接では，できるだけ本人の能力を活かしなが

ら目的にかなった行動になるよう，必要に応じて助言や支援をおこなう．助言や支援は，見本の提示でよいのか，なんらかの手助けを必要とするのか，自分で判断するよう促すだけでよいのかなど，課題遂行に必要な最小限度の支援内容とする．この支援の内容や程度が問題解決パターンの評価になる．自己認知の項目以外のほとんどは，この作業過程の観察で評価できる．

また作業遂行特性に関しては，指示や支援をおこなう作業療法士の影響があることを前提に，作業療法士自身がどのような役割をとっているか（とらされているか）について，つねに客観的な把握をしながら進める．

iv 作業終了後

一通りの作業が終了した時点で，使用した道具や素材の整理，作品がどのように扱われるかを観察する．主な活動が終わった場面であるからこそ，対象者がどのような気持ちで課題を受けとめ実行していたかということがよくわかる．

[作業面接のポイント]

面接は，おこなった作業に関して具体的に質問する形で進められる．実際には，作業課題についてどのように感じたか，作業をしているときに困ったことはなかったか，仕上がった作品をどう思うか，この作業において自分で自信をもってできたこと，もう少し手を入れたいと思っている部分があればどのようにしたいかなどについて聞くとよい．

作業や作品に対する興味や関心，自己の現実的認知，自己能力の評価は面接によってわかる項目なので，具体的な作業体験を通した面接の機会が重要である．

[間接的利用]

以上は，課題に対する反応や課題遂行過程の能力を評価する直接的な構成的作業の利用である．それ以外に構成的作業の間接的な利用として，言語コミュニケーションの補助手段としてもちいることもできる．

たとえば，編み物などをしながらの話だと通常の面接のような緊張感もなく，互いに気軽に話がはずむ．これは簡単な作業が間にあることで，直接の会話よりはワンクッションおくことができ，相手の気持ちに不用意な介入をしないですむ心理的距離を保つことができることと，簡単で枠のはっきりした作業が自己内外の刺激を明確にし，刺激を単純なものにし減少させるためと考えられる．また共通の枠をもった活動をおこなうことが，共有体験となり心理的距離を近づけるということも考えられる．

こうした構成的作業面接の間接的な利用は，インフォーマルな面接における構成的作業の利用の一つで，多くの作業療法士は経験的にはたらきかけや評価にもちいている．

2）投影的作業をもちいた作業面接

投影的な作業は，構成的作業に比べて，工程，テーマ，素材などの枠が緩やかで，作る者が自分で判断する要素が多い．この自由度の高さのため，完成には，対象者自身の固有の解決パ

ターンが必要とされる．構成的作業に比べて自由度の高い作業の特性を活かしておこなうのが投影的作業による観察と面接である．

[評価項目]

　投影的作業面接の評価項目は，構成的作業面接とほぼ同じであるが，枠の緩やかな課題に対する反応，問題への対処機能や行動に投影される性格特性などを主に評価する．そして，作品に表現された内容の象徴的解釈から，対象者の感情や欲求，葛藤，自己イメージ，価値観など内面的な理解を深めることができる．

　作業面接による場合は，反応や行動の観察とその力動的解釈から，比較的客観的な評価が可能であるが，作品から解釈する場合は，解釈の技法の難解さと客観的妥当性という問題が避けられない．いずれにせよ，本人が意識しておこなう自己表現から，無意識におこなう行為や作品に投影される人格特性まで観ることができるのが，投影的な作業をもちいた観察と面接の特徴である．

[使用する作業と条件]

　投影的作業面接には，工程の自由がきき，作る者が自由に表現できる要素を多く含み，素材や描画用具も，柔軟で可塑性の高いものを使用する．具体的には，フィンガーペインティング，絵画，陶芸，粘土細工，彫刻，マガジンコラージュなどの，自己表現がおこないやすく，しかもあまり技術や熟練を要さないものが利用される．心理検査として標準化されている投影的技法を，他のいくつかの活動と組み合わせることで，人格診断の方法として作業面接に利用することもある．

　投影的作業には，子どものころになんらかの類似体験のあるものが多い．幼少時のなじみの感覚との関連もあり，可塑性が高く簡単なものほど退行的，発散的な表現になる．描画であれば，鉛筆画よりクレパス画，クレパス画よりフィンガーペインティング，立体物の作製であれば，金属より木，木より粘土という順に退行的，発散的要素が大きい．

　作品に内面的な投影がなされやすい，どこでも少しの準備でおこなえる手軽さという点では，陶芸や彫刻などに比べ描画系列の活動が勝っている．

[進め方]

　投影的作業面接の進め方を手順にそって説明する．
　i　素材・道具の準備
　絵画の場合はB4，A4サイズの画用紙，模造紙（集団描画に使用），鉛筆（HB～4B），色鉛筆，クレパス，サインペン，マジック，ポスターカラーなどを，自由に使用できるようにしておくとよい．色数は，統合失調症では，色を混ぜ合わせて使うことが困難な状態がみられることがあるため，できれば20色程度はあるほうが理想である．

　粘土は水分調整をして，何種類か硬さの違うものと，色が違うものが用意されていると助か

る．また土粘土のほかに，紙粘土，油粘土など素材の違うものも用意しておくとよい．土の粘土は汚いが白い紙粘土ならさわることができるといった不潔恐怖の強い人や，思春期の摂食障害の人たちの素材の色や感触への抵抗に対する対応と評価のためである．

ii 導入，オリエンテーション

投影的作業面接の進め方も，基本的には構成的作業面接の進め方と同じである．ただ，評価されるということへの抵抗の違いに対しては，少し配慮が必要になる．構成的作業では，うまくできるかどうかという技術評価に対する抵抗がみられるが，投影的作業では自分の性格など心の内が見透かされるのではないかという，内面の露呈に対する抵抗が起きることがある．内面の露呈に対する抵抗感のほうが，技術評価に対する抵抗感より配慮が必要である．

また，創作活動に対する検者の苦手意識や検者自身の抵抗が，被検者に投影されている場合もある．構成的なものとの課題の違いに対する対処という点に視点をおき，被検者に不要な緊張感をあたえない注意も必要である．心理検査でおこなわれるものと同様に，条件を一定にすることが必要な場合もあるが，作業面接では，かなり柔軟におこなうほうがよい．戸惑いの大きい人や緊張が高い人に対しては，「子どものころに粘土で何か作ったことがあるでしょう．一緒に作ってみませんか」「何も見ずに描くのも大変かもしれませんが，何でもいいから落書きのように遊びながら描いてみましょう」といったように，対象者の負担を少なくする言葉があってもよい．

素材について説明をしながら一緒に準備することなども，緊張や抵抗を緩和するのに役に立つ．

iii 活動過程

投影的作業は自由作製を原則とするが，取りかかりに抵抗があったり，自由度が高すぎて作業遂行上の決定ができない者もいる．そのような場合は，枠を少し限定することにはなるが，テーマを出したり，作業療法士が一緒におこなったりして進めるとよい．ただテーマによっては（特に心理的なテーマなど），かえって抵抗を強めたり，内面への不用意な侵入になる場合があるので注意が必要である．投影的な活動による表現への抵抗が強い場合や，統合失調症圏内で妄想構築の可能性の高い者など自我のコントロールが困難な者には，作業療法士が一緒にスケッチをするなどの方法で多少枠を限定し，自由度を少し下げた活動をもちいるとよい．

活動過程を通して，作業療法士や素材，道具，課題に対する反応，どのように作業を進めていくかを観察する．話しかけてくる言葉にもいろいろな意味があるため，活動に影響をあたえない程度に受け答えしながら，どのようなときに何の話しかけがあったかなどを覚えておく．

iv 作業終了後

投影的作業の場合，特に内面が表出しやすい描画などでは，一通りの活動が終わった後では，多少の緊張感が残っていたり，退行気分が高まっていたりする．そうした気分に対しては，少し現実に引きもどしておくほうがよい．片づけを一緒におこなったり，一息ついて休みがてら感想を聞いたり，雑談をしたりすることなどが現実への引きもどしに役に立つ．

[作業面接のポイント]

　投影的作業面接の内容は，作った作品そのものや作る過程に関する感想を聞く形でおこなう．無意識に表出されている内容の象徴的な意味などに関するものは，作品を通した話のなかで自発的に語られるものを聞く程度にし，話題の主体性を相手におくように努める．そして語られるものを聞く場合も，病的な内容に広がるようであれば，語らせ過ぎにならない心配りが必要である．

[内容の解釈について]

　作品に投影された内容に対しては，その全体的な印象が対象者の理解を助ける．形式分析や内容分析の評価尺度は，臨床心理学の分野でおこなわれている人格検査の投影法と同様に，統計処理に基づいたものを使用することになる．しかし，作業療法で使用する投影的作業は心理検査でもちいるものより範囲が広いこともあり，独自に標準化された尺度がないものが多い．したがって，他の標準化された投影法の解釈法を参考におこなうことになるが，こうして得られた情報に関しては，必ず他の評価手段や観察内容と照合することが必要である．標準化された尺度に関しても，その統計母体や時代，文化背景がどういうものかによっても象徴的意味が異なるため，十分な知識と注意が必要になる．作業面接は，投影的な心理検査とは異なり，作業活動を通して直接対象者と話をすることにあるということを念頭におき，作品の投影的解釈は理解の補助としてもちいる程度がよい．

[素材と行為の間接的利用]

　陶芸室で，手にした一塊の粘土を半分にして，1つを相手に手渡す．何を作るともなく手悪さをしながら粘土と遊んでいる間に，どちらからともなく自然に話が始まったりする．粘土は汚いからといやいやさわっていた人が，いつの間にか「子どものころみたいや」と夢中になって何かを作り始めたりする．粘土にさわっていると自然に退行し，子どもが遊ぶように夢中になったり，よく子どものころのことを話し始める人がいる．フィンガーペインティングでも似たような反応がみられる．

　これは粘土や糊，絵の具という素材やそれを直接手で混ぜたりくっつけたりする行為が，フロイト流の見方でいえば，肛門期レベルの体験につながるために誘発される退行状態と考えることもできる（「4・3・1　作業の要素」参照）．

　いずれにしても，投影的作業のもつ表現の自由さのなかで，粘土など可塑性の高い素材やそれを扱う行為が，いい意味で退行を促進し，緊張がほぐれ防衛の枠が緩まり，コミュニケーションの助けになることが多い．

5・2・6 作業療法における観察

　観察（observation）は，対象者の実際の生活や作業の様子を自分の目で観て，聴いて，ふれて，感じたことを分析し記述する評価手段である．他の治療や支援においてもそうであろうが，作業療法の評価においては，観察はもっとも基本的で重要な評価手段にあたる．ここでは，作業療法で観察をおこなう場合の特性を踏まえ，主に作業療法士が直接観察する項目や観察のポイントについて述べる．

　　　　荒ぶることばに
　　　　秘められた思いやりを
　　　　感じることもあれば
　　　　やさしそうな語りかけに
　　　　根深い底意地の悪さが
　　　　潜んでいることもある

　　　　語られることば
　　　　伝えられることば
　　　　そのことばの表情が
　　　　ことばが示す意味を超え
　　　　ひとの思いや心を現す

　　　　ことばの
　　　　大きさ　強さや高さ
　　　　ことばの
　　　　間合い　速さと変化
　　　　ことばの
　　　　テンポ　リズムと抑揚
　　　　ことばの数と
　　　　ことばの肌理（きめ）の
　　　　手ざわりが
　　　　教えてくれる
　　　　あなたの思い
　　　　あなたの心

〔作業療法の詩・ふたたび（山根, 2008b）より〕

1）観察の構造

観察は，観察者の感受機能（感覚，知覚，認知）を媒介におこなわれる．対象の現象（身体表象，語られたことばの意味，作業活動と結果など）を，客観的に判断，把握する過程が観察者の感受能力に依存することになり，行動評定のような観察であっても観察者の感受能力，分析能力，判断能力によって得られるデータが異なる．また，観察の形態によっては，観察者そのものの存在のあり方が対象の現象に反映するという構造上の特性がある（**図 5-2-4**）．

2）観察の形態

観察には，場面の設定のしかたによって自然観察と実験観察が，観察した事実の取り出し方によって直接観察と間接観察が，観察者の関わり方によって関与観察（participant observation）と非関与観察がある．

自然観察は，対象者の生活場面全般における行為や行動を観察するもので，基本的な日常生活のパターンや対人パターン，集団内行動パターンなどの理解に適している．自然観察でも，対象者がすでにおこなっている作業など，特定の場面における行為や行動を観察する場面選択観察は，実験観察のように場面を設定した観察が困難な対象の行動パターンや作業遂行特性などの理解に適している．

実験観察は，観察者が特定の評価項目に対して設定した作業を，対象者の了解を得ておこなってもらい，その作業場面を観察するもので，作業遂行特性の具体的な評価に適している．

直接観察は観察者の感覚を媒介におこなうもので，間接観察は視聴覚機材などの観察補助機器による記録を媒介におこなう．

関与観察は作業療法士が対象者のなかに入って共に過ごしたり活動することを通しておこない，非関与観察は対象者と直接の交流をもたずにおこなう．

3）観察における関与

関与しながらの観察は，精神医学を対人関係の学と定義したSullivanがもちいた精神分析用語である（Sullivan, 1954）が，もともとは文化人類学のフィールドワークの方法に由来する．対象者の行為や行動を理解するには，対象者と行動を共にするなかで，自分の体験を核としながら，直接観察し理解し分析するフィールドワークの方法（佐藤，1992）がもっとも適している．

作業療法は，対象者と共に活動するという特性を活かし，関与しながらの観察者となることで，対象者のより具体的で客観的な評価をおこなうことができる．観察する対象と同じ場に身を置き，自分の五官がとらえたものを，そのまま取捨選択することなくありのままに知覚し，価値判断をすることなく，自分の体験をものさしとして客観的に状況を把握する．関与する自己の対象への影響と感受する能力に対する客観的検証の目をもつことで，対象の事実の観察が可能となる．主観的な見方にとらわれず現象の客観的事実を感覚的に瞬時にとらえる直観は，

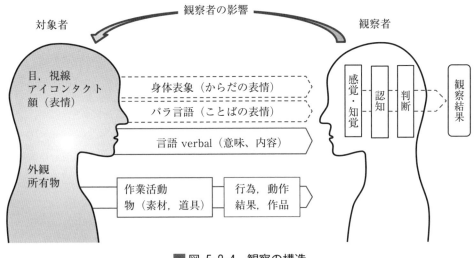

■ 図 5-2-4　観察の構造

日々の関与によって鍛えられる．

　また，観察された対象者の反応には，関与している観察者との相互性の影響によるものがあるということを忘れてはならない．観察する立場になると，往々にして自分の不慣れや緊張感が相手に影響をあたえているということに気がつかないものである．「対象者が少し慣れてきて緊張が少なくなり，自分にも話しかけるようになりました」といった報告には，観察者自身の緊張がとれ，それに対象者が素直に反応しただけということがある．

4）非言語的なサインの観察

　ひとの性格や心身の状態は，外観，話される言葉の意味や内容よりその話し方，表情・姿勢・態度・行為・動作といった筋肉の動きによって現れる運動系の変化，自律神経系の変化として表出される．図 5-2-2，図 5-2-4，表 5-2-6 などで示した，身体表象（からだの表情）やパラ言語（ことばの表情）などが相当する．**表 5-2-7** は非言語サインに現れる精神状態の例を示したが，こうした非言語サインには対象者の本音が現れやすいが，癖の場合や同じことが逆の意味の現れであることもあるため，一つのことで断定的な判断をせず，推定される一つとして扱うとよい．たとえば大きい声で話す場合には自信がある人にも，逆に自信がない人にもみられる．

　観察の練習には，観察された結果に近い例を表（「**付表 4** ウォッチング（観察）リスト」）から選び，適切な例がない場合は，例を刺激語としてより適切な表現を補い，全体を一連の文章にしてみるとよい．観察記録を他者が読んだときに，対象者の様子がありありと目に浮かぶような，また対象者を見たときに「ああ，確かにこの人のことだ」とわかるような記録が書けるようになりたいものである．そのためにも，現象をありのままにとらえる目が求められる．観察者の個人的な価値観や思い込みがその目を曇らせる．

■表 5-2-7 非言語サインの例

項目	内容	推測される状態
目	視線	泳ぐ，定まらないときは，対象や話題に緊張や不安がある チラチラ見るのは関心がある 上目遣いは対象に興味があるか甘えたい気持ちがある
	瞬き	回数が増えるのは緊張や不安が高いときに見られる
	瞳孔	光量の調整以外で瞳孔が開くときは対象に対する強い興味や関心
目と口	笑う	目が笑わないもしくは口と目で同時に笑うときは作り笑いが多い
手の動き	口を隠す	嘘をつくときに見られることが多い 自分を落ちつかせようとしているときにも見られる
	鼻をさわる	嘘をつくときとか不安なときに多い
	唇をさわる	甘えたいときや安心を得たい，自立していない場合に多い
	髪をさわる	不安を抱えているときに多い
	ほおづえ	面白くない，満たされないときに多い
	顎をさわる	プライドが高く相手より自分が上と思っているときに見られる
	爪を噛む	強い欲求不満や依存したい気持ちがあるときに見られる
	手悪さ	緊張しているときや退屈なときに見られる
腕を組む	お腹の上	集中して考えているときに多い
	高い位置	優位に立ちたいときに多い
	抱え込み	自分を護る防衛的な状態のときに多い
足	足を組む	不安，拒絶，緊張があるときに多い
	股開き	自信がないときの威嚇
	貧乏揺すり	イライラしている，ストレスが高い
	爪先の向き	嫌な場合，その場を離れたい場合は反対を向く
パラ言語	トーン↑ ひそひそ話 早口 昔話 テンポ↑ 激しい抑揚 馴れ馴れしい 小さい声 大きい声	不安，緊張，怒りがあるときや，感情的になると高くなる 批判や悪口 外交的だが飽きっぽい人に見られる 急に早口になったときは動揺している 認められたいという思い 心配，不安が高まったとき 自己顕示欲の現れ，強い自己主張があるとき 自己中心的 自信がない場合や相手が怖いときには小さくなる 自信があるとき 自信がないときにもみられる 感情のコントロールができない子どもっぽい人に多い

[外観の観察]

　持ち物や服装なども含めた外観は，その人の性格や生活の状態，身体の健康度，気分，自己に対する関心，他者に対する構えなど多くの情報を提供する．また，作業療法士が対象者に抱く第一印象は，外観や立ち居ふるまい，話し方，表情など対象者があたえるものと，こちらの受けとめ方が一緒になった主観的なものであるが，外観から受けるものが大きく影響する．

　観察された外観と最初に受けた印象をそのまま記録しておくことが，治療・支援関係の経緯を見なおすときに大切なポイントになる．ポジティブであれ，ネガティブであれ，観察者が得た印象の記録は，逆転移の自覚のために必要なもので，この意識化がされていないと，双方の対象関係でどのように作業療法が進んでいるかがわからなくなる．

　外観として観察するものは，年齢，体型，背丈，色つやといった身体的外観と，立ち居ふるまい，話し方，表情などの行為や動作の特性，髪型や整髪状態，服装，化粧，装身具，持ち物など身体を装飾したり付属するものである．行為や動作は「身体表象（からだの表情）」というように，無意識に現れる人の心の動きのことである（山根，2008c）．そして作品，道具や日常用品など使っている物品などには，その個人にとって固有の意味合いが付加され，物は拡張した自我といわれるように，非言語メッセージとして対象者の性格特性を表す（山根，2008d）．

　「付表4 ウォッチング（観察）リスト」でチェックされた観察結果を一連の文章にすると，たとえば「ボサボサ頭で背が低く太っていて，眠そうな目をしている．化粧っ気はなく，肌の色つやはよい．流行遅れの地味なスラックスをはいており，歳は若いのか老けているのかわかりにくい．いつも手作りと思われる人形を抱いてうつむき加減で歩いている」といったように表すことができる．

[話し方の観察]

　言葉はそれを使う者の緊張度や相手に抱いている感情により，無意識的な防衛として，または意図的に気持ちを隠す手段にもなる．それに対し，会話中の話し方に観察される非言語的なサインは，話の意味内容が本当に言葉どおりのものであるかどうかを表している．話し方は，「ことばの表情」というように，精神状態や感情，話し相手に対する関心などが現れる（山根，2008e）．

　話し方の観察では，何を話したかではなく，話す速さ，声の高低，声の大小，抑揚，語調，言葉遣い，連続性，言葉の量など，どのように話したかを観察する．「パラ言語（ことばの表情）」として見られるものの意味については『治療・援助における二つのコミュニケーション』（山根，2008e）を参照にされるとよい．通常訴えたいことがたくさんある場合は，話のテンポは速くなり，やや興奮気味に声も大きくなり，言葉の量も多くなる．何か知られたくないことがある場合にも言葉の量が多くなることがある．自信がなかったり答えにくい場合には，言葉はとぎれがちで小さく，話のテンポも遅くなる．義務的に返事をしているときは，抑揚がなく言葉の量も少なくなる．疲れて沈みがちなときも同様な話し方になるだろう．安易に決めつけることは

できないが，話し方は言葉の意味を超えて多くのものを伝える．外観の観察で示したのと同様な方法で対象者の話し方の特性をまとめるとよい．

[運動系の観察]

筋肉の運動として現れる心の動きの情報量は，大脳皮質運動野に占める面積にほぼ比例する．もっとも細やかな動きをするのは口元や目など顔の部分で，そのなかでも視線は対人的にひとがもっとも敏感に反応し，受けいれ・拒否・好き嫌いなど相手に対する関心を表しやすい．次いで手指，上肢，下肢，体幹の順である．手指も相手に対する関心や緊張，不安の程度を示す．

さまざまな異なるメッセージが同時に観察された場合，言語より表情，表情より手，手より姿勢のほうに本当の気持ちが現れやすい．下肢や姿勢などの粗大な動きには細やかな表現は少ないが，そのぶん意識的な抑制がききにくく，気持ちが素直に現れてしまう．皮質運動野の比率の多い（情報量の多い）部分ほど，意識されたときの抑制が大きいからであろう．

外観の観察で示したのと同様な方法で対象者の表情や身体の動きの特性をまとめるとよい．身体表現には単なる癖も含まれるが，全体としての姿勢はそのときの気持ちや状況に対する反応の現れとみてよい．

[自律神経系]

自律神経系に現れるものは，瞳孔，心拍，血圧，消化器系，排尿，呼吸，発汗などの変化である．このなかには直接観ただけではわかりにくいものもあるが，自律神経系に現れたものは身体的な変化として観察される．直接観てわかるものは，呼吸，発汗などである．自律神経系の変化からは，落ちつき具合，緊張度，不安や恐怖といった情緒的な状態が観てとれる．

たとえば瞳孔は目に入る光の量を調整するが，興味や関心がある物を見る場合には瞳孔が開く．

5) 活動（日常生活）機能の観察

日常の活動に関する機能は，「身辺処理，生活管理」「家事行為」「コミュニケーション」「対人関係」「作業遂行」「移動と社会資源利用」（表5-1-1参照）に大きく分けて観察するとよい．

[身辺処理，生活管理]

日常生活に関するものは，食事など毎日の生活に欠かせない基本的な身辺の処理，毎日の生活を少しすっきりさせるために必要な掃除や洗濯，食事に関する自立的行為を含む家事行為，金銭や時間，自分の大切な物品など生活に必要な事物の管理，服薬を含む健康管理といったものを観る（「**付表5** 活動（日常生活）機能観察リスト」参照）．

身辺処理と生活管理は，対人行動の特性やコミュニケーション技能とともに，生活の自律にとって重要な項目である．この基本的な生活機能に支障があり，支援や介助が必要な場合，社会生活において毎日他者の手が必要になる．精神認知機能に支障がある人たちは，比較的若い

時期に発症することが多いため，療養生活のために通常なら経験されていることが不十分であったり，未経験であったり，多少適切でない方法を身につけていたりといったことがよくみられる．幻聴や被害的な観念など，疾患による機能の支障が原因となって起きている場合もあり，何が原因となっているかに関しては，十分な検討が必要である（山根, 1994; 久野, 1994）．

また日常の生活に関しては，かなり幅の広い見方が必要である．本人や本人と共に生活をする人たちが納得し，多少の支障があっても生活できればよいという視点を忘れてはならないだろう．ややもすると，治療や支援の立場に立つと，理想的な基準で判断し指導しがちである．何を支援し学習の対象とするかは，対象者がどのような生き方をしているのか，これからどのように生活したいと思っているのかによって異なる．

[家事行為]

家事行為（付表5参照）は，家庭内での仕事にあたるものでだれにでも必要というものではないが，単身生活や家族が働き自分が家事をする場合などには，必要になる．身辺処理や生活管理とともに，なんらかの機能の支障により不可能な場合には，訪問看護や訪問介護によるサポートが検討される．

[コミュニケーション]

コミュニケーションに関するものとしては，近隣の人や職場などで関係のある人と挨拶を交わすような日常的な会話から，自分が知りたいことや教わりたいことを他者に聞く，自分の気持ちを相手に伝える，相手の言いたいことを理解して応答する，しっかりと自己主張をするといったものまである．挨拶，日常会話，作業遂行上必要な会話，意思表示など，コミュニケーションが必要な状況において，適切に判断して必要なやりとりがどの程度できるかがコミュニケーション機能にあたる．

コミュニケーション機能については，まずどの程度言葉による表現で意思の疎通が可能かを確認する必要がある（付表5参照）．そのうえで，意味記号としての言葉がコミュニケーションの役割を十分果たさない場合，感情や気持ちはどのような形で表現されるのか，こちらの気持ちを伝えるにはどのような方法がよいかを観る．そして返答，主張，断り方などに対して，内容や方法が適切なものかどうか表現の適切性を観る．焦燥感が強い場合や自信がない場合，自責的な気持ちが強い場合などには，怒りの形でしか自分の気持ちを表現できない人もいる．

さらに，コミュニケーションに関しては，こちらの話の聞き方や理解度などについても観る．何か訴えたいことがある場合や，不満がある場合は，こちらの言うことを聞くゆとりはなく，自分の言いたいことだけを一方的にしゃべるであろう．聞かれたことがふれられたくないコンプレックスにふれたときは，話がとぎれたりまったく関係のない話に変わってしまうかもしれない．また，理解度や論理性の観察からは，その人の知的能力や自我機能の状態も知ることができる．

観察に慣れていない場合は，話しかけたのに返答をしてもらえないのでコミュニケーション

が成りたたないという人もいるが，コミュニケーションはお互いの気持ちや考え，意思などを相手に伝え，相手の気持ちや考え，意思を知ることである．言葉は大切なコミュニケーションの手段であるが，言葉に頼ると，返事の有無など交わされる言葉の量だけでコミュニケーションの力を判断してしまう．そして，コミュニケーションは，相互の影響によって生まれるものであり，自分の接し方が大きく影響しているということについての自覚が必要である．

[対人関係]

　対人関係は，相手の年齢（年長者，同年齢，年下）や性別（同性，異性），役割・地位（職務や社会的な役割，なんらかの階級など），本人との関係（友人，職場の上司，家族，親戚など），性格，といった対象の違いに応じた対人行動の特性をいう．それぞれの異なる対象に対する関心の示し方や程度，関係のもち方，対象へのかかわりの恒常性，対象の認知のしかたなどを観察する．

　基本的な対人関係の技能に関しては，コミュニケーション能力とも深く関連し，社会生活や社会参加にあたって，本人自身が自覚したり，新たな生活技能として学習する要素を含んでいる．実際の観察訓練は，慣れない間は「**付表6　対人パターンチェックリスト**」を利用するなどにより，対象の違いによる特性をつかむ．

[作業遂行]

　職業関連能力の観察に関しては「5・2・5　作業をもちいた面接―作業面接」で述べた，作業遂行特性を尺度に置き換えたチェック表を参考に示す（「**付表7　作業遂行特性評価表**」参照）．

[移動と社会資源利用]

　移動と社会資源利用は，生活のつながりや広がりをもたらす機能で，職業安定所や福祉事務所，保健所，銀行，郵便局などさまざまな公共サービス機関，バスや電車などの一般的な交通機関，電話などの通信機器，といった社会資源をうまく利用できるかどうかを観る（付表5参照）．日常生活に関する能力と同様に，比較的若い時期に病気になり，闘病生活のために通常なら経験されることが不十分であったり，未経験であったり，多少適切ではない方法を身につけていることもある．症状が原因となって支障が起きている場合もあり，社会資源をうまく利用できない場合の原因に関しては十分な検討が必要である．

6）基本的な参加能力の観察

　基本的な参加能力とは，地域における生活や職業生活において，複数の人たち，すなわちさまざまな社会集団に大きな支障なく関係をもつ機能をいう．集団に対したときは，その集団を意識するかどうか，そして集団への参加に際しては，その集団に対する関心の程度や関心の示し方，集団に参加できるかどうか，どのような参加のしかたをするかといったことを観る（「**付表8　基本的な社会参加能力観察リスト**」参照）．

自分を受けいれてもらえる場を必要としながら，ひとの集まりそのものに対する緊張が高く，参加する以前に集団そのものに近寄れない人もいる．受けいれられないのではないかなど対象喪失の予測に対する防衛的なものが影響していることもある．また，参加するのに大きなエネルギーが必要で躊躇している人もいる．

集団に加わってからは，集団に所属しているという意識の有無，基本的な集団参加技能のレベル（Mosey, 1970；1986），集団の他のメンバーや支援者とのつきあい方，集団内での行動や態度，集団内での役割，集団内で基本的に必要な協調性などを観る．また，本人に対する他のメンバーの反応やその集団の目的が本人の目的と一致したものかどうかということも集団内における行動に影響する．

個人的な生活であれば，社会資源が適度に利用でき，周辺の人と少し日常的な交流が可能なら大きな問題はない．しかし，学校や職場などでなんらかの役割をもって社会に参加する場合には，自分の自由の保障に応じた社会的な義務を果たさなければならない．そのために，対集団や集団内における技能に関して最低限度の学習が必要になる．

もちろん，集団の内容によって対象者の行動特性は異なる．集団そのものの目的と個人の求めている目的が一致しているか，集団の種類によって対象者の集団行動がどのように違うのか，どのような集団なら安心して加わることができるのかといったことも観るようにする．

5・2・7　検査と調査

検査と調査は，いずれも一定の項目や手順にそって情報を収集するものであるが，通常ある程度標準化されたものを検査とよんでいる．作業療法においては，標準化も試みられているが，その包括的特性からすでに開発されているものを必要に応じて使い分けていることが多い．

1）検査，測定

検査は表5-2-1の検査の項であげているような標準化された方法をもちいておこなうもので，判定は標準化された尺度による．知能や人格など精神認知機能領域の検査の多くは，臨床心理部門で実施することが多いので，その結果を流用すればよい．作業療法で使用するものとしては，GAF：Global Assessment of Functioning（機能の全体的評定尺度）（American Psychiatric Association, 2000），BPRS：Brief Psychiatric Rating Scale（簡易精神症状評価尺度）（稲田ら，2009），BACS-J：Brief Assessment of Cognition in Schizophrenia, Japanese version（統合失調症認知機能簡易評価尺度日本語版）（兼田ら，2008）などがある．具体的な方法に関しては，それぞれの検査法の専門書に譲るが，認知機能の支障は多くの精神疾患で見られ，作業遂行にも大きな影響をあたえるものであり，作業療法としてしっかり評価する必要がある．BACS-J は統合失調症を対象に作られているが，言語性記憶と学習，ワーキングメモリ，運動機能，言語流暢性，遂行機能，注意といった側面の認知機能をとらえるもので，他の疾患にも応用可能な対象者の負担も少ない検査法である．

また，生活機能に関しては，LASMI：Life Assessment Scale for the Mentally Ill（精神障害者社会生活評価尺度）（岩崎ら，1994），REHAB：Rehabilitation Evaluation Hall and Baker（精神科リハビリテーション行動評価尺度），SAS：Social Adjustment Scale（社会適応尺度），COPM（カナダ作業遂行測定）（Canadian Association of Occupational Therapists, 1991；1997），JAOT版アセスメント（日本作業療法士協会，2002a；2002b）などがあるが，JAOT版アセスメント（「**付表11** 相談表」，「**付表12** アセスメント表」）（「5・4・2 生活に視点をおいた機能評価」参照）が簡易で使いやすい．

身体状況，運動機能，体力など身体機能に関しては，精神障害者の場合も，闘病期間や療養が長期にわたれば，体力の低下や身体機能全般の低下が起きていることが多い．また，本来防衛体力の低い者や協調運動機能の低い者もしくは低下している者も多い．日常生活への影響だけでなく職業生活においては，そうした身体的な側面の問題が原因となって精神的疲労を増大させ，発病・再発にいたるケースがあるので十分な評価が必要になる．身体機能に関して身体機能領域の作業療法でもちいる検査・測定法を活用すればよい．

職業適性に関しては，職業リハビリテーションの領域からさまざまな検査・測定法が出されている．作業療法士がおこなうには，仕事を遂行するうえで必要な知的能力，言語能力，数理能力，書記的知覚，空間判断力，形態知覚，運動共応，指先の器用さ，手腕の器用さの9種の能力を測定するGATB：General Aptitude Test Battery（厚生労働省編一般職業適性検査）が簡便である．

2）調　査

調査は，通常特定の項目について一定の形式にそって作成された調査用紙をもちい，聴取しながら記入する方法と，対象者に記入してもらう質問紙法とがある．調査の利点は，項目と様式が決まっているため，特別な訓練を要さず，だれがおこなってもある程度一定の情報が得られる点にある．

作業療法の領域で作成され紹介されたものに興味チェックリスト（Matsutsuyu, 1969；山田，1982）がある．こうした調査様式は標準化された検査と違い，支援に必要な情報を適切に得られるような様式をそれぞれの施設で工夫して作成すればよい．興味チェックなどは対象者が生まれ育った時代や文化・風土が大きく影響するため，日本の作業療法の対象となる人たちの生活からすれば「**付表13** 興味・関心・経験リスト」のようなチェックリストを作成するとよい．通常他部門から得られる情報としてあげた項目（表5-2-2）に関しても調査形式がつくられているものも多い．作業療法で直接調査する場合を考え，独自に用意しておくとよい．

作業療法の支援において特に重要な要素として，利用可能なそして必要な社会資源や環境がある（**表5-2-8**）．資源や環境によってリハビリテーションゴールが大きく変わる．法や制度などは精神保健福祉士などとの連携を得て，まだ十分活用できていないものなどを調べておくとよい．作業療法士が対象者と共に利用するのによいツールとして生活行為向上マネジメントマニュアルなど（日本作業療法士協会，1996；2002d；全国精神障害者家族会連合会，1994）も出

■表 5-2-8 社会資源と環境の調査項目

人的資源と環境	
家族構成	家族構成と同居家族の有無
家族の理解	疾患や障害に対する家族の理解の有無と程度
家族の支援	主に中心に支援する人，支援の内容と程度，他
友人・知人の理解	疾患や障害に対する友人・知人の理解の有無と程度
友人・知人の支援	支援が期待できる具体的な人，支援の内容と程度，他
社会的支援	社会的に他者から受けられる支援の内容と程度
その他	その他特に人的資源で有用なもの
物理的資源と環境	
経済的背景	収入源（家族の支援，障害年金，生活保護，給与保障，その他） 医療費の支払い（保険の種類，自費，その他）
住居	住居の有無，賃貸，援護寮，グループホームなどの有無など
交通機関	利用可能な交通機関の種類など
住宅周辺環境	店舗や公共機関の有無など
学校・職場環境	居住地からの距離や通勤通学の便など
その他	その他物理的な環境として有用なもの
法や制度，サービス	
利用可能な法・制度・サービス	医療費の減免・補助 生活費の補助，各種手当，貸し付け，控除 住居の提供・助成 生活の訓練・支援 就労の訓練・支援，雇用支援

版されている．

5・2・8 記録—文字で残す，文字で伝える

　作業療法では，対象者に関わるとき対象者を知るということが大変重要になる．作業療法の対象者を知るため，本節で述べてきたように，情報の収集にはじまり，面接，観察，検査や調査をおこなうが，他職種の評価と大きく異なる点は，生活行為（目的と意味のある作業）を評価の手段とする点にある．

　そして，対象者の具体的な言動を通して得られた情報は，自身が対象者に関わる場合においてはもちろんのこと，評価のまとめやカルテへの記載，報告やレポートなど文字で残す，文字で伝えるときに気をつけなければならないことがある．それは，専門用語（学術用語）でまとめてしまうと，対象者がどのような状態にあるのかが見えなくなってしまうことである．専門用語はその定義が共通に認識されることで端的に記述表現ができ，ある決まった事象を伝えるには有用である．そのため，作業療法士の教育やトレーニングにおいても専門用語を適切に使うことができるということが課題になっている．

「このわたしについている気味の悪い物は何ですか？　動かないし，触ってもよくわからない．これ取って捨ててください」車いすへの移乗訓練のためにベッドサイドに出向いたわたしに，Ｉさんはそう言った．

Ｉさんは60歳代半ばになる女性で，統合失調症と診断され，入院して20年以上たつ．その長期の入院中に脳梗塞を併発し，右半身の感覚と運動機能を完全に失った（右半身完全麻痺）．幸いなことに言語機能には異常はなく普通に話すことはできたが，完全に麻痺した患側に，強い違和感を抱くようになった．手足のような奇妙な物が自分の身体についている．目には見えるが，触ってもわからない，何も感じない，動かない．その手足のような奇妙な物体が，ただ自分の身体にぶら下がるようにくっついていて，気味が悪い．目には見えるが，それが自分の手足だという判断をするための感覚情報と，その手足を動かす指示を伝える情報の伝達に障害が起きたのだ．そのためＩさんは，感覚のない動かない手足を自分の身体として受けいれることができなくなり，気味の悪い物が自分の身体にくっついているから，切り取って捨ててほしいと言う．

患側無視と言われようとなんと言われようと，彼女にとっては何とも言えない不快で不気味な感じがするのだろう．起居移乗理学療法を受けいれないため，精神疾患との合併症ということで作業療法に処方が出されての病棟訪問でのことであった．

（自験例より）

専門用語（学術用語）で端的に書けば，「統合失調症で患側無視がある」ですむ．しかしこれでは，わかるのはそうした症状があるということだけで，それ以上のことはわからない．自分が書いたものなら，後で読み直しても数行目を通すと，大半はその時の情景が思いおこされる．しかし他人の書いた記録になると，学術的な専門用語だけでまとめられていると，具体的な情景はほとんどわからない．やはり，生活を支援する作業療法の記録は，あったこと，語られたことがそのまま書かれているほうがいい．読んで情景がわかる記述がなされてないと記録の意味が薄れる．もし学術的な用語を付加するなら「右の手足が目には見えるが触ってもわからないし，動かない．気味が悪いので取り除いてほしいという．右半身完全麻痺で患側は認識できないようである」といった記述になるだろう．

対象者の具体的な言動を通して得られた作業療法士の記録や報告は，それを読んだ人が，対象者の言動が情景として目に浮かぶように伝わることにその特異性がある．

　　　きもちを整え　きもちを抑え
　　　ただ語られることに
　　　耳をかたむけて聴き

　　　五官を開き　五感に聴き
　　　共に過ごし
　　　目に映るものを見えるままに観

五感がとらえたものをそのままに受けとめ

　必要なことを集め　問い
　こころを無にして確かめる

　聴いて　観て　集め
　問い　確かめたことを
　ひとりの人の物語として
　読みとくとき
　その人の過ぎし日
　その人の思いがみえる

〔作業療法の詩・ふたたび（山根，2008f）より〕

5・3　計画―個人プログラムの作成

　作業療法計画の立案は，作業療法で支援することが適切であると焦点化された項目に対し回復状態や予後予測，対象者のニーズなどを考慮し，具体的な目標や手段を設定する作業である．
　ここでは，作業療法の目標の設定，計画の立案について述べる（**図5-3-1**）．
　目標設定と計画立案に際しては，
　① 医療・保健・福祉と一貫した支援がおこなわれるよう，次のステップを考慮する
　② 対象者の生活の再建を目的とし，包括的な支援がなされるようにする
　③ 作業療法計画は，個人を対象とし，個々の目的，生活環境に応じて立てる
　④ 作業療法の支援は，急性期離脱後は，病理より生活に焦点をあて，生活の幅を広げることに重点をおく
　⑤ 作業療法の目標と計画は，対象者自身が同意し，主体的に取り組める内容にする
　⑥ 社会資源の利用，環境の調整を含めて立案する
　⑦ リハビリテーションゴールと整合性のある内容とする
といったことに留意する．

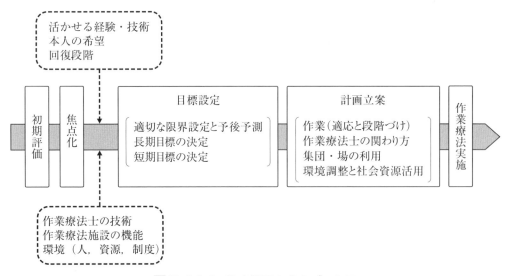

■ 図 5-3-1　治療計画立案のプロセス

5・3・1　目標の設定

1) 目標設定時の原則

評価結果の焦点化の作業でまとめられた項目に対し，表4-1-1「主体としての対象者の要素」や表5-1-1「精神認知機能の支障に対する作業療法評価項目例」であげた要素から次のようなことがらを考慮して，作業療法としての目標を設定する．作業療法に限らずリハビリテーションの原則であるが，目標は作業療法サービスを提供する者とサービスを利用する対象者が共通の目標を設定することが望ましい．

- ・対象者の経験や技術を活かす
- ・対象者自身が現在の生活や将来に対して抱いている希望に基づく
- ・対象者の生活の基盤となる生活環境や地域の環境を考慮する
- ・法制度を含め，使える社会資源は利用する
- ・回復過程の段階に応じた，具体的で効果判定が可能な目標とする
- ・対象者の年齢，発病後の経過などその個人のライフサイクルを考えた目標とする

しかし現実的には支援する作業療法士の技術に限界があり，支援しようとしている施設の機能にも限界がある．したがって，部門や施設におけるチームアプローチを考えながら，対象者の予後予測も含めて，目標の達成期間や内容には限界設定が必要になる．

2) 目標達成期間

目標を達成する期間は，治療や支援をおこなう領域において異なる．精神認知機能の支障に対する場合は，急性期から回復期にかけての早期作業療法は，一般に1～3か月，長くても6か月を目安に設定することが望ましい．デイ・ケアやナイト・ケアなど通院診療としての回復期

後期のリハビリテーション，長期在院者や福祉領域のサービスを受ける場合においては，半年から長くても1年を目安とする．期間に関しては規定されるものはないが，あまりに長期にわたる目標は具体性を欠くことになる．

半年から1年を達成期間とする場合は，その目標を長期目標とし，その目標達成のためのより具体的な下位目標にあたる短期目標を設定するとよい．短期目標は，当面対処が必要で，1～2か月で達成可能なもの，達成を具体的に確認できるものが望ましい．

3）目標の例

心身の機能や生活機能の状態，回復経過によるが，作業療法の目標としては，
- 病的状態からの早期離脱
- 二次的障害の予防
- 現実への移行の支援
- 基本的な心身の機能の回復
- 自律と適応の支援（生活機能の回復と習得）
- 生活の質の維持，向上
- 社会生活，社会参加の支援

など，作業療法の機能（「3・5　介入」を参照）を活かした設定をする．

作業療法の目標設定のポイントは，この章の初めに述べたように，病気として治療を受け，生活者としての権利が保障され，生活の場へ参入し，再定住できるようにする「生活の再建」，「生活の質」にある．

心身の機能の支障を軽減する治療的対処，生活機能の回復・習得にむけたトレーニング，環境との相互性を考慮した人や資源の活用，よりよい作業体験など，その個人のニーズにそった目標を設定する．通常設定される目標の例を**表5-3-1**に示す．この表にあげたものも，ある個人を対象にしたものではなく，例としての一般化した表現であり，実際には，対象者個人に応じ，設定された期間で効果が確認できる具体的な目標を設定する．

目標の限界設定
- 効果判定が可能な具体的な内容にする
- 達成期間を決める

■表 5-3-1　作業療法の目標例と役割

病的状態からの早期離脱，二次的障害の防止

- 少しほっとして過ごせる時間を作る　　　　　　　　　　　　　　　　　　（休息，安全・安心の保障）
- いらいらや不安の軽減　　　　　　　　　　　　（症状の軽減，無意識的欲求の充足，衝動の発散）
- 少し起きて体を動かしてみる　　　　　　　　　　　　　　　　　　　　　（基本的生活リズムの回復）
- 人がいる場でも過ごすことができる　　　　　　　　　　　　　　　　　　　（現実への移行の準備）

現実への移行の支援，心身の基本的機能の回復

- 自分の身体や気持ちに起きている感じがわかる　　　　　　　　　　　　　　　（身体感覚の回復）
- 身体を思うように動かすことができる　　　　　　　　　　　（身体感覚の回復，基礎体力の回復）
- 運動などで身体を動かした後に心地よい疲れを感じる　　　　　　　　　　　　（身体感覚の回復）
- 夜は寝て，日中は起きて過ごす　　　　　　　　　　　　　　　　　　　　　（基本的生活リズムの回復）
- 楽しい，おもしろいと感じる時間を過ごす　　　　　　　　　　　（身体感覚の回復，楽しむ体験）
- 1～2時間程度のレクやスポーツが楽しめる　　　　　　　　　　　（楽しむ体験，基礎体力の回復）
- 起床，食事，更衣，身のまわりの整理などは人手を借りない　　　　　　　　（身辺処理能力の回復）
- 自分でやれたという体験をする　　　　　　　　　　　　　（達成経験，有能感・自己愛の充足）
- わずかなことでイライラせずに過ごせる　　　　　　　　　　　　　　　（自己コントロール能力の改善）

自律と適応の支援

- 時間やお金や物，健康などについて自己管理ができる　　　　　　　　（生活管理技能の習得・汎化）
- ○○について自分がどのようにできるかを確認する　　　　　　　　　　　（自己能力の現実検討）
- 自信を取りもどしたり，何かができたという体験をする　　　　　　　（自信の回復，達成感の獲得）
- 日常的な近所とのつきあい方など社会生活に必要な技能を習得する　　　　　　（社会性の獲得）
- 毎日決められた時間に参加できるか確認する　　　　　　　　　　　　　　　（職業準備訓練）
- 作業で行きづまったときに適切に支援を求める　　　　　　　　　　　　　　（職業準備訓練）
- 社会資源の利用のしかたを学ぶ　　　　　　　　　　　　　　　　　　　　（社会資源の利用）
- 困ったときに支援を求めることができる　　　　　　　　　　　　　　　　（社会資源の利用）
- 自分の病気や障害との折り合いをつける　　　　　　　　　　　　　（障害との折り合い・受容）

社会参加にむけた支援

- 一週間の生活が安定する　　　　　　　　　　　　　　　　　　　　（社会生活リズムの習得）
- コミュニティの行事に参加する　　　　　　　　　　　　　　　　　　（地域社会との交流）
- 趣味をもつ　　　　　　　　　　　　　　　　　　　　　　　　　　　　（余暇の利用）
- 就労支援

環境の調整

- 家族との相談，協力依頼
- 職場上司や学校との連携

5・3・2　計画の作成

　作業療法としての目標が決まると，それを実行する具体的な計画を立てる作業が始まる．第4章で述べた作業療法の構造と形態のそれぞれの要素を，ある対象者に対してどのようにもちいるかということが作業療法計画の立案にあたる．目標を含めて作業療法計画も，対象者に対するインフォームドコンセントは原則である．

> **計画作成の項目**
>
> 作業：適切な種目選択，適応・修正，段階づけ
> かかわり方：作業療法士の対応
> 集団利用：利用の有無，目的
> 場所：作業療法をおこなう場所
> 時間：1回の時間，頻度，期間

1) 作業の選択

　作業の基本要素に関する特性については第3章で検討した．複数の作業から**図5-3-2**に示すような過程によって，治療的ニーズに基づいて適切な種目を選択する（山根，2015a）．しかし実際には，対象者の興味や作業療法士の得手不得手などによって決まることも多い．作業の遂行にあたっては，選択された作業をそのまま使用するのではなく，治療・支援目標や対象者の実際の能力，ニーズに適したものになるように，適応・修正（adaptation）し，対象者の機能レベルに応じた段階づけ（grading）をおこなうことが必要になる．

　導入期には，希望種目がいくつもあったり，要求レベルが高いものであれば，希望するままおこなうより少し抑え気味に開始する．本人の希望をそのままおこなうことは，防衛的行動の強化になることがある．また反対に本人が選択できない場合には，「しばらくこれをして，一緒に何がいいか考えましょう」と作業療法士が責任をとる形で作業を指定するとよい．「あなたのしてみたいことを」という形は，一見自由を保障しているようにみえるが，気持ちがはっきりしていない者にとっては負担のほうが大きい．導入期は，様子をみる試し期間として，作業も試み的にもちいるほうが，本来のプログラムに移行しやすい．

　作業療法士は，ひとのくらしを構成する作業をもちいてひとの生活の再建に関わる専門職である．作業を適切に使いこなすには，すべての作業に関する技術を習熟することは不可能であるが，少なくとも自分が十分作業の特性がわかっていないために結果的に失敗体験を引きおこすといったことがないよう，作業体験とその体験に基づいた作業分析により作業を使いこなすセンスが必要である（山根，2015b）．

2) 作業療法士のかかわり方

　対象者の対人的な緊張度，不安，作業療法士に対して抱いているイメージなどを考慮し，作業療法士のかかわり方を決める．対象者が作業療法や作業療法士に対してどのように思いを抱いているかわからない時期は，当面の対応のしかたを決めて関わることになる（「4・4・2　治療・支援関係」「4・4・3　自己の治療的利用」参照）．

　学生や初心者の場合，対等に，包み隠さずという気持ちから，十分にお互いのことがわからない時期に，自分の生活や学歴，職歴などを，求められるままに話してしまうことがある．無

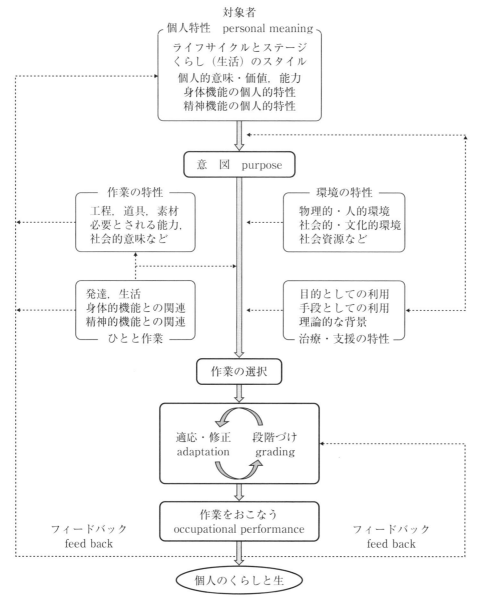

■ 図 5-3-2　治療・支援として作業をもちいる過程 (山根, 2015a)

理に隠す理由はないが，予測のできない転移現象を引きおこすことがある．したがって，何のために今の時期に自分のことを語るのかをしっかり考え，対処できない不要な刺激をあたえることは避けたほうがよい．対等にといいながら，自分を語ることは，自分の不安の回避，自己顕示などの表れであることも多い．ある程度関係がはっきりしてくるまでは，

・作業療法の案内役をする
・話の聞き役になる
・しばらく道具になってみる

- ・作業を教えることで様子をみる
- ・本人の動きにまかせてみる
- ・保護的に関わる

といったかかわり方で，対象者にこちらを十分観察できる時間を提供するくらいの気持ちでいるほうがよい．治療や支援関係に焦りは禁物である．

3）集団の利用の有無と目的

導入時点で集団プログラムをもちいるかどうかは，対象者の回復状態や緊張の程度による．一般には，あまり凝集性の高くないパラレルな場から参加し，様子をみることが多い．集団の特性や機能に関しては「4・5 集団と場」を参照にするとよい．

4）作業療法をおこなう場所の選択

作業療法をおこなう場所は，導入期は対象者の緊張の程度や不安に応じて選ばれる．通常は作業療法がおこなわれている場所に本人が来ることが原則であるが，負担なく参加できるようにするため，作業療法士のほうから病棟を訪れ，ベッドサイドでおこなう，病棟の居室外の共同の場所でおこなう，他の利用者が少ない場所でおこなうといった配慮が必要な場合もある．退院している対象者の場合は，必要なら居宅を訪問することもある．

また目的によっては，散歩やハイキングなどのように屋外や施設外に出たり，交通機関や公共の施設の利用など，実際の社会資源をもちいることもある．本当に必要な生活技能を習得するにはどうしたらいいかを考えればよいことである．作業療法の体験が生き生きと身につくのは，その人が実際に生活する場であるという原則を忘れてはならない．

5）時間・頻度・期間の設定

時間に関する設定については，「4・6 時間」で，決定のしかたについて述べたとおりであるが，作業種目と同様に，導入期は必要なら数回の試し参加の期間を設けて様子をみるほうがよい場合もある．最初数回は熱心に毎日のように参加して，無理がきかなくなって中断する者もいる．また，うつ気味で日内変動がある人の場合は，午前中より午後のほうが負担が少ない，1回に時間を長くするより時間は短くても頻度の多いほうがよいなど，病状によっては病理特性に対する考慮が必要な時期もある．

時間に関しては，1回の時間，1週間の頻度，そしていつまでおこなうのか期間の限界設定をきちんとしておかなければならない．ゆっくり休むことも必要であるが，治療者側の怠惰によって対象者の人生の時間を奪うようなことがあってはならない．

5・3・3 リハビリテーションシートの利用

生活機能モデルICFの臨床への応用の一つであるリハビリテーションシートを紹介する．

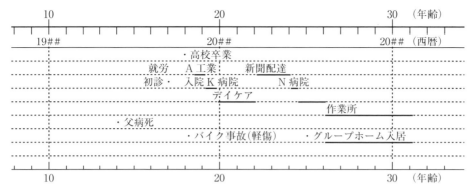

■図 5-3-3　リハビリテーションシート年表記入例

　これは多職種間の連携，専門職や専門外の人たちとの連携，対象者との目的の共有化など，利用者主体の具体的な支援をおこなうために作成されたものである（山根，2001；Yamane et al, 2001）．カンファレンスシート（**付表 9**）とカウンセリングシート（**付表 10**）からなり，カンファレンスシートは専門職種間のカンファレンスに，カウンセリングシートは対象者との面接や相談にもちいられる．

1）年　表

　2つのリハビリテーションシートの「年表」の部分には，ライフサイクルにおける重要なできごと，たとえば，生育歴，学歴，職歴，発病，入院歴，治療歴，家族内や社会生活における役割や習慣などを記入する．**図 5-3-3**に記入例を示す．

2）カンファレンスシート

　「心身の機能・身体構造」「活動」「参加」「個人因子」「環境因子」の枠内には，表 5-1-1 の項目について得られた情報（現時点のもの）を記入する．

[心身の機能・身体構造]
　現疾患に直接由来しないもの（合併症や加齢の影響など）も含み，現在の身体機能や精神機能の状態（器質的な問題や構造上の異常を含む）を記入する．

[活動]
　日々の活動の状態と，それらに対して支援が必要なものがあれば，必要な支援の内容や程度（助言や介助など）を記入する．

[参加]
　日常生活や地域生活，社会生活，市民生活，職業生活に対しどのような取りくみをしよう

思っているか（本人の意志・意欲と取りくみ），また実際に取りくみをしている場合に，制限や制約があればどのようなものかを記入する．

[個人因子]

その個人の生活史や今の生活における特別な背景で，心身の機能・身体構造以外のその人の特徴をさす．たとえば，性別，年齢，生育歴，教育歴，職歴，経験，性格，使用言語，習慣，役割，趣味，特技など．日常生活への関与より，人的環境因子の影響を受け，就労や就学など積極的な社会参加に対して大きく影響する．

[環境因子]

環境因子は，ある個人が生活する場における，交通機関，公共機関，住居などの生活環境，家族，友人，知人などの人的環境，生活に関連するサービス，法律，社会制度など社会文化的環境をさす．環境因子は個人を取りまくもので，個人が社会の一員としてその基本的な人権を行使し，社会的役割を遂行するときに，肯定的または否定的な影響を及ぼす．

また環境因子は，家庭や職場，学校など個人にとって身近な個人的環境因子と，コミュニティーや社会における社会的環境因子に分けられる．前者は，居宅を中心とした物理的な環境，家族，知人，仲間といった日常的に交流がある人たち，既知ではないがそうした日常生活の場で出会う人たちを含めた人的な環境があげられる．後者は，コミュニティーや社会における物理的な環境，公共交通機関など一般的に利用可能なサービスや規則・法律・制度，人々の態度やイデオロギーなどに関連する組織などがあげられる．

「住居・経済事情」は環境因子のなかでも重要な因子であるため，住まいの有無や生活や治療に必要な費用の出所などを別枠に記入する．これら枠内で示したものがICFに準拠した項目で，対象者が生活する環境や現在の心身の状態・生活の状態を表す．

[その他欄外]

「評価概略」は，生活に視点をおいた精神症状の影響，支援の内容や程度などを簡略に，「家族構成」は，家族の構成とキーパーソン，協力の内容・程度を，「焦点化項目」には治療・支援においてもっとも重点とするものを，「リハビリテーションゴール」には，治療・支援に対するチーム全体としての目標を，「目標」「支援計画」には，それぞれの職種に応じた具体的な目標と計画を記入する．焦点化，リハビリテーションゴール，目標，計画は，「5・3・1　目標の設定」「5・3・2　計画の作成」で検討した内容と同じものである．

3）カウンセリングシート

カウンセリングシート（付表10）の基本構造はカンファレンスシートと同じになっており，異なるのは，個人因子と欄外に記入する部分だけである．カウンセリングシートは対象者自身が記入する．もしくは対象者が自分で記入できない場合は，スタッフが聞き取りにより記入す

る．

　カウンセリングシートは，対象者自身が自分の状態をどのように把握しているか，そして，今何を希望しているのかを聞くことで，

　・治療-支援関係の樹立
　・対象者自身の自己認識を高め，エンパワメント
　・治療・支援目標の共有化
　・対象者自身の主体的取りくみ

をはかることが目的である．

4）リハビリテーションシートの利用

　カンファレンスシートは，対象者の回復レベルにかかわらず，治療・支援の開始初期からもちいることができる．したがって，治療・支援者がどの程度対象者の状況を把握しているかをチェックするためにも，開始初期からもちいることが望ましい．カウンセリングシートも，できるかぎり早期からもちいたほうがよいが，自己記入式もしくは聞き取り記入式であるため，ある程度現実感が戻り，言語的なコミュニケーションが可能な時点からもちいるほうが現実的である．

　2つのシートに共通する年表は，対象者の生活をストーリーとして読みとることができ，リハビリテーションゴールの決定に有用である．また，対象者にとっては，自分の生活史を振り返ることで，客観的な自分の生活の見なおしになる．

　カンファレンスシートの使用で情報を共有することにより，それぞれの関係者が何を目的にどこに焦点をあてて支援するか，リハビリテーション全体として何に焦点をあてればよいか，などの検討が容易になる．カウンセリングシートでは，自己記入された内容について話を聞いたり聞き取り記入をしながら共通の目標を決定していくプロセスが，対象者の主体的取りくみを促進し，対象者自身の自己認知や現実検討を促す．また，カンファレンスシートとカウンセリングシートの項目の内容の相違を比較することで，対象者の主観的現実と治療・支援者側の見方の差を知ることができ，目標の共有にむけたはたらきかけに有用である（Yamane et al, 2001）．

　カウンセリングシートの欄外の項目は，対象者の考えや希望を知り，動機を高め，支援目標の共有化をはかるのに有用である．何よりも，「私は今こんな状態（心身の機能，生活活動，社会参加）にあり，こういうふうになりたいと思っている．そのためにこうしたこと（目標）が必要で，それがこんなふうに提供され（作業療法計画），私がする努力は○○」と対象者が納得する過程が大きな意味をもっている．

5・4 効果—アウトカムの評価

　精神認知機能の支障にともなう日常生活の制限や社会参加の制約がある人たちの生活の再建の支援においては，その効果（アウトカム）の質が問われる．近年，医療の質も構造と過程の評価からアウトカム評価へと変わってきているといわれるが（Sederer et al, 1996），対象者に対する作業療法サービスの適不適を判断するうえで，客観的な生活機能の改善，対象者にとっての生活の質の変化などの効果検討（outcomes assessment）は欠かせないものである．

5・4・1 アウトカム評価の手法

　何をアウトカムとして評価するかということが問われるが，精神認知機能の支障に対する作業療法においては，
　① 作業療法の支援に対する利用者の満足度
　② 心身の機能の支障の状態
　③ 日常生活における活動の状態
　④ 社会参加の状態
　⑤ 家族の負担度

などがあげられよう．特に①の利用者の満足度はリハビリテーションのアウトカム評価では重要である．②〜④についても同じ項目で利用者の満足度を評価するとよい．実際のデータの収集は，自己記入式か聞き取り式によることが多い．変化の比較やレベルがわかるように段階式の評価尺度をもちいる．

5・4・2 生活に視点をおいた機能評価

　ここでは，日本作業療法士協会が社会福祉・医療事業団の助成事業として作成した「精神障害者ケアアセスメント」（日本作業療法士協会，2002a）を紹介する（付表11, 12）．このアセスメントは，① 対象者と相談しながら検討することができる，② 検討を通して対象者が自分の状態に気づくことができる，③ 対象者がどういうサービスを受けたらいいか支援者と共通認識をもつことができる，という点が特徴である．また，短時間で簡潔に，職種を問わずに評価できるよう作成されたものである．

　内容は「現在の生活機能」に関する，① 身のまわりのことについて（4項目），② 生活の管理について（3項目），③ 自分の健康状態について（5項目），④ 家事について（4項目），⑤ 社会資源の利用について（3項目），⑥ 人づきあいについて（4項目），⑦ 社会参加の制約になること（2項目）と「働くことについて」で構成されている．

　評価スケールは，以下のように，

5．大筋で問題ない

4．時々助言，確認があれば可能

3．定期的な助言・確認が必要

2．部分的な支援が必要

1．全体的な支援が必要

という助言・支援の程度が基準になっており，各項目ごとに1～5の点数で評価する．情報が不確かで確認できない場合は0，評価の必要がない場合はNの対象外とする．それぞれ集計され，①～⑦の項目に対しケアの必要度が算定されケアプラン作成にもちいられる．利用マニュアルや利用できる制度・資源の資料まで完備されている（日本作業療法士協会，2002a；2002b；2002c）．

ケア開始時と終了時におこなうことで，日常生活における活動の状態と社会参加の状態に関するアウトカム評価として利用できる．

第5章のまとめ

- 焦点化
  - ⅰ．チームアプローチにおいて作業療法の関与が最適なものを選ぶこと
- 評価
  - ⅰ．しなければならないこと，しなくていいことを知る作業
  - ⅱ．対象者の，これまで，今の生活，これからどのように生活したいのかを知る
  - ⅲ．人的環境を中心に，物理的，制度，サービスなど生活環境を知る
- 情報収集
  - ⅰ．情報は入手者の主観を含んでいるため，二次情報は情報源を明確にする
  - ⅱ．なぜ，現病歴，主訴，現在症，家族歴などを知るのか
  - ⅲ．薬物療法の処方から，患者の病状の程度や変化がわかる
- 面接の種類，基本的留意点と理由
  - ⅰ．面接は，関係構築，情報入手・観察，支援・相談の三側面を常に含んでいる
  - ⅱ．フォーマルな面接とインフォーマルな面接の使い分け
  - ⅲ．初回面接では不用意な転移を引きおこさない配慮が必要
  - ⅳ．双方の位置，視線の高さ
  - ⅴ．秘密厳守，安易な保障，感想や意見，異常体験などへの留意
- 作業面接は作業療法特有のもの
  - ⅰ．構成的作業をもちいた作業面接では何を観るか
  - ⅱ．投影的作業をもちいた作業面接では何を観るか
  - ⅲ．作業面接は，おこなった作業に関して具体的に質問する
  - ⅳ．投影された作業による評価と心理検査との違い
- 作業療法における観察の基本
  - ⅰ．関与しながらの観察では，自分の影響を知ることが大切
  - ⅱ．非言語サイン（外観，持ち物，化粧，装飾，運動系，自律神経系など）を観る
  - ⅲ．活動（ADL，コミュニケーション，対人関係，作業遂行など）を観る
- 目標は具体的で効果判定が可能な内容にする
- 作業療法計画の項目
  - ⅰ．もちいる作業は適応と段階づけをする
  - ⅱ．自分のかかわり方を明らかにする
  - ⅲ．ひとの集まり（集団）の利用の有無ともちい方
  - ⅳ．どこでおこなうのか
  - ⅴ．効果的な1回の時間と頻度，期間を決める
- リハビリテーションシートはICFの臨床的活用

◆引用文献◆

American Psychiatric Association (2000). *American Psychiatric Association: Diagnostic and Statistical Manual of Mental Disorders, 4th ed-text revision* (*DSM-Ⅳ-TR*). pp. 34. American Psychiatric Association, Washington, D.C.（高橋三郎, 大野　裕, 染矢俊幸・訳, 2002.「DSM-Ⅳ-TR 精神疾患の診断・統計マニュアル」pp. 43. 医学書院).

Canadian Association of Occupational Therapists (1991). *Occupational Therapy Guidelines for Client-Centered Practice*. CAOT Publications ACE, Tront.

Canadian Association of Occupational Therapists (1997). *Enabling Occupation: An Occupational Therapy Perspective*. CAOT Publications ACE, Tront.（吉川ひろみ・監訳, 2000.「作業療法の視点：作業ができるということ」大学教育出版).

土居健郎（1992）．新訂方法としての面接．医学書院．

長谷川直義（1980）．臨床医のための面接法．南江堂．

稲田俊也, 岩本邦弘（2009）．観察者による精神科領域の症状評価尺度ガイド改訂版．じほう．

岩崎晋也, 宮内　勝, 大島　巌, 他（1994）．精神障害者社会生活評価尺度の開発―信頼性の検討（第1報）．精神医学 36, 1139-1151.

久野節子（1994）．更衣．日本作業療法士協会・編著．「作業療法学全書第10巻日常生活活動」pp. 208-216. 協同医書出版社．

兼田康宏, 他（2008）．統合失調症認知機能簡易評価尺度日本語版（BACS-J）．精神医学 50, 913-917.

神田橋條治（1984）．精神科診断面接のコツ．岩崎学術出版社．

神田橋條治（1990）．精神療法面接のコツ．岩崎学術出版社．

木戸幸聖（1976）．面接入門．創元社．

腰原菊恵（2001）．精神障害に対する急性期作業療法評価尺度．OTジャーナル 35, 207-210.

松井紀和・編著（1978）．精神科作業療法の手引．牧野出版．

Matsutsuyu JS (1969). The interest check list. Am J Occcup Ther 23, 323-328.

Mosey AC (1970). *Three frames of reference for mental health*. Charles B. Slack, New Jersey（篠田峯子, 他訳, 1977.「こころと行動の発達」協同医書出版社).

Mosey AC (1986). *Psychosocial components of occupational therapy*. Raven Press, New York.

日本作業療法士協会（1996）．「使おう活かそう社会資源第2版」作業療法マニュアル7, 日本作業療法士協会．

日本作業療法士協会（2002a）．精神障害者ケアアセスメント．日本作業療法士協会．

日本作業療法士協会（2002b）．精神障害者ケアアセスメント・マニュアル．日本作業療法士協会．

日本作業療法士協会（2002c）．精神障害者が利用できる制度・資源．日本作業療法士協会．

日本作業療法士協会（2002d）．生活行為向上マネジメント改訂第2版　http://www.jaot.or.jp/wp-content/uploads/2015/07/manual57.pdf

奥川幸子（1997）．未知との遭遇―癒しとしての面接．三輪書店．

大丸　幸（1990）．危機介入面接．OTジャーナル 24, 30-35.

佐藤郁哉（1992）．フィールドワーク：書を持って街へ出よう．新曜社．
佐野直哉（1981）．精神療法的治療面接―通院治療を中心に．理・作・療法 15，789-792．
Sederer LI, Dickey B（1996）．*Outcomes assessment in clinical practice*. Williams and Wilkins, Baltimore（伊藤弘人，栗田　広・訳，2000．「精神科医療アセスメントツール」医学書院）．
Sullivan HS（1954）．*The psychiatric interview*. Norton, New York（中井久夫，他訳，1986．「精神医学的面接」みすず書房）．
冨岡詔子（1978）．実験方法．松井紀和・編著「精神科作業療法の手引」pp.43-65．牧野出版．
冨岡詔子（1989a）．作業面接の意義と構造（上）．OT ジャーナル 23，664-672．
冨岡詔子（1989b）．作業面接の意義と構造（下）．OT ジャーナル 23，736-745．
内村静子（1981）．作業療法における導入面接―精神障害．理・作・療法 15，785-788．
山田　孝（1982）．NPI 興味チェックリスト．理・作・療法 16，391-397．
山下清次，小山内隆生（1989）．導入時の面接―初回面接を中心に．OT ジャーナル 23，813-818．
山根　寛（1989）．評価のための面接―構成的作業，投影的作業を中心に．OT ジャーナル 23，885-890．
山根　寛（1994）．整容．日本作業療法士協会・編著「作業療法学全書第 10 巻日常生活活動」pp.57-71，pp.84-92，pp.123-133，pp.158-168，pp.184-194．協同医書出版社．
山根　寛（2001）．障害構造モデル IMMD の概念と応用―国際障害分類 ICIDH に基づいた実践モデルの提唱．作業療法 20，145-153．
山根　寛（2008a）．知る．「作業療法の詩・ふたたび」pp.62-63．青海社．
山根　寛（2008b）．ことばの表情．「作業療法の詩・ふたたび」pp.18-19．青海社．
山根　寛（2008c）．身体―からだの表情．「治療・援助における二つのコミュニケーション」pp.129-133．三輪書店．
山根　寛（2008d）．物―拡張した自我．「治療・援助における二つのコミュニケーション」pp.133-134．三輪書店．
山根　寛（2008e）．声―ことばの表情．「治療・援助における二つのコミュニケーション」pp.126-129．三輪書店．
山根　寛（2008f）．読む．「作業療法の詩・ふたたび」pp.60-61．青海社．
山根　寛（2015a）．作業の選択．「ひとと作業・作業活動新版」pp.197-201．三輪書店．
山根　寛（2015b）．作業を分析する．「ひとと作業・作業活動新版」pp.132-144．三輪書店．
Yamane H, Kinoshita T（2001）. An Interactional Model of Mental Disability（IMMD）Based on the International Classification of Functioning and Disability（ICIDH-2）. Asian J Occup Ther 1, 1-11.
横田　碧（1989）．相談面接．OT ジャーナル 23，793-798．
全国精神障害者家族会連合会（1994）．「精神障害者が使える福祉制度の手引き改訂版」．全国精神障害者家族会連合会．

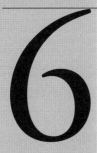

6 作業療法の実践

216	**6・1**	作業療法が おこなわれる場	6・1・1 医療領域における作業療法 6・1・2 保健領域における作業療法 6・1・3 福祉領域における作業療法 6・1・4 教育領域における作業療法
220	**6・2**	急性期作業療法	6・2・1 作業療法開始時期の特性 6・2・2 急性期作業療法への導入 6・2・3 急性期作業療法のアプローチ 6・2・4 急性期作業療法のプログラム
228	**6・3**	地域移行支援と 作業療法	6・3・1 早期退院における地域移行支援 6・3・2 長期在院における地域移行支援
232	**6・4**	地域生活支援と 作業療法	6・4・1 地域生活支援の目的 6・4・2 地域生活支援のプロセス 6・4・3 地域生活支援の内容 6・4・4 生活環境の整備 6・4・5 危機介入 6・4・6 再発予防と作業療法
246	**6・5**	緩和期の作業療法	
247	**6・6**	就労支援と作業療法	6・6・1 「はたらく」ことの意味 6・6・2 就労の形 6・6・3 就労支援と作業療法士の役割 6・6・4 保護就労の支援
250	**6・7**	児童精神障害と 作業療法	6・7・1 子どもの精神的問題の特徴 6・7・2 作業療法の支援
251	**6・8**	老年期精神障害と 作業療法	6・8・1 老年期精神障害の特徴 6・8・2 作業療法の支援
257	**6・9**	司法精神医療と 作業療法	6・9・1 医療観察法 6・9・2 医療観察法の対象者 6・9・3 指定入院医療と指定通院医療 6・9・4 作業療法の役割

6 作業療法の実践

6・1 作業療法がおこなわれる場

　入院医療中心から地域生活中心へという治療構造の転換，診断基準や社会情勢の変化などさまざまな要因により，作業療法がおこなわれる場も，医療領域を中心にしながら，地域移行支援，地域生活支援，就労支援と保健・福祉領域へ広がりをみせている（日本作業療法士協会白書委員会，1985；1991；1996；2001；2006；2011；杉原ら，2008）．

　ひとが日々のくらしにおいて，なんらかの目的と意味をもっておこなっている具体的な作業（生活行為）をもちいて，生活機能を評価し生活を支援する作業療法（「3・3　目的と役割」参照）を必要とする領域や場は，予防から人生の括りにむけてさらに広がるであろう．作業療法の知識や技術がますます必要とされるが，名称独占だけで実質をともなわない作業療法士は淘汰される時代になった．作業療法の知識や技術が機能する領域と場を**表6-0-1**に示す．

　精神保健福祉領域における作業療法の対象者の多くは，従来は統合失調症圏の人たちであったが，上述したような理由で対象層が広がり，作業療法がおこなわれる場も大きく変化し多岐にわたる作業療法支援が必要とされるようになった．

6・1・1　医療領域における作業療法

　医療領域における精神認知機能の支障に対する作業療法の治療・支援サービスには，作業療法士が単独でおこなう精神科作業療法，そして精神科デイ・ケア，精神科ナイト・ケア，精神科デイ・ナイト・ケア，その他訪問看護，包括型地域生活支援プログラム（ACT：assertive community treatment）[*1]など，他職種と連携しておこなうもの，職種は特定されておらず作業療法士もおこなうことができるものとがある．

1）精神科作業療法

　精神科作業療法は，1974年に精神科特殊療法として社会保険診療報酬の対象となった．作業療法は名称独占で，認可された作業療法施設において，医師の指示の元に作業療法士が実施した場合に限り診療報酬を請求できる．診療報酬を請求しない保健・福祉領域で作業療法をおこなう場合は，医師の指示は特に必要としない．治療形態は「4・8　形態」で述べたとおりである．

[*1] 包括型地域生活支援プログラム（ACT：assertive community treatment）：1970年代初頭，脱施設化施策の最盛期を迎えた米国で，社会資源が十分に開発・統合されていない状態の地域へ退院した患者に対する再入院防止のために創設された，地域で包括的な支援を提供するプログラム．精神科医，看護師，精神保健福祉士，作業療法士，ピアスタッフなどが参加しておこなわれる．

■表 6-0-1 作業療法がおこなう支援と場

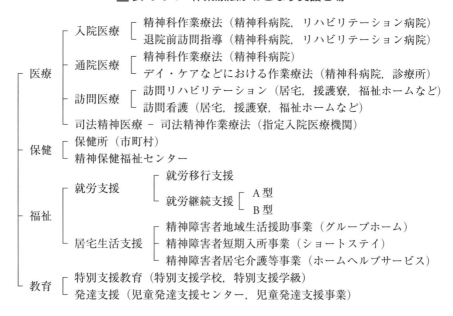

　入院中の場合，通常は治療や訓練に必要な設備が整っている作業療法室を中心におこなわれるが，回復過程の早期にあって病室から出ることに不安が強い場合や，長期入院や長期在院で自閉傾向が強く引きこもっている場合，緩和期で病室から出るリスクのほうが大きいといったような場合には，ベッドサイドや病棟内に出向いておこなう．

　また入院中であっても，社会生活適応技能の訓練は，できるだけ実際の状況に合った状態でおこなうことが望ましい．実際に交通機関や銀行の利用を試みるなど，社会資源を直接利用してみるといったことも必要な人もいる．

　退院のめどが立てば，その人が住む家や周辺の環境をみて，社会資源の利用などの助言指導をおこなうことが，退院後の生活の安定に有効である．そのため，対象者の同意を得て，一緒に退院後の居宅を訪問することもある．外来作業療法は，通常の外来診療と併せて，入院中からの関係を活かして早期退院を支えたり，単位制というかかわりを活かして通院リハビリテーションの一部としておこなわれる．

2）通院リハビリテーション

　精神科デイ・ケア（1974年～），精神科ナイト・ケア（1986年～），精神科デイ・ナイト・ケア（1994年～），精神科ショート・ケア（2006年～），外来精神科作業療法（1974年～）は，それぞれ精神科通院リハビリテーションとして，通院患者を対象に通常の外来診療と併せておこなわれる．いずれを利用するかは，利用者のニーズとそれぞれの治療構造や提供されるサービス内容の違いによる．

　デイ・ケアやナイト・ケア，デイ・ナイト・ケアは，医師の指示の元に，一定の医療チーム（作業療法士，看護師，精神保健福祉士，臨床心理技術者など）によって，社会参加を目的とし

た集団治療としておこなわれる．したがって，ある程度決められたプログラムを通して，基本的に集団治療が適し，毎日参加することが有用である人に利用される．それに対し，外来精神科作業療法は単位制であるため，たとえ週1回の参加であっても治療を維持することが必要な人や，社会参加にむけた準備活動において，一日6時間以上の参加や毎日参加する必要がない人たちに利用される．ただ，一日6時間以上の参加がむずかしいもしくは6時間参加しなくてもよい対象に対して行われるショート・ケアと外来作業療法との治療構造の違いによる使い分けをする必要がある．

このような通院リハビリテーションも，通常は認可された専用施設でおこなわれるが，社会参加や社会適応を目的としたプログラムの場合は，必要に応じて地域の社会資源が直接利用される．デイ・ケアは社会復帰施設が整備されていなかった時期の認可基準に基づいて運営されており，現在その位置づけが問われている（堀内ら，2002）．

3）その他医療領域で

精神科作業療法や精神科デイ・ケアなど以外で，医療領域において作業療法士が関与するものとして，入院患者を対象とした入院生活技能訓練，精神科退院指導，精神科退院前訪問指導，外来患者を対象とした精神科訪問看護がある．いずれも作業療法士に限定されたものではなく，医師の指示の元に他の職種と協同しておこなう．どの職種がおこなうかは，利用者のニーズによる．

6・1・2　保健領域における作業療法

保健領域の作業療法は，管轄行政下の地域精神保健活動の一環としておこなわれる．実際には，相談業務，教育・啓発活動として保健所や市町村などの行政施設でおこなったり，直接対象者の住んでいる家を訪問しておこなう．具体的には，

① 社会資源を活用した地域移行の支援
② 社会資源の整備と開発支援
③ 精神認知機能の支障に対する正しい知識と理解の啓発
④ ノーマライゼーション（共生社会）の推進
⑤ 精神保健の教育・啓発活動

といった役割を，精神保健チームの一員として担うことになる．保健・福祉領域においては，医療領域と異なり必ずしも医師の指示が必要ではないため，作業療法士が評価から支援内容まで判断することになる．そのため，ケアマネジメントの能力がいっそう問われる．

6・1・3　福祉領域における作業療法

福祉領域のサービスは，国の法により定められたものと自治体独自のものがあり，利用者本

人もしくは家族の希望により受けいれの可否判定がなされる．大きくは表6-0-1に示したように，就労支援と居宅生活支援に分けられる．

就労支援には，一般の就労への移行を支援する就労移行支援，一般の就労がむずかしい者を対象とした就労継続支援がある．さらに就労継続支援は，雇用契約に基づく就労が可能な者を対象としたA型と雇用契約に基づく就労も困難な者を対象としたB型がある．居宅生活支援は，地域で自立した日常生活・社会生活ができるよう，活動の機会を提供し交流の促進をはかるものである．そして居宅生活の支援には，ケアホームやグループホーム，福祉ホーム，ホームヘルプサービス，ショートステイなど，地域で生活する場所の提供や日常生活の支援・指導などがある．

就労支援，居宅生活支援，いずれも，地域社会で暮らそうとするもしくはすでに暮らしている精神認知機能に支障がある人たちが対象である．作業療法士としては，日常生活に関連する活動や職業的活動を利用して，日々の生活の自律（最大限の自立）や社会参加にむけて，その適応能力の改善・学習・維持をはかったり，評価・支援・指導をおこなうことが，支援の主な内容になる．また，家庭を訪問しておこなう場合もあり，その場合は家族や介護をおこなう者への具体的な方法の指導も大切な支援の一つになる．

こうしたサービスを受けるときの判定に必要な対象者の能力と生活機能の支障の評価，社会参加や他の施設を利用する場合の相手先への情報提供も作業療法士の重要な役割である．また，本人や家族への直接的な支援・指導に加えて，実際に現場で指導にあたるスタッフに対する技術相談や指導もおこなう．作業療法の具体的な活動に基づいた評価と情報が果たす役割は大きい．

6・1・4 教育領域における作業療法

『教育職員免許法』により，『学校教育法』（昭和22年法律第26号）に定める幼稚園・小学校・中学校・高等学校・中等教育学校・特別支援学校の，教諭，養護教諭，栄養教諭は，特別非常勤講師を除き，教員免許状を有する者でなければならないとされている．そのため，作業療法士は教員免許がない場合は実習助手として，もしくは教員資格認定試験を受け，養護教諭1種免許状を取得して養護学校の教諭として勤務することになる．こうしたことなどが障壁となり，教育領域への作業療法の関与が進まないという事情があるが，作業療法に対する教育現場からの期待は大きい．

普通学級では不適応を起こす子どもや，注意欠如・多動性障害，学習障害，高機能広汎性発達障害など，新しいタイプの問題を抱える子どもの増加もあり，心身機能に支障がある子どもを対象とする教育支援のために，2006年に『学校教育法』の一部改正がなされ，2007年から特別支援教育が実施されるようになった．

教育領域においては，障害児教育施設や学校の養護教育部門で教育指導者と連携し，精神的な問題がある子どもに関わることになる．心身機能の支障の有無にかかわらず精神面の問題が

心身症的な身体症状として現れることや，言葉だけでは十分なコミュニケーションが成立しないことが，幼児期や児童期の特徴である．そうした発達上の特徴をふまえて，遊びやさまざまな作業活動をもちいて発達を支援する作業療法士は，発達の支援に必要な専門的な知識や判断力を提供できる有用な職種といえよう．

6・2　急性期作業療法

　精神認知機能の支障に対する急性期における作業療法は，疾患や病理特性により異なるが，基本的には安静が必要な急性状態を脱した時期（亜急性期）早期に開始し，少し現実とのかかわりを取りもどし始める回復期前期にいたるまでが相当する．「病的状態からの早期離脱」，慢性化や遷延による「二次的障害の防止」を目的に開始し，「現実への移行の支援」や「基本的な心身の機能の回復」をはかる（**表 6-2-1**）．開始時期は，入院のしかたや回復状態にもよるが，入院後様子をみながら1～2週くらいから導入し，1～2か月，長くても3か月をめどとする．

　疾患によって対処は少し異なるが，統合失調症を主対象として急性期における作業療法のアプローチを示す．他の疾患に対しては，統合失調症との疾患の病理特性の違いを考慮することで対処すればよい．

■表 6-2-1　急性期作業療法における役割

	急性期作業療法	
回復状態	亜急性期	回復期前期
時期，期間	1，2か月長くて3か月	
リハビリテーションの目標	病的状態からの早期離脱 二次的障害の防止	現実への移行の支援 基本的な心身の機能の回復 （リハ・レディネス）
作業療法の役割	安全・安心の保障 症状の軽減 無意識的欲求の充足 衝動の発散 休息の保障 基本的生活リズムの回復 現実への移行の準備 鎮静と賦活	身体感覚の回復 基本的生活リズムの回復 楽しむ体験 基礎体力の回復 身辺処理能力の回復 自己のペースの理解 自己コントロール能力改善 退院指導・支援
治療・支援の場	作業療法認可施設 必要に応じて病棟など	作業療法認可施設 必要に応じて院外施設など

6・2・1 作業療法開始時期の特性

急性期作業療法を開始する亜急性期といわれる状態は，安静が必要な要安静期の急性症状が消失し始めた，いわゆる寛解過程の初期にあたる．この時期から回復期前期にかけては，回復の過程と治療環境が微妙に相互に影響しながら進む（中井，1974；永田，1981）．この時期には十分な休息が必要であるが，病的な状態から早く抜け出せるか（離脱の促進），反対にいつまでも安定せず病的な状態が長引いてしまったり（遅延・慢性化），悪化することもあり，治療環境のあり方が大きく影響する．特に治療・支援者などひとのかかわり方が過敏に影響する．この回復過程の前期には，意味としての言語に頼らない，作業療法の非言語的な作業活動や対象物を媒介とした治療構造が有効である（永田ら，1976；飛鳥，1986；井上ら，1985；山根，1993）．

統合失調症の寛解過程でみられる病的防衛としての退行現象に対しては，作業活動でもちいられる対象物（作品，素材，道具，持ち物など）や作業療法の環境という具体的な対象，作業活動という行為が，つらい現実から患者を保護する．そしてこれらの対象物や作業活動が，ふたたび現実の世界へ戻っていく手助けをする（阿部，1987；松浦，1990）．たとえば，いつも人形を抱き，一日中人形に話しかけて過ごし，ひととの現実的なかかわりをもたない患者に，直接働きかける代わりに，その人形を通して話しかけたり関わることで少しずつ関係が生まれる（山根，1992a），といったようなかかわりが一つの例である．

この対象物や作業活動を介した対象関係に関しては，4章「作業療法の治療・支援構造と治療機序」で述べたが，作業療法の非言語的な特性の利用にあたる．「移行対象」「移行現象」[*2]（Winnicott，1971）やその類似現象（牛島，1982）にも関連した，現実生活への移行を支援する作業療法の機能の一つといえる．

6・2・2 急性期作業療法への導入

目的にそったことはできないが何もしないと落ちつかないという亜急性期状態は，大きな精神的混乱に陥る前や，安静が必要な急性状況は脱したが幻覚・妄想など陽性症状の影響も少し残り，混乱しやすい時期にみられる．このすべての刺激に対して過敏に反応したり，自己の内外でおきていることの区別がつきにくい状態は，感覚レベルで入ってきたものを，知覚，認知，判断し，アウトプットする自我の統合機能の障害といえる．刺激に対する過覚醒状態の影響で，選択的注意が機能しない状態ともいえる．

また急性期の症状が消失すると，活動性が低下しすべての行動が緩慢になり，ぼんやりとして反応が乏しくなることもある．このすべての刺激に対して反応が乏しくなる状態は，過覚醒状態に対する防衛として，入力刺激への反応が低下している，もしくは急性状態に対する反動

[*2] **移行対象，移行現象**：絶対依存から相対依存へ移るとき，分離不安が生じる．この分離不安を防衛するために，幼児がぬいぐるみやタオルケットなどを肌身離さずもっていることがある．このぬいぐるみなど主観的な内的世界から現実世界へと移行していく橋渡しの役目をするものを移行対象という．ウィニコットが提唱した概念．移行現象は移行対象のような具体的なものではなく，移行していく橋渡しの役目をする現象をさす．

とみられる．この状態に対し適切なはたらきかけがないまま経過すると，遅延や慢性化を招きやすい．

　過覚醒状態ではわずかな刺激に過敏に反応し，状況の判断が不十分ななかで物や他者に対して衝動的な行為をとってしまいやすい．そのため，抑圧された不満や葛藤などに起因する衝動的エネルギーが適切に処理されず，アクティングアウト（行動化）[*3]として現れる場合もある．

　このような状態においては，「何もできないけど，何もしないと落ちつかない」といったことばが聞かれる．何か目的にそったことはできないが，何もせずじっとしていることもできないといった，落ちつきのない状態といえる．何か目的がある活動をしたり，作品をつくるという通常の作業はむずかしく，かえってストレスを高め，混乱を強めてしまうことが多い．そのため，脅かされることのない，安全が保障された場と安心できる環境（人的環境）のなかで，作業依存を利用しながら，シェルターで保護するように不安や混乱を遠ざけながら，必要に応じて適度に賦活することが必要である．

　作業療法を導入することが，安全や安心を保障し，症状の軽減になるか，反対に混乱を増すことにならないか，急性期作業療法の導入にあたっては十分な判断が必要である．基本的には，作業療法場面においてその場のひとや作業などから受ける刺激に対する対象者の反応（感覚・知覚・認知パターン）をみながらの判断になる（腰原，2001）．

　対象者の反応は，本人の外観や話し方，動き，作業活動に現れる．初めての参加の場合には参加のきっかけや入院生活に対する感想，興味のある作業活動の有無などを聞きながら，対象者の表情，服装，話し方，動きなどを観察する．作業療法の場が安心できる場らしいということが感じられれば，表情が少し和らいだり，落ちつきのない動きが少し収まったり，話し方にも不自然さが少しなくなってくる．

　「何でもしたいことを…」「自由に…」といったかかわりは，かえって負担を増す．何もしたくないと言いながら，落ちつかなかったり，何をしていいか判断がつかないような様子がみられる場合は，作業療法士が責任をとる形でいくつか作業を紹介してみる．作業に取り組むことで表情や動きが落ちつくようなら，そのまま続ければよい．間違いが多かったり，ぼーっとしたり，反対に興味が拡散するなど混乱が増すようであれば，勧めたときと同様に作業療法士が責任をとる形で，作業を止めればよい．いずれも対象者に決定の負担を負わせないためである．この時期には病状の変化が大きいため，作業療法に導入した後も，作業を続けることの適否の判断がつねに必要になる．

6・2・3　急性期作業療法のアプローチ

　急性期は回復にむけての変化も早いため，作業療法のアプローチも亜急性期と回復期前期に分け，その変化に即した対処が必要になる．

[*3] アクティングアウト（行動化）：「4・3・1　作業の要素」の註7を参照．

1) 亜急性期におけるアプローチ

「病室にいると怖いんです」「何もできないけど何かしないと落ちつきません」と言って，作業に閉じこもるようにいくつも同じビーズの指輪を作り続ける．「ざわざわした感じが気にならなくなる」と言って，じっとヘッドホーンに耳をあて音楽を聴いている．黙々と編み物をしながら「何も考えなくていいし，気持ちが落ちつく」と言う．切り絵でひたすらカッターナイフで紙を切り続けた後，「切るとすっとする」と言ったり，思いっきりサンドバッグに向かって汗を流した後，「水がおいしい，気分が落ちついた」と憑きものがとれたようにいい顔をする．

これらの現象は，作業活動にともなうリズムや身体感覚，使用される道具や行為の象徴的意味を含んだ身体エネルギーの使われ方などの作用（山根, 2015a）によるものである．このような状態においては，作業療法士自身や作業活動など作業療法の環境（物的，人的環境）を，刺激から回避し休むための鎮静と，慢性化させないための適度な賦活としてもちいる．たとえば，

① 自己内外の刺激の明確化，刺激の単純化・減少

作業活動にともなう適度な身体の動き（リズム），自分の行動にともなっておきる身体感覚が，現実的な刺激として身体感覚レベルで自己内外の刺激を明確にし，周囲から入ってくる刺激を単純化し減少させる

② 刺激からの保護と鎮静

対象者の状態（適応水準）に合った作業活動をおこなうことで，活動する者を他の刺激から保護し，気分を鎮める

③ 不用意に侵入しない心理的距離の維持

作業を介して間接的に接触することで，直接的な対人接触を回避し，不用意に精神内界に侵入しない適度な心理的距離を保つ

といった作業活動の利用のしかたである．

ただこの時期には，何かをすること自体が刺激になり，混乱を増す場合があるので，対象となる状態の見極めが必要である．病状の安定と慢性状態への移行防止のため，安全・安心の保障，症状の軽減，無意識的欲求の充足，衝動の発散，休息の保障，基本的生活リズムの回復，現実への移行の準備，といったことが目的となる（表6-2-1）．作業療法の対象関係からみれば，対象事物との幻想的・主観的関係を積極的に利用するかかわりにあたる．詳細は，4・7「対象関係─治療・支援における関係」の図4-7-1作業療法における対象関係を参照されたい．

安心と安全が保障され必要な休息の時期を過ぎると，陽性症状の大きな影響もなくなる．しかし，当面の混乱を回避し反動的な反応の低下状態から抜け出せても，目的のある活動をおこなったり，他者と共に何かをするということはむずかしく，わずかな刺激で，物やひとに対し衝動的な行為をとってしまいがちになることがある．回復過程の前期にみられる状態の一つではあるが，症状の悪化と間違われやすい．抑制がとれ，衝動の適度な発散や個人的な情緒的欲求の充足が求められている状態といえる．

この時期の無意識的な個人の欲求は，一見わがままにみえるが，許容できるかぎり受けいれ

る．そして，病的な行為にむけられがちな歪んだ精神的エネルギー（衝動）を，作業活動により身体エネルギーとして発散し，より適応的で，周囲に許容される活動へと移していく．この時期には作業活動は適応的な行動化（acting out）の代償として利用される．作業活動の結果によっては行動化の助けにとどまらず，作品へと昇華されることにより，自我の再統合への助けとなる場合もある．

こうした急性期の作業療法では，亜急性期状態においては他者との協調行動をするということがむずかしいことが多いため，個別もしくはパラレルな作業療法の場（山根，2007a）を利用して開始する．作業療法士と一緒におこなうゲームや散歩など，サポーティブな二者関係によって成りたつものや身体感覚を取りもどすための粗大な運動をともなうものなどがもちいられる．小林のいう「作業への閉じこもり」（小林ら，2001）の利用も，上述した①から③の作業にともなう作用をもちいたものといえる．

2）回復期前期の作業療法

治療的退行（therapeutic regression）[*4]が保障され，抑圧された衝動のエネルギーがある程度発散されると，極端な退行状態はみられなくなる．亜急性期と回復期前期に明確な区切りがあるわけではないが，少し現実感が回復し，促せば五感を通して自分の周りで生じている現象に意識をむけ，知覚できるようになった頃が回復期のはじまりとみてよい．この時期は，現実感が戻り始めるにつれ，急性期の経過における心身の疲労が意識される時期でもある．自分が疲れているということを感じることができるということが，現実感の回復によるものといってもよい．現実への移行の支援と基本的な心身の機能の回復のため，身体感覚の回復，基本的生活リズムの回復，楽しむ体験，基礎体力の回復，身辺処理能力の回復，自己のペースの理解，自己コントロール能力改善，退院にむけての指導や支援，といったことが目的となる（表6-2-1）．

退行状態から寛解する過程では，作業活動は，初期にはその身体感覚レベルにおける現実感が，自己内外の刺激による混乱を減少させ，作業活動のもつ現実の生活における意味が，現実への移行を助ける．作業療法の場は，初期には患者の主観的なイメージの世界を保障し（治療的退行の保障），しだいに客観的な現実の生活の場としての一面が，現実への移行を支援する．

そうした現実への移行を支援しながら，急性状態により崩れた基本的な心身の機能の回復をはかることが，この期の大きな目標である．病理そのものにふれる治療的介入や訓練指導をすることより，生活を構成するさまざまな活動をもちいて，病相期から抜け出した後の疲れや乱れたり低下した心身の基本的な機能，生活のリズムの回復を主目的とする．基本的な心身の機能が十分に回復しない間に生活技能などの訓練をおこなうと，機能の支障からの回復を遅延させる．早すぎるはたらきかけは引きこもりを強め，適度なはたらきかけの不足は退行状態のままにとどめ，いずれも回復の遅延や慢性化につながるため，対象者の状態の変化に応じたかかわ

[*4] 治療的退行：発達した精神が，精神的な内的や外的圧力に対して幼少時のある地点に回帰する現象を退行（regression）という．通常でも睡眠，食事，排便，入浴，遊びなどリラックスできるときには軽い退行がおきるが，これは健康な退行である．それに対し，入院時やカウンセリングなどにおいてみられる退行を治療的退行といい，治療には必要な要素とされる．

りが重要である.

亜急性期状態における作業を介したかかわりは，

① 生活に必要な身体機能（感覚・知覚機能，身体図式，基礎体力など）を取りもどす
② 夜寝て朝起きるといった普通の生活のリズム（日常生活習慣）を回復する
③ 多少の心身のストレスをやり過ごせる生活体力・防衛体力を回復・獲得する
④ 病気によって制限されている遊びや楽しむことを実行する

といった，病気により低下した基本的な心身機能の回復から始まる．唯一この時期における訓練的なものとして，

⑤ 食事や入浴，更衣，身のまわりの整理などの身辺処理ができるようになる

ことがあげられる．これは代理行為などによる個の生活圏への他者の介入を少なくし，プライバシーと自由を取りもどす，自己の自立への促しである.

誘って散歩に出てみるといった程度から，一人ではする勇気や意欲もなかった遊びやレクリエーション，身のまわりのことなどを，作業療法士の支援や仲間の協力で試みる，外出にむけて少しおしゃれをしてみる，新しい趣味をもつ，初めてのテニスに挑戦し楽しみながら身体の機能を取りもどす，といった普通の生活レベルの作業活動に自然に取り組めるようになることが意味をもつ.

この期の作業療法は，作業活動の行為の具現化や作業療法士への個人依存を利用しながら，パラレルな場からしだいにさまざまな大きさの集団の場を利用することで，ありのままの自分がひとに受けいれられる安心感（受容される体験）を体験するということが重要である．他者に受けいれられる体験（受容される体験）を通して，ひとは自分を受けいれるようになる（自己の受容）.

そして，少しずつ生活のリズムを取りもどし，楽しむ体験，楽しむことができることの発見，達成する喜びといった普通の生活の積みかさねが，自律と適応にむけたはたらきかけへの移行にとって大きな意味をもつ．また，レクリエーションなどによって，楽しみながら基礎体力を回復することもこの時期には重要である．作業による具体的な体験を通して，自分の能力や限界を知り，自分の病いや心身機能の支障と折り合いをつけながら，現実的な対処にむかう準備が始まる．またこの期には，早期退院における地域移行支援（「6・3・1　早期退院における地域移行支援」参照）を並行して始める.

6・2・4　急性期作業療法のプログラム

急性期作業療法のプログラムは，亜急性期のアプローチで述べたように，身体感覚レベルで自己内外の刺激を明確にし，外部刺激を単純化し減少させる作業の身体性（「4・3・1　作業の要素」「4・3・3　作業—目的と手段」参照）を活かした並行集団，もしくは短期課題集団レベル（山根，2007b）でおこなう身体プログラムとパラレルな場を利用した作業療法，導入のための個人作業療法，加えて早期心理教育[*5]などが中心となる.

■ 表 6-2-2　急性期作業療法プログラムの例

	月	火	水	木	金
午前	カンファレンス	身体プログラム1 個人作業療法	早期心理教育1 個人作業療法	身体プログラム2 個人作業療法	身体プログラム3 個人作業療法
午後	個人作業療法	個人作業療法	パラレルな場を利用した作業療法 個人作業療法	早期心理教育2	個人作業療法

　急性期作業療法が提供する週間プログラムの一例を**表6-2-2**に示す．

1）身体プログラム

　心身いずれの病気であっても，その回復は，身体に対する違和感（離人感や体感幻覚など）が減少し，外部情報を混乱なく受けとめられるようになることから始まる．そしてしだいに，身体感覚レベルの現実感（匂い，味覚，温度，触覚，音など）や基本的な1日の生活リズムが回復し，生活維持機能が適切に働くようになる．そうして，適度な睡眠と食事，運動による基礎体力の回復，自覚して休息や楽しむゆとりがもてるようになる，などの身体を基盤とした心身の安心感・安定感を整える．そうしたことが整ってこそ，生活体力（情動面，身体面をあわせたストレス耐性）の向上や，1週間の生活リズムの安定，社会生活技能の習得といったことが可能になる（山根ら，2006）．

　このような身体プログラムは，身体感覚に意識をむけ，受けいれ，緊張をゆるめることにより心身のリラックスをはかるものから，身体自我の回復をねらった意識して身体を動かすもの，基本的な心身の機能の回復を目的とする軽いスポーツなどである．たとえば，それらを表6-2-2の身体プログラム1〜3のように組むことで，回復の状態に応じた利用が可能になる．身体に働きかける具体的な方法は，成書（山根ら，2006）を参考にされたい．これら急性期におこなう集団プログラムは，いずれも並行集団，もしくは短期課題集団レベルの構成で運営する．

2）パラレルな場を利用した作業療法

　ひとのなかにいて他者と同じことをしなくてもよい，自分の状態や目的に応じた利用ができるパラレルな場は，集団としての課題や制約がないことが特徴である．パラレルな場では，回復状態の異なる人たちがそれぞれの状態に応じて過ごす姿や，治療や支援にあたるスタッフの様子を自然に見聞きする．入院治療という環境においては，パラレルな作業療法の場は，もっとも現実社会に近く，しかも現実社会に対しモラトリアムな時間と空間が保障されている．

　そのことが，自分だけではないという普遍的体験をともなう安心感をあたえる機会となったり，他者とのかかわり方や距離のとり方を見て学ぶ自然なモデリングの機会となる．そして，自我を必要以上に脅かすことなく，やや退行した行動を含む試行探索行動が保障される．さら

[*5] 心理教育：精神障害など受容が困難な問題を抱えている人たちに，心理面への配慮をしながら，病気や治療，生活などに関する正しい知識や情報を伝え，病気や障害にともなうさまざまな問題の対処法の習得をはかる．

■表 6-2-3　早期心理教育プログラムの例

入院　：知っていますか？　上手な入院生活
病気Ⅰ：病気のことを正しく知ろう
病気Ⅱ：病気とのつきあい方を考えよう
薬　Ⅰ：薬のはたらきの＋と－
薬　Ⅱ：正しい薬の使い方を知ろう
退院　：退院にむけて気をつけること
生活Ⅰ：一緒に考える日常生活の工夫
生活Ⅱ：一緒に考える社会生活の工夫

にそれが，適応的な対処行動を引きおこし，有能感や自己愛を満たし，より現実的な生活世界にむけた歩みを促す（山根，2007a）．

このようなパラレルな場を利用したプログラムは，表6-2-2の例のように，午後の同時間帯に同じ場所で毎日開くことで，日内変動のある人や日々の病状の変動がある人などでも参加ができるようにする．

3）早期心理教育

早期心理教育は，病気やその治療，生活に関する正しい知識の理解をはかるというより，精神科病院への入院に対する不安を軽減し，安心して治療に取り組んでもらうことで，病状の安定と早期退院を目的におこなう．いろいろな方法はあるが，要安静状態を脱したら，大きな負担がないかぎりできるだけ早期から始めるとよい．回数は，週1～2回，1回1時間以内で終了するような組み立てとする．

たとえば，**表6-2-3**の例に示すように，入院に対する不安の軽減に始まり，病気の理解，薬に対する正しい知識や使い方，日々の健康管理など，日常生活の工夫，対人交流など社会生活における工夫といったものがある．

4）個人作業療法

個人作業療法とは，作業療法士が1対1でおこなうことをいう．パラレルな場に入ることが困難な状態の患者の早期安定や，個人的な評価やかかわりが必要な場合におこなうもの，そして作業療法の目標と目標達成のための作業療法計画を対象患者と合意のうえ共有し，3・5・3「回復状態と作業療法」で紹介した回復状態に応じたかかわりを通して，定期的に経過の確認面接をおこなう目標志向的なものがある．目標志向的な個人プログラム（島田ら，2014）は統合失調症の認知機能の支障の改善をはかるため早期からおこなうプログラムで，早期心理教育を含めそうした対応が可能なレベルの患者を対象におこなう．

6・3　地域移行支援と作業療法

　退院しただけでは，単に寝食の場が病院から居宅に移ったに過ぎず，本当の意味での地域移行とはいえない．病いや心身機能の支障があっても社会の一員として，日々の生活や活動が地域社会とのつながりをもち，さまざまな社会資源を活用した生活の自律が成りたって，初めて地域移行ができたといえる．

　早期退院における地域移行支援は「自律（最大限の自立）と適応の支援」を，長期在院における地域移行支援は「生活の質の維持・向上」「施設内生活の支援」をはかりながら退院にむけた支援をおこなう（**表6-3-1**）．

　地域移行は，地域生活支援まで含めてもちいられることがあるが，ここでは，退院とその後のサポートを中心とする地域移行支援と地域における生活をサポートする地域生活支援を分けて考えることにする．また，入院・入所生活から地域生活にむけて，早期退院と長期在院では，地域移行における作業療法が担う役割が異なるため，早期退院における地域移行支援と長期在院における地域移行支援も分けて述べる．

■表 6-3-1　地域移行支援における作業療法の役割

	地域移行支援作業療法	
回復状態	回復期後期 （早期退院後）	施設内生活（維持）期 （長期在院）
時期，期間	～1年程度	―
リハビリテーションの目標	自律（最大限の自立）と適応の支援	生活の質の維持・向上 施設内生活の支援
作業療法の役割	生活管理技能の習得・汎化 対人技能の習得・汎化 役割遂行能力の習得・汎化 自己能力や限界の確認 達成感の獲得 自信の回復 社会性の獲得 就労準備 家族調整・環境調整 社会資源利用の支援 障害との折り合い・受容	生活の自己管理 病気とのつきあい方 仲間づくり 役割・働く体験 楽しむ体験 趣味を広げる 基礎体力の維持 他者との生活上の交流 環境調整
治療・支援の場	作業療法認可施設 デイ・ケア施設など	作業療法認可施設 必要に応じて院外施設など

6・3・1　早期退院における地域移行支援

　早期退院における地域移行支援は，回復期前期から回復期後期にかけておこなわれるが，急性期作業療法が開始された時点には，退院の時期を見越して準備を始める．支援期間は，退院前の支援開始から長くても退院後1年くらいをめどに，地域生活支援へと移れるようにする．回復期後期は，現実感が戻り基本的な心身の機能が回復し，地域生活，社会参加にむけた学習や試行が可能な状態になった時期をいう．中井の臨界期（中井，1974）が終わり寛解期前期になった状態に相当する．

1) 自律と適応

　地域移行支援は，その人なりの生活の再建にむけての自律や適応の支援をいう．ここでいう自律とは，ひとの支援を受けずに，何もかも一人でできるようになるという意味の自立ではない．周りの人や物，施設や設備，制度などの社会資源を上手に利用して，自分で生活をコントロールするということを意味する．自律とは，病いや心身機能の支障と向き合いながらの最大限の自立といってもよい．

　適応も，対象や状況に自分をあわせるということではない．自分と対象の関係において，適切な対処ができるようになることを意味する．また，自分の病いや心身機能の支障を引き受けるという「障害の受容」も，自己の実存的状況に対する適応にあたる．受容という自己完結的な完全さを意味するものではなく，「病いや心身機能の支障との折り合い」という葛藤しながらの適応という解釈のほうが現実的ではないだろうか．

2) 作業療法の支援

　早期退院における地域移行支援は，「自律（最大限の自立）と適応の支援」にむけ，生活管理技能の習得・汎化，対人技能の習得・汎化，役割遂行能力の習得・汎化，自己能力や限界の確認，達成感の獲得，自信の回復，社会性の獲得，就労準備，家族調整・環境調整，社会資源利用の支援，心身機能の支障との折り合い・受容，といったことのなかから対象者のニーズに応じた支援内容を選択しておこなう（表6-3-1）．

　作業療法は，障害の受容を含む自律と適応にむけ，自分なりの生活を再建する過程に，モラトリアムな期間や場と具体的な作業活動を提供する．この現実でありながら保護され配慮がなされた作業療法の場とかかわりが，有能感を満たしながら自信を取りもどしたり，現実検討の過程で生じる挫折を支える場となり，障害を受容する過程を支援する．

　そして，実際の生活に関連した場面や作業活動をもちいて，その人の生活に必要な技能の学習の支援をおこなう．「ああそうか」とか「これでいいのか」「これでもいいのか」「こうすればいいのか」といった，学習や現実検討が対象者自身の主体的な体験を通してなされる．生活技能訓練（social skills training：SST）のようにロールプレイなどをもちいたいくつかの体系化された構造の療法には，汎化の限界という大きな欠点がある．反対に作業療法は，体験が身につ

きやすい反面，あまりにも生活に近い作業をもちいるため，体系化された構造をもつ方法に比べ，関わるほうも関わられるほうもあいまいなまま経過しやすい．体系化された療法と相補う形で作業療法の特性が活かされるとよい．

実際には，その人なりの生活の再建にむけ，
① 時間やお金や物，自分の健康などについて自己管理ができる
② 日常的な近所との適度なつきあい方など社会生活に必要な技能を習得する
③ さまざまな社会資源を利用したり，困ったときに支援を求めることができる
④ 現実検討とともに少し自信を取りもどしたり，何かができたという達成感を体験する
⑤ 自分の病気や心身機能の支障との折り合いをつける
⑥ 必要に応じ就労・就学にむけた準備をする

といったようなことが目的となる．身体機能の支障に車いすなど補助具を使用するのと同様に，認知機能の支障に対しては，ひとが補助具の役割を果たし，認知機能の歪みを補ったり，生活環境の調整をおこなえばよい．また，人や物などの資源の利用や生活適応技能の習得など，ロールプレイで汎化しにくい生活技能は，生活に関連した具体的な体験を通しておこなうほうが効果的である．

この期の作業療法は，自分が受けいれられ（受容される体験や感情表現によるカタルシス），同じような悩みを抱えている人がいることを知り（普遍的体験による安心感），なんとかなりそうという希望をもち，少しひとにあてにされ（愛他的体験），協同活動を通して対人関係を改善したり，社会適応技術を学ぶといったひととのかかわりを通して得られるものが多く，集団療法の機能を活かしたかかわりが中心となる．

統合失調症は精神認知機能の支障をともなうため，具体的な作業活動による作業遂行特性の評価，共同作業による他者からの是認，注意，支持を通して自己概念を明確にするといった，実際に経験したことを通して当人が気づいていくという過程が有用であり，リハビリテーションとして不可欠である．

6・3・2 長期在院における地域移行支援

わが国では，社会的入院ということが大きな課題となっているが，長期の入院は，単に生活感覚を低下させるだけでなく，医原性といえるようなさまざまな問題を引きおこす．私が作業療法士として働き始めたとき（1980年代初め）には，徘徊やカタレプシーが統合失調症（当時は精神分裂病）の慢性症状として語られていたし，慢性期病棟とよばれる病棟では，実際にそうした人たちに出会うことが多かった．しかし，不十分とはいえ，開放化が進んだ現在の精神科病院ではほとんどみられることはなくなった．

わが国の入院患者の1/2弱は5年以上，1/4は10年以上の長期入院で，およそ34万人の入院患者のうち，社会的入院者が7万人とも8万人ともいわれている（2003年2月末現在）．したがって，明確に二分できないが，長期入院患者の自律生活にむけた生活支援は，社会的入院

といわれる人たちへの支援と，純粋に病いの重篤さにともない入院が長期化している人たちへの支援とがある．

1）社会的入院（長期在院）者の地域移行支援

社会に受け皿がないために長期にわたる入院を余儀なくされている長期在院の人たちに対しては，まずその人たちが望む生活を獲得するための支援とその生活の場の確保が第一である．ニーズの評価や生活技能訓練などに関しては，地域生活支援におけるものと変わりはない．

ただ，1年以上の長期入院になると，入院期間が長くなるほど生活感の低下や実際の生活機能の低下が大きくなり，入院前にできていたことが今もできるかどうかも定かではなくなる．退院にむけた生活機能評価や退院前の生活技能訓練も，病院内でおこなうにはあまりにも生活の場と離れすぎている．自宅があれば外泊をし，自宅がない場合や1人ぐらしを念頭においている場合には，生活支援施設を利用するなど，実際に近い生活の場をもちいて評価や訓練をする．

社会的入院により高齢になっている人たちでも，社会復帰は可能であるが，なかには保護的な生活施設で支援を受けなければならない人たちもいる．こうした人たちに対しては，少しでも生活環境を整え，生活を楽しむ，よりよい時間と体験をもつといった生活の質への配慮が必要になる．生活を視点に支援する作業療法士としては，そうした生活の質ということをしっかり考え，施設のありようを環境として整備する役割を担わなければならない．

2）医学的理由による長期入院者の地域移行支援

たとえ病状が安定しないため入院が長期化している場合でも，急性期の状態やそれに近い状態を常時繰り返すような重篤な場合を除けば，地域社会の理解と適切な配慮があれば，退院して生活することは可能であるし，そうでなければならない．その人の脆弱な部分（weak point）が出会う小さなクライシスの重なりにより病いは悪化する．しかし，その人の心身の状態や日常生活のありよう，生活技能の程度，住まいやひとの支援のありよう，経済的な環境，社会生活環境などすべてがバランスよく整えば，病いは回復し生活は安定する．そうした環境の影響を受けやすい精神認知機能の支障の特性を考えると，どのような環境において，どのように対応すればよいかという具体的な評価と情報の提供がなされ，対象者にも，地域社会で共に暮らす周りの人たちにも，不要なストレスがおきないようにしなければならない．

わが国においては，制度的にも文化としても，そうした体制の整備は今後の大きな課題であるが，病院に勤務する作業療法士としても，つねにその人が暮らす生活を視野において，予後予測をしながら，関連する機関や職種，その人とかかわりのある人たちと連携しながら，入院中の生活を支援することが必要になる．関連する機関や人たちに，生活活動場面を通した具体的な評価と情報を提供することは，作業療法士の重要な役割になる．

3）長期入院における地域移行支援は生活の質の維持から

　施設内生活（維持）期は，生活の質の維持が作業療法の大きな役割となる．必要な医療的環境のもとで，療養しながら社会復帰・社会参加をめざして生活機能を低下させないようにするということが基本的な目的となる．生活を基本とした一日のリズム，一週間のリズムのなかで，生活適応技能の習得などをはかるという意味では，施設内デイ・ケア的なプログラムを病棟スタッフと利用者が一緒になっておこなうとよい．

　何十年も慢性状態で入院していた人が，わずかなきっかけで退院し自分の現実的な生活を取りもどすこともある．侵襲せずに関心を示し続けることが，社会復帰の兆しを見逃すことなく育てる．そのような長期的なかかわりも必要である．

　ただ，1950年代から始まった保護収容施策により社会的入院とよばれた長期入院を余儀なくされた者は，今後は減少する．今後療養病棟で長期に入院する人たちは，社会的理由よりもその病理が原因で社会生活が困難なため，医療環境下における支援が必要な人たちである．このような人たちに対して，私たちはまだ十分な支援の経験を積んでいないが，亜急性状態における支援の技術を活かしたかかわりも必要になってくるものと思われる．

6・4　地域生活支援と作業療法

　　　　病気はつらいけど
　　　　病気のつらさより
　　　　病気になったことの惨めさを
　　　　思い知らされるのは
　　　　アパート探しや職探しなど
　　　　普通に暮らそうとするとき　出会う差別
　　　　普通のくらしを阻む障壁は
　　　　偏見や差別というひとの心の壁

　これは，作業所や授産施設に通う人たちの声である．少しずつ改善されているとはいえ，まだ精神認知機能に支障がある人たちが地域で暮らすには，その病いを背負った苦しみ以上に重い誤解と偏見による苦しみを背負う．病いによる生活の障害と，病いを理解されないことによる生活の制限という二重の「こころの痛み」をともなう．これまでの生活支援は，生活の破綻や再発の防止，生活の維持というやや消極的なものであった．しかし，これからは「生活の質の維持・向上」「社会生活・社会参加の支援」にむけて，社会生活リズムの習得，社会生活技能の習得，病気とのつきあい方，仲間づくり，地域社会との交流，生活の自己管理，余暇の利用，環境調整，相互支援ネットワークづくり，就労支援，適切な危機介入，といった多様な支援を

■表 6-4-1 地域生活支援における作業療法の役割

	地域生活支援作業療法
回復状態	社会内生活（維持）期 （早期退院後）
時期，期間	限定しない
リハビリテーションの目標	生活の質の維持・向上 社会生活・社会参加の支援
作業療法の役割	社会生活リズムの習得 社会生活技能の習得 病気とのつきあい方 仲間づくり 地域社会との交流 生活の自己管理 余暇の利用 環境調整 相互支援ネットワークづくり 就労支援 適切な危機介入
治療・支援の場	地域生活支援施設 地域活動支援施設

対象者のニーズに応じておこなうことになる（**表6-4-1**）.

　生活や社会への参加の支援は，一職種が単独でおこなえるものではなく，対象者を中心として，多くの専門職や非専門職といわれる人たちの連携によって成りたつ．そうした多くの人たちの連携のなかで，作業療法士は何を支援すればよいのだろうか．この章では，精神認知機能に支障がある人たちの生活や社会参加の支援に視点をおいて，何をどのように支援すればよいのか，作業療法士が提供できる支援と留意点について考える．

6・4・1　地域生活支援の目的

　日常性とは異なる治療や訓練が中心の生活は，それが長期にわたると生活感を損ない，生活技能も低下する．一般的に治療や訓練の効果が顕著に現れるのは1年までで，一年を超える場合は，日々のくらしの質を配慮し生活に視点をおいた，生活がリハビリテーションとなるような支援が望ましい．緩やかな回復の可能性を含む生活のなかで再発を防ぎながら機能を保つ，こうした状態を生活（維持）期とよぶ．臨床的には，生活（維持）には，医療的環境の必要度により，地域社会における生活を支える場合（社会内維持）と，医療の保護的環境が整った療養病棟などで生活を支える場合（施設内維持）とがある．いずれの場合も，再発を防ぐ適切な危機介入や日頃の生活支援が大切である．

　社会内生活（維持）期においては，環境との相互性を考慮し，

① 家族指導

家族や関係者に対して，病気に対する正しい知識を提供し，作業療法の場で観察された情報から，本人とどのように関わるとよいかといった関係のもち方などを指導し，家族の心理的安定をはかる

② 復職，復学，就学の準備や支援

本人の能力をうまく引きだし活かせるよう，作業療法の場で観察された作業遂行上の特性や能力，かかわり方といった具体的な情報を提供する

③ 社会資源の利用支援

本人が利用可能な公的施設や制度などが利用できるように紹介し，利用のしかたを支援する

④ 社会生活，社会参加の支援

援護寮やグループホームなどの利用により社会生活を支援したり，小規模作業所や授産施設，福祉工場など社会参加を支援する場では，実際に場を共にして就労にむけた支援をする

⑤ 地域社会との交流を支援したり，支援ネットワークを整備する

など，精神認知機能の支障に対する社会のバリアフリー化にあたる支援を直接的・間接的におこなう．対象者自身が留意し生活を通して習得するものには，

⑥ 一日の生活リズムの安定，一週間の生活のリズムの習得など生活の自己管理をする

⑦ 健康の自己管理という意味で自分の病気とのつきあい方を知る

⑧ 地域社会の行事に参加する

などがある．個人が社会に参加する場合に生じる社会生活上の制約（社会的不利）に対しては，基本的な人権の行使や社会的役割の遂行を補助するために，生活環境の調整や社会的支援をおこなう．通常は作業療法単独でおこなうことは少なく，保健・福祉関連のスタッフと連携する．車いす生活者に対し段差を少なくする物理的構造のバリアフリー化と同様に，精神認知機能の支障に対する「こころのバリアフリー」のための環境調整を主とした支援といえる．地域社会においては，自分のもてる能力を活かし自分に合った生活の場をもつということが目的となる．

このように多くの職種が重複，連携するかかわりにおいては，作業療法士の専門性が問われる．それぞれの職種が対象者の生活を支援するが，作業療法士は，①医学的知識と技術を背景に，②作業活動を通した対象者の生活機能の支障の程度と能力に対する評価と支援，そして，③具体的な評価に基づく情報の提供をする．このように，精神の病理や身体の機能がわかっていることで，治療から生活まで一貫した視点で，病理に振り回されずに対象者の健康な部分を活かして生活の支援をするということが，作業療法士の特徴といえる．

6・4・2 地域生活支援のプロセス

地域生活支援の計画は特定の職種に限定されたものではなく，いろいろな職種によっておこなわれる．そのプロセスは，いずれもケアマネジメントの基本的な流れに準じたもので，①対

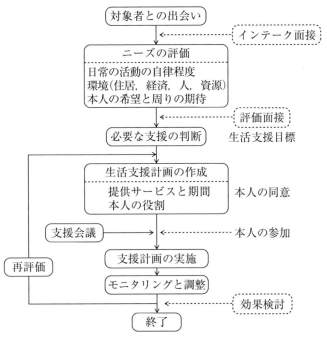

■ 図 6-4-1 生活支援のプロセス

象者との出会い，に始まり，②ニーズの評価，③必要な支援と計画の作成，④支援計画の実施と効果検討，といった流れをたどる（**図 6-4-1**）．

1）対象者との出会い

地域生活支援の対象となる人は，グループホームのような援助付き住居も含め自宅やアパートなどですでに地域で生活している人，もしくはこれから地域で生活することを予定していて，継続的に生活の相談や支援が必要で，生活支援を希望する人である．

地域生活支援における対象者との出会いは，生活支援の一部を担う場合と，作業療法士が生活支援計画を立てる場合とで異なる．前者の場合は，計画を立てた別の人（ケアプランナー）がいて，作業療法士は支援の一部を担うことになるので，そのケアプランナーから紹介されることになる．後者の場合は，①本人が相談に来る，②他機関からの依頼，③家族やそのほか生活でかかわりのある人からの相談，④これまでなんらかのかかわりがあった人にあらためて実施する，というような場合がある．

いずれにせよ作業療法士が関わる場合は，医療の知識や技術を背景に，具体的な生活行為を手段として評価や支援ができることが特徴といえる．

2）ニーズの評価

何を支援するのか，支援ニーズの評価は，基本的には「5・2 評価—知る作業」で述べたことと大きく変わるものではないが，

6・4 地域生活支援と作業療法 235

① これまでどのような生活をしてきたのか
② 今どのような生活をし，何に困っているのか
③ これからどのような生活を希望しているのか
④ どのような生活環境で暮らして（または暮らそうとして）いるのか

を知ることから始まる（評価項目は表5-1-1を参照）.

①は，生育歴，職歴，現病歴，役割体験など一般的な基礎情報で，作業療法士自身が面接などで入手する場合は，付表11「相談表」などを参照にするとよい.

②は，基本的な心身の機能の状態と生活への影響，日常の活動（身辺処理，生活管理，コミュニケーション，対人関係，移動・社会資源利用など），社会参加の状態についてであるが，評価にあたっては付表3「精神機能チェックリスト」，付表5「活動（日常生活）機能観察リスト」，付表6「対人パターンチェックリスト」，付表7「作業遂行特性評価表」，付表12「アセスメント表」を参照するとよい．生活支援の評価では，対象者自身がどの程度自分でできていて，助言程度ですむのか，何か訓練が必要なのか，直接の支援が必要なのかといった具体的な支援の内容と程度を把握することが重要である．特に日常の活動のうち自分の身のまわりのこと，金銭や時間，健康の管理，他者とのコミュニケーションなどは，地域で生活する場合に最低必要な生活課題にあたる項目である.

③は，対象者が現在の生活にどの程度満足しているか，何か困っていることはないか，自分の心身の状態や日常生活，社会参加それぞれに対してどのような希望を抱いているのか（本人の希望），家族や周囲の人たちは対象者にどのようになってほしいと思っているのか（周囲の期待）を知ることである．また，自分がうまくできなかったり，何か困った状態になったとき，それにどの程度気づき，どのような対処をおこなっているのか，その対処が適切なのかといったことがわかるとよい．そして，医療の知識や技術を背景に支援にあたる者としては，大まかな予後予測をもつことも必要になる.

④では，住まいの環境，人的な支援環境，経済的な環境，そして周辺の環境や対象者が利用可能な法制度などを含んだ生活を支える環境全体を評価する．特にひとに関しては，一番身近な人的環境にあたる家族が，どのように対象者や病気のことを理解し，何を望んでいるのか，どのような支えになるのかといったことが重要である．そしてそうした近親者以外に，医療・保健・福祉に関連する専門職や友人など非専門職といわれる人たちがどのようなかかわりをもっているのか，また今後期待できる支援者がいるのかといったことがわかるとよい.

3）必要な支援と計画の作成

どのような支援が必要かは，本人の権利の保障と希望を中心に判断することになるが，単に本人の希望にとどまらず，何をしたいのか（demands），何が必要なのか（needs）に始まり，地域で生活するうえで他者と共に生活するために必要とされることや，再発を防ぎながらよりよい生活をおくるうえで必要なこと（needs）を考慮して支援目標を決める.

その目標を達成する支援計画は，医学的リハビリテーションと異なり，

① 日常生活や社会生活に必要な技能の習得
　　② 法制度を含む福祉資源や一般の社会資源の利用
　　③ 生活環境の整備と法制度の利用
などによって，
　　④ 個人にとってよりよい生活を見いだす
ことを目的に，対象者自身の合意（納得と選択）の元に作成される．

　作成された支援計画では，複数の機関や職種の支援，フォーマルな支援だけでなくインフォーマルな支援などが必要になる場合も多い．そのため，支援計画の立案者は，関係する機関やひとに呼びかけて支援会議を開き，どのように連携するか支援計画の検討と調整をおこなうことが望ましい．支援は個人のためにおこなうものである以上，対象者自身も同席することで，自分の支援計画を理解し，自分がどのような役割をすればよいかを共に考え，主体的に参加するようになれば，支援の効果も大きく変わる．

　また支援計画は，半年とか1年とか，期限を設定し，目標は支援者と対象者が双方でその効果を確認できる具体的な内容にする．そうすることで効果判定と計画の見なおしがおこないやすくなる．

生活支援の原則

何をしたいのか，何が必要なのかから始まる	（ニーズ中心）
支援は個人のために	（個別処遇）
支援は納得と選択から	（利用者主体）
期限と目標を明らかにし	（限界設定）
かかわりは連携して	（チームアプローチ）
違いを超えた権利の保障	（人権保障）
地域で暮らす，共に暮らす	（共生社会）

4）支援計画の実施と効果検討

　生活支援が始まれば，適切に実施されているか，新たな問題は発生していないか，ということを適時把握し，必要に応じて調整をおこなう．設定された期限が近づいたら，効果の検討をおこない，必要なら再評価をおこなって計画の見なおしをする．なかには，常時の支援が部分的に必要な人もあるが，原則として生活が安定していれば終了にする．

6・4・3　地域生活支援の内容

　病いによる生活機能の支障と，病いを理解されないことによる生活の制限という二重の「こころの痛み」がある人たちが，地域で病いの療養をしながら普通に暮らすためには，何が必要

だろうか．社会的不利につながるさまざまな要因が絡んでいるが，アパート退院[*6]をしたり，生活支援施設や就労支援施設を利用している人たちの現状からすれば，対象者自身の生活技能を高めることと，周辺の環境整備が必要である．

生活技能を高める支援としては，
① 生活リズムの調整
② 生活の自己管理
③ 生活技能の習得
④ 「たのしむ」こと
⑤ 適度に「やすむ」こと

などがあげられる．そして生活環境に関しては，
① 生活の基盤として安心して住める家（住居）
② ほっとできる場と気心の知れた人たち（憩いの場，仲間）
③ 自分の力に応じて働くことができる場（仕事，役割）
④ 周囲の理解（病気の理解と支援）
⑤ 必要なとき，早めに，気軽に受けられる医療（適切な医療）

などの整備が必要である．さらに，必要に応じて就労の支援をおこなったり，何かクライシスが生じたときの危機介入をおこなう．

就労の支援やクライシス対応，生活環境の整備に関しては別項で述べることにし，ここでは作業療法士が関わる生活技能を高める支援について述べる．

1）生活リズムの調整

ヒトは他の多くの生物と同様に，内的な概日リズムと同調する自然光下でみられる24時間周期の日周リズムにより，生活のリズムを保っている．このリズムは，自律神経系，内分泌系，免疫系などに影響し，昼の活動と夜の休息・熟成と深く関連する．社会で生活するには，自分の心身の状態に応じた生活のリズムの維持が必要になるが，生活リズムの基本は，この日周リズムと一週間のリズムにある．一日，一週間のリズムが安定していれば，月単位や季節のリズムなどは，大きく問題にすることはない．生活リズムの乱れは，夏期休暇などで定期的に学校に行かなくてよくなった学生にみられるように，食事や日々の活動の乱れや睡眠の乱れによる日周リズムの崩れから始まる．それが，一週間のリズムの崩れとなり，生活全体の崩れになる．

生活リズムの調整は，まず，特別な理由がないかぎり夜寝て昼は起きて過ごす，日周リズムの回復にある．いつも定時に起きなくても，必要なときには起きることができ，食事は大きく乱れることなく定期的にとるといったことで，一日の基本的な生活リズムを整えることから始めるとよい．そのためには日々の活動を自分のペースでおこなう感覚をつかむことが大切であ

[*6] アパート退院：精神障害で長期に入院している人たちのなかには，実家があっても両親が高齢であったり，長い入院で実家に退院しようにも帰る場がないといった状態の人や，就労が困難で経済的に自立した単身生活が困難な人たちがいるが，そうした人たちでも，生活保護を受ければ退院することはできるという考えから，社会復帰の一形態として，住居を借りて退院し単身で生活することをさしてつくられた呼称．

る．そして，一週間のリズムは，週1回でもよいから何かの集まりに出るといったことから調節する．週1回決まった外出があると，そのことが一週間の節目をつくり，生活の方向性をつくる．そうして，少しずつ何かをしたり出かけたりする機会を増やしていくとよい．保健所のデイ・ケアや作業所，自助グループ，外来の作業療法などあまり回数多く参加しなくてもよいものから，作業所やデイ・ケア，授産施設などのように，ほぼ毎日参加するものまであるので，段階づけながら利用するとよい．

生活リズム

生活のリズムの基本は　夜寝て昼活動
一日のリズムに始まる　一週間リズム
週1回　いつも決まってする　活動が
生活の節目となり　生活に方向を作る

2）生活の自己管理

　生活の自己管理とは，生きるために自己を維持する基本的な生活活動にあたり，表5-1-1の「いまの」生活で活動状態の身辺処理や生活管理に関することが，大きな支障なくおこなえるようになることである．身辺処理では，大きな偏りなく，またあまり不規則にならずに食事がとれている，周囲の人からおかしく思われない程度に身だしなみが整えられる，といったことがあげられる．個人の生活においては，入浴や身だしなみが直接生活に大きく影響するわけではないが，社会生活においては，他者との交わりに支障が生じ，社会参加に制約が生じることがある．

　生活管理は，金銭，物品といったものの管理と火の始末や戸締まりなど安全の管理，服薬などを含めた自分の健康管理などである．生活技能にも関連することであるが，ホームヘルプサービスが適用されるようになったとはいえ，自分で管理できるようになることが社会参加にとっては大切である．

　生活の自己管理は，食事や服薬のようにほぼ毎日必要なものもあり，こうしたことに他人の支援が必要になると，常時だれかがそばにいなければならないことになる．そうした意味で，生活の自己管理の自律は社会参加にむけてのはじまりの一歩といえる．

3）生活技能の習得

　生活技能には，前述した日常生活における自己管理に関するものと，家事行為やコミュニケーション技能，対人技能，交通機関を利用した移動や社会資源（商店，銀行，郵便局，公共の施設や機関など）の利用，地域生活におけるルールを守る，といったことなどがある．いずれも自分自身も困らず，周囲に大きな迷惑にならない程度であればよい．

　生活技能の習得には「8・4・5　生活技能訓練」で述べるような系統的な訓練法として技法化さ

れたもの（SST：social skills training）があり（Liberman et al, 1989；Liberman, 1992），その効用も認められているが，ロールプレイを中心とする行動療法手法には限界もある．作業療法士が関わる場合には，SSTの特性であるモデリング，ポジティブフィードバックなどを活用しながら，具体的な作業活動をもちい，より生活に近い場で体験するという作業療法の利点を活かすとよい（大橋ら，1996）．買い物，ガス機器の扱い，洗濯機など電気機器の使い方といったごく普通の生活技能も，意外に未経験なためにできない人が多い．これらは実際におこなって習得することに勝るものはない．

4）「たのしむ」こと

　病いや心身機能の支障があっても，というより病いや心身機能の支障があるからこそ，日々の療養生活のなかに「ほっとするひととき」「思わず我をわすれて楽しむ時間」「肩肘張らずに過ごせる時間」といったことが必要である．「たのしむ」ということは，作業療法における作業分類（山根，2015b）でもとりあげているように，遊び・余暇活動に相当し，ひとの生活を構成する重要な要素である．単に余暇的な活動時間をもつというより，生活を楽しむことができることであり，「よりよい作業体験」（「3・2　作業をもちいる療法」参照）として「たのしむ」ことが，生活のゆとりとなり，生活のリズムを整える．訓練指導という見方になると，日々の活動や仕事などに目がむけられがちである．しかし生活支援をおこなっていると，精神認知機能の支障がある人たちにとっては，普通に「たのしむ」ことや次節で述べる適度に「やすむ」ことができるということが，もっとも重要な目標ではないかとさえ思われる．「たのしむ」ことは，他者から指導や訓練を受けるものではないが，「8・4・9　レクリエーション療法」で述べるように，自発的に楽しむことがうまくできない状態の人に対しては，そうした場や機会を提供し，自発的に仲間と共によりよい時間を過ごすことができるきっかけをつくることも必要になる．

5）適度に「やすむ」こと

　精神認知機能の支障がある人たちは，就労時だけでなく，日々の生活活動全体において，適度に「やすむ」ということがむずかしく，何もしていないときにおいても気焦りしていることが多い．気焦りは，認知機能をさらに低下させる大きな要因である．「たのしむ」こととともに，いかに適度に「やすむ」ことができるか，「やすみ」「たのしむ」ことが日々のゆとりとなり，生活の安定を保つ．再燃・再発の多くは，日々の気焦りなど，わずかなストレスの重なりでおきる．

6・4・4　生活環境の整備

　生活の支援に関わる専門職とすれば，生活環境の整備も大きな役割のひとつである．地域生活における環境整備は，日常生活環境と社会生活環境に対しておこなう．

■表 6-4-2 生活環境項目

日常生活	住まいの環境	自宅,賃貸アパート,公営住宅,福祉ホーム,グループホーム,援護寮,….
	人的な支援環境	家族,友人,近隣の人,ボランティア,….
	経済的な環境	家族の支援,自分の蓄え,自己収入,生活保護,障害年金,….
社会生活	医療・保健環境	病院,診療所,保健所,外来作業療法,デイ・ケア,….
	公的支援環境	ホームヘルプ,ショートステイ,成年後見制度,….
	公共機関環境	銀行,郵便局,福祉事務所,社会福祉協議会,保健福祉センター,学校,役所,権利擁護センター
	就労支援環境	職業安定所,障害者職業センター,授産施設,福祉工場,精神障害者社会適応訓練事業
	活動支援環境	小規模作業所,地域活動支援センター
	交通機関環境	バス,電車,地下鉄,タクシー,….
	消費生活環境	商店,市場,スーパーマーケット,コンビニエンスストア,….

1）日常生活環境の整備

日常生活環境は,住まいの環境,人的な支援環境,そして経済的な環境に分けられる（**表6-4-2**）.

［住まいの環境］

住まいの環境整備とは,単に住む家があるということではなく,いかに安心して住める家があるかということが肝心である.住まいには,自宅,賃貸アパート,公営住宅,福祉ホーム,グループホーム,そして住まい方には,家族との同居,単身,共同生活などがある.安心してゆっくりと休むことができる住まいがあるかどうかは,地域移行の第一条件であり,社会参加の基盤となる.

［人的な支援環境］

人的な支援環境は,一番身近な家族にはじまり,友人,近隣の人やボランティアなどいわゆるインフォーマルな支援環境をいう.それぞれが日々の生活のなかで,必要に応じて支援できること,またキーパーソンにあたる人がいるかどうかといったことが重要である.

もっとも身近な家族については,家族の気持ちの負担をいかに少なくするかが,対象者の日常生活の安定度に直接影響する.家族間のコミュニケーションやその力動性を考えて,対象者との関係性において調整することが大切である.だれも家族の代わりはできないという事実をしっかりと認識し,いかに家族の理解や協力が得られるようにするかを考える.家族に対する心理教育や家族教室などは,人的な支援環境の整えに重要な役割を果たす.

場合によっては,無理に家族と住まずに,単身で生活し家族と適度な距離を保ったほうがよい場合もあるという視点も必要になる.ついで日々の生活においては,気心の知れた仲間がいるかどうかが,生活の安定に大きく影響する.

[経済的な環境]

　生活費，治療費など経済的な背景は，個人によってさまざまであるが，まず暮らすためのお金がどこからどれだけ得られるかが，生活を左右する．家族からの支援，自分の蓄え，自己収入，生活保護，障害年金など，個々によって事情は異なるが，住まいの環境とともに早期に対処する必要がある．法制度の利用に関しては精神保健福祉士が得意分野であり，早めに相談するとよい．

2) 社会生活環境の整備

　居宅を中心とした日常生活を取りまく社会生活環境は，医療・保健，公的支援，公共機関，就労支援，活動支援，交通機関，消費生活に関する環境など多岐にわたる（表6-4-2）．社会生活環境はいわゆる社会資源の中核をなすもので，その整備に関しては地域差が大きく，社会復帰や社会参加を促すには，それぞれの地域で資源の開拓も必要である．そして人的資源とともに，フォーマル，インフォーマルを問わず，いかにそれら資源を有機的に連携させるかが環境整備のもっとも重要な作業になる．生活支援における間接的支援は地域ネットワークの形成にかかっている．

6・4・5　危機介入

　精神認知機能の支障がある人たちの危機状況は大きく分類すると，症状悪化や問題行動などによる家族およびその周りの人たちにとっての危機（社会的クライシス）と，患者個人にとっての危機（個人的クライシス）がある．

　通常おこなわれる危機介入（クライシス対応）は，周辺にとっての「危機」を含んだ事例が多い（桑原，1986；1990）．医療機関のいう危機への対処のうち約3/4が社会的クライシスへの介入にあたるという（桑原，1986）．そうした社会治安的な救急対応には，病理的理由もあるが，多くは受診に対する葛藤が原因であったり，地域社会における日常的なサポートが不十分な場合が多い．

1) ハード救急とソフト救急

　社会的クライシスへの対応は，必然的に救急入院などハード救急といわれるような，緊急性の高いものになりがちである．しかし，再燃や再発は，わずかひとつのできごとで急におきるものではなく，地域生活支援においては日々の些細な（本人にとっては深刻な）できごとが適切に解決されずに，積もり積もって，転がる雪玉が自重で割れるようなものが多い（図6-4-2）．日々の小さなクライシスに適切な対応がなされていれば，その多くは防ぐことができる．小さなクライシスを大きくしないことが重要である．そうした日々の小さなクライシスへのかかわりは，ハード救急に対してソフト救急ということができよう．

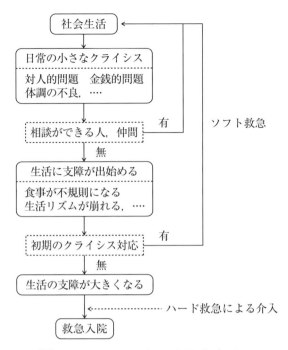

■図 6-4-2　クライシスと再発プロセス

　Mさんは数回の入院歴があり，最後の入院は少し長く退院までに5年かかった．退院にあたり，社会生活から長く離れていたので自信がないと言い，少し緊迫状態が続くと被害・被毒妄想にとらわれ些細なことに確認が必要になることがあるため，外来の作業療法で支え，必要なときにはアパート訪問をおこなうことになった．単身生活が始まってしばらくすると，「アパートのだれかが私を嫌って買ったばかりの洗濯機を動かなくした」，「眠らせないように，夜中になると水の音がする」などの訴えが始まった．

　訪問してみると，アパートが狭いため，玄関のドアの外に洗濯機の置き場があった．洗濯機を調べてみると脱水槽の回転軸にボロボロになったストッキングのようなものが絡みついていた．Mさんは「ストッキングが片方なくなったので，だれかが嫌がらせに盗ったのかと思っていました」と言う．水音のほうは，水道のパッキンが古くなっていて数十秒に一滴ほどの割合で水が漏れていた．生活音のある昼間は気がつかないが，夜になって静かになると，安いステンレスの流しに落ちる水滴が「ポタッ」と響く．日曜大工の店でパッキンを買ってきて交換すると，水音は止まり，Mさんの訴えも止まった．そうした日々のかかわりをしながら，疲れが溜まったという本人の希望により1週間ほどの休養入院をしたが，なんとか生活が落ち着いた．

（自験例より）

　このようなかかわりがなかった以前は，退院してしばらくは生活できているが，小さな不安が重なって大きくなり，被害妄想となり，近所の人とトラブルがおきたり，部屋にこもって食

事もとれなくなって，悪化して入院するということの繰り返しであった．今回も日々の不安を話す人や場がなければ，やはり同じ経過で入院し，回復までに時間がかかったと思われる．小さなクライシスへの対応があれば，たとえ入院が必要になっても，よい形で早期に，短期の休養入院ですみ，本人の疲れも少なくてすむ．

特に単身で生活している場合，精神病理とは特に関係なく，だれにでもおきる風邪や疲れ，成人病など身体におきる不具合も不安の原因となり，そのままにしておくと大事にいたる．自分の身体の状態に気がつかない，気がついてもうまく対処できない人も多いので，身体的なことや一人で暮らすことの心許なさなどから普通におきることも，クライシスの原因になるということを視野に入れておくとよい．

2) 生活支援のクライシス対応

Mさんの例にもあるように，生活支援におけるクライシス対応は，ハード救急よりソフト救急が重要な役割となる．周りには些細にみえる心配事も，本人にとっては深刻な問題である．日々の小さなクライシスを聞いてもらえるだけで，落ちつくことも多い．そうした意味で，援護寮やグループホーム，作業所や授産施設，生活支援センターのスタッフの日常的なかかわりようが，地域における生活の安定や再発の予防に大きく影響する．

車いすが身体機能の支障に対する補助具であるように，精神認知機能の支障に対する補助具は，その街で共に暮らす私たち自身である．「ひとが補助具」になるとき，病いや認知機能の支障があろうとなかろうと安心して暮らすことができる「こころのバリアフリーの街」が生まれる．生活支援においては，こうした支えがフォーマルにもインフォーマルにもおこなわれることが必要である．作業療法士も自分がそうしたサポートをおこなうだけでなく，そうしたサポートができる人を一人でも増やすはたらきかけが重要な役割となる．

> ひとが補助具になることで
> 小さなクライシスを大きくしない
> こころのバリアフリーの街づくり

6・4・6　再発予防と作業療法

精神認知機能の支障に対する予防は，初発に対する予防が世界的に試みられているが，わが国の現状ではむずかしく，現時点では回復期や維持期いずれの状態にもみられる再発の予防をいう．再発につながるクライシス状態は，急に発生することはほとんどない．日々のくらしにおける些細なできごと（小さなクライシス）が積もり積もって窮地にいたる．

N子は幼稚園の頃より友達がなく，いつも一人で兎を見て過ごすような子だったという．中3の夏，関係妄想様の体験があった．高1の3学期に友達と喧嘩をしたことで幻聴がひどくなり，舌を噛み自殺をはかり初回受診となった．その後，3回目の入院時，退院後に少しでも家のなかのことや料理などができるようにと作業療法に紹介された．緊張が高く，作業に依存し，やっと場にいることができるといった状態であった．

　思春期に発病したため，家事はほとんど未経験であった．家にいるとき自分の食事を作ったり家事の手伝いが少しできるようにと簡単な料理の練習を始めた．初めての練習は，じゃがいもで味噌汁を作ることにした．皮のむき方を教え，だし汁をとる鍋の準備をし，N子をふりかえると，額に汗をいっぱい浮かべてじゃがいもを切っていた．ところが，切っているじゃがいもが赤く染まっている．わずか2～3分の間のできごとだった．左手に切り傷はない．初めての料理で，緊張のあまり，力一杯まな板に押しつけた菜切り包丁の背が，包丁を握る右手の人差し指の付け根に食い込んでできた傷からの出血だった．本人はじゃがいもが血で赤く染まったことに気づいていなかった．

　大変な出だしであったが，自分が初めて作ったこと，できた味噌汁を作業療法士が一緒に食べたことが彼女には大きな驚きと喜びであった．外泊時には，事情を理解した母親が夕食を作る手伝いを彼女にさせた．帰院時「初めてお母さんと作った夕食を家族みんなで食べてん．こんなこと初めてや．嬉しかったわ」と本当に嬉しそうに話してくれた．

　退院後は，鏡の前で髪を整えたり，口紅をつけたり，同世代の同性作業療法士や実習学生との葛藤（性的同一性の問題）など，遅れた思春期を取りもどすかのようなさまざまな新しい経験，それはそのまま危機的状況であった．男性に初めて誘われたデートでは喜びと同時に困惑も大きかった．キスをされ「世の中が黄色に見える，また病気になる」と再入院寸前の大騒ぎもあった．妹の短大入学，卒業，就職も，N子にとっては大変な危機であった．妹が合格したときには，お祝いにといって作業療法で革のペンケースを作ったが渡しきれなかった．危機状態のたび，主治医やケースワーカーに事情を伝え，それぞれの場で支えた．

　退院して4年目，作業療法で知り合った女性患者に誘われ，パートで働きに行くようになる．しばらく様子を見て，パートが安定してきた半年後に作業療法を終了にした．成長の過程の課題が，そしてくらしのなかのさまざまなできごとが危機になったが，出会ってから10年，ふたたび入院することもなく彼女なりに自分を受けいれ自分の生活を獲得している．

（事例「赤いジャガイモ」（山根，1995）より）

　日々の小さなクライシスを受けとめて，話を聞いてくれる人がいる，自分があてにされる場がある，ほっとできる場がある，仲間がいる，そうしたことが再発を予防する．地域におけるくらしの場におけるかかわりは，行きづまって入院するときのハード救急に対しソフト救急という．ソフト救急にはいろいろな人が関わることになるが，医学の知識や技術を背景にひとの生活機能の支障を軽減する作業療法士は大きな役割を果たすことができる．

6・5 緩和期の作業療法

緩和期における作業療法は少しずつ始まっているが，今後重要な意味をもってくるものと思われる．ホスピス的な医学的管理により命の質を保ちながら，人生の最後を安らかに過ごす「生活（人生）の質」ということを配慮し，「看取りと癒し」といったかかわりが主になる（**表6-5-1**）．

実際には，
① 安静・休息や安全・安心を保障する
② 安心して悲しめる場，回想の機会を提供する
③ よりよい体験として小さな楽しみを提供する
④ 生活リズムを維持する
といったことが作業療法の役割となる．

　　Gさんは，若くして発病し何度か入退院を繰り返し，今回40歳のときに入院してから30年あまりが経つ．同じ病いで入院していた弟も5年前に亡くなった．何か少し楽しみでもと作業療法の処方が出されて7年になる．作業療法では園芸や碁をすることが楽しみになっていたが，きまって8月や12月，1月になると参加が途絶えた．病棟では，盆や年末年始は調子が悪くなるのだと言われていた．盆や年の暮れ，正月といった時期には，入院している人たちも外泊する人が増えるので，盆と年末年始は作業療法も休みにしていた．Gさんは作業療法が休みになる時期が近づくと，その少し前から参加しなくなっているらしいことに気がついた．ある年の暮れ，いつものように休み始めたGさんを病棟に訪れたとき，それとなく話をむけると「みんな帰る家があるけど，帰る家もない」と，みんなが

■表 6-5-1　緩和期における作業療法の役割

	緩和期作業療法
回復状態	緩和期
時期，期間	限定しない
リハビリテーションの目標	生活の質の維持 看取りと癒し
作業療法の役割	安全・安心の保障 安心して悲しむことができる場の提供 小さな楽しみの提供 生活リズムの維持 安静・休息
治療・支援の場	病室 作業療法認可施設

外泊する時期，無性に寂しくなって何もする気がなくなるのだと話された．
　それから私は，年末年始の宿直を引き受けた日に病室を回って，外泊することができなくて病院で新年を迎える作業療法で見知った人たちと話をして過ごすようになった．Gさんとは，いいことはないかもしれないが年が改まるのだからと，年の暮れになると病室を訪れ紅白の鶴を折って，枕頭台に飾りその一年のことを話して過ごすのが一年の活動の納めのようになった．
　その年は，夏の暑さがことのほか厳しく，Gさんも床に伏しがちだった．いつものように年の暮れに病室を訪れると，「もう，来年は無理かもしれんな，あんたらにも世話になって」とつぶやくように言う．「気弱なことを言わずに，また年が明けたら作業療法で待ってますよ」と，いつもは紅白の鶴だったが，その年は金銀の色紙もあったので，金銀の鶴を折って枕頭台に飾った．その日はいつになく昔話が多かったような気がした．その年は年末年始の当直もなく，三が日が明けて初出勤の日に，Gさんが亡くなられたことを聞いた．

(自験例より)

　緩和期の状態においては，作業療法では何もできないように思われるかもしれない．しかし，自験例のように「ひとの日々のくらしを構成し，人生をつむぐ作業」を病む人とのかかわりの手段とする作業療法士が，死にゆく「生」（木村，1999）に対し，シシリー・ソンダースがホスピスケアの不可欠要因としたスピリチュアルペインに対するケア（窪寺，2004；窪寺ら，2009）といった視点から，その人の人生を共に回想しながら時を過ごすことはできる．それは，その人が「生きてきた証」を確かめる人生の仕上げの時期に，治療・支援にあたる者が寄りそい，自分の「時間」を提供することにほかならない．身寄りがなく，自分の人生の終わりを意識しなければならない人たちにとって，だれかが「自分が生きている時間」を共にすることの意味は大きい．課題は多いが，緩和期の作業療法には大きな意味がある．

6・6　就労支援と作業療法

　「はたらく」ことを望み，障がい者就労継続支援事業を利用している精神認知機能の支障がある人たちで，所定の訓練を終えて一般の雇用に結びつく人はそのごく一部である（腰原ら，2000；山根ら，1998；2001）．精神障害者雇用トータルサポーターの配置（2011年），精神障害者雇用管理ノウハウの蓄積・普及事業（2011年），法定雇用率の改訂（2013年，民間企業2.0%）や算定基礎に精神障害者を加える（2018年から）など雇用の広がりもあり，少しずつではあるが就労支援のノウハウも蓄積されつつある．しかし，2015年現在，厚生労働省の資料（厚生労働省，2015）では障害者雇用数，実雇用率ともに過去最高を更新しているが，法定雇用率には届かず，就労できているケースの多くは，実際の就労の場を利用して支援を受けた者である．多くの職種や機関が関連するなかで，作業療法士として精神認知機能の支障がある人たちの就労をどのように考え，支援すればよいのか，「はたらく」という気持ちにどのように応えればよ

いのだろうか.

6・6・1 「はたらく」ことの意味

「はたらく」という生産的な活動は，本来はひとが自分のくらしに必要なことを自分でする，自分や自分の家族が暮らすのに必要なものを手に入れたり作ることである．そのことで自分が「あて」になる，他者から「あて」にされることが，働く喜び，働く楽しみとなり，生きがいへとつながる．病いや生活機能の支障のあるなしを超えて共に暮らし，共に働く社会をつくるためには，働く喜び，働く楽しみの本来の意味を，私たちみんなが取りもどすことが必要である．

この場合「共に暮らす」ということからすれば，一般就労だけでなく，自分の病気とうまくつきあう，自分の身のまわりのことが他人の手を借りないでできる，家事の一部を負担するといったことも，大切な「はたらく」ことといえる．ときには存在そのものが，存在のあり方が，周りの人にあたえることに大きな意味や価値がある場合もある．共に暮らす人にとって人生の意味や価値を生みだすことも，大切な「はたらく」ことの一部といえないだろうか．自分の存在が「あてになる」「あてにされる」ことがひとにもたらす力は大きい．

そして仕事にひとを適応させることから，仕事とひとの適応ということ，そのための支援のあり方や環境の調整ということも，「はたらく」ことを支えるうえでは重要である．病いや生活機能の支障がある人だけでなく，子どもや高齢者を含め，「はたらく」ことの意味を考えた支援があってこそ，本当の意味での生活支援になる．

6・6・2 就労の形

病いや精神認知機能に支障がある人たちが働く場合には，
① 企業で非障害者として働く（一般就労）
② 企業で障害を開示し障害者として働く（保護就労）
③ 就労継続支援A型で働く（雇用型就労継続）
④ 就労継続支援B型で働く（非雇用型就労継続）

といったスタイルがある（倉知, 1998）．① は精神障害ということを表明せずに，一般雇用で働く場合，② は精神障害があるということを開示し，その理解の元に雇用されて働く場合である．③ は「6・1・3　福祉領域における作業療法」で紹介したように，一般の就労はむずかしいが，ある程度障害に対して配慮された雇用契約に基づく就労，④ は雇用契約に基づく就労が困難な人に対する就労継続支援施設における就労である．精神障害に対しても「精神障害者総合雇用支援」が2005年に始まったが，身体障害や知的障害に比べてまだ雇用は広がらない．

6・6・3　就労支援と作業療法士の役割

　授産施設やハローワークなどを通して就労を試みる人たちに対して，その職業適性をはかる検査などがおこなわれるが，
　① 対人適応能力
　② 作業適性
　③ 活動の持続性や安定性
　④ 就労するために必要な生活リズム
　⑤ 就職に対する自信のなさや不安
などといったワークパーソナリティに関するものは，そうした検査で推し量ることはできない．職業適性検査で大きな差がみられないのに，就労の安定や継続に差が生まれるのは，こうした就労判定因子の影響によるものである（山根ら，2001）．したがって，就労支援にあたっては，基本的な作業適性だけでなく，試験雇用などで実際にある期間働くことを通してワークパーソナリティの評価をおこなうことが必要である．

　作業適性や基本的な作業遂行能力以外に，就労にあたって具体的に確認したり，指導する内容としては，
　① 職場の基本的な規則を守ることができる
　② 決められた日と時間に通うことができる
　③ 服薬を自分で管理し，生活リズムが安定している
　④ 挨拶や身だしなみなど基本的なことの配慮ができる
　⑤ 必要なコミュニケーションをとることができる
といったようなことがある．作業療法士にとっては，具体的な活動や場を共にすることで，作業面接（「5・2・5　作業をもちいた面接―作業面接」参照）などにより対象者個々の特性を評価したり，安定就労に必要なワークパーソナリティの習得を支援することが大きな役割となる．

6・6・4　保護就労の支援

　非障害者として働く場合には，就労条件や待遇においては一般雇用者と同じであるが，障害に対する配慮がなされないというデメリットがある．そのため，病気や障害を理解してもらって，ある程度障害に応じた配慮を受けて働く保護就労というスタイルがとられる．保護就労にあたっては，
　① 就労で基本的に必要なこと，その仕事をするうえで求められることを具体的に説明する
　② ワークパーソナリティの育成を含む働くことへの適応訓練をおこなう
　③ 特に仕事上必要なコミュニケーションが適切におこなえるようにする
といったことを，就労前に指導する．そして就労にあたっては，同行訪問し，就労先の担当者に，本人の障害特性や作業遂行特性，何にどのように配慮すればよいかを，指導のしかたも含

めて伝える．まだ十分な体制が整っていないが，ジョブコーチもしくはピアコーチが活用できれば就労初期の安定度は大きく増す．そして雇用後のサポート体制については，雇用先と本人を含めて相互に確認しておくことが必要である．

6・7　児童精神障害と作業療法

　子どもの精神的問題と大人の精神疾患の大きな違いは，発達過程にともなう心身の変化の影響にある．幼児期，小学校教育が可能な年代の初期潜伏期，思春期にいたる前の中期潜伏期，第二次性徴の発現が間近になる後期潜伏期と，通常の発達過程にみられる現象を基準として，障害の有無を判断しなければならないというむずかしさがある．

6・7・1　子どもの精神的問題の特徴

　子どもの精神的な問題は，各発達の時期にみられる正常な発達上の問題とも重なりながら，身体面，行動面，精神面に現れる（大原編，1979a；1979b）ため，機能の障害によるものか単に活動上の問題なのか区別がつきにくいことが特徴の一つである．通常子どもの精神的な問題は，腹痛や頭痛など身体の痛み，嘔吐や下痢，発作，やせ症状，歩行や上肢の不自然な動きなどの運動障害，吃音，チック，といった身体的な症状として現れてくる．そして，精神面では，強迫的なとらわれ，不安や恐怖，被害的観念が多くみられる．また，不登校，家庭内暴力，摂食障害，夜尿，社会的逸脱行為（万引き，火遊び，他），自傷，閉居など，行動面での問題がみられる．

　その原因は，脳や身体の疾患に起因する知的障害（mental retardation），てんかん，微細脳機能障害などの器質脳症候群，神経症的な発症や心身症，早発型の機能性精神障害，パーソナリティ障害などがあるが，初期の問題からは区別がつきにくく，発達の経過とともにはっきりしてくることが多い．

　さらに，発達途中にあるため，学校や家庭生活，他者との交流など，通常なら経験されるであろうことが，精神的な問題があることによって十分経験されないことになる．また，学校生活という場で集団生活をおくるのが基本となっている現代の文化においては，理由が治療であれ何であれ，その集団からはずれるということが大きなコンプレックスにもなる．治療的配慮としておこなわれることであっても，通常の教育課程から少し離れた特殊な環境での勉学や入院生活などが，そうした二次的な問題を引きおこす原因になりやすい．

6・7・2　作業療法の支援

　子どもの精神的問題は，親子関係，家庭生活，学校教育など，配慮の必要な問題が幾重にも

重なっている．そのため，どのような機関や専門職が，どの程度関わるか，各機関や職種間の連携が支援の効果に大きく影響する．

　作業療法では，関連する治療（支援）機関や教育機関，他の職種との連携のなかで役割を決めていくことになる．原則的には，具体的な生活に関連するものや遊び・運動など，児童の発達にとって生活の中心となるものをもちいて支援をおこなう．治療（支援）者との交流が言葉だけでは成りたちにくいこの年代の特性に対して，作業活動の具体性，身体運動をともなう表現機能が有効な手段になる．

　回復過程は，発達過程をそのまま歩みなおすような経過をとるといってもよい．甘えてきたり，つっぱってみたり，行動化（アクティングアウト）も多い．彼らの示す身体的な症状や行動を，その背景にある不満や欲求を語る言葉，本人自身も意識していない支援を求めるサインとして読みとりながら，この大人は大丈夫と少し信用してもらえるようになるのを待つ．支持的精神療法でもちいられる受容と共感の姿勢といえばよいだろうか．そうした基盤の元に，

- 適応的なアクティングアウトによる発散
- 非言語的手段による感情表現の支援
- 遊びを通した発達過程の歩みなおし
- 他者と過ごす体験の機会の提供
- 集団への適応的参加と集団内での危機状況の支援
- 基本的な生活リズムの確立
- 対人関係の改善

といったことを目的に支援する．これらはプレイセラピーとも共通する役割であり，作業療法士が担うこともあれば，児童に対する精神療法の一つとして他の専門職種がおこなうこともある．作業療法の機能をもっとも特徴的に生かすことができるのは，できるだけ健康な普通の生活の体験の場を提供することにある．そして，治療として必要な限定された時間，回復初期の母性的な保護が必要な時期以外は，大人とのかかわりより，できるだけ同世代の仲間との交流の場が提供できるとよい．

　子どものライフサイクルの初期は，成長・発達のもっとも大切な時期にあるということを忘れてはならない．治療が優先されすぎて，生活を損なうことのないよう，つねに配慮することが重要である．なお，自閉症スペクトラムとADHD（注意欠陥・多動性障害）に関しては，「7・8・2　自閉症スペクトラム障害と生活機能」と「7・8・4　注意欠陥・多動性障害」を参照されたい．

6・8　老年期精神障害と作業療法

　高齢者にみられる精神障害は，老年期に発症した機能性精神障害と老年期の器質的病変に基づく器質性精神障害に分けられる．もっとも，高齢になるにつれ両者の混合型が多くなる．

6・8・1　老年期精神障害の特徴

エリクソン（Erikson）は，自らが80歳代になりライフサイクル論の締めくくりの研究において，「老年期は今まで経てきたライフサイクルという織物を逆に織り戻していき，包括的な英知の感覚へと統合する最後の段階である」と述べている（Erikson, 1986）．情意・性格で加齢にともなって老化するようにみえるものは，社会的役割からの退き，身体の衰え，近づく死といった喪失体験に対する不適応が深く関係している（折茂・編，1992；新福，1989；1992）．

図6-8-1のように加齢にともなう精神機能の変化は，老年期の避けることのできない実存的な要因として，生理的に衰える身体（身体的要因）と脳（脳の生理的要因），必ず訪れる死の予測がある．そして大きく個人差に関係するものとして，成人期までに形成された個人の基本的な情意の傾向や性格といった心理的要因，自分の生活のあり方と関連する社会や家庭などの環境要因，遺伝や脳の病的変化などの器質的要因がある．病的老化の主な器質的要因は，脳血管障害（脳梗塞，脳出血）によるニューロンの破壊，まだ十分解明されてはいないがアルツハイマー型認知症にみられるニューロンやシナプスの変性・脱落・減少などである．それぞれの要因がどのように関連するかは複雑であるが，うまく調和し統合されたり，過剰な防衛やあきらめといった不適応による反応が強化されたりする．

そのため，機能障害と能力障害がつねに混在し，しかもさまざまな身体機能の障害や精神認知機能の障害を合併している．また，家族もその介護のあり方によりさまざまな負担を背負うことになる．

老年期の機能性精神障害の主なものは，初老期の抑うつ障害群で，通常の気分障害が初老期になって発症したものである．社会的には，老化そのものが成熟と喪失が重なるという実存的

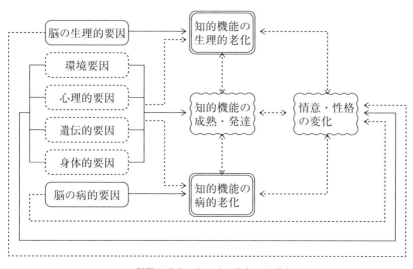

■ 図6-8-1　加齢にともなう精神機能の変化と要因（山根，1994）

な現象であり，本人にとっては役割の喪失がもっとも大きな社会的不利にあたる．そうした，役割喪失感や親しい人との死別などが発症の原因になる．

　不安・焦燥感や心気症状が主で，貧困妄想や心気妄想をともない，ときに一過性の認知症状態もみられる．そして，遷延化・固定化しやすいことが若年のうつ病と異なる点である．その他にパラノイド的な幻覚・妄想，神経症症状，パーソナリティ障害なども機能性精神障害としてみられる．

　老年期の器質性精神障害の主なものは，変性性認知症（アルツハイマー型認知症など）と血管性認知症で，そのほかにクロイツフェルト・ヤコブ病など感染によるものがある．

1）機能性精神障害―うつ状態

　初老期の精神科初診者の1/3が抑うつ障害群ともいわれ，身体機能の低下や社会的孤独といったさまざまな喪失体験を背景に，不安感，焦燥感が強く，口渇，動悸，疼痛，倦怠感，食欲不振などの身体愁訴の訴えが多い．高血圧や脳血管障害，白内障，パーキンソン病といった老年期に多く見られるようになる慢性的な難治疾患などにも起因する．また，執着気質といわれる完璧主義，凝り性，きちょうめん，責任感の強い性格傾向も原因のひとつといわれている．

　いずれにせよ，退職や引退，子どもの自立による役割の喪失，親しい者との死別，経済的・社会的地位の低下などにより，生きがいを失い目標がなくなったことからくる孤独や不安に，身体的要因をきっかけに発症することが多い．加齢，老化にともなう変化に順応できないことによるといえる．

　老年期の気分障害は，さまざまな喪失体験にともなう不安感，焦燥感から始まったものであるが，身体機能の低下もあり，日常生活にも支障がみられるため，認知症との鑑別が困難になる．

2）器質性精神障害

　器質性精神障害はDSM-5では，神経認知障害としてまとめられており，作業療法に関しては「7・9　神経認知障害と作業療法」で述べるので簡単にまとめておく．

【変性性認知症】

　変性疾患に起因する認知症は，病的な脳萎縮による認知機能の障害が主症状で，認知症の4割程度を占める．症状は緩慢に発症し進行する．物わすれや同じことを繰り返すといった記銘力障害に始まり，注意散漫，日常生活への支障がみられるようになる．昔の記憶は比較的残るが，見当識障害，作話，夜間の徘徊がみられる．ついで自発性の低下がみられるようになると感情鈍麻や思考機能の低下がみられ，全身的な衰弱をともなうようになる．

【脳血管性認知症】

　脳血管性認知症は，初期には頭痛，めまい，注意力低下，物わすれ，言語緩慢などに加えて

一過性の不全麻痺がみられるが，他覚的所見は乏しい．進行すると認知機能の障害を中心に感情失禁などの障害が前景にみられるようになる．判断力や人格は比較的保たれ，知的機能はしっかりした部分と低下した部分がみられ，まだら認知症とよばれる．特に夜間に意識障害がみられ，見当識障害，せん妄，錯乱，徘徊，興奮などをともなう．進行は一様ではない．

6・8・2 作業療法の支援

　高齢者に対する作業療法の支援は，基礎疾患に対する配慮もさることながら，ひととしての尊厳を奪うことなく，孤独にならないように，できることを支え，してきたことを活かすことが，疾患を超えた共通の原則である．

1）脳障害の違いによる工夫

[抑うつ障害に対して]

　老年期の気分障害の特徴として，頭部・胸部・消化器などに関連する身体の不調を訴え心気的になりやすく，痛みや不快感に固執し誇張的な訴えをする傾向がある．

　社会的役割や心身の機能などさまざまな喪失体験から，孤独感，挫折感，無視されることへの怖れがありながらも，精神運動機能の低下により行動が緩慢で気分転換がうまくできない．また視力や聴力の低下により引きこもりがちになり，社会的に隔離されたような状態になってしまうことが多い．

　作業療法におけるかかわりは，原則としては「7・3　気分障害（躁うつ病）と作業療法」で述べる気分障害へのかかわりと同様であるが，いかに孤独にしないか，ひきこもり状態にしないかが大切である．具体的には散歩など少しでも無理のない方法で身体を動かす，ひとと交わる，小さな役割がある，話し相手がある，といったことが大切になる．

[変性性認知症に対して]

　変性性認知症の老人に対しては，孤立しないよう，なじみの関係ができるよう配慮する．なじみの人ができたら，共に活動できるようにテーブルメイト的な小さなまとまりになるようにする．集団というより，なんとなく安心できる雰囲気のなかで，共に過ごす人と場があるといったように，目の前の依存対象や場を作るようにする．使用する作業活動もあまり変化をもたせたりしないで，なじみのあるものを繰り返すほうがよい．過去の経験を活かした簡単で予測性の容易なものが適している．

[脳血管性認知症に対して]

　脳血管性認知症は脳出血や脳梗塞を再発しなければ進行性のものではなく，物忘れが目立っていても，判断力や理解力などは低下していなかったり，同じことをしてもできるときとできないときがある．脳梗塞や脳出血により障害されている部位とされていない部位があるため

や，脳の血流の状態の善し悪しが影響するためである．まだら認知症と称されるが，個々の生活史に基づいた性格特性がはっきりしているので，集団で皆と共に何かをすること以外に，その個人の得意なことや安心できる作業や，役割などを見つける個別的な対応が必要になる．活動は生活年齢に即し，個人にとって興味があり，得意なものが選択できるようにする．比較的，遊びに関するものより，仕事的な要素のあるものがよい．

2) 集団をもちいる

　治療・支援は個別におこなう場合と集団でおこなう場合があるが，個別の支持的なかかわりや特定の治療目標に対するもの以外は，他者とのかかわりを生かす集団のほうが効果的である．

　脳血管性認知症の老人の個性の強さは，集団のなかでしばしばトラブルの原因にもなる．しかし，うまく生かせば変性性認知症や他の老人にとっては現実的な刺激になる．そして，個人行動の場では活動も低下しやすく，身体機能の廃用が精神機能の廃用につながりやすい脳血管性認知症の老人にとっては，集団に参加することに意味がある．参加が身体機能，精神認知機能両面への適度な刺激になる．また，少し個性の強い行動をしながらも，それがうまく受けいれられれば，自尊心が満たされ情緒的にも安定する．

　変性性認知症の老人は，だれとでもなじみの関係を作りやすく，なじみの人といることで情緒的にも安定する．そのため集団で目的をもった行動をするというより，なんとなくなじみの人と一緒にいるという意味で，個別のかかわりに加え集団の場が必要になる．刺激の少ない依存対象の必要な変性性認知症の患者にとっては，慢性統合失調症の老人の受動的な反応が救いになる．

　さらに脳障害のあり方の違いを超えて，男女一緒の場をもつことにも大きな意味がある．合同の集団活動を開始した当初は，男女離ればなれに座っていたのが，手をとってゲートボールを教えたり，少し寝込んで足が遠のいた男性患者をご婦人たちが病棟にお見舞いに行くといったことさえみられる．異性と同じ場を過ごすことはきわめて自然であり，たとえ認知機能の低下があろうとも同じ場のなかで自分の性を少し意識し，お互いの社会的な役割行為が生まれ，思わぬ能力が引きだされる．

　身体機能の維持や回復を目的とする場合は，比較的同質の集団のほうが効果的である．そして前述したように，脳障害のあり方によって集団に求められる役割は異なり，集団の場への入り方も異なる．しかし，対人交流や精神認知機能の維持・改善に対しては，脳障害のあり方やレベルにより等質集団を形成するよりも，それぞれの脳障害のあり方の違いを踏まえたうえで，同一の集団（同じ場を共有するという意味で）のなかで遇するほうが効果的である．

　集団は，なじみのある安定した場を提供することを集団全体の目的とする．季節行事などその場限りの短期課題集団以外は，個々の好みや役割を大切にするパラレルな場の特性を生かす．集団の大きさは，レクリエーション的なものであれば20〜30名程度が適当である（山根，1992b）．あまり少ないと個人の動きが目立ちすぎ，大勢のなかにまぎれている安全感やなんとなく一緒にいるという安心感が得にくくなる．しかし，お互いのなじみや交流ということを利

用した集団の場合は8〜10名程度がよい．

　集団プログラムは病棟内でおこなうと多くの患者が参加できるというメリットもあるが，定期の小集団活動は場を変えることの意味のほうが大きい．移動することによる心身への刺激，場の見当識への定期的刺激，生活の場になっている病棟とは別の場に行くことの意味など多くの意味があるものと思われる．

　もちいる作業は，基本的にはできるだけ多くの種目を準備し，実際に見てふれられるようにしておくことが大切である．作業種目は，過去に経験のある遊びや日々の生活に関連したものから，鉢植えの水やりや小鳥，金魚の世話など少し仕事的なものなどいろいろなものが，少し居場所や視線を変えれば目に入り，手でふれられるよう，一つの場で提供できるようにしたほうがよい．そして全員を対象とする活動も定期に組み込むようにする．全員対象のものは，軽い体操やスポーツゲームなど，できるだけ簡単でわかりやすいものがよく，スタッフがリードしながらおこなう．老年期における集団プログラムの詳細は拙著（山根，2007c）を参照されたい．

　　　　老いた身のこころやからだ
　　　　その生活世界におきる
　　　　小さな　ゆらぎ
　　　　小さな　ひずみ

　　　　ゆらぎとひずみは
　　　　原因ともなり　結果ともなり
　　　　こころやからだのはたらき
　　　　生活世界すべてを巻き込み
　　　　大きな　ゆらぎ
　　　　大きな　ひずみになる

　　　　老いの身の支えには
　　　　失われたものを　悔やむことなく
　　　　できないことを　求めることなく
　　　　医学による理解
　　　　ひととしての尊厳をもち
　　　　その人のもてる力と呼応し
　　　　その人ができること
　　　　その人がしてきたことを活かし
　　　　老いを活かす

〔作業療法の詩・ふたたび（山根，2008）より改編〕

6・9　司法精神医療と作業療法

司法精神医療は『心神喪失者等医療観察法』(以下『医療観察法』)に基づいておこなわれる医療である.

『医療観察法』の入院による医療の決定を受けた者は,厚生労働大臣指定の医療機関(指定入院医療機関)で医療が提供され,法務省所管の社会復帰調整官が退院後の生活環境の調整を実施する.また,通院による医療の決定を受けた者および退院を許可された者は,社会復帰調整官が,原則として3年間,厚生労働大臣指定の医療機関(指定通院医療機関)で医療を受けることとなる.

司法精神医療における作業療法は,『医療観察法』に基づいておこなわれる医療において関連職種と連携して,「6・9・4　作業療法の役割」で述べる治療・支援をおこなう.『医療観察法』に基づく処遇と作業療法は,概略図(図6-9-1)のようになる.

6・9・1　医療観察法

『医療観察法』は,心神喪失[*7]または心神耗弱[*7]の状態,すなわち精神障害のために善悪の区別がつかないなど,刑事責任を問えない状態で,殺人,放火,強盗,強姦,強制わいせつ,傷害など重大な他害行為をおこなった者に対して,適切な医療を提供し,社会復帰を促進することを目的とした制度である.2003年に制定され,2005年より施行された.

「継続的かつ適切な医療並びにその確保のために必要な観察及び指導を行うことによって,その病状の改善及びこれに伴う同様の行為の再発の防止を図り,もってその社会復帰を促進すること」(原文のまま)が目的とされている.

6・9・2　医療観察法の対象者

『医療観察法』の対象者は,精神疾患による心神喪失または心神耗弱の状態で対象行為にいたり,入院あるいは通院により医療が必要とされた者である.

対象者の多くが,安定した生活を続けるために必要な能力を十分獲得できていないこと,自己の能力の認識が十分でないこと,問題が生じる前に対処することができないことなど,生活のバランスが不均衡な状態にあり,生活行為がさまざまな要因で破綻しやすい作業的危機(occupational risk)の状態がみられる.『医療観察法』の対象者は,単に精神疾患による問題だけでなく,その生育過程における問題や,生活維持・管理機能,作業遂行特性,コミュニケー

[*7] 心神喪失,心神耗弱:精神の障害などにより是非善悪を判断する能力(事理弁識能力)またはそれに従って行動する能力(行動制御能力)が失われた状態を心神喪失,著しく減退している状態を心神耗弱という.心神喪失状態では,刑法上その責任を追及することができないため無罪,心神耗弱状態では,刑法上の責任が軽減されるため刑が減刑される.

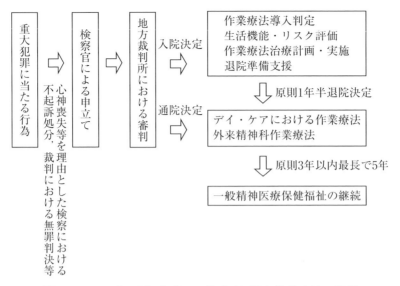

■図 6-9-1 『医療観察法』に基づく処遇と作業療法の関係

ションおよび対人技能などの日々の活動や参加における生活機能の問題，生活を取りまく環境（人的環境，物的環境，法律や社会制度を含む社会文化的環境など）の問題など，一般の精神科医療の対象者に比べ，より複雑なニーズを抱えている．

6・9・3　指定入院医療と指定通院医療

　指定入院医療は，『医療観察法』に基づき，裁判所の決定を受けた者に対する，医療である．指定入院医療機関の設置主体は，国，都道府県，特定独立医療法人，または特定地方独立行政法人に限定されている．
　・ノーマライゼーションの観点も踏まえた対象者の社会復帰の早期実現
　・標準化された臨床データの蓄積に基づく多職種のチームによる医療提供
　・プライバシー等の人権に配慮しつつ透明性の高い医療を提供
を目標に実施される．
　指定通院医療は，『医療観察法』に基づき，処遇決定審判から「指定入院医療」を経て，指定通院医療に導入された者および初回の処遇決定審判でそのまま指定通院医療に導入された者に対し，指定入院医療と同様の目的でおこなう医療である．
　指定入院医療機関と指定通院医療機関が満たす事項を抜粋したものを**表 6-9-1**に示す．

6・9・4　作業療法の役割

　『医療観察法』の対象者に対する作業療法は，指定入院医療機関と指定通院医療機関でおこな

■表 6-9-1 指定医療機関が満たす事項（抜粋）

	配置人員	病棟構造・他
指定入院医療機関	・常勤医概ね8:1 （指定医1人以上，1/2以上は常勤） ・常勤看護師概ね日中1.5:1，夜間6:1（最低3人以上） ・臨床心理技術者，OT，PSWは常勤で5:1 ・病棟全体の人員配置 　精神保健指定医2人 　薬剤師は『医療法』標準数以上	・病床数は『医療法』上33床（予備病床3床含む）とし，全室個室で床面積は10 m²以上 ・診察室最低2カ所，処置室（酸素吸入装置，吸引装置等設置），保護室（10 m²以上），集団精神療法室，作業療法室，他 ・小規模病床の場合16床（予備病床1床含む）とし，全室個室で床面積は10 m²以上
指定通院医療機関	・常勤の精神保健指定医 ・臨床心理技術者，作業療法士，精神保健福祉士等（非常勤職員可） ・看護職員3:1（病状悪化時の入院医療体制（3:1程度）を連携体制で確保する場合を除く） ・個別の地域事情により，この基準外のものを指定することも可能とすることで検討	・全都道府県に整備をめざし，全国で700カ所程度 ・適正な医療の提供 　（訪問看護，精神デイ・ケアの提供） 　（医療安全管理体制，病状悪化時の入院医療体制の確保） ・医療情報の共有体制 　（複数の医療機関で行う場合は通院医療機関相互の連携体制の確保）

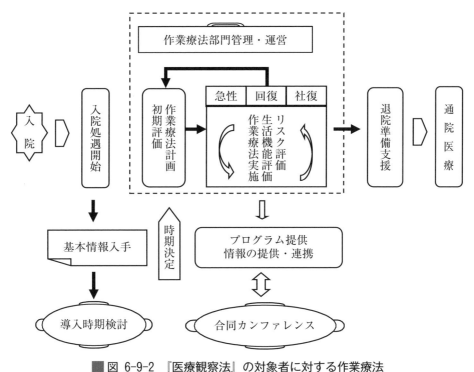

■図 6-9-2 『医療観察法』の対象者に対する作業療法

われる．『医療観察法』と作業療法の関連を簡略に図示すると**図 6-9-2**のようになる．

　当該作業療法の主な役割は，心神喪失等によって重大な他害行為をおこなうにいたったことにより日常性を失なった者がふたたび地域の生活の場に戻って，定住，就労することを前提とし，

・活動による早期安定，病的状態からの早期離脱
・基本的心身機能（運動，感覚・知覚，認知など）改善
・生活技能（日常生活，社会生活，職業生活）の改善
・社会復帰，社会参加の支援

にむけて，

・リハビリテーション・レディネス
・日常性の回復（地域生活の場に戻り，再定住）
・就労を前提とした自律と適応の訓練・援助
・ふたたび同様な行為に巻き込まれないよう援助

をおこなう．具体的には個別もしくはグループワークにより，対象者自らが生活の意味を考え，地域社会に戻り，定住し，仕事に就き，ふたたび同様な行為に巻き込まれることのないよう，対象者自身が日常生活や社会生活に必要な活動を再体験することの支援である．急性期から退院後の地域生活支援までの概略は**図 6-9-3** のようになる．実際に回復の経過にそっておこなわれる作業療法のプログラムの例を示すと**図 6-9-4** のようになる．

作業療法士の業務は，対象者個々の評価および治療とともに，チームとしての動きや環境設定についても他職種と協力しながら関わることである．特に入院医療では対象者が主体的に生活関連活動に関わることができるよう，保安と治療のバランスがとれた環境設定についても他職種とともに検討することが重要である．治療は特定の時間や場所における狭義の訓練だけでなく，病棟における生活場面（共有スペース，保護観察室など）におけるかかわり，外出・外泊時の実際の生活の場における訓練にもおよぶものであり，治療の成果を生活に定着させるた

急性期	・身体的回復と精神的安定（病的体験・精神状態の改善） ・治療への動機付けの確認（対象者との信頼関係の構築） ・初期評価と初期治療計画
回復期	・基本的体力，日常生活能力の回復 ・病院内外出 ・精神障害と重大な他害行為に対する自己認識 ・コミュニケーション，自己コントロール能力の習得
社会復帰期	・院外外出と外泊 ・社会生活能力（服薬管理，金銭管理等）の回復，習得 ・通院治療に継続する対象者や援助者の準備
退院後	・社会復帰期訓練（ワークトレーニング） ・地域生活支援

■図 6-9-3 『医療観察法』に基づいた作業療法の概略

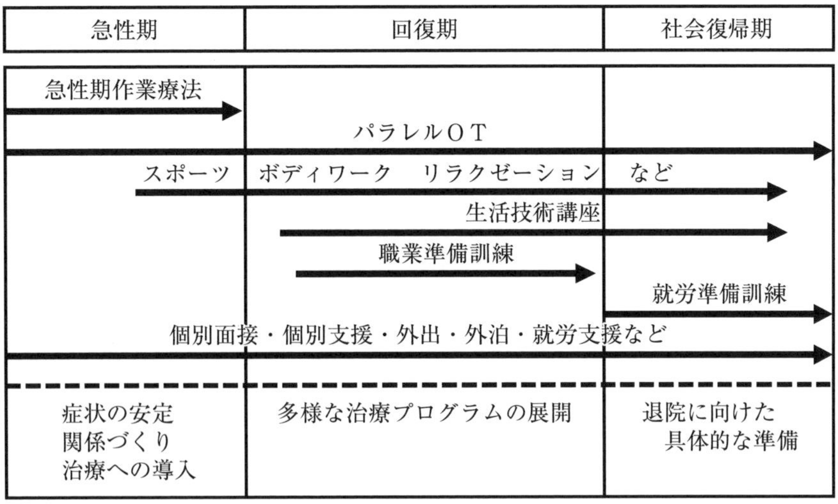

急性期	回復期	社会復帰期
急性期作業療法 →		
	パラレルOT	→
スポーツ　ボディワーク　リラクゼーション　など		→
	生活技術講座	→
	職業準備訓練 →	
		就労準備訓練 →
個別面接・個別支援・外出・外泊・就労支援など →		
症状の安定 関係づくり 治療への導入	多様な治療プログラムの展開	退院に向けた 具体的な準備

■図 6-9-4 『医療観察法』に基づいた作業療法プログラムの例

めには，より具体的・現実的場面での評価および治療的介入が重要である．

第6章のまとめ

- 作業療法がおこなわれる場
  - ⅰ．医療領域における作業療法（早期退院，通院，訪問）
  - ⅱ．保健福祉領域における作業療法（地域移行と生活支援）
  - ⅲ．教育領域における作業療法（発達支援）
- 急性期（早期）作業療法
  - ⅰ．作業依存を利用して病状の安定をはかる
  - ⅱ．身体への気づきによる現実感の回復をはかる
  - ⅲ．パラレルな場を利用した安心と安全の保障
  - ⅳ．早期心理療法による不安の軽減と主体的な治療への取りくみ
- 地域移行支援と作業療法
  - ⅰ 早期退院にともなう地域移行は自律と適応の支援
  - ⅱ 生活の質の維持から始まる長期入院者の地域移行支援
- 地域生活支援と作業療法
  - ⅰ．治療・訓練で生活を奪わない
  - ⅱ．人的環境としての家族の調整
  - ⅲ．ケアマネジメント手法の活用
- 緩和期の作業療法
  - ⅰ．「生活（人生）の質」ということを配慮した「看取りと癒し」
  - ⅱ．「時間」を共にすることの意味
- 就労支援と作業療法
  - ⅰ．精神障害がある人たちにとって「はたらく」とは
  - ⅱ．就労形式と支援方法
- 児童精神障害と作業療法
  - ⅰ．子どもと大人の精神障害の違い
  - ⅱ．子どもの精神的問題に対する留意点
- 老年期精神障害と作業療法
  - ⅰ．老年期の精神障害の特徴
  - ⅱ．老年期の精神的問題に対する留意点
- 司法精神医療と作業療法
  - ⅰ．対象行為の再発防止をはかり，社会復帰を促進する
  - ⅱ．対象行為により失われた日常性の回復

◆引用文献◆

飛鳥井望（1986）．深い依存的退行状態を生じた破瓜緊張型分裂病の一例．精神科治療学 1，136-144．

阿部あや（1987）．分裂病の寛解過程の一考察―移行対象が用いられた分裂病症例を中心にして．臨床精神病理 8，255-264．

Erikson EH（1986）．*Vital involvement in old age*. WW Norton & Company, New York（朝長正徳，他訳，1990．「老年期」みすず書房）．

堀内久美子，山根 寛（2002）．過渡期にある精神科デイケア．作業療法 21，102-108．

井上洋一，他（1985）．青年期分裂病の寛解過程にみられた退行現象について．精神医学 27，279-286．

木村信子（1999）．生と死を考える―インドのコスモロジーと作業療法士の役割．OTジャーナル 33，1125-1129．

小林正義，冨岡詔子（2001）「作業への閉じこもり」の治療的利用．作業療法 20，472-482．

腰原菊恵，山根 寛，木村 正，木村節子（1999）．地域生活支援センターの現状と課題．京都大学医療技術短期大学部紀要 19，33-38．

腰原菊恵（2001）．精神障害に対する急性期作業療法評価尺度．OTジャーナル 35，207-210．

厚生労働省（2015）．平成27年障害者雇用状況の集計結果．
http://www.mhlw.go.jp/stf/houdou/0000105446.html．2016年4月閲覧

窪寺俊之（2004）．先行研究にみるスピリチュアリティの理解．「スピリチュアルケア序説」pp.39-42．三輪書店．

窪寺俊之，井上ウィマラ（2009）．スピリチュアルケアの実践編．「スピリチュアルケアへのガイド」pp.48-63．青海社．

倉知延章（1998）．精神障害者と就労．平成10年度社会福祉医療事業団助成金研究報告書．

桑原治雄（1986）．クライシス（危機）介入の理論と実際．社会精神医学 9，331-338．

桑原治雄（1990）．クライシス（危機）介入と対応の方法．村田信男，他編「地域精神保険活動の理解と実際」pp.29-58．中央法規出版．

Liberman RP, et al（1989）．*Social skills training for psychiatric patients*. Allyn and Bacon, Massachusetts（池淵恵美・監訳，1992．「精神障害者の生活技能訓練ガイドブック」医学書院）．

Liberman RP（1992）．*Handbook of Psychiatric Rehabilitation*. Allyn and Bacon, Massachusetts.

松浦千衣（1990）．人形作り―分裂病の少女より．作業療法 9，197．

永田俊彦（1981）．精神分裂病の急性期症状消褪直後の寛解後疲弊病相について．精神医学 23，123-131．

永田俊彦，小俣枝三子（1976）．口愛期退行を経過して寛解した1破瓜病者の世界．臨床精神医学 5，1451-1459．

中井久夫（1974）．精神分裂病状態からの寛解過程．宮本忠雄・編「分裂病の精神病理2」pp.157-217．東京大学出版会．

日本作業療法士協会白書委員会（1985）．作業療法白書1985．作業療法 4，日本作業療

法士協会.
日本作業療法士協会白書委員会（1991）．作業療法白書1990．作業療法10（Suppl. 1），日本作業療法士協会.
日本作業療法士協会白書委員会（1996）．作業療法白書1995．作業療法15（Suppl. 1），日本作業療法士協会.
日本作業療法士協会白書委員会（2001）．作業療法白書2000—21世紀への序章．作業療法20（Suppl. 2），日本作業療法士協会.
日本作業療法士協会白書委員会（2006）．作業療法白書2005．
日本作業療法士協会白書委員会（2012）．作業療法白書2010．
大原健士郎・編（1979a）．「現代のエスプリ別冊・子どもの心理—児童期の心理と精神病理」至文堂.
大原健士郎・編（1979b）．「現代のエスプリ別冊・子どもの心理—思春期の心理と精神病理」至文堂.
大橋秀行，山根　寛（1996）．SST（生活技能訓練）と作業療法．作業療法15，4-8.
折茂　肇・編（1992）．老化の心理学的アプローチ．「新老年学」pp. 1043-1056．東京大学出版会.
島田　岳，小林正義，冨岡詔子（2014）．統合失調症の認知機能障害に対する個別作業療法の効果．作業療法33，67-74，2014.
新福尚武（1989）．老年期の精神機能—衰えるものと衰えないもの．看護MOOK 32, 47-53.
新福尚武（1992）．老化の精神的・心理的側面．日野原重明，他編「老人医療への新しいアプローチ」pp. 13-24．医学書院.
杉原素子，他（2008）．作業療法5か年戦略．作業療法27，440-456.
牛島定信（1982）．過渡対象をめぐって．精神分析研究26，1-19.
Winnicott DW（1971）．*Playing and reality*. Tavistock Publications, London（橋本雅雄・訳，1979．「遊ぶことと現実」岩崎学術出版社）．
山根　寛（1992a）．作業療法における物の利用—術後歩行困難となった接枝分裂病患者．作業療法11，274-281.
山根　寛，他（1992b）．精神科病棟における老人の集団作業療法．OTジャーナル26，533-540.
山根　寛（1993）．退行現象をともなう寛解過程における作業活動の力動的観点からみた役割—精神分裂病少女の寛解過程より．作業療法12，229-237.
山根　寛（1994）．精神機能と老化．OTジャーナル28，255-259.
山根　寛（1995）．精神科作業療法とチームワーク—医学モデルとの比較から．作業療法14，308-314.
山根　寛，他（1998）．精神障害者に対する就労支援促進事業．平成10年度社会福祉医療事業団助成金研究報告書.
山根　寛，腰原菊恵，永田ゑみ子（2001）．授産施設の役割とシステムに関する研究．社会福祉法人ねっこの郷福祉精神障害者通所授産施設社会復帰センター淀作業所委託研究報告書.
山根　寛，小林正義，石井政江，浅野　恵（2006）．精神障害—身体に働きかける作業療

法アプローチ．日本作業療法士協会．

山根　寛（2007a）．パラレルな場とその利用．鎌倉矩子，他編「ひとと集団・場第2版」pp.73-88．三輪書店．

山根　寛（2007b）．付表2：集団のレベルに応じた課題志向集団のもちい方．鎌倉矩子，他編「ひとと集団・場第2版」pp.200-202．三輪書店．

山根　寛（2007c）．作業療法における集団プログラムの実際．鎌倉矩子，他編「ひとと集団・場第2版」pp.129-179，三輪書店．

山根　寛（2008）．老いを活かす．「作業療法の詩・ふたたび」pp.114-115．青海社．

山根　寛（2015a）．作業の知．「ひとと作業・作業活動新版」pp.84-109．三輪書店．

山根　寛（2015b）．作業の分類．「ひとと作業・作業活動新版」pp.11-30．三輪書店．

7 主な精神認知機能の支障と作業療法

268	7・1	基本原則		
269	7・2	統合失調症スペクトラムと作業療法	7・2・1	従来の統合失調症
			7・2・2	統合失調症スペクトラム
			7・2・3	統合失調症スペクトラムと生活機能
			7・2・4	基本的な治療と作業療法の支援
278	7・3	気分障害（躁うつ病）と作業療法	7・3・1	従来の気分障害
			7・3・2	双極性と単極性の区別
			7・3・3	気分障害と生活機能
			7・3・4	基本的な治療と作業療法の支援
286	7・4	神経症圏の精神認知機能の支障と作業療法	7・4・1	いわゆる神経症の特性
			7・4・2	神経症圏の精神認知機能の支障と生活機能
			7・4・3	基本的な治療と作業療法の支援
290	7・5	摂食に関する障害と作業療法	7・5・1	摂食に関する障害の特性
			7・5・2	摂食に関する障害と生活機能
			7・5・3	基本的な治療と作業療法の支援
296	7・6	物質関連障害と作業療法	7・6・1	物質関連障害の特性
			7・6・2	物質関連障害と生活機能
			7・6・3	基本的な治療と作業療法の支援
300	7・7	パーソナリティ障害と作業療法	7・7・1	境界性パーソナリティ障害と治療
			7・7・2	境界性パーソナリティ障害と生活機能
			7・7・3	基本的な治療と作業療法の支援
304	7・8	発達障害と作業療法	7・8・1	アスペルガー症候群から自閉症スペクトラム障害へ
			7・8・2	自閉症スペクトラム障害と生活機能
			7・8・3	基本的な治療と作業療法の支援
			7・8・4	注意欠如・多動性障害
315	7・9	神経認知障害と作業療法	7・9・1	神経認知障害の特性
			7・9・2	神経認知障害と生活機能
			7・9・3	基本的な治療と作業療法の支援
319	7・10	高次脳機能の支障と作業療法	7・10・1	高次脳機能の支障の特性
			7・10・2	高次脳機能の支障と生活機能
			7・10・3	基本的な治療と作業療法の支援

7 主な精神認知機能の支障と作業療法

　作業療法以外の治療に関する詳細は成書にゆずり，ここでは精神認知機能の支障に対する作業療法の基本原則にそって，病理の違いによる精神認知機能の支障の特性に応じた作業療法の概要を紹介する．

7・1　基本原則

　精神認知機能の支障に対する作業療法について，基本的な視点に関しては第3章，治療・支援構造に関しては第4章，手順に関しては第5章，実践の場に関しては第6章で，述べてきた．疾患や精神認知機能の支障の種類により作業療法のかかわりも異なるが，回復状態（障害の状態）に応じたかかわりの基本をまとめると，**表7-1-1**のようになる．
　まず，急性状態の症状が落ちつかない亜急性期に観られるような不安定な状態においては，刺激の明確化や単純化，行為の具現化，衝動の発散など，作業にともなう身体感覚レベルの生理的機能を利用したかかわりにより，

■表 7-1-1　精神認知機能の支障に対する作業療法の基本原則

回復状態		形態	目的	主な内容
急性期	要安静期	入院	救命，安静	（原則として作業療法などの活動はおこなわない）
	亜急性期		病的状態からの早期離脱 二次的障害の予防	作業依存による自己内外の刺激の明確化・単純化，行為の具現化，衝動の発散，身体との関係性の回復
回復期	前期		現実への移行の支援 基本的な心身の機能の回復（リハ・レディネス）	他者と場を共有，楽しむ体験，基本的生活リズム・基礎体力・身辺処理能力の回復
	後期	通院	自律（最大限の自立）と適応の支援	具体的な活動による生活技能習得，環境調整，社会資源利用の支援，就労準備訓練など
生活（維持）期		地域（入院）	生活の維持・向上 再燃・再発の予防	生活の自己管理にむけた相談指導，就労支援，余暇利用，環境整備，適切な危機介入など
緩和期		入院（地域）	生活（人生）の質の維持 看取りと癒し	小さな楽しみ，良質な休息，回想の機会などの提供

＊各期は時系列的なものではなく，状態を示す．

- 遷延化など二次的な障害がおきないよう病状の軽減をはかる
- 自分の身体を動かして，なんとなく実感のない感じや不快な感じ，違和感などがあるかどうかを確かめる

といったことが必要になる（「6・2 急性期作業療法」参照）．病状の自覚や軽減は，自分と身体との関係性を回復するもので，すべての疾患や障害において，最初に必要なことである．

そうして，少し現実感が回復したら，本来のリハビリテーションが可能な状態にむけてのかかわりを始める．すなわち，自分の身のまわりのことくらいは自分でしながら，他者と場を共有したり，楽しむ体験を通して，人とのかかわりや活動で疲れすぎない程度の基礎体力や，日中は起きて過ごし夜は眠るといった基本的な1日の生活のリズムの回復をはかる．

現実感や基本的な心身の機能が回復したら，生活管理技能の習得・汎化，環境調整，社会資源の利用，就労支援など，生活の再建にむけての支援を，実際の生活の場に近い環境において，具体的な生活行為を通して始める（「6・3 地域移行支援と作業療法」「6・4 地域生活支援と作業療法」参照）．

作業療法の基本原則は，ひとが作業をするという具体的な生活行為を通して，病状の軽減から，生活技能の習得，日々のくらしの組み立てといった，人間の基本的な行為を形あるものにすることにある．

精神認知機能に障害があり，生活活動や社会参加に制限・制約がある人に対しひとの日常生活を構成するさまざまな生活行為をもちい，よりよい休息と作業体験と試行の場を提供し，その人なりの生活が成りたつよう支援する

7・2　統合失調症スペクトラムと作業療法

統合失調症は，入院している精神病患者の7割あまりを占め，精神科医療やリハビリテーションにおいて重要な対象であるが，単一の疾患とはとらえにくい特性もあり，近年はこのようにきちんと分類できないがさまざまな症状が連続した状態にあるものをまとめてスペクトラムと表現するようになり，統合失調症もその一つである．

7・2・1　従来の統合失調症

統合失調症は，従来は表7-2-1に示すような特性のある疾病として包括的に扱われて，主な特性として，以下のようなことが述べられてきた．

- 地域，文化・風土，時代背景などの影響も少しは受けるが，そうした違いを超えて，その

■ 表 7-2-1 包括的な統合失調症の特性

項　目	内　容
発症の特性	国や時代，文化を問わず生涯有病率が0.5〜2％，平均的には約1％弱 小児期や老年期の発症もあるが，大半は思春期から青年期に発症
原　因	遺伝的要因，生物学的要因と環境要因などによる脳機能の障害
性格傾向	内向的，繊細で傷つきやすい，社交性が乏しいなど
主症状	自我障害（作為体験，意志・意欲の障害） 認知機能の障害（遂行能力や判断能力の低下） 精神運動機能の障害（行動の速度や反応時間を統制する精神機能の抑制や興奮） 知覚の障害（被害的な幻聴や幻視，体感幻覚など） 感情の障害（平板化，疎通性の障害） 思考過程の障害（的外れ応答） 思考内容の障害（被害的な妄想）
病　型[*1] 病　型[*2]	妄想型，破瓜型，緊張型，統合失調症後抑うつ，残遺型，単純型，他 統合失調型パーソナリティ障害，妄想性障害，短期精神病性障害，統合失調症様障害，統合失調症
経過・予後	多様で3〜4割は生活力回復 4〜5割は残遺症状があり生活力は低下するが安定 1〜2割は再燃，再発，残遺症状などにより生活に支障
一般的治療	薬物療法を中心に，心理教育，作業療法など生活技能訓練

病型分類 [*1] は ICD-10，[*2] は DSM-5

- 生涯有病率は人口の約1％程度である．
- 状況への反応性，感受性などの素質や体質といった遺伝的要因に，胎児期，周産期の障害なども関係する生物学的要因が基本的要因として大きく影響する．
- そうした基本的要因に，出生からの生活環境とも関連する性格要因などが加わり，ある生活環境（社会的要因）のなかで，思春期以後のさまざまなストレス（心理的要因）を契機として発病にいたる．
- 性格要因も個人差が大きいが，どちらかというと反抗期がなかったといわれるように控えめで，脆い分裂気質といわれるものを中心に，傷つきやすく繊細で過敏な傾向と，反対に鈍感な傾向が混在している（大森，1983）．
- 発症時期に関しては，小児期や老年期の発症もまれにあるが，多くは思春期から青年期の自己同一性が問われる時期に発症する．
- 発症時には，何か周りの様子が変わったような妄想気分に始まり，だれもいないのに声が聞こえる幻聴，自分が他人から操られたり，自分の考えが他人に伝わったり，自他の境界が不鮮明になるなどの自我障害や被害的な妄想をともなう思考障害などが観られる．
- 慢性に経過しやすいが，単位疾患というより症候群に近いとみられており，いまだに病因が解明されるにはいたっておらず，その経過と予後はさまざまである．

病型は，病状と経過により，大きく妄想型，破瓜型，緊張型[*1]と分類されている．妄想型は統合失調症のなかでもっとも多く，発症は他の型より遅く30歳以降で，被害的な幻覚・妄想が主症状で，慢性的に経過するが，認知機能や感情面などは保たれ，生活面は安定していることが多い．破瓜型は思春期前半に緩徐に発症することが多く，意志・意欲の低下や社会への無関心，対人接触の障害などから自閉傾向が強く，徐々に生活機能全般が低下し，予後は一般的によくない．緊張型は妄想型や破瓜型より少なく，20歳前後に急性に発症し，興奮・昏迷などの症状を呈するが，重篤な障害を残さず寛解することが多いとされているが，近年典型的な統合失調症と一部類似の症状を呈するものを含めてスペクトラムとしてとらえる見方がなされるようになった．

7・2・2　統合失調症スペクトラム

DSM-5[*2]では，統合失調症は，統合失調症の限定的な中核症状の有無や重症度，持続時間を分別する一連の連続体（スペクトラム）として扱われ，軽症から重症までさまざまな統合失調症的な症状の人を含み，統合失調症スペクトラム（schizophrenia spectrum）と表示されている．

統合失調症の中核症状は，妄想，幻覚，思考の解体・疎通性のない会話，非常にまとまりのない言動・緊張病性の行動，陰性症状（感情の平板化・無為）で，症状がはっきりと現れない軽症のものから，現実検討能力が失われる重症のものまである．順番に並べると，

- 統合失調型パーソナリティ障害（schizotypal personality disorder）
- 妄想性障害（旧パラノイア）（delusional disorder）
- 短期精神病性障害（brief psychotic disorder）
- 統合失調症様障害（schizophreniform disorder）
- 統合失調症（schizophrenia）

となり，統合失調型パーソナリティ障害は，普通とは少し変わった言動や思い込み，現実認知・思考に歪みもみられるが，日常生活に大きな支障があるような中核症状は観られない．スペクトラムのなかではもっとも軽度な障害にあたる．妄想性障害は，旧来パラノイアと称されていた妄想が顕著にみられるもの，短期精神病性障害は，中核症状が観られても1か月以内に完全に回復したもの，症状は統合失調症の診断基準を満たすが6か月以内に回復したものを統合失調症様障害という．

[*1] 破瓜型，緊張型，妄想型：統合失調症の病型．破瓜型は解体型ともいい，思春期から青年期にかけて発症し，感情鈍麻，意欲低下，自閉傾向などの陰性症状が前景にあり，予後はあまりよくない．緊張型は多くが青年期に急性，亜急性に発症する．極度の興奮や奇異な行動が見られるが，予後はよい．妄想型は，30歳前後に発症し，妄想や幻覚（主に幻聴）が主症状で，人柄の変化はあまりなく予後はよい．

[*2] DSM-5：DSM（Diagnostic and Statistical Manual of Mental Disorders）は，アメリカ精神医学会が精神障害の分類の共通言語と基準を提示するために作成した「精神障害の診断・統計マニュアル」（初版1952年」作成）の第5版で，2012年12月1日に承認された．各精神障害の症状や特性を列挙し，症状や特徴のうち○個以上が当てはまっていればその精神障害だと診断することができるというものである．

7·2·3 統合失調症スペクトラムと生活機能

「統合失調症スペクトラム」に観られる生活機能の特性に関しては，スペクトラムのなかでもっとも典型的な統合失調症について紹介する．

1) 心身機能と障害

生活に支障をきたす心身機能の障害は，いわゆる精神症状にあたるもので，陽性症状や陰性症状，認知機能の障害などがある．

陽性症状は，急性状態で観られるもので，普通には聞こえない声が聞こえる幻聴や見えないものが見える幻視などの知覚の障害，妄想などの思考内容の障害，支離滅裂な言葉や的外れな応答など思考過程の障害，行動の速度や反応時間を統制する精神運動機能の抑制や興奮，イライラして落ちつかない焦燥感などがある．

陰性症状は，根気，注意集中力や意欲の低下などだれにでも見られる状態が継続するもので，症状としてはわかりにくい．発症の当初から観られるが，病気が長期になると顕著になるもので，自閉的で他者や社会との交流がなくなり，ものごとに対する関する興味や関心が薄れ，感情の変化があまり観られなくなるため，怠惰と誤解されることもある．

認知機能の障害は，注意集中力，記憶力，整理・計画などの作業遂行能力，問題解決能力，判断力などの低下で，前頭葉の機能低下と考えられる．

こうした統合失調症に観られる精神認知機能の支障は，思考や行為，行動，対人交流などあらゆる面に影響し，日常生活や社会生活に大きな支障をきたすことになる．一方で，環境，特に人的環境の影響を大きく受けることが特徴である．

2) 活動と制限

統合失調症にともなう活動の制限は，多くの臨床研究（土居，1972；1976；吉松，1976；昼田，1989；山根，1993；中井，2001）に共通してみられるものとして，

- とっさのできごと，予定外のこと，あいまいな状況，複数の課題に戸惑い，全体的な把握や統合的判断が苦手である
- 注意，関心の幅が狭く，ものごとに慣れるのに時間がかかる
- 緊張が高く，冗談が通じるほどのゆとりがない

といったことがあげられる．これらは認知機能の障害が影響しているものと思われる．また通常，陽性症状といわれる精神症状とも関連の深い，自我障害としてみられるものに，

- 自己境界があいまいで，自分のことはすべて他の人には知られており，他者から操作されているような感じがする
- 通常なら個人的なこととして秘めておくことも，保つことができず話してしまう

といったことがある．これらは作為体験と称される．そのほかに，

- うまくリズムにのれない

・待てなくて，先を急いでしまう
　　・学習や記憶の障害とは異なるが，同じ失敗を繰り返してしまう
といったことがある．

　また，被害的な妄想の影響などにより，電車やバスに乗れないとか，買い物に行くことができずに引きこもりがちになるといった者も観られる．加えて，思春期から青年期にかけての発病により，学習や遊び，仕事など，社会生活における普通の経験が未経験であったり，不十分であるといったことが二次的な問題としてみられる．

　こうした障害が影響し，日常生活がやや不器用で常同的，画一的になりやすく，近隣とのつきあいなど些細なことが重なって，大きいストレスになりやすい．仕事に就いても，適度に休むことができず，いつも緊張し疲れやすい，仕事以外でのつきあいや世間話などに困るなど，ゆとりのなさが観られる．

3）参加と制約

　参加の制約に関する障害は，バンク・ミケルセンがいったノーマライゼーション（花村・訳著，1994）の最低条件にあたる「住，職（日課），遊（ゆとり，余暇）」すべてに観られる．
　「住」に関しては，親の高齢化，長期の病気療養による家族との離反などで，家はあっても帰る家がない，アパートなど住居を借りようとしても保証人がいない，精神障害者ということがわかると断られる，といったことがまだある．「職」に関しては，思春期から青年期にかけての発病が多いため，学業が中途半端になったり，就労経験も少ないため，仕事が見つからない，絶対的欠格事由など法制度上の制限や病歴を知られると敬遠されることなどがある．また，薬物の服用による影響もあり，作業遂行能力が低下していることによる制約もある．「遊」に関しては，精神障害者が肩身を狭くしないで利用できる社会資源が少ないことが社会生活を息苦しくしている．

　また，病気の影響で少し逸脱した行為が観られると，精神病に対する誤解が偏見や差別を生む．そして病状がおさまっても，病気に起因する生活や仕事に関する能力の低下に対し，見かけ上どこも悪くないのに，まるで怠けているようにみられてしまうこともある．これらは病気に対する理解の不十分さが影響した参加の制約（不利益）にあたる．

7・2・4　基本的な治療と作業療法の支援

　意識障害がないのに生じる幻覚，妄想を主症状とし，自我の脆弱さや認知機能の障害などが日常生活や社会参加を困難にしている．障害像は個人差が大きく，適切な支援があれば社会生活がおこなえるようになる者もあれば，再燃・再発を繰り返し，慢性に経過する者までさまざまである．初老期になると病気の勢いも落ちついてくる初老期寛解を含め，半数以上は社会生活が十分可能と思われる（Harding，1988）．基本的には，薬物による身体療法により症状を軽減し，作業療法や社会生活技能訓練などの心理社会的療法により，生活様式を変えたり，適応

■表 7-2-2 統合失調症に対する作業療法の機能

- 不用意な侵入による脅かしからの保護（作業の没我性）
- 適度な心理的距離の保持（作業の具体性と物理的距離）
- 適応的退行の保障と退行欲求の充足（作業の具体性，投影性）
- 現実感，身体感覚の回復（作業の身体性）
- 受容される体験（作業の共有性）
- 自己能力の現実検討，自己認知（結果の具体性）
- 生活技能の習得（作業の能動性，意味性）
- 生活の方向性を作る（作業の目的性，意味性）

的な生活技能を身につけたり，環境の調整をおこなう．直接病理に関わる治療的介入より，表7-2-2に示すような統合失調症に対する作業療法の機能を活かし，本人の健康な部分に働きかける生活への適応にむけた支援が中心となる．本来病気になりやすい脆さをもった人たちである．そうした脆さを超えて，いかに安定し，再発を防ぐか，あるいはできるだけ小さな負担で乗りこえるかが，統合失調症にともなう障害に対する治療・支援の基本である．

1）基本的な治療

急性状態に対しては，抗精神病薬による薬物療法（「8・4・1　身体療法」の薬物療法参照）による病状の軽減をはかる．そして，安静が必要な状態を脱したら，遅延化など二次的な障害がおきないよう，急性期の作業療法により薬物の使用量を減らしながら病状の軽減，緩和をはかる介入を開始する．

ある程度病状が落ちつけば，基本的には生活の場を通して，作業療法などの心理社会的療法により，必要な生活技能の習得と汎化，生活機能の回復・改善をはかる．病状の変化が落ちついた維持的な状態においては，再発を防ぐ意味での維持的な量による薬物療法で病状を管理しながら，個々に応じた活動や参加を試し生活の再建をはかる．

陽性症状[*3]だけでなく，陰性症状[*3]にも効果が観られる薬物の開発により，脳の神経伝達物質の機能異常を薬物で調整する身体療法が治療の中心であるが，薬物療法は病状の緩和をはかるもので，いわゆる生活のしづらさと称される状態に対しては，生活技能の習得・汎化をはかる作業療法などの心理社会的療法によるリハビリテーションと，家族のケア，環境の調整といった包括的な支援が必要である．

2）亜急性期の作業療法

[かかわりの復活―安心・安全の保障]

急性期の要安静状態を脱してしばらくは，わずかな刺激で不安定になり，混乱を招いたり，

[*3] 陽性症状，陰性症状：高次の機能により統制されていた低次の機能が解放にもとづいて表面化した症状で，幻覚・妄想・興奮・昏迷などの急性期症状を陽性症状といい，感情鈍麻や意欲・自発性の低下など通常の機能が失われている状態を陰性症状という．

活動性が低下し反応がほとんどないといった状態が観られる．この時期には，作業療法士との1対1の関係，もしくは侵襲性の少ないパラレルな場（「4・5・4　パラレルな場」参照）を利用し，気を遣うことなく安らげるようにする（安心・安全の保障）．

積極的に何かをしたり作るというより，好きな音楽を聴く，ちょっと気晴らしに何かをしてみる，何かを強要されない場で過ごす，といったように作業をシェルターとしてもちいることで，不用意に侵入される脅かしのない場を提供する．彼らが感じる計り知れない不安を思えば，作業療法の導入にあたっては，関わる自分を観てもらう時間的ゆとりを提供し，心配と関心をもってそばにいるということを伝えることができればよい．急がない，焦らないことが大切である．インテークのオリエンテーションも，作業療法を正しく理解してもらうことより，新しく始める作業療法に対する何が始まるのかという不安を少なくすることを目的におこなう．作業療法のインフォームドコンセントと考えればよい．

作業療法士のかかわりも，不用意に相手の精神内界に入ることなく，どうしてよいか判断がつきかねているような場合や，自分の気持ちをうまく表現できない場合などに，少し支えたり判断を助けるなど母性的なかかわりが主となる．現実とのかかわりにおける自我の補助や代理の役割といってよいだろうか．導入期には病室を出るということすら負担が大きいため，シュヴィングのようにベッドサイドを訪れ，少し声をかける程度から始まることもある（Schwing, 1940）．

[アンビバレンツな言動―退行の保障]

少し関係ができてくると，治療者を万能視した依存とともに要求が増える一方，アンビバレンツ（両価的）[*4]な感情を表出するようになる．その適度な距離感のなさが統合失調症の特性でもあるが，アンビバレンツな言動は治療者とのかかわりのはじまりといってもよい．相反する気持ちを受けとめながら，受けいれられないことははっきり示し，近づきすぎたり離れすぎたりしないよう，一貫したかかわりを保つことが安心感をあたえる．

アンビバレンツな感情がさまざまなアクティングアウト（行動化）としてみられることもあるが，社会規範にそいながら受けいれられるものはできるだけ受けいれ，治療者に対する相反する感情を受けとめる．作業活動を適応的なアクティングアウトの手段としてもちい，発散と気分転換をはかりながら，基本的な欲求を満たし，現実的なかかわりへと導いていくことが必要である．

[現実への移行―身体感覚の回復]

感覚を閉ざすことで身を護っている人たちが，自分から感覚を開いて現実世界と関わっていくには，それなりのきっかけとかなりのエネルギーを必要とする．作業活動にともなうリズムや身体感覚を少しずつ自覚できるように，作業を共にすることで生まれる共有感覚を活かして

[*4] アンビバレンツ（両価的）：同一の対象に対して，愛と憎しみのように相反する感情を同時に抱く状態をいう．

働きかけることが作業療法士の重要な役割である．

　統合失調症にともなう障害に対する急性期作業療法は，ほっと安らぎ，日常生活における安心・安全感を取りもどし，現実とのかかわりを回復することが目的である．

3）回復期前期の作業療法
[あるがまま―受容される体験]

　作業療法士との二者関係がある程度できたり，パラレルな場で他者と共に過ごすことができ，現実的な活動に関心がむくようになれば，基本的な生活リズムを整え，具体的な活動を通して周囲に受けいれられる体験（受容される体験，集団所属感）が必要になる．

　作業療法士への個人依存を活かし，共に活動することから開始するのもよい．他者との関係やできごと，事物に対して誤った解釈があれば，気持ちを受容しながら現実的な解釈がおこなえるように支援をする．そして，

- 無理をしないでできる役割を見つける
- 五感の共有性を基盤とした他者と作業を共におこなう体験（共有体験）
- だれかのために何かを作る，してみる（愛他的体験）

といった自分がおこなっていることやおこなったことを通して，他者に関わる，受けいれられる体験を多くする．無理をしないありのままの自分が他者から受けいれられるという体験（受容される体験）が大切である．なじみのあることや自分にできることをする，人と遊んだり作業を共にするなかで自然に交わされる会話から，自分と同じような苦しみを体験している者がいることを知って少しほっとしたり（普遍的体験），自分のしたことが喜ばれる体験（愛他的体験）の積みかさねが，自分を受けいれる（自己受容，自己尊重）ことにつながる．

4）回復期後期の作業療法
[自己認識のはじまり―試行探索]

　安心してひとのなかにいることができるようになると，少しは気持ちにもゆとりが感じられるようになる．そうすると具体的な体験（試行探索）を通して，自分の能力や限界を知り（自己能力の現実検討），自信の回復とともに多少の挫折感も体験することになるが，それを活かして自分の病いや障害と折り合いをつけながら，現実的な対処にむかえるようにする．

　自分の能力に気づき（自己能力の現実検討），それを受けいれるには，他者の支援と支えが必要である．具体的な作業活動を共におこないながら，

- 作業遂行能力を評価し，本人と共に検討する
- 他者からの是認，注意，激励を通して自己概念を明確にする

といった，実際に経験したことを通して一緒に考え，本人が気づいていくという過程が有用である．失敗を通して学ぶというより，失敗に終わりそうな状況を，工夫や視点を変えることで新たな適応的なものの見方や方法を学べるようにする．失敗をしないことより，いかに工夫して失敗体験に終わらせないかが大切である．

現実を見ることができるようになるということは，病気によって失われたもの，病気のために得る機会を逃したもの，社会から受けている不利などにも出会うことになる．作業療法は，現実検討にともなう喪の作業を支え，ゆとりを取りもどすためのモラトリアムな期間と場を提供する．この時期には，生活や就労に対し自分の現実を認識していないとも思えるような言動が観られることがある．これは自己評価の低さに対する焦りとみることができる．また，治療・支援者や家族の期待の取り込みによることも多い．自律にむけた活動が本当に活かされるためには，この時期の十分な気持ちの整理と準備が大切である．

[適応と技能—自律にむけた準備]
　自律にむけた準備の時期は，社会参加にむけた再出発の過程で，適応的な技術を学習したり，今までの方法を少し変えてみる（オルタナティブ），社会資源や人的資源をうまく利用できるようになるといったことが支援の目的となる．
　生活技能訓練（social skills training：SST）がもちいられたりするが，統合失調症にともなう障害は，認知障害の影響により場面をイメージしておこなうロールプレイなどの効果が汎化しにくいという問題がある．具体的な作業体験を通して生活技能を学ぶ作業療法が有用である．社会参加にむけて，たとえば，
　① 日常的な近所とのつきあいで困らないようなつきあい方
　　　日ごろのあいさつ，ゴミの出し方など
　② 薬の利用を含む健康の管理
　③ 自分にできるお金や大切な物品の管理
　　　自動振込，銀行カードの利用など
　④ 社会資源の有効利用
　　　生活保護，障害年金，医療保険などの制度の利用
　　　福祉事務所，保健所，職業安定所，市役所（役場）など公的な機関の利用
　　　デイ・ケア，福祉施設などの利用
　　　公園，デパート，市場など地域社会で生活に必要な資源の利用
　⑤ 自分に合った食生活の工夫
などがある．これらについては，具体的な体験を通した学習が適しているが，大きな変化を求めすぎてはならない．熱心な治療（支援）者ほど，期待が大きくなりやすいので注意が必要である．多少難があっても本人にとって負担のない程度がよい．そして何もかも一人でできるようになる努力よりも，
　⑥ 困ったときの支援の求め方
が身についていることのほうが大切である．

[自分なりの生活—自律生活]
　実際に地域生活や社会参加が始まると，いかにこころのゆとりを保つか，些細なことを大き

なストレスにしないかといったことが大切になる．そのためには，気軽に自分の悩みを聞いてもらえたり，相談にのってもらえる人の存在が大きい．また，仲間の溜まり場，ソーシャルクラブ，デイ・ケア，何かの集まりなど，ここなら気を遣わなくてすむ，気疲れしないといった場が大きな役割を果たす．

急がない，無理のない生活が第一で，1日でしなければならないことも2日でできればいい（2日で収支）といったくらいのこころのゆとりが大切である．

5）生活（維持）期の作業療法

生活（維持）期は，症状の有無にかかわらず病状に大きな変化は観られなくなり，緩やかな回復の可能性を含む生活のなかで，再発を防ぎながら生活の質の維持や向上をはかる時期にあたる．地域社会における生活を支える場合（社会内維持）と，医療の保護的環境が必要な療養病棟などにおける生活を支える場合（施設内維持）がある．いずれも，再発を防ぐ適切な危機介入や日ごろの生活支援が大切である（「6・4　地域生活支援と作業療法」参照）．

地域社会における生活では，グループホーム，ホームヘルプ，ショートステイ，福祉ホーム，地域生活支援センターなど，暮らしを支える場や制度，作業所や授産施設，福祉工場などその人の能力や状態に合った活動や参加を支援する場が整備されてきた．こうした施設や制度を有効に利用することで，何曜日にはどこで何をするといったことが一つでも生活に組み込まれると，それにより生活の方向性が生まれる（習慣化）．そうした方向性と，自分の健康の管理がどの程度できるか，困りきる前に上手にヘルプサインが出せるようになるといったことが生活の安定へとつながる．

施設内維持状態にあたる人たちは，大きな症状の変動はないものの活動性に乏しく，現実的なかかわりが少なくなり，適切なはたらきかけがなければ何年も入院したまま経過してしまうことも珍しくない．現実世界との接触を避けるようにひっそりと日々をおくる慢性の自閉状態にあっても，作業の非言語的特性を活かして，侵襲しない配慮をしながら現実的関係を維持することが作業療法の大きな役割となる．

そうした日々のかかわりが維持されることで，極端な人格荒廃を防止できるだけでなく，何十年も慢性状態で入院していた人が，ふとしたきっかけで退院し，その人なりの現実的な生活を取りもどす経験を何度かした．いかに不用意な侵入による脅かしなく関心を示し続けるかが大切で，それは偶発的にさえみえる寛解の芽を見逃したり，摘んでしまわないかかわりである．

7・3　気分障害（躁うつ病）と作業療法

気分障害は感情障害とも称されるが，従来，躁うつ病と呼ばれていた．近年，躁状態とうつ状態の2病相が交互に繰り返される「双極性障害及び関連障害群（bipolar and related disorders）」と「抑うつ障害群（depressive disorders）」に区別して対処されるようになった．

■ 表 7-3-1 包括的な気分障害の特性

項　目	内　容
発症の特性	生涯有病率は，双極性は性差なく0.2〜1.7%，単極性は男性11.0〜12.7%，女性14.8〜21.3%．双極性は20〜30代，単極性は40〜50代に好発
原　因	生物-心理-社会的要因の相互作用による脳の神経伝達機構の障害
性格傾向	循環気質（明朗，社交的，世話好き，同調的など），執着気質（几帳面，凝り性，正義感・責任感が強い），几帳面，秩序愛好，他人配慮的な性格などメランコリー（親和）型性格
主症状	躁病相　：観念奔逸，注意散漫，多弁多動，自尊感情肥大，他 うつ病相：抑うつ気分，意欲低下，興味・関心の喪失，注意困難，不安・焦燥
病　型[*1] 病　型[*2]	躁病エピソード，双極性感情障害，うつ病エピソード，他 双極性障害および関連障害群，抑うつ障害群
経過・予後	まれに躁病相を繰り返す者もいるが多くは単極性のうつ，もしくは双極性で，双極性は1/3あまりが慢性化する
一般的治療	薬物療法を中心に心理社会的介入

病型分類[*1]はICD-10，[*2]はDSM-5

7・3・1　従来の気分障害

　気分障害は，従来は**表7-3-1**に示すような特性がある疾病として総称的に扱われており，主な特性としては，

- 生涯有病率は，双極性障害および関連障害群は男女の差はなく0.2〜1.7%，抑うつ障害群は男性が13%あまり，女性は男性の約2倍
- 発症は社会的あるいは文化的影響を受け，地域や時代によっても異なる
- ホルモン分泌の不安定さやジェンダーの影響など生理学的，社会的要因の影響により女性に抑うつ障害群が多い
- 好発年齢は統合失調症より遅く，男女を問わず，双極性障害および関連障害群は20〜30代をピークに分布し，抑うつ障害群は中年期から初老期にあたる40〜50代に多い
- うつ病相のみで発症した人の2〜3割が双極性に転じる
- 双極性障害および関連障害群は，セロトニンなどの神経伝達物質に対する過敏性などの遺伝的な体質を背景に，病前の性格や性格形成に関連のある生育歴，家庭環境などの環境因子が関連し，ある状況（社会的要因）が誘因となって発病にいたる
- 抑うつ障害群は，主たる原因はストレスで，ストレス時に副腎皮質ホルモンによるフィードバック機構が働かずストレス反応が止まらなくなる，セロトニンなどが不足するために発病にいたると考えられている
- 気分障害になりやすい性格要因として，仕事熱心，凝り性，徹底性，正直，几帳面，強い正義感や責務感などの執着気質（下田，1941），秩序性や仕事上の几帳面さ，入念さ，義務・

責任感, 良心性, 他者のための存在[*5]などが, 抑うつ障害群の病前性格に特徴的であるといい, メランコリー（親和）型性格（Tellenbach, 1961）などがある
- 心理的, 社会的状況因としては, 死別, 転居, 新築, 結婚, 離婚, 昇進, 引退など環境の変化が誘因として働き, 広い意味での対象喪失により誘発される
- 主要な症状は, 躁病相では, 自尊感情肥大, 万能感, 易刺激的, 易怒的といった気分の発揚, 観念奔逸, 注意散漫, 浅薄・表面的などの思考障害, 誇大な妄想, 行為心迫, 抑制消失による逸脱行為などが観られ, 自我感情が亢進し, 睡眠欲求の減少, 食欲や性欲の亢進が観られる
- うつ病相では, 悲観, 空虚, 焦燥, 苦悶といった抑うつ気分を主症状とし, 抑制, 渋滞, 制止, 記憶力低下などの思考障害, 心気, 罪業, 貧困などのうつ病性妄想, 意欲・行動の制止が観られ, 身体面では不眠, 早朝覚醒などの睡眠障害, 食欲や性欲の減退, 日内変動が観られる

といったことがあげられている.

7・3・2 双極性と単極性の区別

　DSM-5では従来の総称的な気分障害は, 躁状態とうつ状態の2病相が交互に繰り返される「双極性障害および関連障害群」と「抑うつ障害群」に区別された. うつ症状が主でうつ病と間違いやすいが実際は双極性である「双極性Ⅱ型障害」や症状が出ているときは「メランコリー（親和）型うつ病」と同様な状態にあるが,「5時までうつ」などとよばれるようにわずかなストレスでうつ状態を呈する, 非定型うつ病（新型うつ病・逃避型うつ病・ディスチミア型うつ病）といったものとは, 本来の気分障害とは治療上の対処も異なるため, 臨床上の判別が重要である. 特に後者は社会的に未成熟である場合や境界性パーソナリティ（人格）障害・回避性パーソナリティ障害・依存性パーソナリティ障害, そして適応障害が背景にある場合もあるため, それに応じた対処が必要になる.

7・3・3 気分障害と生活機能

1) 心身機能と障害

　躁病相では, 睡眠欲求の減少により眠らなくても活動を続け, 自尊感情が肥大し, 多弁で活動欲求が高まるため, 次から次へ新しい考えが浮かび（観念奔逸）, 活動性も高まるが, 注意は散漫になり, 一つのことに集中できず, 逸脱行為が多くなる.

　うつ病相では, 一日中塞いだ嫌な抑うつ気分にみまわれ, 食欲がなく体重も減少する. また

[*5] 他者のための存在：テレンバッハ（Tellenbach）による気分障害になりやすい性格2大特性の一つで, 自己の存在は他者の存在があって初めて成立するというもの. 他者に認められて初めて安定し, 責任転嫁することなく, 自責傾向が強い, 過度に良心的な性格特性.

寝つきが悪く眠りが浅いため睡眠障害があり，動作や思考も遅くなり，疲れやすく，何に対しても興味や意欲がわかなくなり，集中力・思考力・決断力も低下する．何をしても気持ちが落ちつかず，何を考えても悪いほうにしか考えられず，自責感や焦燥にさいなまれ，自分には何の価値もないと感じ，ひどくなると希死念慮にとらわれる．

こうした病相期の気分の高揚や低迷が生活に大きな支障をきたし，二次的に身体的な機能にまで影響がみられることもまれではない．

2）活動と制限

気分障害にともなう生活上の障害は，躁病相とうつ病相では対極的な様相をみせる．ひととのかかわりでみれば，躁病相では，
- だれかれなく訪問するなど相手の迷惑を考えない行動が多くなる
- 爽快で楽天的だが，易刺激的で些細なことで怒ったり興奮しやすい
- 自己中心的，表面的な行動が多くなりトラブルになりやすい

といった現象が観られる．そして日常の生活面では，明るく活動的であるが，
- 誇大な言動が多く，できない約束を次々するなどまとまりに欠ける
- 行動は性急となり，関心・興味は広がるが拡散し，持続・集中は困難になる
- あまり睡眠をとらず身体が衰弱するまで動き回る
- 大量の飲酒，性欲亢進や派手な服装，浪費など，生産行動より消費行動が多くなる

など自分では感情や行動のコントロールができなくなる．仕事に関しても，
- 初期は精力的に遂行するが，しだいにワンマン，誇張的になり現実的でなくなる
- 次々新しいひらめきはおこるが仕事は完成しない

など自己中心的な行動が多く，トラブルにつながることが多い．

うつ病相では，躁病相とは対極的に，意欲や行動の制止が中心になる．他者とのかかわりや日々の生活では，
- ひとと会う気力もなくなる
- 睡眠は浅く，しばしば朝早く目が覚め，午前中抑うつ的なことが多い（日内変動）
- ひどくなると入浴，洗面，離床すら億劫になり，何もする気力がなくなる

など活動性が著しく低下する．仕事に関しても同様で，
- 考えが進まず，決断力も集中力も落ち，何をするのも億劫になる
- 新しい仕事や気を遣う仕事などが困難になる

といったように，うつ病相では生活全般に制止がみられる．うつ病相の極期にはその気力もないほど制止されるが，病相期初期と回復期には希死念慮がみられることが多いので注意が必要である．

3）参加と制約

気分障害にともなう生活上の障害は，個人レベルのものとはいっても，特に躁状態では大き

く他者を巻き込み，社会通念をはずれた言動により対人面や仕事に支障が生じる．うつ状態ではすべての生活上の機能が停滞，停止するため，家庭や社会における役割が果たせなくなる．ある種の芸術家や作家などのように個人的な職業においては，感情の波に合わせて生活の調整ができるため，一般の就労に比べると社会的制約は少なくてすむこともある．

7・3・4　基本的な治療と作業療法の支援

　気分障害に対する治療は，急性状態に対しては，薬物療法や必要に応じて電気けいれん療法，光療法などの身体的治療により病状の軽減をはかる．躁病相，うつ病相ともに薬物療法と精神療法が主体で，薬物療法で回復することが多く，従来は作業療法で積極的に関わる機会は少なかった．しかし効率を求める社会構造の変化も影響していると思われるが，自分の調子に合わせて仕事や生活をすることがむずかしくなってきたためか，慢性化，遅延化する傾向がみられ，回復状態に応じて精神療法や認知行動療法などの心理社会的療法が併用される．

　そして，作業にともなう感覚，知覚，運動の協調といった作業の身体性をもちいて病状の安定をはかったり，作業の具現性や具体性をもちいて現実感や生活リズムの回復，必要に応じて，自分の認知特性の現実認識，休息のとり方や趣味の探索など生活や思考パターンにゆとりをもたせるために，作業療法が関与することが多くなっている．

　作業療法の役割は，受容的，支持的な精神療法的かかわりのもとに，作業活動をかかわりの手段とし，言語を介さないことで精神的負担を軽減するといったかかわりから始まる．そして，現実的な枠のなかで病者が安定したら，新しい適応的人間関係の体験を通して，以前の生活や社会的地位への復帰を支援する（山根，1992）．

　病相期から寛解期にいたるまで，躁病相とうつ病相の場合を比較しながら，回復過程に応じた作業療法の支援について述べる．

1）早期の作業療法
[身体療法導入時—休息]

　身体療法が導入された治療の初期は，躁病相，うつ病相ともに病気であるという自覚をもち，休養し治療に専念することを十分了解させることが必要である．身体療法が導入されてしばらくは，躁病相であれば，活動をおこなうことで興味が拡散し，行為心迫を誘発したりする危険がある．うつ病相であれば，活動をおこなうことの負荷が大きく，おこなったとしても病前との能力の比較から自分を卑下しやすい．

　この段階では，作業療法士の指示，判断を明確に示し，すべての社会的責任をはずし，今の状態は病気の一状態であることを告げて病気という自覚をもたせ，特にうつ病相では生活上の重要な決定はさせない．

　作業療法はこの時期に処方が出されることはほとんどなく，積極的な関与をする時期ではないが，再入院などですでに関係があり，回復過程で作業療法をもちいる予定があるような場合

には，治療チームの一員として，後々の関係のために入院時から会っておくこともよい．

[身体療法導入後—保護的かかわり]

　ある程度休養の時期が過ぎると，多少具体的に何かしてみようという関心がおきる．しかしまだ躁病相ではまとまりがなく，本人の希望にまかせると興味が拡散しやすく，うつ病相では自分で決定できなかったり，自己卑下感を引きおこしたりする．かかわり方いかんで回復期間にかなり影響のある時期である．他者の評価を得ることで自分の評価が決まる他者評価に対する過剰な意識や依存がみられるため，作業療法士が積極的になったり，期待をかけたりすると，達成のため無理をしてしまいやすい．ゆっくり休み，余裕をもてるような対応が必要である．「せっかく病気になったのだから，もっと余裕のもてる生活を見つけてみよう」といった程度の気持ちをもつことが大切である．

　この段階の躁病相に対しては，作業療法士が患者の気持ちを受容しながら示す支持と，生活行為をもちいた現実的な対応により，病相期を抜け出したばかりの不安定さをまとめることが必要になる．興味や行動の拡散をおこさないようにしながら，現実的な範囲で依存欲求を満たす．作業は，創作的なものや完成までに時間が必要なものは，失敗体験に終わることが多い．そのためこの時期の作業としては，

- はっきりと予測のつく組織的なもの
- その場で直接的な満足が得られるもの（簡単で失敗の少ないもの）
- 努力以上に作品の見栄えがよく，価値のあるもの

がもちいられる．実際には散歩や音楽鑑賞など受動的で気分転換になる作業や，スタンピングによるレザークラフトの小作品のように，あまり時間や技術を要さず，しかも作品の見栄えのよいものが利用できる．初期には作業療法士との1対1のかかわりで開始し，

- 一回の活動時間は短時間にし，回数を多くする
- 決定が困難な場合は支援する
- 注意指導は短く頻繁におこなう
- 一度決めたことは最後までおこなえるようにする
- 首尾一貫した毅然とした態度をとり，社会規範にそった制限と受けいれをはっきりと示す

など，時間，作業量，禁止事項などの指示，制限は明確にする．他者と場を共有するパラレルな場を利用するようになれば，他者に対する躁的な言動のため，後々自尊心が傷つくことにならないような配慮も必要である．そうした言動に対する人前での禁止は，言葉でなく何かサインを決めておくといった方法もよい．

　躁病相では自己中心的な一体感情の強さのあまり，他人の気にすることを平気で言ったり変におだてたりすることもあり，熱心に関わろうとする治療者ほど動揺し，弱みを突かれるような形で振り回されてしまいやすい．言動の端々にみられる攻撃的なことも受けとめ流すゆとりを作業療法士がもち，安心して怒りが表出できるような対応が大切である．

　また，この段階のうつ病相に対しても，病相期を抜け出したばかりの不安定さをまとめるこ

とが目的になる．作業活動は，以前に経験のあるものや技術，時間を要するものは，過去の自分の能力と現状との比較で，自責感，劣等感，自己卑下といった感情を引きおこしやすいため，
- 以前になじみのあるものより初めてのもの
- 簡単で繰り返しのある構成的活動（精神運動抑制に応じて）
- 組織的で実用的な活動（決断の困難さと葛藤を避ける）

をもちいる．初期には躁病相と同様に作業療法士との1対1のかかわりで開始し，
- 短期活動で時間の連続性をもたせる
- 話しかける内容も簡単にわかりやすく，対象者のテンポに合わせる
- 反応を待ちながら，相手が知覚できる速さで働きかける
- 能力を超えた要求をしていないことを伝える
- 決定を迫らない

といったことに気をつけるとよい．うつ病相ではどのようなはたらきかけに対しても悲観的で，まるで深い怒りを抑えているかのようにこころを開こうとせず，関わる者自身が無力感にさいなまれ，顔を合わせるのも気が重くなることがある．こうした状況に巻き込まれない作業療法士側の安定した姿勢が肝要である．

2) 回復期前期の作業療法

[現実感の回復，無理と焦り―受容される体験]

ある程度まとまったことができるようになり，少しずつ現実的な生活のことなどが考えられるようになると，そのぶん無理や焦りがおきやすい．この段階では，肯定的行動を強化しながら，無理をしなくても受けいれられる体験をもてるようにする．

この段階の躁病相に対しては，本人の能力を認めるように支援し，能力範囲の活動で達成感を経験するといったことが肯定的な行動の強化になる．実際の活動においては，とかく成果を気にしがちになるので，競争的な活動や集団内での役割活動などは避け，結果より過程の努力を認めるようにする．褒め方が無理をさせる原因になることもあるので注意が必要である．また，ひととの上下の関係などにも気を遣いすぎる傾向がみられるため，作業活動を教える教わるというかかわりを通して，権威的と思うものを必ずしも受けいれなくてもよいという理解を助ける．

うつ病相に対しては，大変な病相期を乗りこえたことを評価し，どのようなことでも以前との比較ではなく，今達成したことを評価することが肯定的な行動の強化になる．実際の活動においては，対象者の状態によるが比較的なじみの薄い活動がよく，簡単な課題の達成に合わせて活動のレベルを上げ，徐々に病前の生活に関連した活動に移し，自信を取りもどしていけるようにする．とにかく無理をしない，焦らないということが必要で，
- 息抜き，気分転換の方法を共に探す
- 家族に，患者を見守り待つ努力をすることに協力してもらう

といった形で，本人だけでなく家族にも理解してもらうことが大切である．

3) 回復期後期の作業療法
[生き方の見なおし―現実との調和]

　症状が改善し，少し自分の生き方などを振り返るゆとりが生まれると，作業療法士から生活に関する問題などにふれられても受けいれられるようになる．そうした段階になれば，自分自身の行動パターンを認識できるように導き，生活態度を変えたり，新しい楽しみをもったりすることで，無理をしなくてもなんとか現実と調和できるようにする．この段階になると家族も安心し，社会復帰を促したりするようになる．周囲の理解の有無が大きく影響するので，一進一退があること，無理をしないことの重要性を家族に伝え，病気に対する理解と患者の心の支えへの協力が得られるようにすることが必要である．

　躁病相に対しては，本人の生き方の見なおしとして，
- オール・オア・ナッシング的な融通性のないパターンについて考える
- 完全なことなどほとんどないことについて洞察を促す
- 新しい適応的な人間関係を体験する

といった機会を作る．認知行動療法などもこの時期になると効果的である．また，
- 集団のなかで他の人と場や感情を共有する
- 分担された役割を果たし，普通に受けいれられる体験をする
- 本来もっている能力に気づく体験をする

といった機会なども，自己尊重を育てることで無理な努力をしないでもよい生活のしかたの見なおしになる．

　うつ病相に対しても，悲哀の仕事の一面でもあるが，自分の生き方の見なおしが必要である．
- 休養のとり方を学ぶ
- 何か仕事以外に趣味を見つける
- こだわり，執着する気持ちが無理をしてしまうことにつながることを理解する

など，息抜き，気分転換の方法を身につけられるような機会をもつ．そして，徐々に支援を減らし，自立感を育てる．ときに敵意感情がむけられることもあるが一過性のものであり，受けいれるようにする．いずれにしても，病的な状態に目を奪われると，その状態に合った活動はどうしても幼児的なものになりやすい．対象者の生活年齢，経験，知的レベルなどに十分配慮し，その人のプライドを傷つけることがないように気をつける．工程の工夫や題材の選択などに配慮し，プライドを保ちながら目的が達成できるような気配りが必要である．

　気分障害（躁うつ病）に対して特に注意が必要なこととして希死念慮がある（大原，1976）．うつ病相初期や回復期など多少ゆとりが残っていたり，ゆとりが回復し始めたときに，将来に対する断絶感から，なんとなく気分に負けて死を選んでしまうことがある．治療契約がなされた関係であれば，積極的にその気持ちを聞き，制止することが必要である．

7・4 神経症圏の精神認知機能の支障と作業療法

　一般に神経症と総称的に使われているが，医学的には神経症というよび方はあまり使用されず，DSM-Ⅲ（1980年）やICD-10（1990年）（中根，1994）あたりから，国際的な分類では神経症というよび方がされなくなった（山下，1992）．DSM-5では，神経症については，不安，強迫関連，PTSD，解離性障害などその発症要因と症状の現れ方などから分けられている．神経症は，機能性精神病とよばれるように，器質的な障害はなく，生活環境や対人関係からのストレスなどの環境要因，恐怖体験，欲求の抑圧，喪失にともなう悲哀，幼少期の親子関係などの心理的要因，性格要因，身体要因を背景として，なんらかの心理的できごとをきっかけに発症すると考えられてきた．近年，必ずしも精神力動的な原因が発症の主要因とはいえない可能性も示唆されるようになり，DSMのような操作的診断基準が作成されている．

　しかし，診断基準がどうであれ，神経症圏の精神認知機能の障害は，性格や素質とストレスなどの要因が関連する状況次第でだれにでも起こりうる．生真面目，几帳面，内向的で過度な配慮や遠慮などで疲れやすい，一般に神経質といわれるような性格が症状の現れ方に影響すると指摘される．いい意味では慎重で失敗も少ないが，逆に働くと，強すぎる責任感などから，融通が利かず愚痴っぽくなり，周りからは敬遠されがちになる．そのほかに，自己中心的な依存，自己顕示性，見栄っ張り，虚言傾向，演技的，好き嫌いが激しいといった演技性性格があげられる．これもいい意味では，仕事や学業で優れた業績をあげるが，安定しないため周囲からは敬遠されやすい．

　こうした性格が身体症状として現れると，麻痺，失立，失声，けいれんなどの身体表現性障害を引きおこす．また神経質といわれる性格傾向は，本人自身無意味，非合理とわかっていても，やめると不安になり繰り返してしまう強迫観念や強迫行為など，日常生活や社会生活に影響するようになる．

7・4・1　いわゆる神経症の特性

　神経症圏の認知機能の障害は，「不安，悲哀感，苛立ち，恐怖，抑うつ，情緒不安定，強迫行為，解離性健忘」などの精神機能の支障を基軸に，「手足の麻痺や振戦，失声，失立，失歩」などの運動機能障害，「失明，難聴，感覚障害，離人感」などの感覚知覚機能障害，「吐き気，下痢，便秘，めまい，動悸」などの自律神経症状と多岐にわたる症状を呈するが，病気とはいいにくいサブクリニカル（準正常）な状態から，いわゆる神経症，そして境界性パーソナリティ障害，精神病レベルに至るまで，その範囲が広く，精神病との区別だけでなく，病気と正常との区別もつきにくいことが特徴である．

　一般的な見方として，神経症は表7-4-1に示すような特性がある疾病とされ，主な特性としては，

■ 表 7-4-1 いわゆる神経症の特性

項　目	内　容
発症の特性	分離不安障害は多くは7～8歳ころに発症．発症率は男女差なく学齢期の3～4%，不安障害群の多くは思春期以後に発症し社会的環境の影響により生涯有病率は2～16%と幅があり，男性より女性のほうが高い．強迫性障害は多くが20歳前後に発症し生涯有病率は2～3%
原　因	性格要因，環境要因，心理的要因を背景に心理的できごとをきっかけに発症
性格傾向	内向的，内省的，小心，敏感，理想主義，負けず嫌い，完全主義的傾向など，いわゆる神経質と称される，ストレス状況に過度に反応しやすい傾向
主症状	心身にわたる過剰な不安と心配，運動や感覚の機能，意識などにも障害が起こる
病　型*1 病　型*2	神経症性障害，ストレス関連障害および身体表現性障害 不安症群/不安障害群，強迫症および関連症群/強迫性障害および関連障害群，心的外傷およびストレス因関連障害群，解離症群/解離性障害群，身体症状症および関連症群
経過・予後	経過は，多くは動揺し慢性化しやすい
一般的治療	薬物療法により症状軽減をはかりながら，支持的精神療法，洞察的精神療法，行動療法，認知行動療法などを症状に応じて併用する

病型分類*1はICD-10，*2はDSM-5

- 生涯有病率も，障害により異なるが2～16%と幅があり，発病年齢も青年期を中心に子どもから老人まで幅広くみられ，10代後半から40代に発症することが多い
- 神経症圏の認知機能障害そのものは器質的要因によるものは少ないと考えられるが，通常の性格形成において反応性，感受性などの素質的なものに関しては，遺伝的な要因も少なからず関与している
- 病因論的には心身症などと同様に反応性障害にあたり，ストレス状況に対し適切に対処できず葛藤をおこしやすい素質や性格傾向がある者が，なんらかの心因に対して防衛機制が適切に機能せず，精神的，身体的な不安や緊張，予期不安を中心とした症状を呈する疾病といえる
- 発症と症状の現れに性格傾向が大きく影響し，内向的，内省的，小心，敏感，理想主義，負けず嫌い，完全主義的傾向など，いわゆる神経質と称される，ストレス状況に過度に反応しやすい傾向がある
- 症状は多彩で，心身にわたる過剰な不安と心配に対して適応的な防衛機制を働かせることができなかったり，極端なもしくは歪んだ防衛機制が働いて形成され，運動・感覚機能，意識などにも障害がみられることがある
- ICD-10では，神経症性障害，ストレス関連障害及び身体表現性障害に，DSM-5では，不安症群/不安障害群，強迫症および関連症群/強迫性障害および関連障害群，心的外傷およびストレス因関連障害群，解離症群/解離性障害群，身体症状症および関連症群に分類される
- 神経症圏の精神認知機能の支障は，原因が解決されれば治癒が可能な精神疾患といわれて

いたが，多くは経過が動揺し慢性化しやすい
といったことがある．

身体表現性障害では，麻痺，失立，失声，けいれんなど，不適応な防衛機制により身体的に表現を借りて形成された転換症状，意識障害（夢中歩行，もうろうなど）などがある．転換症状は器官言語とよばれるように，その症状と関係する器官の機能から症状が象徴的に患者の気持ちを語っていると解釈される．心気症の症状には，身体各部の異常感，不眠，注意集中困難，意欲減退などがみられる．心身の些細な不調にこだわり，妄想的にとらわれてなんらかの重大な病気ではないかと強い危惧を示すものである．逃避や適応障害の合理化によるものという解釈もなされる．

強迫性障害の症状は，強迫観念，強迫行為などで，本人自身無意味，非合理とわかっていても，やめると不安になるため繰り返してしまう．強迫行為は，自分がおこなう行為だけでなく他者におこなわせる強迫行為もある．また強迫行為は，日常生活の行為すべてにおきるのではなく，手洗い強迫なら手洗いに関係するもの以外には関心がむかないことが特徴である．

7・4・2　神経症圏の精神認知機能の支障と生活機能

1）心身機能と障害

神経症圏の精神認知機能の支障は，病的状態と個人的な性格傾向の現れとの区別がつけがたいが，強すぎるこだわりや不安になりやすい性格やそれにともなう精神的，身体的な機能の支障などが心身の基本機能に関する障害にあたる．身体化をともなうものが多いため，精神機能の支障を基盤にしながら，二次的な身体機能の低下もみられる．不潔恐怖などからくる強迫的な洗手行為では，繰り返される手洗いで，手の皮膚の損傷がみられるものもある．

2）活動と制限

生活上の障害としては，不安障害では，慢性的な不安や心配から，落ちつかず過敏にものごとに反応するなどの精神症状と，首や肩のこり，頭痛・頭重感，動悸やめまい，疲れやすさ，睡眠障害（寝つきが悪い，途中覚醒，浅眠）などの身体症状（いわゆる不定愁訴）がみられる．

何かにつけて過度の不安や心配がつきまとい，よくなったり悪くなったりしながら慢性的になると，日常生活に支障をきたし，うつ病に移行したり，アルコールで不安をまぎらわそうとしてアルコール依存症に陥ることもある．

強迫性障害では，不安や心配にとらわれ，不合理だと思っても抑えられない（強迫観念），そのような不安や心配を打ち消そうとして，無意味な行為を繰り返す（強迫行為）といったことがみられる．そうした強い不安や葛藤，とらわれ，何度も何かを確認したり手を洗い始めると止められないなどの強迫行為，儀式的行為などにより，日々の生活に支障をきたす．そうした自分の行為により疲れ果てて仕事ができなくなったり，自己中心的な依存傾向が強い場合には，周囲の者に依存しながら，その相手を独占し操作的に動かそうとするため，他者との関係にも

影響するといったことがみられる．

3）参加と制約

　神経症圏の大半は自己完結型の生活の障害であるが，その通常の気になり方とはかけ離れた不安やそれにともなう行為が日常生活や仕事に大きく支障をきたすようになると，社会的，職業的にも制約が生じるようになる．

7・4・3　基本的な治療と作業療法の支援

　病態像により異なるが，基本的には，その基盤にある不安や抑うつを抗不安薬や抗うつ薬によって軽減しながら，心理支持的な精神療法に始まり，行動療法や認知行動療法，洞察的精神療法などの精神療法により，葛藤をおこしている自分を洞察したり，ストレスを軽減するような生き方を身につけるように行動変容をはかる．作業療法では，思考優位になりやすい神経症の人たちに，具体的な作業による現実的な体験を通して，思考的とらわれから現実的な感覚に意識がむくようにする．

　作業療法としては，精神療法の言語による介入の代わりに作業のコミュニケーション機能や非言語的特性としての投影機能をもちいた精神療法的作業療法がおこなわれることもあるが，通常は他の療法の補助的な役割として，感情表出を助けたり，適応的なアクティングアウトや自己愛を充足する機会を提供し，症状の安定と健康な機能の強化といった役割を担う（石谷，1984；平岡，1993；渡邉，1993；松浦ら，1993）．

　神経症圏の障害に対する作業療法のかかわりは，ある程度症状が安定し，活動性の回復がみられるようになってから開始する．

1）急性期の作業療法

［症状の安定，保護―適度な距離］

　急性期の導入時には，作業療法を紹介されてもかなり距離をおいて接し，作業活動にも手を出すことをためらう者が多い．やってみたいものがあれば教えるといった程度の距離を保ち，特に強く勧めるということはしないほうがよい．作業療法の場でできることを紹介し，興味が示されれば，作業に関して対応することで適度な心理的距離を保ちながら，自然に時期がくるのを待つといったかかわりが後々の関係をスムーズに運ぶ．

［活動のはじまり―自己愛の充足］

　作業活動に興味を示すようになれば，作業活動を教えるという形で心理的距離を保ちながら関わる．活動中に症状（強迫症状や転換症状など）が観られることがあるが，多少活動に影響があっても，症状（病理に関すること）にはふれずにおくほうがよい（山根，1997）．作業療法士が気を配ることがかえって患者に症状を意識させることになる．

作業は本人の生活体験に基づいた興味のあるものをもちいる．初期には自分が使用し自己愛を満たすことができる創作的な手工芸的なものや音楽を一人楽しむといった個人的なものが選ばれることが多い．本人の努力を認めることが自己評価を高める．

2）回復期の作業療法
[アンビバレンツ─作業療法士の安定]
　ある程度関係が成立してくると，作業療法士に対して極端に依存してきたり，攻撃性をむけるなどアンビバレンツな言動がみられるようになることがある．治療的退行にともなう転移による依存とみられる．恋愛感情をむけられたり，万能視されたり，他のスタッフに対する陰性感情を打ち明けられたりして，作業療法士自身が振り回されるだけでなく，スタッフ間のダブルセラピスト状態を引きおこす原因になることがある．適度な退行を受けいれることは治療上必要であるが，職業上の役割を見失うことのないよう，つねに一定した対応が肝心である．
　身体化された症状の苦しい気持ちは理解の範疇にとどめる．親身に関わりすぎると，かえって自分の症状に対する意識を強める結果になる．健康な自我に関わり，生活を安定させるという作業療法の役割をつねに認識した，作業療法士自身の安定したかかわりが必要である．作業活動を介して関わるという現実的な距離の維持がこの時期でも有用である．
　自分の状態に対する現実的な認識がしっかりしてくると，症状に対するとらわれに対しても少し対処しようとする気持ちがみられるようになり，実際に行動もともなうようになる．この段階になると，他者との共同作業など集団場面で社会生活における役割に類する行為もおこなえるようになる．自己愛を満たす個人的な活動から，他者のためにおこなう活動や愛他的な活動が自尊心を高め，健康な自我のいとなみを支える．自分から自己の病理について語るといったこともみられるようになり，直接言語によらなくてもすむ作業活動を介した適切な表現の機会の提供も作業療法の役割になる．
　また，比較的思考優位な生活をおくりやすい神経症の人たちにとっては，この段階では，軽いスポーツやゲームなど比較的粗大な動きをともなう作業活動を，他者と共に楽しむことができるとよい．自分の身体感覚を通した気持ちの表現や心地よい身体の使用感の経験が生活の広がりを生む．そして，課題集団など集団プログラムが利用できる場合には，少し中心的な役割をとることなどで，社会における日常的な小さな葛藤場面の解決や適応的な工夫が経験できるとよい．
　励ましと自信の回復が現実生活の場に戻っていく力になる時期である．回復の良好な人ほど，治療の終わりはあっけないほどさりげないものである．

7・5　摂食に関する障害と作業療法

　摂食に関する障害は，19世紀後半に英仏で注目されはじめ，1960年代より先進国で急速に増

加し続けている拒食や過食といった食行動の障害のことで、病気かどうかわかりにくい状態から、神経症、境界性パーソナリティ障害、精神病レベルにいたるまで、その範囲が広く、病因に対する見解もさまざまな変遷をたどっている（西川, 1988；西園, 1988；高木, 1988；舘, 1988；鈴木, 1988；切池, 1988）．時代や地域、社会的風潮、生活状態、食料事情といった文化的な影響を強く受け、食べることに精一杯な社会における発症は極めてまれである．アフリカでは 1980 年代、中東では 1990 年代末に発症例の報告があった．日本では、1960 年代に神経性無食欲症が、コンビニエンスストアが増え 24 時間営業が始まった 1975 年以降から神経性大食症が増えているという．

7・5・1 摂食に関する障害の特性

摂食に関する障害の多くは、本人の意志による食事制限もしくは摂食困難な状況から始まる．拒食と過食は相反する現象にみえるが、基本的な心性は近しく、経過のなかでそれぞれに移行したり、双方の症状を併せもつこともある．これまでに示されている多面的モデル（Halmi, 1995）やその改変モデル（山根, 2002）をさらに改変したものを**図 7-5-1** に示す．

摂食に関する障害は、極端な食事制限や過度な摂取などをともない心身の健康にさまざまな問題が引きおこされ個人差も大きい障害であるが、**表 7-5-1** に示すような特性がある疾病で、

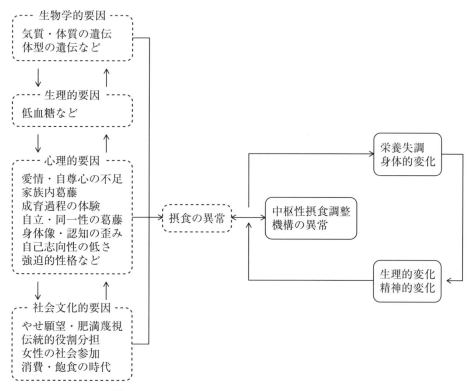

■ 図 7-5-1 摂食に関する障害の多面的モデル

主な特性としては,
- 発症率は時代や文化など社会文化的要因の影響が大きく,国や社会文化的背景により幅が大きいが先進国で1〜3%,一部男性にも観られるが,思春期・青年期の女性に多く,男性の10〜20倍.生涯有病率は0.5〜3.7%
- 遺伝など生物学的要因,心理的要因,社会文化的要因がそれぞれ関与し,低血糖などの生理的要因が原因することもある.ダイエットなどをきっかけに学校,職場,家庭でのストレスなどが絡み合って発症する
- まじめで神経質,努力家で嫌が言えない完璧主義,悩みを一人で抱え込んでしまう,傷つきやすくいつも人に気を遣い,自信がなく他者の評価を過剰に気にし,強迫的な性格傾向が強い
- 極度のダイエットや過食により,中枢性摂食調整機構が麻痺し,食行動の異常を止められなくなり,「食べない」から「食べられない」「食べるのを止められない」といった悪循環を生む.近年の傾向として,拒食から過食へ移行するケース,拒食の既往のない過食,特定不能の摂食障害の増加,などが指摘されている
- 症状は,拒食,絶食,極端な偏食,隠れ食い,盗み食い,むちゃ食いなどの異常な食行動

■表 7-5-1 いわゆる摂食障害の特性

項 目	内 容
発症の特性	先進国に顕著で発展途上国ではまれで,思春期・青年期の女性に多く,男性の10〜20倍.生涯有病率は0.5〜3.7%.国や社会文化的背景により幅が大きい
原 因	遺伝など生物学的要因,心理的要因,社会文化的要因がそれぞれ関与し,低血糖などの生理的要因が原因することもある
性格傾向	まじめで神経質,嫌が言えない完璧主義,傷つきやすくいつも人に気を遣い,自信がなく,他者の評価を過剰に気にし,強迫的な性格傾向が強い
主症状	拒食,絶食,極端な偏食,隠れ食い,盗み食い,むちゃ食いなどの異常な食行動にともない自己嘔吐,下剤乱用などにより不整脈,貧血,脳萎縮,骨粗鬆症,肥満や糖尿病などの身体症状,自傷行為,自殺企図,万引き,薬物乱用といった衝動的な問題行動を併発することもある
病 型[1] 病 型[2]	神経性やせ症,神経性過食症,過食性障害 神経性無食欲症,非神経性無食欲症,神経性大食症,非神経性大食症,その他の心理的障害に関連した過食,その他の心理的障害に関連した嘔吐,その他の摂食障害,詳細不明の摂食障害
経過・予後	治療により大半が軽快するが,慢性化しやすく死にいたる場合もある 親子関係が良好な場合や演技性パーソナリティ障害との併発例では比較的予後がよく,嘔吐,過食・下剤乱用などの不適切な代償行為がみられる場合や慢性化した場合は予後が悪い
一般的治療	身体管理を要する緊急入院を除き,外来治療が原則で,特効薬はなく,認知行動療法,あるいは対人関係療法,家族療法などがおこなわれる

病型[1]はICD-10,[2]はDSM-5

にともない自己嘔吐，下剤乱用などにより不整脈，貧血，脳萎縮，骨粗鬆症，肥満や糖尿病などの身体症状，自傷行為，自殺企図，万引き，薬物乱用といった衝動的な問題行動を併発することもある
- 病型は，ICD-10 では，神経性やせ症，神経性過食症，過食性障害，DSM-5 では，神経性無食欲症，非神経性無食欲症，神経性大食症，非神経性大食症，その他の心理的障害に関連した過食，その他の心理的障害に関連した嘔吐，その他の摂食障害，詳細不明の摂食障害に分類されているが，極端な食物制限，体重を減らそうと過剰な運動をするなどの過活動や拒食により体重低下が進むと，内臓萎縮や不可逆的なものではないが脳の縮小などもみられ，それにともない心身の諸機能が低下し，栄養失調状態が続けば死にいたることもある
- 身体管理を要する緊急入院以外，外来治療が原則で，特効薬はなく，認知行動療法，あるいは対人関係療法，家族療法などにより，大半が軽快するが，軽快しても対人関係や社会環境におけるストレスなどに敏感に反応し再発しやすく，慢性の経過をたどる場合が多い．親子関係が良好な場合や演技性パーソナリティは比較的予後がよく，嘔吐，過食・下剤乱用などの不適切な代償行為がみられる者や慢性化すると予後が悪い

といったことがある．

7・5・2 摂食に関する障害と生活機能

1) 心身機能と障害

神経性やせ症では，不安定な摂食状態が続くことで，中枢性摂食調整機構に異常が生じ，体重が減少し，無月経，便秘，低血圧，徐脈，皮膚の乾燥，皮膚角化，低体温，低血糖，点状出血斑，肝機能障害，脾腫，腹部膨満感，といった飢餓による栄養失調状態と同じような生理的変化が始まり，産毛（うぶげ）の密生などの身体的異常がみられる．やせ状態が続けば，内臓萎縮や不可逆的なものではないが脳の縮小などもみられる．

一方，神経性過食症や過食性障害では，生理的な空腹感に基づくものではなく，心理的な欲求の高まりにより食べずにはいられない状態が続く．食べたものを吐く自己嘔吐（self-induced vomiting）や下剤を使うなどする浄化行動（purging behavior）が続くと，低カリウム血症による筋力低下，胃アトニー，不整脈，腎機能障害なども出現する．嘔吐を繰り返す場合には，逆流した胃酸により歯のエナメル質が溶けて虫歯になったり，耳下腺と舌下腺がはれたり，指に吐きだこなどができる．さらに電解質代謝異常，脱水，食道炎や食道下部から噴門部にかけての裂創，出血，痩せや栄養失調による感染症や貧血，低蛋白血症によるむくみ，骨粗鬆症などを併発することもある．

また，精神科医で精神分析家のヒルデ・ブルック（1904〜1984）が，摂食障害は食欲の病気というより，人からどう見られるのかということに関連する自尊心の病理と指摘したように，食行動の異常の背景には根源的否定感に起因する自己不信，不安があり，その不安を振り払う

ために強迫的に完全を求める．病気という認識があまりなく，治療には拒否的であったり，抑うつ，興奮などの精神症状をともなうこともある．

2）活動と制限

神経性やせ症では，骨が浮き上がるほどやせながら，体重を減らそうとして運動をするなどの過度な活動性がみられることがある．体重低下が進み，異常な低体重となり，女性の場合は月経が停止することもある．しかし本人はいたって元気で自分の身体の状態を深刻に受けとめることなく，摂食障害を否定し隠そうと，人前では食べてみせ，直後にトイレで食べたものをすべて吐くといった行動をとる者もいる．親，特に母親に対して，それまで手のかからなかった子どもに，急に反抗期が訪れてきたかのような反抗と依存という両価的な態度がみられるようになる．また，葛藤にともなうさまざまな問題行動，食行動の異常が生活場面にも現れ，家族が振り回されることになる．神経性過食症でも，その食の不安定さや異常さに家族が巻き込まれ，いずれの場合も家庭は暗うつとした状況になり，日常的な生活の崩壊にいたることもある（下坂，1999）．

神経性過食症や過食性障害では，自己制御ができずに大量に食べ，食べる満足感と食べた罪悪感や絶望感のなかで食べたものを吐き出す自己嘔吐，大量に下剤を使うなどする浄化行動などで，自分を空にして落ちつき，空虚感からまた食べるというむちゃ食いを繰り返す．

また摂食行動以外にも，抑うつ症状や気分の変動，リストカットなどの自傷行為，アルコール依存，社会不安障害，心的外傷後ストレス障害（PTSD），境界性パーソナリティ障害による精神症状を合併することも多い．

3）参加と制約

摂食に関する障害は，ある意味では強迫性表現であり自己完結型の生活の障害といえる．しかし，神経症，境界性パーソナリティ障害，精神病レベルにいたるまで，その病状の範囲が広く，個人によってはその不安定な対人関係や行為が社会生活に大きく支障をきたすことがある．

7・5・3 基本的な治療と作業療法の支援

摂食に関する障害の治療は，長い時間がかかり家族の理解と支援が必要不可欠で，遺伝や育て方の問題ではないが，重度の場合は家族病理に対する配慮も必要である．

患者に対しては，病気から派生する心身の症状を薬物で軽減し，身体症状・精神症状・行動の悪循環の拡大を防ぎ，行動療法や認知行動療法をおこなう．薬物は，抗不安薬や抗うつ薬，低栄養には，アミノ酸製剤や栄養剤，消化薬，吐き気止め，便秘予防，自律神経調整薬，ビタミン薬，胃腸機能調整薬などがもちいられる．また，完璧主義や根源的否定感に起因する自己不信や低い自己評価，激しい感情の状態に対する低い耐性，対人関係の不安定さが，体型や体重への過剰なこだわりを助長し，さらなる食事制限をおこなうが，その反動としてむちゃ食い，

排出行動を繰り返し，罪悪感といった低い自己評価を生みだす「過食―排出行動の悪循環」に対しては認知行動療法が用いられる．

家族に対しては，摂食障害への理解を深めてもらうと同時に，治療には家族の協力が不可欠であること，患者の気持ちを理解できるように話し合い，誤った認識や対応があれば，日常生活での適切な対応方法を知ってもらう．また，家族に心理的問題があれば，家族内関係の調整をはかり，過剰な不安をなくし，治療協力者としての自覚をもってもらう．

摂食に関する障害の治療には，精神療法，行動療法，認知行動療法などと薬物療法が併用されるが，作業活動のコミュニケーション機能や非言語的特性としての投影機能をもちいた精神療法として作業療法がおこなわれることもある．通常は他の療法の補完的な役割として，感情表出を助けたり，適応的なアクティングアウトや自己愛を充足する機会を提供し，症状の安定と健康な機能の強化といった役割を担う．

1）急性期の作業療法

急性期には身体面の医学的管理や生活の管理上，行動制限があることが多い．原則として，作業療法は個別的なかかわり，もしくは個別的なかかわりとパラレルな場の併用から始める．受容的・支持的なかかわり，作業を介した具体的なかかわりが，管理や行動制限をともなう治療におけるストレスをやわらげる．

導入にあたっては，あいまいな約束をしないことが必要である．時間や場所など限界設定を明確にしたうえで，病気にとらわれることなく，楽しんで何かに集中する時間がもてるようにする．最初は作業の選択ができないことが多いため，作業療法士の責任で選んで一緒におこなう．準備も簡単で場所を選ばず，短時間でできる構成的なもののほうが負担が少なくてよい．慣れてくれば複数の種目を示し，選択する機会を設けるようにする．本人が関心を示し，してみたいと興味を抱くものは何をもちいてもよいが，初期には食べ物に関連した作業種目はひかえたほうがよい．症状がかなり安定し，自分の食に対するこだわりについて考えることができるようになれば，そうした作業も治療的に使うことができる．

作業療法士に対してまるで関心がないような反応から，しだいに，理想化，甘え，反抗，わがままなど両価的な言動がみられるようになる．そうした言動は，見捨てられることに対する不安，脆い自我を守ろうとする強い防衛の現れ，もしくは抑圧されていた自己の現れと考えられる．いずれにせよ，わずかなことで急変する言動に振り回されることなく，対象者の健康な部分を評価し，一貫した対応を続けることが信頼を生む．

摂食に関する障害がある患者は対人関係に過敏で，体重や体型，拒食や過食，嘔吐のあるなし，家族の協力の程度など，他の患者との違いに対して，うらやんだり，敵対的，被害的，排他的，あるいは自責的になりやすい．また，作業に関しても，取りくもうとしなかったり，すべて代わりにさせようとしたりといったことがみられる．そして，自分でするようになると，干渉を避け，何もかも自分でしようとし，限度なく過剰に続けたり，こだわりや確認，強迫的な行動などがみられるようになる．それらは完璧主義のなかにある不安や自信のなさの現れと

考えられる．作業を回避しているときには，適度な関心を示しながら一定したかかわりを保ち，過剰な活動やこだわり，強迫行動に対しては，無理なく楽しむ時間を共に過ごすなかで，プライドを傷つけることなく現実的な対処をするとよい（山根，2002）．

2）回復期の作業療法

作業療法士の受けいれがなされ，作業を選んだりするようになれば，個別的かかわりからパラレルな場へと活動の場を移し，他者がいる場でも安心して活動する体験を多くする．そして，道具の準備や片づけなど，自分で責任をもっておこなうようにする．関係ができてくると，わがままとみられるような言動が現れる．受容的に接しながら，導入期の限界設定を再確認し，受けいれられないことはきちんと伝える．作業療法でおこなったこと，できたものを受けとめ，認めることが信頼関係へとつながる．

作業療法の場では，他者が作品に関心を示したり賞賛するといったことが自然にみられる．そうした作業活動や作品，作業療法士を介した他者とのかかわりが，自己愛を満たし，活動を楽しみ，自分を受けいれる機会となる．また，活動を通した行為や結果を他者から認められたり，失敗してもなんとかなるという体験により，こだわりや強迫的な構えを少なくし，自分なりの価値観や生き方，ひととの関わり方を見いだしていく支援をおこなう．

少し積極的な治療の介入を担う場合には，①病的な問題対処・不適応行動から適応的な行動がとれるようになる，②症状を含む身体表現から言葉で表現できるようになる，③歪んだ自己概念の改善，といったことが目的となる．治療の初期からグループをもちいることはむずかしいが，同じような問題をもつ者との小グループ体験の場があれば，時期をみて参加できるとよい．

7・6　物質関連障害と作業療法

物質関連障害（**表7-6-1**）は，依存物質（アルコール，カフェイン，大麻類，幻覚剤，吸入剤，アヘン類，鎮静薬，覚醒剤，タバコ，その他）を摂取することで起こる精神と行動の障害で，もっとも身近な精神疾患といわれる．日本ではタバコのニコチンとアルコール飲料，覚醒剤などが関連物質であるが，大麻（ヘロイン）やコカインなども問題になり始めている．

アルコールを含む飲料やコカイン・大麻などの精神活性物質と人間の関係は古く，紀元前4000年にはエジプトでビールが造られていたという記録もある．適度な飲酒が精神的不安を取り除き，緊張をやわらげ，抑制を取り除き，少し多幸的な気分にし，社交性を高めるといった精神面への作用があるからであろうか．しかし反面，習慣化して身体の機能の支障を引きおこしたり，抑制が解除されすぎて攻撃的になりトラブルの原因となるなどのマイナス面もある．酒豪とアル中（アルコール中毒）ではずいぶん社会的受けいれも違うが，アルコールに対する依存によって生じる精神および行動の障害の総称がアルコール依存症である．

■表 7-6-1 物質関連障害の特性

項　目	内　容
発症の特性	本人の障害に加え家族や社会にとっての障害が大きい
原　因	依存しやすい性格傾向が，家族病理要因や社会文化的要因に反応
性格傾向	依存しやすい傾向が強い
主症状	代謝異常，消化器障害，循環器障害，神経障害，内臓障害と栄養障害による体力の低下や四肢末梢の筋力低下による運動障害など，全身にわたり，精神的にも，注意集中力，記銘力，精神作業能力の低下がみられる．離脱症状がある
病　型[*1]	精神作用物質使用による精神及び行動の障害（アルコール，アヘン類，大麻類，鎮静薬または催眠薬，コカインなど）
病　型[*2]	物質関連と嗜癖の障害
経過・予後	治療により大半が軽快するが，本人の意思が不可欠
一般的治療	合併症に対する身体的治療と心理教育

病型分類[*1]はICD-10，[*2]はDSM-5

　アルコール依存症を例にあげると，その臨床的類型（斉藤ら，1982）は一次性と二次性に分けられる．一次性の依存症は，青壮年期から長期にわたり常習的に飲酒を続けアルコール依存症となった群で，精神依存を超えて身体依存にいたり，慢性的な内臓疾患をもち，生活は崩壊している者が多い．二次性の依存症は，なんらかの心理的不安から逃避するためにアルコールを飲用し始めた者をいう．二次性には，大きな失敗や死別といった喪失体験などの心因を機に発症する状況反応性，精神的障害に基づく不快の緩和のための飲酒が原因になった症候性，シンナーなどに手を出したりする非行型のアルコール依存による社会病質性がある．依存症に共通している原因は，依存してしまいやすい個人の性格的な要因が基盤にあることである．そしてそうした性格が，依存を引きおこす家族病理要因や社会文化的要因などと反応して常習的な飲酒が始まる．

7・6・1　物質関連障害の特性

　物質関連障害の治療は，物質依存の場合には，使用量をコントロールすることが不可能になっているので，依存物質を完全に絶つことがもっともよく，本人が必要性を納得できる教育，環境整備が必要になる．また，本人の意志が不可欠なため，完治は困難で再発を繰り返す者が多い．物質関連障害は，全身にわたる機能に支障があるため，合併症に対する身体的治療と，物質依存やそれにともなう障害，治療などに関する心理教育が必要になる．

7・6・2　物質関連障害と生活機能

　依存症は，本人にとっての身体的精神的障害に加え，他の精神認知機能の支障以上に家族に

とっての障害，社会的な障害を抜きには考えられない問題を含んでいる．

1）心身機能と障害

身体的な障害としては，代謝異常，消化器障害（胃炎，肝炎，肝硬変，潰瘍など），循環器障害（心筋障害），神経障害（知覚異常，小脳変性），内臓障害と栄養障害による体力の低下や四肢末梢の筋力低下による運動障害など，全身にわたる障害が特徴である．精神的な障害としては，注意集中力の困難，記銘力の低下，精神作業能力低下から認知症に進行することもある．アルコール嫉妬や幻覚などもみられ，長期にわたる飲酒の場合には，酒をやめると，手や舌，瞼のふるえ，嘔吐，脱力，衰弱，頻脈，発汗，不安，抑うつ，焦燥感など数日間で消失するが離脱症状が現れる．重篤な離脱症状としては振戦せん妄がある．薬物の場合には，薬物使用中止後にも，薬物使用時にみられた知覚性の錯覚，離人体験，不安・緊張，幻覚などの症状が出現するフラッシュバックといわれる現象もある．

2）活動と制限

児童虐待，配偶者の虐待，夫婦間の暴力，その結果としての離婚や別居といった家族そのものの崩壊がみられる．そして身体機能の障害により，作業能率が低下するなど仕事にも影響するようになるなど，依存症による生活上の障害は，自分と家族の生活すべてを巻き込む障害である．さらに，子どもの生活にも大きく影響し，学校に行かなくなったり非行に走るなど家庭の問題を引きおこすことが多い．また，母親の場合であれば，胎児への影響も大きく，心身の発達障害をもった子どもが生まれやすい．無事に生まれても育児が十分できないため，発育過程でさまざまな心理的な問題を引きおこす可能性が大きい．

3）参加と制約

依存物質の使用にともなう交通事故や，仕事上の事故，欠勤，作業能率の低下，対人関係の問題などにより，社会に大きな迷惑をかけ，負担を強いることが多い．そのため，転勤や失職，社会的信用の失墜，家族や社会からの孤立化，といったことが結果的に社会的な不利を引きおこす．そして，そのことがアルコールなどの依存物質への逃避をさらに強めるという悪循環がある．

7・6・3　基本的な治療と作業療法の支援

急性期の症状に対しては薬物による身体的治療がおこなわれるが，慢性的な依存症状に対しては，本人の「意志の問題」が深く関わるため，教育的かかわりと薬物療法，その他家族の協力，断酒会など社会的支援が必要とされる．教育的かかわりは，自分だけでなく家族や社会にまでおよぶさまざまな問題に対する啓蒙が必要なため，支持的な手段に始まり，洞察，訓練といった広義な手段が必要とされる．加えて家族指導，アルコール依存症に対する断酒会など自

助グループの利用など，依存症に対する治療は他の精神認知機能の支障以上に総合的，教育的なプログラムが必要である．

作業療法は，そうしたさまざまな治療プログラムのなかで，回復過程において身体機能の回復や職業準備訓練，社会の一員としてもう一度社会に戻るための適応技能訓練などを目的に関わる．

1）急性期の作業療法

入院してしばらくは，内臓障害や栄養障害などの身体機能の支障の回復と離脱症状に対する治療がおこなわれる．作業療法が直接関わる時期ではないが，回復期になってからの訓練・指導にむけた動機づけとして関わる．この時期は入院により急に依存物質をやめた苦しさもあり，離院や院内へのアルコールの持ち込みなどの問題となる行動がおこることもある．また，入院に対する不満や反動的に依存したりといった不安定な行為がみられることもある．

社会規範にそった毅然とした対応で，作業をもちいることの重要性や意味を正しくオリエンテーションしておくことが必要である．

2）回復期の作業療法

離脱症状も一応おさまった回復期前期には，患者の身体機能の評価や作業に対する精神的耐性，身体的耐性，作業遂行能力，対人特性などのスクリーニングが必要になる．他者との協力が必要になるものや工程の複雑な課題作業を少しずつ取り入れ，集団の他のメンバーとの交流の機会を多くする．そのなかでスクリーニングをおこないながら，

- 基礎体力の回復・改善
- 作業に対する精神的耐性，身体的耐性の向上
- 集団凝集性を高め，他者と協調的に行動する体験
- 利他行為による自己尊重の向上
- 自己能力の現実認識
- 酒害や薬害に対する自覚と断酒や断薬に関する教育

をはかる．回復期前期には，依存症の２面的な人格特性が顕著に現れる．依存したい欲求と見捨てられる不安に対する防衛とみられる過度な自立的態度や誇大的言動である（斉藤，1986）．他者に認められ必要とされることを求めて，治療者に対する従順な態度，作業に対する過度ながんばり，反対に依存の否認を含む妙な強がりをみせたりする．普通の努力でよいということを示し，過剰な言動に影響されない対応が必要である．

また，自分の身体機能や作業能力を超えた行動や要求もみられるので，基本的な能力の評価が必要である．そして，スポーツなどは，適応的なアクティングアウトとして，また他者との協調性の体験として有用であるが，身体機能の低下から疲労しやすいため，過剰な運動にならないよう注意が必要である．

回復期後期には，退院後の生活に焦点をあてた指導が中心になる．家族の受けいれや復職，

再就職といった現実的な課題があり，そのことに対する逃避的な気持ちから依存性が高まったりもする．地域社会への復帰に対する意識をしっかりもたせ，家族や地域社会内におけるひととのかかわりの回復をめざし，自分のありのままの能力で他者とつきあい，生活できるようにする．退院後もわずかな気のゆるみでアルコールや薬物に手を出し，入退院を繰り返すということが多い．退院にむけ，自助グループへの参加を促すなど退院後の生活に対する助言指導は欠かせない．退院できる程度まで回復した努力を評価し励ますことが，過剰といえる自己愛を仕事や生活といった社会に承認される行動へと転化する．

7・7　パーソナリティ障害と作業療法

　パーソナリティ障害は，思春期から成人期早期にかけて認められるが，臨床的診断はむずかしく，一般には，妄想性，統合失調症性のもの，やや演技的で不安定な境界性，自己愛型のもの，回避傾向が強いもの，被害傾向が強いものなどの分類がある．神経症が主に自分自身が悩むのに対し，パーソナリティ障害は，不安定な自他のイメージ，感情・思考の制御障害，衝動性，自己破壊的な行為などで，自分も悩むがそれ以上に周りを悩ませるのが特徴といえる．本書では，比較的作業療法で出会うことが多い境界性パーソナリティ障害について述べることにする．

　境界性パーソナリティ障害は，神経症と精神病の境界に位置づけられるとして名づけられたものであるが，特有の人格構造が認められるようになり，カーンバーグ Kernberg の「境界人格障害」(Kernberg, 1975)やDSM-Ⅲ (American Psychiatric Association, 1987) の「境界人格障害」や「分裂型人格障害」に該当する（山中, 1982）とみられる．どのように分類するかは診断の専門家に任せるとして，作業療法のかかわりからみた場合，臨床上の対象の特性としては，ICD-10 (WHO, 1992) の情緒不安定性パーソナリティ障害（emotionally unstable personality disorder）の衝動型と境界型に分けられる．

　疫学調査では，人口の1～2%程度といわれている．発病年齢は10代後半から20代前半にかけてが大半で，20代後半から30代の成人期にもまれにみられる．見捨てられた体験と甘やかされた体験が共にあるといわれているように，基本的な信頼関係の体験が乏しい．まじめで几帳面な一面と非常にわがままで自己中心的な側面がみられる．そうした未熟な人格特性を背景に，自分自身が問われる青年期の時期に，友人や親，教師などひととの関係のなかで思うようにならない事態に直面したとき，そうした事態が発病の契機になると考えられている．

　気分障害（感情障害）や物質関連障害などを合併することが多く，症状は不安定で，抑うつ，対人恐怖，強迫行為，粗暴行為，万引きなど反社会的な行動化，自殺企図など自己破壊行為，万能視と操作といった不安定な対人関係など，多彩な神経症的症状や言動がみられる．混乱の激しいときには精神病症状もみられる．その防衛特性により自己愛性パーソナリティ障害や回避性パーソナリティ障害（不安性パーソナリティ障害）と診断されることも多い．

7·7·1　境界性パーソナリティ障害と治療

　境界性パーソナリティ障害は，どこまでを病気とみて治療対象としてよいのか論議の的であるが，通常は，精神分析的精神療法や認知行動療法などの精神療法を中心に薬物療法が併用され多角的におこなわれる．

　治療関係が成りたちにくく，治療者や医療機関を次々に替える者が多い．ある程度の治療的信頼関係ができても「終わりなき治療」と称されるように，かなり長期にわたる援助が必要なことが多い．そうして年齢を重ね，生活経験のなかで，いろいろな人とのふれあい，多様な生き方や考え方，どうにもならない状況に対して少し受けいれたり耐えられるようになると，30～40代までに状態が改善し，極端な症状や不安定な言動がおさまっていく者もある．

7·7·2　境界性パーソナリティ障害と生活機能

　衝動型はハイティーンに多くみられ，衝動のコントロールが下手で自己表現を避け衝動が全面に出やすい．知的水準も低い傾向にあり，自己認知や洞察は乏しい（町沢，1991）．治療プログラムにものりにくく，参加しても場を壊してしまうような継続性のない参加をする．

　境界型は衝動性が内面化され，抑うつ，不安，虚無感が全面にみられる．自己同一性の障害と鋭敏な感受性により，自他のこころの動きを敏感に探り，洞察し表現する．比較的知的水準の高い人たちに多くみられ，衝動型に比べれば治療プログラムにも参加する者が多いが，他の参加者とのかかわりに対する葛藤が大きく，安定した参加とはなりにくい．

1) 心身機能と障害

　汎神経症的症状や不安定で極端に両価的な対人関係のとり方，多彩な衝動行動，感情の抑制欠如，自己破壊的な行為，不確実な自己同一性，不安定な情緒などを引きおこしやすい人格構造上の障害などが心身の基本的機能の支障に関するものとみられる．

2) 活動と制限

　生活上の障害としては，上記のような不安定な人との関係や症状により，日常の生活が安定せず，自分の行為によって疲れ果ててしまう．部分的には高い能力をもちながら，恒常的なひととの関係がもてないため，仕事も長く続かない．日常生活や社会生活における自己崩壊ともいえるようなものが多い．持続性という意味で社会での適応能力が低く，本人の生活だけでなく，家族の日常そのものが崩壊したり，近隣の人の生活にも影響がおよぶことがある．

3) 参加と制約

　つねにかかわりのある周囲の者を巻き込む形でおきている生活上の障害，社会的逸脱行為を含んだその極端で変動の激しい感情や衝動性により，周囲から拒絶される社会生活上の不利益

■表 7-7-1　境界性パーソナリティ障害に対する作業療法の機能

- 現実的な治療の枠組み（作業の具体性や意味性，目的性）
- 心理的距離の保持（作業の具体性と物理的距離）
- 自己能力の現実検討，自己評価（結果の具体性）
- 適応的発散（衝動エネルギーの身体エネルギーへの変換，作業の身体性）
- 自己愛，有能感の充足（作業の結果，道具の使用）
- 身体自我の確立（作業にともなう身体感覚の入力，作業の身体性）
- 依存欲求の充足（作業を教える，手伝う，作業の共有性）
- 適応的退行の保障と退行欲求の充足（作業の具体性，投影性）
- 受容される体験，集団所属体験（作業の共有性）

が生じる．就労する者もあるが，安定した関係で持続するということがむずかしく，転々と職を替えることが多い．

7・7・3　基本的な治療と作業療法の支援

　境界性パーソナリティ障害は，個人精神療法，集団療法，薬物療法，家族療法，環境調整など治療やリハビリテーション的処遇，いずれもそれ一つで高い効果を示すものはなく，すべてが必要とされる．そのため，デイ・ケアなどの診療チームの一員として，また精神療法など他の治療に対する補助として，作業療法の機能を活かして関わる機会が増えてきている．

　精神療法など他の治療に対する補助的な機能として，**表 7-7-1**（山根，1998）に示すような作業療法の具体性，現実機能，適応的なアクティングアウトの効果，作業活動を介する心理的距離の保持機能などをもちいて関わることになる．したがって回復の段階に応じた作業療法というより，作業療法として関わり始めた時期から少し関係がとれるようになった時期という関係性からみた視点で，作業活動をもちいた基本的な対処について述べる．

1）かかわりはじめの時期

　本人が仮に活動に興味を示したとしても，治療上の約束が守られることはまずないと考えたほうがよい．それを承知のうえでかかわりの最初に，プログラムや参加における約束事など基本的なルールをきちんと伝える．それが先々，患者に巻き込まれ身動きがとれない事態につながりそうなとき，作業活動という現実的な枠を活かして適切な心理的距離を維持する基盤となる．ここをあいまいにして始めると，治療関係はまず成立しない．

　個別の面接や治療の約束もいろいろな理由をつけて参加しなかったり，遅刻してきたりする．集団プログラムにも，目的をもって継続的に参加することはむずかしく，自分の思い通りに治療の場を利用しようとしたり，場を壊すような言動がみられることがある．既存の枠（社会構造や治療プログラムなど）に対しては，わずかなあいまいさも認めないような言動をしながら，自分自身はその枠にのることができない．かといって，まったく枠の外にいることもできない

といった参加のしかたをする.

　治療者に対しては，その良心的な弱みをうまく揺さぶり，取り込むような言動がみられる. あたかも意図的であるかのようにみえるが，未熟で不安定な対人関係がそのまま現れたものである. 関わりはじめには一見信じられないほど安定した関係を示すこともあるが，新しい依存対象に対する理想化と一方的な期待による努力であり，一時的な現象と心しておかねばならない. 治療枠を無視するような行動に対しては，多少の融通をきかせながら，作業活動という現実的な枠を利用し，治療者は揺れない存在として一定の位置関係を保ち，クライエントにとって新しい適応的かかわりの対象となるように進める.

2) かかわりの時期

　分離−個体化の未成熟さが顕在化したとみられる（Masterson, 1972）ように，クライエントは基本的な信頼体験が乏しく，分離不安に基づく強い依存心がみられる. 関係ができ始めると，治療的な退行とともに転移現象も激しくなり，万能視したり，わずかな食い違いから激しく攻撃するといった理想化と価値下げに揺れる. 職業的な真摯なかかわりでは満足せず，治療者のこころからの共感と決して見捨てない保障を得ようとするかのようである. 分離や喪失に対して精神病的な退行，自己破壊的な退行が起こりやすく，満たされることのないわがままな要求と操作性のため，治療関係は成りたちにくい.

　作業療法として関わる場合は，精神療法のような明確な治療構造をもちにくいため，かかわりのはじめの時期に示したプログラムや作業の現実的な枠を活かし，あまり退行を引きおこさない程度の現実的な関係を維持するほうがよい. もっとも，この時期においても目的をもった作業活動を最後までおこなえることはほとんどなく，その場の気分転換や発散，関係性の維持のためにおこなわれることがほとんどである.

　ただ，言葉を通したかかわりが抽象的な思考やイメージの世界になりやすいのに対し，作業活動の身体性は，クライエントの未熟な自我に対し，身体自我レベルから関わることができる. 作業を介したかかわりはその経過や結果が具体的であるため，結果的に本人が自己能力の現実検討の場面に出会うことは避けられない. そのため，作業活動によって刺激されたコンプレックスから，作業療法士の対応のしかたにいちいち反応するようになる. 衝動の発散程度におさまらず，怒りのコントロールができないために，成り行きで激しいアクティングアウトを誘発する危険性も大きい. 自尊心を傷つけることのないよう，適度な発散と自己愛，有能感を満たしながら，作業活動が適応的な行動化（アクティングアウト）になるようにできればよい. そのためには，作業を介した健康な自我へのかかわりを維持するという姿勢を崩さず，多少の脱線行為に対しても本人を見捨てないという姿勢，受けいれられないこと，受けいれられることをはっきりと示すことが重要になる.

　集団プログラムに参加はしても，いろいろな理由をつけて，欠席したり遅刻したりするなど，継続的参加はむずかしい場合が多い. いつもその枠の周辺にいるという印象を受ける. 集団内では，非常にまじめな一面と，ひととの距離のとり方が苦手で変に茶化したり，競争的，攻撃

的になるなど両極端の言動がみられる．しかし，無理をしないでひとと共に過ごしたり，楽しむ，受けいれられるといった，自然な他者とのかかわりの体験は本人にとっては有用である．関心をもちながらも自分からはひとの集まりに入るのが苦手なため，集団プログラムをもちいる場合には，他のメンバーへの刺激やトラブルなども回避するのではなく，クライエントや他のメンバーにとって，他者とのかかわりにおける相互の課題として，積極的にもちいるくらいのこころの準備を，治療者側がしっかりもっていることが必要である．

いずれにしても，作業療法士自身が安定することと，一人で抱えすぎず，治療チームの連携を崩さない客観的な判断としっかりした連携が不可欠である．

3）かかわりの終わり

境界性パーソナリティ障害の治療は，クライエント自身が満たされることがないように，治療者にとっても，手応えのある終わりを迎えることはほとんどないといってよい．通信制の大学で自分の卒業課題発表がうまくいって安定した自験例があるが，クライエント自身が何か自己評価のはっきりした体験をきっかけに，社会を受けいれる力，Winnicottのいう「一人でいることのできる能力（capacity to be alone）」(Winnicott, 1971) が育つことで，自然に離れていったものと思われる．治療的かかわりも含めて，いろいろな経緯を通して，年齢を重ねたり，経験を繰り返すなかで，どうにもならない状況を少し受けいれたり耐えられるようになる．それにつれ，極端な症状や不安定な言動がおさまっていく．その予測のつきにくいプロセスにおいて，ほどほどの治療関係を維持することが大切である．新しい依存対象を求めて去っていく者もあるが，穏やかに去ることができれば，それでよい．その繰り返しもまた，境界性パーソナリティ障害に苦しむ人にとっては，大切な経験の積みかさねである．中途半端な関係は，どちらかが疲れ果てるまで終わりのないかかわりになってしまう．

7・8　発達障害と作業療法

小児期に診断される障害という大カテゴリーで包括的に扱われていた，知的障害（intellectual disabilities），コミュニケーション障害（communication disorders），自閉症スペクトラム障害（autism spectrum disorder），注意欠陥・多動性障害（attention-deficit hyperactivity disorder），特殊的学習障害（specific learning disorder），運動障害（motor disorders）などは，DSM-5で神経発達障害（neurodevelopmental disorders）として整理された．

すなわち，DSM-Ⅳで小児自閉症やアスペルガー障害などのサブカテゴリーを含む「広汎性発達障害」とよばれていたものは，DSM-5では「自閉症スペクトラム障害」に統合された．この統合により社会性の障害か常同性のどちらかひとつがあれば広汎性発達障害であったDSM-Ⅳの基準から，DSM-5では両方が要件となり，診断基準としてはより精緻になった．

しかし，さまざまに呼称される発達障害と正常発達とは，発達の相対的な差異として連続し

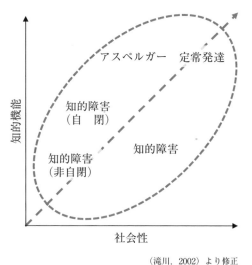

(滝川, 2002) より修正

■ 図 7-8-1 精神発達の連続性

たものであり，相互の間で明確な区分ができない．**図 7-8-1** は発達の連続性のイメージを示したものである．

7・8・1 アスペルガー症候群から自閉症スペクトラム障害へ

　アスペルガー症候群は，イギリスの児童精神科医ローナ・ウィングがオーストリアの小児科医アスペルガー（Hans Asperger）の論文「小児期の自閉的精神病質」（1944 年）の業績を再評価（1981 年）したことで知られるようになったもので，社会性，コミュニケーション，想像力の障害を三兆候とする自閉症に似た子どもたちが，アスペルガーの報告例に似ていることから「アスペルガー症候群」という診断名が使われるようになった．アスペルガー症候群に類する人たちの特性は，思春期から青年期にかけて顕著になってくる．青年期は，定型発達と称される普通の若者たちが，身体的・性的成熟に伴う心理的攪乱により，変わった行動をとるようになる時期である．身体の性的変化とそのエネルギーにとまどいながら，自分とは何かを問い，自己性の受けいれに大きく揺れる．ひたむきな向上心と劣等感，自己有能感と自己嫌悪，純粋さと邪悪な衝動など相反する両極を揺れながら，それまでに取り入れ，作り上げた自分の土台や自分を支えてきた社会規範，それらのすべてに対して，抗い，否定することで，自分とは何かを模索し始める．そうした攪乱の青年期は，状況の変化や言葉の背景を読みとることが苦手で，時間をかけて自分流のルールを作り上げなんとか安定してきた，アスペルガー症候群に類する者たちは，不適応を起こしやすい．周りの同年代の若者たちが何を考えて行動しているのかわからず，これまでの距離のとり方やルールが通用しなくなるからと思われる．

　アスペルガー症候群に類する人たちは，「臨機応変な対人関係が苦手で，自分の関心・やり方・ペースの維持を最優先させたいという本能的志向が強いこと」を特徴とするが，「少し変わった

人」程度ですんで，問題なく日常生活をおくることができる者から，「融通がきかない」「こだわりが強い」ということが不適切な環境におかれてしまうと日常生活にさまざまな障害をおよぼしてしまう者までいる．そのため統合失調症などと同様にスペクトラムという概念を用い，DSM-5 では「自閉症スペクトラム障害」に統合された．

主な特性として，以下のようなことがあげられる．

- 遺伝的なものや周産期の脳のダメージなどが原因している多因子遺伝の可能性が指摘されている．
- 10 歳前後に診断されることが多く，有病率は 3～5％，男子が女子の 4 倍程度である．
- コミュニケーションの障害，対人関係の障害（社会性の障害），他者の気持ち（心情）や状況，立場を適切に類推することができない「こころの理論」の障害がある．
- 基本の機能や環境により，社会で大成功をおさめていたり，少々変わった人程度ですむ者から，生きづらく，厳しい人生をおくる者まで多様である．

病型は，統合失調症スペクトラムと同様に連続的なものであり，「自閉症スペクトラム障害」は「広汎性発達障害」とほぼ同じ概念をさし，自閉症やアスペルガー症候群，特定不能の広汎性発達障害などが含まれる．それぞれ特徴があるが，オーバーラップすることもあり，互いの境界線を引くのは極めて厳しいため，「自閉症スペクトラム障害」という広い言い方がされている．

7・8・2　自閉症スペクトラム障害と生活機能

「自閉症スペクトラム障害」に類する人たちは，知的能力の違いを除けば，対人関係，コミュニケーション，ものごとへの興味・関心に自閉症と同じ傾向がみられる．これらの症候群がもたらす生活面の認識のずれについては，当事者の体験（ニキ，2001；2004；ニキら 2004）に詳しい．

こうした自閉症に類似する特性で共通するものをまとめると**表 7-8-1** のようになる．発達の過程で見られなくなるものもあり，個人による差は大きいが，「自閉症スペクトラム障害」に類する人たちの生活機能上の主な特性を簡略に紹介する．

1）心身機能と障害

「自閉症スペクトラム障害」で生活に支障をきたすような心身機能の障害としては，音や色，触覚刺激など特定の感覚刺激に対して過敏・過剰に反応する，もしくは反対にまったく鈍感で刺激に気がつかないといった，特有の感覚処理や感覚異常の問題がみられるものが多い．また，運動は苦手なのにピアノはうまい，箸はうまく使えないが，ゲーム機の操作は速いなど特有の器用さをもつ者もいるが，生活活動全般においては，巧緻的な運動だけでなく粗大な身のこなしにおいても不器用な者が多い．

■ 表 7-8-1 自閉症スペクトラム障害の特性

項　目	内　容
発症の特性	遺伝的なものや周産期の脳のダメージなどによるもので，診断がむずかしく，10歳前後に診断されることが多い．有病率は3～5％，男子が女子の4倍程度
原　因	原因は不明であるが，多因子遺伝の可能性が指摘されている
特　徴	対人的コミュニケーションおよび対人的相互交流の障害や行動，興味，活動の方法，ペースの維持を最優先するこだわりの強い発達障害
病　型	自閉性障害，アスペルガー障害，特定不能の広汎性発達障害などを含むスペクトラム
経過・予後	基本の機能や環境により，社会で大成功を収めたり，少々変わった人程度で済む者から，生きづらく，厳しい人生をおくる者まで多様
一般的治療	適切な薬物療法はまだなく，対症療法的に向精神薬を投与し，心理療法や認知行動療法，カウンセリングをもちいることがある

2）活動と制限

[対人関係（社会性）]

他者と関わりながら，その場や状況に適した言動がうまくとれないことが特徴的である．具体的には，暗黙の了解，すなわち常識とされる社会的なルールがわからず，場の雰囲気や状況，相手の反応を読みとることができない．そのため，年長者にリードされるか，年少者に指図し自分の思い通りにしてくれる間は遊べるが，共感，情緒の共有が成りたちにくく，友だちのような対等な関係はほとんどみられない．

[コミュニケーション]

語彙の多さやものごとに対する理解があるような物言いの割には，理解していない．言葉の裏の意味が理解できず，話し方が回りくどく，話し方にも微妙な間違いがあり，表層的で会話が深まらない．社会性の特性とも関係するが，その場の状況や相手の視線，表情，身振りなど非言語的な意味を読みとることがむずかしい．またあいまいな表現や比喩表現，慣用的表現が理解できず，文字通りに解釈をする．

[興味・関心]

特定の興味や関心があることには，「こだわり」「はまる」という表現が当てはまるような取り組み方をすることが特徴である．そして，手順などに関しては本人なりの方法があり，状況に応じた臨機応変な対処は苦手である．また，創造的なことが苦手で，定型的，常同的，反復的な状態を好み，新しいことや不測の事態で混乱しやすい．そのため，作業に対する興味がかなり専門的なものへと深まるというか移っていくこともある．

■ 表 7-8-2　自閉症スペクトラム障害の生活機能上の特性

1. 社会性
   - 相手の反応を読みとり相互に関係をもつことが困難で，他者に対するかかわりが一方的になりやすい
   - 発達水準に相応した同年齢の友だち関係をつくることができない
   - 場の雰囲気や状況を読みとった，そこにふさわしい行動，集団での協調した行動ができない
   - 自分や他者の感情への気づきや情緒的な共有が困難で，周囲が理解，共感しにくい感情状態を示すことがある

2. コミュニケーション
   - 語彙の多さや会話量の割には言語理解はよくない
   - 言語の理解に偏りがある
   - 比喩や慣用表現が理解できない
   - 視線，表情，身振り，などに含まれる非言語的な意味を読みとれない

3. 興味・関心
   - 常同的で限定されたものやことに対して強い興味やこだわりがある
   - 特定の習慣や儀式に頑なにこだわることがある
   - 定型的，常同的，反復的な状態を好み，新しいことや不測の事態で混乱しやすい

4. 感覚刺激
   - 特定の感覚刺激に自閉症スペクトラム障害特有の感覚処理症候群や感覚異常がみられる者が多い
   - 生活活動全般において，巧緻的な運動，粗大な身のこなしに不器用な者が多い

3）参加と制約

　参加と制約に関するものとしては，中枢神経系の機能障害に起因するものであるが，**表 7-8-2** にあげた生活機能上の特性が影響し，「人の話を聞かない」「理屈ばかりで融通がきかない」「自己中心的で，聞き分けが悪い」など扱いにくい人という受けとられ方をされる．これらは「自閉症スペクトラム障害」に対する理解の不十分さが影響したものであるが，それにより参加の制約（不利益）が生じることがある．

7・8・3　基本的な治療と作業療法の支援

　「自閉症スペクトラム障害」の病態像は，「こころの理論」（Wing, 1981）が機能しないと類されるような，なんらかの生物学的機能の基本的な問題をもっている可能性が高い者が，発達過程における環境との相互性のなかで示す現象である．そのため，発達の過程で障害とよべるかどうかも不明で，病態像により診断が成されたとしても一定せず，発達にともない診断が変わることが多い．小学校低学年では注意欠陥・多動性障害（attention deficit hyperactivity disorder：ADHD）や学習障害（learning disorder：LD）の疑いといわれた子どもが，長じるにつれ

統合失調症の疑いと診断され，思春期になって広汎性発達障害（pervasive developmental disorder：PDD）に変更されるといったこともまれではない．また，ADHD，チック症，感情障害，解離性障害，摂食障害，ときに幻聴や被害妄想，関係妄想などの精神病的状態がみられることもある．統合失調症などのように精神病的状態が持続するということはないが，ゆとりを失ったり，情緒のコントロールができなくなった状況で見受けられる．自分の言動に対して本人が理解できない規制を受けたと感じたような場合に，情緒のコントロールが効かず衝動的な行動化にいたり，それが医療にかかる原因になることもある．こうした病態像のとらえにくさが，「自閉症スペクトラム障害」の特性ともいえる．

1）基本的な治療

「自閉症スペクトラム障害」は，遺伝的（先天的）なもしくは周産期の脳のダメージなどが原因するもので，薬物療法や精神療法など通常の精神認知機能の支障に対する治療で治るものではなく，コミュニケーションスキルや社会性を身につける訓練が基本になる．

自閉症スペクトラム障害に対する薬物療法はまだないが，海外では，易興奮性（すぐに興奮したり，カッとなる）の改善を目的に，ごく少量からリスペリドンやアリピプラゾールなどの非定型抗精神病薬が用いられることもある．ADHD（注意欠陥・多動性障害）に対しては，メチルフェニデートやアトモキセチンなどのADHD治療薬が用いられるが，効かないことも多く，いずれにしても，環境調整，心理教育，周りの理解は欠かせない．

直接の薬物療法で有効なものはないが，併存障害としてさまざまな精神障害（うつ病や適応障害，パーソナリティ障害など）が観られる場合は，それぞれの症状に応じた向精神薬が使われ，背景に発達障害がある場合の精神症状に対しては少量でも効果があることが多い．

2）作業療法の支援

「自閉症スペクトラム障害」に類する人たちは，社会性や認知面，コミュニケーションなどにおいて，通常の社会生活からすると支障となるような特性はあるが，基本的知能は偏りはあるものの一般の平均より高いことが多い．また，こだわりや本人なりのルールがあるが，興味のあることに関しては，ねばり強く取り組み，完璧さを求め，高い成果を上げる者もみられる．

作業療法では，こうした「自閉症スペクトラム障害」の特性を個性として活かし，社会生活での支障を少なくするような支援をおこなうことになる．

3）作業療法の導入

「自閉症スペクトラム障害」に類する人たちは，会話の文脈や言葉の行間を読むということがむずかしいため，作業療法を導入する場合も，見学をしながら具体的に説明し，いくつかの作業を提示し実際に試みてもらい，自己決定の機会を保障するといった工夫をするとよい．

ただ，自己決定の保障は必要であるが，「自分がしたいことを」とか，「いつでも自由に」といった枠のあいまいな自由度の高い状況や，予測のつきにくい状況も苦手である．そのため，

■表 7-8-3　自閉症スペクトラム障害に有効な作業療法アプローチ

作業選択	個人が興味・関心を示している活動で導入する
活動の導入	利用ルールを明示して，他者と間接的なかかわりが生まれるパラレルな場でおこなう
コミュニケーション	抽象的にならないよう，行為行動に基づいた具体的な内容でおこなう
目標など	作業遂行に関連し具体的な取り決めを共有する
対応	良心的な含みのある指導より，具体的で簡潔な説明をおこなう

(山根, 2005)

興味・関心がもてることがみつかれば，治療・支援の目標や作業療法を利用するうえでの約束などを具体的に取り決め，枠を明確にするとよい．

また，道具や素材を通常とは異なる使い方をすることがあるが，単なる思い込みや実験的な試み程度にしか認識していないことが多いため，事故につながることのないよう，リスクへの注意も必要である．

4）作業療法の基本

他者と合わせてという共同作業が苦手なため，導入期の活動は個人的なものになることが多いが，作業療法士と1対1でおこなうより，パラレルな場（山根，2007）をもちいるとよい．ひとと場を共有しながら同じことをしなくてもよいという制約の少ない場における成功体験の蓄積が，社会規範にともなう軋轢を回避しながら，ひとのなかで過ごすことに慣れる重要な体験になる．パラレルな場における活動のなかで，道具や素材の準備や片づけ，作業遂行にともなう他者とのかかわりなどの具体的な行動に対して，相互に確認が可能な取り決めをおこなう時間や道具の使用などに関して社会規範にそったルールやマナーも事前に伝え，できたことは評価しポジティブにフィードバックする．

良心的な含みのある指導はその意味が十分理解されないことが多く，不定的な言動や叱責に対して過敏に反応し，理解や反省より不快体験となり，治療・支援関係にも影響する．そのため何か問題が生じた場合には，具体的にその行為がどのような問題や危険につながるのかを説明し，そうした行為を禁止する．他者と共に過ごす場でしてはならないことはきちんと示す．そして，何を試みてみたかったのかを聞き，許される条件の提示や別な工夫を一緒に検討するといったことがなされるとよい（山根，2005）．

このようにして，できないことを責めずに，できたことを認め，長所をみつけて誉め，ひとと場を共有して過ごす．そうして自分のしたいことがひとに受けいれられるという体験を通して，少しずつ，自分の苦手な場面への適応的な対処が身につく．行動変容をはかるより，状況に対する適応的な回避のしかたを学ぶことが主となる．

「自閉症スペクトラム障害」に類すると思われる人たちに対する作業療法のアプローチで，有効と思われる臨床所見をまとめると，**表 7-8-3** のようになる（山根，2005）．

7・8・4 注意欠陥・多動性障害

注意欠陥・多動性障害（attention-deficit/hyperactivity disorder：ADHD）は，イギリスのジョージ・スティルらが1902年に多動の少年について記したものが科学的研究の始まりとされる．過去に微細脳機能障害（minimal brain dysfunction：MBD）とよばれてきた障害である．後に，精神遅滞，脳性麻痺や自閉症などの脳障害の症状と類似する部分があり，学習障害（learning disabilities：LD）のカテゴリーに入る多動症候群，特異的発達症候群とされた，不注意，衝動性，多動性を示す行動症候群をいい，不注意優勢型，多動性・衝動性優勢型，混合型の3つに分けられた．ICD-10では多動性障害（hyperkinetic disorders）という用語がもちいられている（American Psychiatric Association, 2000；WHO, 1993）．DSM-Ⅲ（1980年）で「多動をともなう注意欠陥障害」の診断名が登場し，DSM-Ⅳ（American Psychiatric Association, 1994）で反社会的・非適応的な問題行動を指示する「破壊的行動障害の一種」とされたが，DSM-5では，「脳の機能障害を前提とする発達障害の一種」として認定されることになった．

発達障害のなかでも「自閉症スペクトラム障害」とADHDは密接な関係にあり，「自閉症スペクトラム障害」の約半数はADHDを合併しているとされている．またADHDの治療過程でADHDの障害が克服されると「自閉症スペクトラム障害」の特性だけが残り，「自閉症スペクトラム障害」に診断名が変わる場合もある．

1）注意欠陥・多動性障害の特性

ドパミンやノルアドレナリンなどの神経伝達物質との関係が注目され（町沢, 2002），脳の画像で，ADHDの子どもにドパミン系回路である前頭前野と線条体に縮小が見いだされている（Elia et al, 1999）．原因は，遺伝要因や出生時の低酸素，頭部外傷，食物添加物など諸説あるが，発達過程で抑制や自制に関する脳の神経回路が損なわれているらしいという程度で，特定部位や機能損傷の機序は仮説の域を出ない．脳の機能不全により，衝動的に行動しやすいことが共通の問題といえる．

3歳くらいになれば，専門家がみて年齢相応でない多動さが観察されるようになり，保育園や幼稚園に通うころになると，多動で落ちつかない，気分が変わりやすく，衝動的で癇癪をおこすなど，養育者が対応に疲れ果てるような問題が顕著になる．成長するにつれて，経験による学習効果や脳機能の発達により児童期のような多動性は影をひそめる．しかし，多動は減少するが，注意散漫で衝動的な行動，整理整頓・管理ができない，時間を守れない，大事なことを忘れるなど，生活機能の欠陥傾向は成人してもみられる．

ただ，こうした生活機能の欠陥は，多動のない不注意優勢型の場合は，幼少時は養育者の配慮により問題が表面化せずに経過し，社会との接点が多くなって初めて問題が自覚されることもある．通常，学齢期で3〜7％程度にADHDの特性がみられ，性差は，小児の場合3〜9：1で男児に多く，学童期ではほぼ2：1，青年期になると1：1となる（町沢, 2002）．

知的能力は，多くは境界線（IQ70）以上で大きな遅れはないが，認知能力のアンバランスさ

■表 7-8-4　注意欠陥・多動性障害の特性

項　目	内　容
発症の特性	3歳くらいから年齢相応でない多動が見られるようになり，成長するにつれ多動は減少するが，注意散漫で衝動的な行動など生活機能の欠陥傾向は成人してもみられる．学齢期の児童の3～7％程度にみられ，3～9：1で男児に多いが，学童期には2：1，青年期には1：1になる
原　因	神経伝達物質（ドパミンやノルアドレナリン）のはたらきが不足気味ということは判明しており，注意や行動をコントロールする前頭前野を含む脳のはたらきに偏りがあると推定されるが詳細不明
特　徴	不注意，衝動的，多動で，性格と受けとめられるような程度から日常生活，社会生活に支障が見られるようなものまで幅広い
病　型[*1] 病　型[*2]	多動性障害（注意欠陥多動障害，多動性素行障害，小児行動異常，多動性障害） 注意欠如・多動障害
経過・予後	合併疾患・障害がなく知的に問題がなく学業不振の程度が軽度で，周囲の理解とサポートがある場合には経過は比較的よい
一般的治療	衝動的な行動などの抑制に中枢神経刺激剤が用いられるが治療法は未確立

病型分類＊1はICD-10，＊2はDSM-5

を認める者が多い．そのため，学童期になるといわゆる学習障害（learning disabilities：LD）の状態像を示すことも少なくない．

　当初，子どもの問題とされていたが，注意散漫で衝動的な行動，整理整頓・管理ができない，時間を守れない，大事なことを忘れる，などADHDに由来する日常生活や社会生活機能の欠陥特性が，成人になっても6～7割に持続してみられる．主な特性を**表7-8-4**にあげる．

2）注意欠陥・多動性障害と生活機能

　ADHDに類する人たちは，主な行動特性としては，不注意，衝動性，多動性で，性格と受けとめられるような程度から社会生活でいろいろな不具合を引きおこすものまでさまざまである．不注意や衝動性，多動性という特性はだれにもみられ，どこからが病気といえるのかその区切りがつくものではないが，程度が強ければ，日常生活，社会生活への支障も大きく，治療・支援の対象となることも増えている．ADHDに類する人たちの行動特性により生じる生活機能上の主な特性を簡単に紹介する．

［作業遂行にみられる不注意など］

　興味があることには，過剰に集中する（執着）が，学業や仕事など注意の集中が必要なときに，自分の意思で注意力をむけたり持続することができず，不注意な過ちをおかすことがある．大切なことを忘れたり，自分のしなければならないことを遂行できない，整理整頓が苦手でしばしば必要な物品をなくす，時間や金銭の管理ができず仕事では遅刻が多い，計画や準備・段取りをとるということが苦手でミスが多く仕事が完成しない，など日常生活や社会生活に大き

な支障をきたす.

　こうした特性は，注意欠陥に起因するものと思われるが，ADHDに類する人たちにとっては，通常の生活は判断要素が多すぎて，ものごとの結果や他者の行動の予測がつきにくいためと思われる．そのために，外部からの刺激に対して十分状況を判断することなく反射的に反応して混乱し，ときにパニックになり，どうしていいかわからなくなる．

［感情・行動のコントロールと多動性］
　そうした混乱のなかで，自尊心が低くストレスに弱いADHDに類する人たちは，気ぜわしく，手足を無意味にそわそわ動かすなど落ちつきのない行為が増える．みんなと一緒に待つということが必要なときでも，席を離れ動き回るなど，じっとしていることができない．何をしてもうまく最後まで遂行できず，達成感のなさからイライラし怒りっぽくなる．感情の起伏が極端で思い込みも激しく，自己の衝動を抑えられないため，自分勝手に思われる行動をとったり，些細なことで自分を見失い爆発的に怒ってしまったりする．ADHDに類する人たちにとって，通常の生活は自分の感情や行動のコントロールのレベルをはるかに超えたもので，つねに，不安や心配をかき立てられるものであるかもしれない．

［対人関係・コミュニケーション］
　ADHDに類する人たちは，その器質的な脳の機能不全により感情や行動のコントロールができにくいという特性のために，幼少時より集団内での協調的な行動ができず，いつも叱られ自己嫌悪に陥るような経験が多いため，自己評価が低くなる．そして，常識や社会性を学ぶ機会が，普通の子どもたちに比べると少ない．その結果，不安や劣等意識をもちやすく，抑うつ状態，摂食障害，行動障害，パーソナリティ障害などの精神認知機能障害を二次的に併発することがある．また，アルコールや薬物などあらゆるものに依存しやすい傾向がある．

　他の人と話をしていても，質問を最後まで聞かずに返答したり，向き合って面と向かって話しているのに，まるで上の空で話を聞いていないようにみえることがある．これは注意集中力に欠けるためで，会話の脈絡がわからず，聞いているうちに内容を忘れたりするためと思われる．そのため必要なことは双方メモをもちいるとよい．

3）基本的治療

　現在，治療方法は確立されておらず，覚醒水準を高める中枢神経刺激剤（メチルフェニデート，商品名リタリンなど）により衝動的な行動を抑制しながら，行動療法的な手段による生活の改善がはかられている．薬が効果を発揮している3〜5時間，注意力が高まり落ちついて行動がとれるようになる．しかし，薬物による治療効果があるとされる半面，薬物によるコントロールが個性を潰すことにつながるのではという懸念もある．また，中枢神経刺激剤はあくまでも対症療法であるため，その間に，興味や関心がある活動をやり遂げたり，他者との交流など具体的な体験を通して，自分の行動や情緒をコントロールする力をつけることが大切である．

具体的な行動や体験による気づきと自己コントロールといったことが生活に必要なため，作業療法にも処方が出される．

4）作業療法の支援

ADHDに類する人たちの常識にとらわれない行動を優れているといえるかどうかは，周囲の理解と支え方次第であるが，柔軟な発想力を伸ばす機会に恵まれているともいえる．自分の病態と向き合い，自分と周囲とのずれのために生じた葛藤や挫折を乗りこえた一部の人たちは，その理解されない，適応できない葛藤の過程で，別な視点や発想につながっていくこともある．

［作業療法の導入］

ADHDに類する人たちは，集団の場で他者と共同して何かをおこなうということや，枠のあいまいな自由度の高い状況，予測のつきにくい状況などでの行動が困難である．そのため作業療法の導入にあたっては，作業療法の場を利用するときの必要最小限のルールを示し，約束を守ることができなかった場合の対応などもきちんと取り決め，つねに一貫した対応をすることで，安心して参加できるようにする．禁止行為も最小限にとどめ，「できること」「できないこと」を明確にしておくとよい．

そのうえで他者と場を共有しながら個別に活動できるパラレルな場（山根，2007）を利用し，本人が得意で興味や関心を示している活動で導入する．

［対応の基本］

ADHDに類する人たちに対する作業療法では，本人が自分の病態特性を正しく理解し，不注意，衝動性，多動性に関連する行動や情緒を自分でコントロールする方法を学び，その人なりの生活の再構築を支援することが目的となる．

そのためには，歩行障害がある人が自分の身体機能を理解して車いすを使いこなすことを学ぶように，ADHDという特性をもつ自己を知り，どのように生活すればよいか，自分なりの生活のスタイルがもてるようにすること．そうして，こうすれば大丈夫という体験を積み，達成感を通して自尊心を取りもどす支援をする．

ADHDに類する人たちにとって，行動や情緒をコントロールするとは，ADHDを自己の特性として生きるということを意味する．具体的な活動や他者との共同作業を通して，衝動・攻撃性が誘発されるような自分の感情の変化，他者の感情変化への気づき，そうした場合の感情の処理，支援の求め方の訓練，あわせて作業遂行機能の改善をおこなう．具体的な活動が多動のエネルギーを発散する機会になるが，場や活動の提供だけでは不可能であり，作業療法士が活動を共にしながら，補助自我やジョブコーチのような役割を担う必要がある．

そして，必要な配慮や支援を受けることができるよう，自分がADHDでどのように対応してもらうとよいかの周囲の人たちへの伝え方も，習得すべき重要な社会生活技能の一つである．自分を理解している人の存在は，何にもまして大きな力となる．支援組織による活動もすでに

■ 表 7-8-5　注意欠陥・多動性障害に有効な作業療法アプローチ

作業選択	本人が得意で興味・関心を示している活動で導入する
活動の導入	他者と場を共有しながら，個別に活動できるパラレルな場から始める
コミュニケーション	抽象的にならないよう，具体的に一つずつ確認しながら伝える
	必要なことは双方メモをもちいる
目標など	作業遂行に関連した具体的な取り決めを共有する
対応	共感的で，注意や指導は具体的に対処行動を示して簡潔におこなう

始まっているが，その理解や普及はこれからの課題である．

　ADHD に類する人たちに対する作業療法のアプローチで，有効と思われる臨床所見をまとめると，**表 7-8-5** のようになる．

7・9　神経認知障害と作業療法

　神経認知障害（NCDs：neurocognitive disorders）は，加齢にともなう脳の老化を主な原因とする脳の器質性疾患の総称をいう．かつて痴呆とよばれ 2004 年に認知症（dementia）と呼称変更がなされ，DSM-Ⅳでは「せん妄・認知症・健忘，および他の認知障害」のカテゴリーに該当していたが，DSM-5 では脳の器質性疾患として神経認知障害群（neurocognitive disorders）に総称された，変性疾患や脳血管障害，その他の原因による脳の器質性疾患の総称である．

7・9・1　神経認知障害の特性

　神経認知障害は，程度や発生機序による違いはあるが，ほぼ共通して見られる中核症状に，環境，介護者との関係，身体機能の低下や本来の性格傾向などが絡み合って生じる心理・行動の異常が生活に支障をきたす脳の器質性疾患の総称である．

　一般的な特性としては**表 7-9-1** にあげるようなものがあり，
- 多くは 60 代以上で発症し，アルツハイマー型（AD：Alzheimer's disease）や混合型は加齢とともに上昇し，変性疾患の AD では 60 代で 12％，70 代で 30％，80 代で 50％，90 代で 75％，100 歳代では 97％発症するという統計がある．脳血管型（VD：vascular dementia）の有病率は 2％
- 脳細胞の老化や変性疾患，脳血管障害などによる脳細胞の病変により，もの忘れなどの記憶障害，失見当識（日付，時間や場所，空間），高次機能障害（失語，失行，失認），判断力障害（実行機能障害）が中核症状としておこる
- 中核症状の進行にともなって，環境，介護者との関係，身体機能の低下や本来の性格傾向などが絡み合っておこされる対処的言動として，不眠や徘徊，食行動異常，妄想的言動な

■ 表 7-9-1　神経認知障害の特性

項　目	内　容
発症の特性	アルツハイマー型（AD）や混合型は加齢とともに上昇し，ADでは60代で12％，70代で30％，80代で50％，90代で75％，100歳代では97％発症するという統計がある[*1]．脳血管型（VD）の有病率は2％
原　因	変性疾患や脳血管障害など原因疾患による脳細胞の損傷，萎縮といった，脳の構造的・機能的・神経科学的な変化
性格傾向	自己中心的，几帳面，非社交的などの性格は発症のリスクが高いとされるが，発症後の環境要因と関連して，周辺症状（もしくは行動と心理症状）に性格傾向が影響する
主症状	もの忘れなどの記憶障害，見当識障害，抽象的能力や判断力の障害が中核症状としておこり，中核症状にさまざまな環境要因，基本的性格傾向などが絡み合って対処的言動として，不眠や徘徊，妄想的言動，せん妄などの周辺症状（もしくは行動と心理症状）がみられる
病　型[*1] 病　型[*2]	症状性を含む器質性精神障害 せん妄，認知症及び軽度認知障害
経過・予後	脳の老化による認知機能の低下は避けることはできないが，予防や早期発見により発症の予防や進行を遅くすることは可能．原因疾患により経過や予後は異なる
一般的治療	現時点で認知症を完治する方法はないが，薬物療法やリハビリテーション，適切なケアにより進行を遅くしたり，症状を軽することは可能

[*1] http://blog.goo.ne.jp/kinukototadao/e/54cc1da8270ba1164b355cdaf07e3f42
病型分類[*1]はICD-10，[*2]はDSM-5

　ど，心理的な異常や行動の異常が生活や周りの人との関係に支障をきたす
・脳細胞の病変による認知機能低下は避けようがないが，発症の予防や進行を遅くすることは可能である

といったことが主な特性としてあげられる．

7・9・2　神経認知障害と生活機能

　神経認知障害は総称的なものであり，中核症状には記憶障害，失見当識，高次機能障害（失語，失行，失認），判断力障害など共通して見られる認知機能の障害があるが，原因となる疾患や介護者のかかわり方いかんで，活動の制限や参加の制約は個人によって大きく異なる

1）心身機能と障害

　アルツハイマー型認知症（AD：Alzheimer's disease）など変性疾患によるものは，脳の神経細胞の死や脱落による脳萎縮が全般的に生じたものであり，脳血管型認知症（VD：vascular dementia）は脳出血や脳梗塞などによるもので，脳のどの箇所でおきたかにより心身機能の支障が異なり，脳血管疾患の再発により階段状に機能が低下する．

　レビー小体型認知症（DLB：dementia with lewy bodies）はADと同じ変性疾患が原因であ

るが，脳に生じる原因物質がADと異なるため，共通する中核症状に加え幻視や体験やパーキンソン症状が観られる．ADの障害部位が主に海馬が中心であるのに対し前頭側頭型は脳の前方部分が傷害されるため，常同行動や反社会的な行動，抑制の効かない異常行動が観られる．その他神経認知障害は多様な原因疾患により生じる総称であるため，精神認知機能の支障も多様である．

2）活動と制限

　神経認知障害のはじまりは，家族や職場の同僚など一緒に過ごしている人たちにとっては，「同じことを何度も言ったり聞いたりする」「置き忘れやしまい忘れが目立つ」「物の名前が出てこなくなった」「以前あった興味や関心が失われた」「怒りっぽくなった」といったいつもと違う現象への気づきから始まる．いわゆる初期症状といわれる現象であるが，神経認知障害が疑われ始めた本人は，「どうしてなのだろう」「なぜこんなことを忘れたのだろう」という困惑と，「以前はできていたのに，できるはずなのに」という焦りに強い不安を感じるようになる．元来几帳面で，まじめで，がんばってきた人ほど，それまでできていたことがわからなくなった，できなくなったことへの戸惑いと不安は大きい．

　そしてしだいに，環境の変化に対応できない苛立ちやできない人とみなされるつらさから抑うつ状態になったり，人との交流を避けたりするようになる．ときには忘れたりわからなくなったことをなんとかしなければという思いから，自分なりになんとかしようとする行いは，周辺症状とかBPSD（behavioral and psychological symptoms of dementia：認知症の行動と心理症状）とよばれるようなつじつまの合わないものになってしまう．この焦りと不安から生まれる行動は，不眠や徘徊，食行動異常，妄想的言動などの心理的な異常や行動の異常として現れる．周りの者にとっては理解できない，問題行動と言われるものであるが，本人にとってはなんとかしたいと思う対処行動である．また，認知機能の低下により感情のコントロールや抑制ができなくなり，元来の性格傾向や人間本来の動物的欲動が表出されるようになり，人が変わったと受けとめられるような粗暴な言動が観られたり，依存性が高くなるなど，個々の基本的な特性が露わになることが多い．DLBでは人物や小動物が家の中に入ってくるといったような幻視があるため，生活活動が制限される．

　そして中核症状が進むにつれ，新しいできごとはまったく覚えていられなくなり，昔の記憶もあいまいになったり，わからなくなる．そして日付や年度だけでなく，時間や場所，人物についてもわからなくなる．何かを話しても，何を言いたいのか言葉の意味がわからないことが多くなり，話しかけても内容を理解できなくなり会話そのものがむずかしく，意思の疎通もむずかしくなる．日常生活で全面的な介助やケアが必要になる．

3）参加と制約

　参加と制約に関するものとしては，「活動と制限」で述べたような，対処行動の現れである「同じことを何度も言ったり聞いたりする」「怒りっぽくなった」と観られる現象，幻覚や妄想的言

動などの影響で困った人，問題行動のある人という受けとられ方をされる．神経認知障害の対する理解の不十分さが影響したものであるが，それにより参加の制約（不利益）が生じることがある．

7·9·3　基本的な治療と作業療法の支援

1）基本的な治療

　中核症状と，その進行にともなって，対処言動としておきる心理・行動面の支障が生活や周りの人との関係に支障をきたすが，原因疾患，環境，介護者との関係，身体機能の低下や本来の性格傾向などが絡み合っておきるもので個人差が大きい．中核症状は，変性疾患や脳出血や脳梗塞など，脳の神経細胞の死や脱落による脳萎縮によるものなので，対症療法的に進行を遅くすることは可能であるが完治する治療法はない．対処的言動に対しては，環境調整やリハビリテーション，適切な介護により異常な心理・行動をおこさないようにしたり軽減することは可能である．

2）作業療法の支援

　作業療法は，生活の維持に必要な食事，排泄，睡眠，整容，衛生，更衣，入浴など身辺処理活動や暮らしに必要な物や事の管理，家事（整理整頓，洗濯・衣類の整理，調理，買い物など），育児，他者の世話，通信機器の利用，生活圏の移動など基本的生活活動，対人活動（コミュニケーション，対人交流活動），その他生活行為を通して，できることは自分でやってもらうよう励ましながら，できないことややりにくいことに対して，やりやすい方法を一緒に考えて練習したり，介助しながら，対象者の能力に合わせた生活を支援する．

　できないことをできるようにすることより，対象者の「困っていること」や「できるようになりたいこと」「やってみたいこと」などを確認しながら，安心と安全が保障された場で，なじみのある方法で「経験のある活動」「好きな活動」「得意な活動」を楽しんでできるようにする．「安心できる暮らしやすい環境作り」などを通して「認知症とともに，よりよく生きる」支援をする．

3）作業療法の導入

　神経認知障害に対する作業療法の導入にあたっては，他の高齢者に対する場合と同様に，基礎疾患に対する配慮もさることながら，ひととしての尊厳を奪うことなく，孤独にならないように，できることを支え，してきたことを活かすことが共通の原則である．

　変性疾患に起因する AD などの作業療法への導入は，孤立しないよう，しかも急がずゆっくり，なじみの関係ができるのを待つくらいがよい．だれかなじみの人ができたら，共に活動できるようにテーブルメイト的な小さな集まりになるようにする．なんとなく安心できる雰囲気のなかで，共に過ごす者がいて，共に過ごす場がある．そんな目の前の依存対象や場を作るよ

うにする．使用する作業活動も毎回工夫して新しいものにするより，全体としてあまり大きな変化をもたせずに，これなら知っている，なじみがあるというものを繰り返すほうがよい．過去の経験を活かした簡単で予測の容易なものが適している．もっとも，音楽などは古いなじみのあるものだけでなく，リズムなどの影響が大きいため，混乱がなければ新しいものもよい刺激になることが多いので，試みるとよい．

　脳血管障害などによるVDの作業療法への導入は，個々の生活史に基づいた性格特性がはっきりしていて，集団で皆と共にする活動以外に，その個人の得意なことや安心できる活動，役割などを見つける個別的な対応が必要になる．導入にあたってもスタッフとの個人の優越性を損なわない形の関係づくりが大切で，その関係性を活かし，他者との交流の場へ誘うほうがよい．

　活動は生活年齢に即し，個人にとって興味があり，得意なものが選択できるようにする．比較的，遊びに関するものより，仕事的な要素のあるものがよい．

7・10　高次脳機能の支障と作業療法

　ヒトが他の動物と大きく異なる所以が高次脳機能である．ヒトの脳にも他の動物と同様に呼吸など生命維持に必要なはたらきや運動，感覚に関連する部位や機能に加えて，必要なことを記憶し判断する高度のはたらきをする部位や機能がある．これら，ヒトにしか存在しない脳の部位が障害されると高次脳機能に支障がおこる．

　高次脳機能の支障は脳の損傷によって生じる神経心理学的障害であり，異なった原因による複数の疾患が病因となる．そのため，身体機能領域の作業療法，精神認知機能領域の作業療法など主な症状や最初に受けた治療先により，リハビリテーションの領域や内容も異なっていた．専門分化した治療医学の狭間でおきた問題といえよう．診療報酬の体系が異なることも影響し，身体機能領域でリハビリテーションを受ける場合には精神面はよくわからないと言われ，精神認知機能領域では身体機能は専門ではないと言われ，生活機能の支障に対する適切なリハビリテーションを受けることができないという現象が生じていた．

　しかし，作業療法は本来ひとの生活を支援することが役割であるため，身体機能の支障か，精神認知機能の支障かということより，リハビリテーションが必要な対象の心身機能とその構造にどのような問題が生じているのか，そのため日々のくらしにおける活動や参加にどのような制限や制約があるのか，治療が改善が可能なのか，心身機能の回復に大きな期待ができなくなった場合には，代償機能の訓練や環境調整，介助などによりどうすればその人の生活機能の支障をより少なくできるかという生活機能全体を視野に入れた治療・支援が必要になる．

　精神認知機能領域の臨床における自験例であるが，受傷後3年半が経過し，広汎な脳損傷による，感覚失語，記憶障害，視覚失認，観念失行，右同名半盲，右感覚麻痺などが生活に大きな支障をきたし，すべてに家族が同伴しないと生活ができない60代の患者に関わり，半年あま

りで一人で通院しリハビリテーションを受け帰宅し，自宅にいるときは手内職をするようになった経験がある．

　この患者は自転車で転倒し，右側頭部骨折，左側頭葉脳挫傷，外傷性脳内出血，外傷性くも膜下出血，右急性硬膜下血腫など多様な頭部外傷後遺症をおい，術後，意識混濁，失見当識，失語，右片麻痺，右同名半盲となり，リハビリテーションで思わしい進展はみられず，3か所の施設を経由し，1年後に精神科神経科に外来受診してきた．それから2年半後に新設された精神科作業療法に処方が出されたときには，受傷から3年半が経過していた．右半身の感覚は全くなく，実用手としては機能していない．自立歩行はできるが，目で確かめないと歩行は困難だった．「命が助かったばかりに私たちの生活は地獄でした．あのとき死んでいたらと思ったこともある」という家族のことばが重くひびいた．

　熟練の建築板金職人だったという経歴から手続き記憶に手がかりがあるかもしれないと見せた銅板や木槌も，見ただけでは何にどう使うかわからないものの，手にとると，少しずつ身体が応え始めた．2か月あまりで2作の作品ができ，類似の動作を利用して革細工で家族にプレゼントする眼鏡ケースなどを作るようになり，半年後にはメモを使って一人で通院し治療費の支払いも済ませて帰宅するようになった．術後にそのまま心身機能の全体を評価し精神，身体両面から，なじんだ生活行為と脳機能の関係などから包括的な関与がなされていれば，本人や家族の精神的経済的負担はこれほどではなかったと考えられる．

7・10・1　高次脳機能の支障の特性

　脳の損傷によっておこされるさまざまな神経心理学的障害で，脳の損傷部位によって障害の特徴が異なる．中心は認知機能であるが，一般的な特性としては**表 7-10-1** にあげるようなものがあり，

- 「見えない障害」と称されるように外見的にはわかりにくいものが多い
- 脳血管障害，頭部外傷，感染症などさまざまな疾患により引きおこされるが，20代では交通事故やスポーツ事故が多く全体の1割程度を占め，60歳以上になると脳血管障害が多く全体の8〜9割を占める
- 失語，注意障害（半側空間無視を含む），記憶障害が多く，社会的行動障害，遂行機能障害などが観られ，性格の変化が見られることも多い
- 早期に対処されるほど回復は早いが半年から1年が回復のプラトー．一旦回復しても低下することがある

といったことがあげられる．

7・10・2　高次脳機能の支障と生活機能

　高次脳機能の支障は原因疾患や脳が損傷された部位によって障害が異なり，身体の障害をと

■ 表 7-10-1　高次脳機能障害の特性

項　目	内　容
発症の特性	身体障害があっても軽症で外見的には障害が目立ちにくく，本人も認識できず，日常生活で気づかれることも多いため「見えない障害」とも言われる 30代以上は脳血管障害によるものが多くなり，60歳以上では8～9割が脳血管障害
原　因	脳血管障害，事故などによる頭部外傷，感染症，自己免疫疾患、中毒疾患，多発性硬化症，正常圧水頭症，脳腫瘍など
主症状	脳の損傷部位により症状が異なり，記憶障害，注意障害，遂行機能障害，社会的行動障害などの認知機能の障害がみられる
病　型[*1]	脳の損傷及び機能不全並びに身体疾患による詳細不明の精神障害 　　（アルツハイマー型認知症，レビー小体型認知症，前頭側頭葉変性症，血管性認知症，頭部外傷後後遺症，アルコール性認知症，感染症後遺症，混合型認知症）
経過・予後	多くは受傷・発症後1年程度の時期までは回復が認められる．頭部外傷は受傷後1年前後で回復がプラトーに達するが，一旦回復しても低下することもある．また，注意障害は回復の期待ができるが，記憶障害は回復が困難
一般的治療	高次脳機能障害は原因と症状がさまざまで，確立した治療方法はなく，リハビリテーションが中心になる．早期リハビリテーションが望ましい

病型分類[*1]はICD-10

もなわないものは外見上障害がわからないことや本人も気づかないこともあるので，どういうとき何に困るのか，本人が気づかなくても周りで一緒の過ごす人たちが違和感を感じたり困ることはないかといったことを，生活に必要な行為を通して把握することが必要である．

1）心身機能と障害

　交通事故やスポーツ事故などの外傷性損傷の場合は脳挫傷や脳神経線維のびまん性軸索損傷による脳の損傷が，脳血管障害の場合は脳梗塞や脳出血，くも膜下出血などの血行障害で脳の神経細胞の死が脳の機能障害を引きおこす．そのため，図 7-10-1 のように，脳のどの部位の神経細胞が機能しなくなったのかによりおきる障害は異なる．高次脳機能の支障の場合多くは精神認知機能の支障で，失語，注意障害（半側空間無視を含む），記憶障害，社会的な行動や感情の障害，遂行機能障害，失行，失認，問題解決，意欲・情動，社会適応などの重要な高次脳機能の障害がおきる．高次脳機能では身体機能の支障は軽度なものが多いが，脳の損傷部位によっては感覚や運動機能の支障などが観られることもある．また性格の変化が観られることも多く，神経認知障害よりも病的な精神状態が多く観られる．

2）活動と制限

　高次脳機能の支障では，前述した心身機能の支障に起因し日常生活の活動にさまざまな支障が生まれる．たとえば失語がある場合には，
　・話したいことを言葉にできなかったり，滑らかに話せない

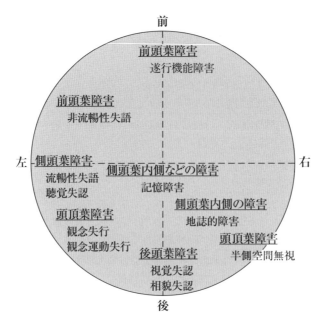

■図 7-10-1　脳の障害部位と高次脳機能障害
公益社団法人東京都医師会資料より
http://www.tokyo.med.or.jp/kaiin/handbook/linkdata/358-375.pdf

・相手の話が理解できない
・文字を読んだり，書いたりができない

注意障害がある場合は，

・気が散りやすい（注意力散漫）
・1つのことに集中できない（注意の持続が困難）
・ぼんやりして，頻回にミスを繰り返す（注意の集中が困難）
・同時に2つ以上のことをしようとすると混乱する（注意の分配が困難）
・周囲の状況を判断しないで行動をおこそうとする
・片側にあるものを見落とす（半側空間無視）

記憶障害では，

・今日の日付や自分のいる場所がわからない
・物の置きわすれ，自分がしたことを忘れる
・何度も同じことを繰り返し聞く
・一日の予定を覚えられない
・何かしているときに声をかけられると，何をしていたか忘れる
・人の名前を忘れたり，覚えることができない
・作業の手順が覚えられない

社会的な行動や感情の障害では，

・すぐ怒ったり，笑ったり，泣いたりなど感情のコントロールができない

- 無制限に食べたり，物を買ったりなど欲求のコントロールが効かない
- 態度や行動が子どもっぽくなる
- すぐ周囲の人に頼る
- 場違いな行動や発言をする
- 人の気持ちを推察する，くみ取ることができない
- 一つのことに固執する
- 言われるまで何もしようとしない，意欲・自発性の低下

といったようなことが生活の場面で観られ，本人が困ることもあれば，本人が気づかずにこうした言動があるため，周りが困るという生活上の支障が生じる．

3）参加と制約

　参加と制約に関するものとしては，「活動と制限」で述べたような，失語，注意や記憶の障害，社会的行動や感情の障害などの影響で，誰かが代わりに判断しないと何もしようとしない，何かを任せることができないといったことが見られるため，参加面でも制約が大きい．

7・10・3　基本的な治療と作業療法の支援

1）基本的な治療

　高次脳機能の支障に対しては，確立した治療方法はなく，外傷性損傷以外の脳血管性障害には生活習慣病の影響が大きく，脳血管障害を予防することが高次脳機能の支障の予防につながる．発症後は社会復帰をめざしてリハビリテーションをおこなうことが中心になる．一度低下してしまった高次脳機能機能も徐々に回復する．多くの場合，受傷後1年程度の時期までは回復がかなり認められるが，その後は回復速度が鈍り，受傷後1年前後でプラトー状態になる．

　しかし，基本機能の回復が困難になっても適切なリハビリテーションをおこなうことにより，生活のしかたを工夫すれば，社会への復帰も可能である．

2）作業療法の支援

　高次脳機能の支障に対する作業療法は，他の職種との連携のなかで，医学的リハビリテーション，生活訓練，就労移行支援のプログラムを担う．医学的リハビリテーションでは，心理カウンセリングや薬物治療，必要に応じて外科的治療などもおこなわれるが，作業療法では対象者個々の精神機能認知の支障の特性に応じて具体的な活動を通した認知リハビリテーションをおこなう．また認知リハビリテーションと並行して，生活訓練や就労移行支援で，日常生活や就労に関して具体的な生活行為や活動を用いた支援や直接もしくは代償的な手段の習得を支援する．

　また，そうした対象者への直接的なかかわりだけでなく，家族に対し周囲の環境を整える手段を講じることもある．たとえば，家族に障害を説明し理解してもらい，本人が混乱に陥る前

に適切なタイミングで専門家に支援を依頼する，大切なものを見つけやすいように整理する，身に付けさせておくことなどである．

3）作業療法の導入

　高次脳機能の支障に限らず，生活行為を通して生活を支援する作業療法は，上述したように他の職種との連携のなかで開始するため，導入にあたっては必要な評価情報のうち他の職種から得られるものは早いうちに入手する．そして，できれば作業療法の介入計画を立てる前にカンファレンスを開いてリハビリテーションゴールを確認し，作業療法が受けもつ役割を明確にするとよい．

　また，高次脳機能の支障に対する生活行為をもちいた訓練は，一日の訓練時間では不十分であり，短期の訓練ですぐに効果が現れるものではないため，作業療法でおこなう訓練を生活習慣として実行できるよう，一日のスケジュールをわかりやすく作成するなどの工夫をし，日常的に介護にあたる人たちにもサポートしてもらうようにする．そして，漫然と訓練を実施しても意味がないので，定期的に評価をおこない，訓練プログラムの妥当性や訓練実施体制を見なおす．

第7章のまとめ

- スペクトラム
  - ⅰ．スペクトラムという概念
- 各疾患・障害の生活機能（心身機能と身体構造，活動と参加機能）とその障害
  - ⅰ．各疾患の心身機能と身体構造の障害の特性
  - ⅱ．各疾患・障害の活動と参加の特性と制限・制約
- 各疾患・障害の治療・支援
  - ⅰ．各疾患・障害の回復状態に応じた基本的治療・支援
  - ⅱ．各疾患・障害の急性期の作業療法の違い

◆引用文献◆

American Psychiatric Association (1987). *Diagnostic and statistical manual of mental disorders, 3rd ed-rev (DSM-Ⅲ-R)*. American Psychiatric Association, Washington D. C. (高橋三郎・訳, 1982.「DSM-Ⅲ-R 精神障害の診断・統計マニュアル」医学書院).

American Psychiatric Association (1994). *Quick reference to the diagnostic criteria from DSM-Ⅳ*. American Psychiatric Association, Washington D. C. (高橋三郎, 大野 裕, 染矢俊幸・訳, 1995.「DSM-Ⅳ 精神疾患の分類と診断の手引」医学書院).

American Psychiatric Association (2000). *Diagnostic and statistical manual of mental disorders, 4th ed text revision. (DSM-Ⅳ-TR)*. American Psychiatric Association, Washington, D. C. (高橋三郎, 大野 裕, 染矢俊幸・訳, 2002「DSM-Ⅳ-TR 精神疾患の診断・統計マニュアル」医学書院)

土居健郎・編 (1972). 分裂病と秘密. 土居健郎・編「分裂病の精神病理 1」pp. 1-18. 東京大学出版会.

土居健郎 (1976). オモテとウラの精神病理. 荻野恒一・編「分裂病の精神病理 4」pp. 1-20. 東京大学出版会.

Elia J, et al (1999). Treatment of attention-deficit-hyperactivity disorder. N Eng J Med 340, 780-788.

花村春樹・訳著 (1994).「『ノーマリゼーションの父』N. E. バンク-ミケルセン」ミネルヴァ書房.

Halmi K (1995). Current concepts and definition. Szmukler G, Dare CE, Treasure JE, eds. *Handbook of eating disorders : Theory, treatment and research.* pp. 29-42. Willey, Chichester.

Harding CM (1988). Course types in schizophrenia : An analysis of European and American studies. Schizophr Bull 14, 633-643.

平岡千昭 (1993). 強迫神経症の作業療法. OT ジャーナル 27, 413-417.

昼田源四郎 (1989). 分裂病者の行動特性. 金剛出版.

石谷直子 (1984). 神経症患者の作業療法.「精神科作業療法」pp. 128-148. 星和書店.

Kernberg OF (1975). *Borderline conditions and pathological narcissism.* Jason Aronson, New York.

切池信夫 (1988). うつ病モデル. こころの臨床 17 (増刊), 348-350.

町沢静夫 (1991). 境界例患者の内的世界. こころの科学 36, 43-49.

町沢静夫 (2002).「ADHD (注意欠陥/多動性障害)」pp. 68-85. 駿河台出版社.

Masterson JF (1972). *Treatment of the borderline adolescent : A developmental approach.* Wiley Interscience, New York (成田善弘, 他訳, 1979.「青年期境界例の治療」金剛出版).

松浦千衣, 他 (1993). 摂食障害者への作業療法の実際. OT ジャーナル 27, 424-430.

中井久夫 (2001). 看護のための精神医学. 医学書院.

中根允文, 他 (1994). ICD-10「精神・行動の障害」マニュアル―用語集・対照表付. 医学書院.

ニキ・リンコ・訳 (2001). 私の障害, 私の個性 (ウェディン・ローソン著). 花風社.

ニキ・リンコ, 藤家寛子 (2004).「自閉っ子, こういう風にできてます！」花風社.

ニキ・リンコ (2005).「俺ルール！ 自閉は急に止まれない」花風社.

西川將巳（1988）．認知行動モデル．こころの臨床 17（増刊），329-333．
西園マーハ文（1988）．家族モデル．こころの臨床 17（増刊），335-337．
大原健士郎（1976）．うつ病の自殺．笠原　嘉・編「躁うつ病の精神病理 1」pp. 196-220．弘文堂．
大森健一（1983）．精神分裂病とは．大森健一，高江洲義英・編著「精神分裂病」pp. 1-21．日本文化科学社．
斉藤　学，他（1982）．アルコール臨床ハンドブック．金剛出版．
斉藤　学（1986）．アルコール依存症．吉松和哉編集企画「精神科 MOOK15 精神療法の実際」pp. 168-177．金原出版．
Schwing G（1940）. *Ein weg zur seele des geisteskranken*. Rascher Verlag, Zürich（小川信男，他訳，1966．「精神病者の魂への道」みすず書房）．
下坂幸三（1999）．拒食と過食の心理．岩波書店．
下田光造（1941）．躁うつ病の病前性格について．精神経誌 45，101-102．
鈴木健二（1988）．嗜癖モデル．こころの臨床 17（増刊），345-347．
舘　哲朗（1988），精神力動モデル．こころの臨床 17（増刊），342-344．
高木洲一郎（1988）．社会文化モデル．こころの臨床 17（増刊），338-341．
滝川一廣（2002）．小児自閉症―子供の発達との関連で．河合　洋，山登敬之・編「子どもの精神障害」pp19-38．日本評論社．
Tellenbach H（1961）. *Melancholie*. Springer, Berlin（3. Aufl., 1976；4. erweiterte Aufl. 1983）（木村　敏・訳，1985．「メランコリー」改訂増補版．みすず書房）．
渡邉文緒（1993）．心気神経症の作業療法―その 1 例．OT ジャーナル 27，418-423．
WHO（1992）. *The ICD-10 classification of mental and behavioural disorders：Clinical descriptions and diagnostic guidelines*. pp. 311-387. Geneva.
WHO（1993）. *The ICD-10 classification of mental and behavioural disorders：diagnostic Criteria for research*. Geneva（中根允文，他訳，1994．「ICD-10 精神および行動の障害：DCR 研究用診断基準」医学書院）
Wing L（1981）. Asperger's syndrome：A clinical account. Psychol Med 11, 115-129.
Winnicott DW（1971）. *Playing and reality*. Tavistock Publications, London（橋本雅雄・訳，1979．「遊ぶことと現実」岩崎学術出版社）．
山中康裕（1982）．境界例の精神病理．「現代のエスプリ 175」山中康裕，森　省二・編集・解説　境界例の精神病理，5-23．
山根　寛（1992）．作業療法の症例報告躁うつ病．加藤伸勝，他編「作業療法―心身障害に対するアプローチ（下）」pp. 222-248．創造出版．
山根　寛（1993）．退行現象をともなう寛解過程における作業活動の力動的観点からみた役割―精神分裂病少女の寛解過程より．作業療法 12，229-237．
山根　寛（1997）．「ふれない」ことの治療的意味―汚言に葛藤する患者の対処行動と自己治癒過程より．作業療法 17，360-367．
山根　寛（1998）．境界例に対する作業療法の原則．OT ジャーナル 32，585-588．
山根　寛（2002）．精神障害にともなう食の異常・障害へのアプローチ．山根　寛，加藤寿宏・編「食べることの障害とアプローチ」pp. 20-35．三輪書店．
山根　寛（2005）．アスペルガー障害（症候群）と作業療法アプローチ．精神認知と OT2，

110-114.

山根　寛（2007）．パラレルな場とその利用．鎌倉矩子，他編「ひとと集団・場第2版」pp.73-88，三輪書店．

山下　格（1992）．神経症．「精神科 MOOK 28 精神科診療基準」pp.135-148．金原出版．

吉松和哉（1976）．精神分裂病者の自我に関する一考察．荻野恒一・編「分裂病の精神病理 4」pp.21-49．東京大学出版会．

8 精神認知系作業療法の理論・モデル・関連療法

330	**8・1**	精神認知機能の支障に対する作業療法の理論	8・1・1 理論やモデル 8・1・2 精神認知系作業療法の理論体系
332	**8・2**	共通理論	8・2・1 生活機能論 8・2・2 治療構造論 8・2・3 回復モデル 8・2・4 治療システム論
334	**8・3**	治療理論	8・3・1 力動論 8・3・2 発達・学習理論と作業療法 8・3・3 人・作業理論
342	**8・4**	関連療法	8・4・1 身体療法 8・4・2 精神療法 8・4・3 心理教育 8・4・4 行動療法・認知行動療法 8・4・5 生活技能訓練 8・4・6 芸術療法 8・4・7 園芸療法 8・4・8 回想法 8・4・9 レクリエーション療法

8 精神認知系作業療法の理論・モデル・関連療法

　作業療法は,「生活の再建 life style redesign」「自律と適応 self regulation & adaptation」の支援,「よりよい作業体験」の提供というリハビリテーションの実践学である．そうしたひとの生活全般に関わる作業療法のすべてを示すことができる単一の理論はなく,さまざまな既存の理論を包括的に応用しながら臨床から得られる知見に基づいて体系化され構築される,いわゆる適応理論（adaptation theory）にあたる．

　この章では,精神認知系作業療法と関連のある主な理論やモデル,療法の概略と作業療法との関連や作業療法においてどのように応用されているか紹介する．各理論や技法（療法）は概略の紹介にとどまるため,実際の活用にあたっては,それぞれの成書を参考にされたい.

> 理論や技法　何をもちいてもよい
> わかるものをもちいればよい
> 何をもちいても　目的と結果を
> 主体となる対象者　共にたずさわる人たち
> だれにもわかる
> 普通の言葉で伝えられればよい

8・1　精神認知機能の支障に対する作業療法の理論

　作業療法は,対象者の回復状態（障害の状態）に応じたニーズに合わせて,介入にもちいる作業や集団機能の扱い,かかわり方を組み替えていくシステム的なプログラム構成（「3・2・1システムプログラム」参照）をもちいる．そのため上述したように,単一理論としてではなく,既存の関連する理論を包括的に応用し体系化が試みられてきた.

　ひとの日々のくらしを構成するさまざまな作業を治療・支援の手段とする作業療法においては,生活,労働,余暇,作品,生産,報酬,‥‥といったさまざまな日常的な問題が,治療という純粋な構造のなかに入り込んでくる．その平凡さと日常性が,ひとの治癒力を引きだし,「病いを生きる」という視点を照らす．それこそが作業療法の豊かさであり,その豊かさが理論としての体系化を困難にしている理由でもある．

8・1・1 理論やモデル

　理論やモデルは何をもちいてもよいが，理論やモデルは，作業療法の実践における治療機序と結果を予測する仮の指標であるということを忘れてはならない．指標があるから，治療仮説を立て，実施し，効果を判定し，目的や方法の見なおしが可能になる．そして仮説に基づいて実施・検証することで，治療や支援の妥当性の証明や，専門職としての技術の向上につながる．

1）理論やモデルは何に有用か

　作業療法のように効果の客観的根拠が示しにくい，効果的なかかわりができるようになるには，臨床における実践の積みかさねが必要とされる領域においては，初学者ならずとも，自分のよりどころを見失いがちになる．理論やモデルは，そうしたプロフェッショナル・アイデンティティを確立するプロセスにおいて，自分のありようをはかる尺度となり，足元を探る杖ともなる．また，他職種との共通の概念となる理論やモデルは，専門技術の統一と連携を進めるうえで有用な手だてである．

2）理論やモデルの応用にあたって

　リハビリテーションの実践の場は，特定の理論や技法を試みる場ではなく，対象者の生活上の問題を解決する場である．したがって，研究や臨床においても，対象者の問題を解決するために，必要な理論や技法を柔軟に選択し，臨機応変にもちいる姿勢が求められる．

　また，それぞれの理論やモデル，関連療法には，必ず，それを必要とする社会的背景や必要とする対象者が存在する．理論やモデルをもちいる場合は，それを生んだ社会的背景，必要とする対象と目的，学問的背景を調べ，自分がもちいようとする対象者との適合性を検討しなければならない．そして，その結果がだれにもわかるものであり，他の治療・支援とバランスがとれ，相補うものであり，それぞれに矛盾がなく，対象者が必要とするサービスに偏りがあってはならない．

だれにもわかる結果	了解性
治療・支援のバランス	同時性
相補うアプローチ	相補性
矛盾のない治療・支援	整合性
アプローチが偏らない	多面性

■ 表 8-1-1 精神認知系作業療法の理論体系

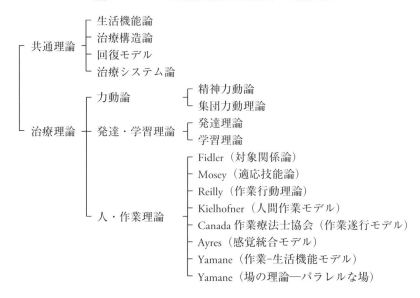

8·1·2 精神認知系作業療法の理論体系

精神認知系作業療法の理論は，**表 8-1-1** に示すように，さまざまな既存の理論を包括的に応用する適応理論であるが，その理論体系は，作業療法全体に共通する基礎となる共通理論と作業療法の治療・支援に関する治療理論に大別できる．

8·2 共通理論

共通理論としては，疾患や障害を含む健康状態をどのようにとらえるかという生活機能論（このネガティブな側面が疾患・障害論にあたる），治療や支援がどのような要素によって成りたっているかを示す治療構造論，疾患や障害の回復過程を示すモデル，治療期間やプログラムをシステムとしてとらえる治療システム論がある．

8·2·1 生活機能論

生活機能論は，障害というマイナス要因をとらえる疾病・障害論だけでなく，健康な機能も含む対象者の全体像を理解する治療・支援の根幹をなす理論である．対象者の疾患や障害を含む健康状態をどのような構造としてとらえるかによって，治療・学習訓練・調整の方法は大きく異なる．

精神認知機能の支障は，「1·3·3　精神認知機能の支障—感覚・運動機能の支障との比較より」

■ 表 8-2-1 精神認知系作業療法の治療構造論（治療モデル）

治療モデル	精神障害の原因仮定と治療機序
医学モデル	身体疾患同様に脳の機能解剖的な原因があると仮定する．病因を発見し除去・中和・矯正・逆作用などにより，治癒・軽減・予防をはかる
心理学モデル	発達過程における心理社会的危機における適応の失敗が病因と仮定する．問題の心理的原因を解明し，援助・教育により問題の解決をはかる
行動学モデル	精神疾患は学習における条件づけの不足もしくは過剰と仮定する．学習理論に基づき，不適応行動の除去・矯正，適応行動の学習をはかる
社会学モデル	日常生活・社会生活における問題に起因すると仮定する．対人関係など社会的関係の調整や社会生活技能の向上により，問題の解決をはかる

で述べたように，① 病気と生活機能の支障が共存している（病気と生活機能の支障の共存），② 障害はそれぞれ独立して存在する（相対的独立性），③ 障害は相互に影響する（障害相互の影響），④ 環境，特に人的環境により変化する（環境との相互性），⑤ 機能障害も固定されたものではない（障害の可逆性），あわせて，⑥ 長期入院による二次障害の可能性が高い（二次障害の可能性），⑦ 病名がつくことによる社会的偏見・差別がある（偏見・差別の存在）といった特性がある．

精神障害に対する障害論も，歴史的な変遷を経て，疾患の諸帰結としての障害という視点から，国際生活機能分類（「1・3・1　障害のとらえ方—生活機能という視点」参照）に代表されるように，心身の状態，生活活動の状態，社会参加のありようを環境因子や個人因子との相互性としてとらえるようになってきた．

精神認知機能の支障に対する生活機能論は，作業療法の対象者とその障害の理解，目標の設定，支援手段の選択に必要な理論である．精神疾患と障害の特性を考慮した障害論に関しては「1・3・1　障害のとらえ方—生活機能という視点」で述べた．

8・2・2　治療構造論

治療構造論は，生活機能論に基づいてそれぞれの治療法の治療要因と治癒機序を表すものである．精神認知機能の支障に対する治療も，医学モデル（medical model）に始まり，心理学モデル（psychological model），行動学モデル（behavioral model），社会学モデル（social model）とさまざまな治療理論（治療モデル）がもちいられてきた（**表 8-2-1**）．作業療法における治療構造論は松井（1978）により提唱されたのが端緒となった（冨岡ら，1999）．どのような理論や手段がもちいられようと，作業療法のプロセスにはたらく要因は「対象者，作業，作業療法士，集団」に集約される．それに場や時間要因が加えられる（山根，1994；1997a）．

精神認知機能の支障に対する治療構造論は，作業療法の具体的な治療計画の立案や効果判定に必要な理論である．作業療法の治療・支援構造に関しては，「4　作業療法の治療・支援構造と治療機序」で述べた．

8・2・3 回復モデル

回復モデルは「3・5 介入」で示したように，統合失調症の回復過程を基本としたものである．回復状態は大きく「急性期，回復期，生活（維持）期，緩和期」に分けられ，さらに臨床的な観点から，急性期が要安静期と亜急性期に，回復期が前期と後期に，生活（維持）期が施設内生活（維持）期と社会内生活（維持）期に分類され，それぞれの回復状態に応じたリハビリテーションの目標が示されている（**付表2**「回復状態に応じたリハビリテーションと作業療法」参照）．その他の精神認知機能の支障に対しては，統合失調症との病理特性の違いを配慮することで対処が可能とされている．

8・2・4 治療システム論

治療システム論は，特に定義されたものがあるわけではないが，専門分化した医療のなかで，従来のチームアプローチを超えた概念として重要なものである．治療システム論には，病院など治療機関を一つのシステムとしてとらえる見方（山根，2007a），提供されるプログラム全体をシステムとしてとらえる見方（山根，2007b），一人の対象者に対する治療・支援の流れを一つのシステムとしてとらえる見方（「4・8 形態」参照）などがある．

いずれも，それぞれの構成要素の相互関係を視野において全体を考えるというものである．

8・3 治療理論

治療理論には，精神力動を基盤にするもの，発達とそれに伴う学習に視点をあてたもの，作業療法士が人と作業の関連から提唱したものがある．

8・3・1 力動論

力動論に基づく作業療法とは，ひとやひとの集まり（集団）に見られる精神的現象や行動を，生物的，心理的，社会的な要因の相互作用として理解し，作業療法の治療・支援におけるかかわり方や変化とその要因を理解する見方をいう．精神医学や心理学の領域で力動論をもちいた治療理論としては，個人の精神力動に関するものと個人と集団の関係や集団間の関係を扱う集団力動に関するものがある．それらはいずれも言語を主な媒介としているが，力動論に基づく作業療法では，作業・作業活動という非言語的な要素を主媒介とすることが特徴である．

1）精神力動（論）と作業療法

精神力動（論）は psychodynamics の訳語で精神力学ともよばれる．フロイトの精神分析，

特に力動的見地に由来する．人間の精神現象やその現れといえる行動を，生物的・心理的・社会的な力の因果関係として理解する見方で（小此木ら，1972），

① 人間の精神現象や行動には無意識的な欲求がはたらいている
② 無意識的な欲求は互いに葛藤状態にある
③ 人間の精神現象や行動は無意識的欲求の葛藤の妥協である

と要約される．

この精神力動は，人間の心身両面にわたり，生活における適応と恒常性 homeostasis に関与する．さらに個人の精神現象や行動だけでなく，社会における対人関係すなわち組織や集団内の関係にもこのような力動がはたらいている．

精神の障害は活動や参加のみならず基本的な心身の機能も環境因子の影響を大きく受け，作業療法の治療・支援関係とプロセスも治療構造で示した各要素の影響を受ける．そのため，作業療法にとっては，精神力動（論）は，治療・支援関係や治療・支援構造と効果機序の理解に必要な基本的な理論にあたる．

2）集団力動（論）と作業療法

集団力動（論）は group dynamics の訳語で，1940年代初頭 Lewin によって命名された．そのままグループダイナミックスともよばれ，集団とその構成メンバーの行動を，精神力動論的観点でとらえる研究の総称である．集団による個人の変化，態度形成，集団と個人の相互作用，集団間の相互作用，社会的圧力，集団の凝集性や魅力，集団の平衡や変化，集団活動，集団操作などのあらゆる集団内，集団間の諸現象が取り扱われる（水島，1993）．

集団力動を成立させる基本的な仮定は，

① 集団は，集団を構成するメンバー個々の個人心理力動の総和以上の性質をもつ
② 集団は，一定の構造をもち，その構造は内外からの圧力によって変化し，一定の法則のもとに集団プロセスを生む

という2つにまとめられる（松井，1991）．

グループダイナミックスは広く療法集団全体の基礎となるもので，作業療法においては作業療法集団のみならず患者の家族関係，作業療法部門やデイ・ケアなど作業療法士が関連する部門のスタッフ集団，病院や施設の部門間の関係，ひいては病院や施設と地域との関係などの問題を，システムとして理解したり解決するときに，また場の理論（山根，2007c；2007d）の基本として大きな役割を果たす．

8・3・2　発達・学習理論と作業療法

発達・学習理論に基づく作業療法とは，ひとの心身の機能や行動とその問題を，身体と精神の発達・成熟とそれにともなう学習という視点から理解し，作業療法の治療・支援におけるかかわり方を理解する方法をいう．

1）発達理論と作業療法

　発達理論は人間の発達に関する個々の現象を統一的にとらえ，ある程度普遍的に説明可能な知見を体系的にまとめたものをいう．発達の要因は個体内部の要因と環境要因がある．人間の発達に関してはその要素が多すぎるため，発達過程を統合的に説明する理論は存在しない．しかし，身体的発達，神経生理学的発達，心理社会的発達（対象関係，情緒，自我機能，発達課題），認知的発達，その他さまざまな視点から研究されている．

　それぞれの理論を身体と精神の発達・成熟という関連からみると，すべての理論に共通する基本的な原理がある．ここでは発達を，成長（形態的発達），成熟（個体内的発達），学習による発達を包括したものととらえ，基本原理をまとめると次のようになる．

①　人間は連続的に成長・成熟し，すでに発達したことを基盤に発達する
②　発達には一定の法則（発達プロセス）があり，その変化は量・質で予測が可能である
③　発達プロセスは分化・統合を繰り返し，恒常性を維持しながら，らせん状に成長し成熟する
④　発達には，遺伝因子や環境因子が相互作用し，個人差，個人内差がある
⑤　身体的，神経生理学的，精神的，その他，ある領域の発達は，相互に影響しあう
⑥　人間の発達は身体的にまたライフサイクルという視点から，各期に課題がある
⑦　発達課題のなかには臨界期（point of no return）が存在するものがある
⑧　人間は，生活上大きな困難に出会うと，その困難さと個人の健康度により適応的にもしくは病的に発達早期の状態に退行する

　精神認知機能の支障は，発達初期の環境因子や個人因子の相互作用，各発達段階における自我の発達危機，生活上の大きな困難などにより生じる．「生活の再建」「自律と適応」を支援する作業療法にとって，障害発生の理解，障害構造の理解，さらにはライフサイクルからみた可能性など発達という概念を抜きには考えられない．

　発達初期の身体・言語・日常動作・社会性の発達にはGesell（1943；1946）やGesellら（1974），心理社会的発達にはErikson（1959），精神力動的自我の発達や退行に関してはFreud，認知的発達に関してはPiaget（1947）やHavighust（1973）の発達課題などの理論が，精神障害領域の作業療法にとって深い関連がある．発達障害や発達課題の理解だけでなく，病的にみえる現象を防衛的退行として理解する見方の補助になる．詳細は各成書にゆずることにして，精神認知系の作業療法に関連の深い発達課題を**付表1**にまとめた．また，Llorens（1970），Mosey（1970），King（1974）ら作業療法士が，発達の視点で作業療法の理論構築を試みている．

2）学習理論と作業療法

　学習理論は，レスポンデント学習（古典的条件づけ）理論，オペラント学習理論などの連合理論と，社会的学習理論などの認知理論に大別される（**表8-3-1**）．いずれも，人間の行動は学習過程によるものという考え方から，教育や医療の臨床の場で，不適応行動の是正と適応行動

■表 8-3-1 学習理論の種類

```
学習理論 ┬ 連合理論 ┬ レスポンデント学習理論
        │          └ オペラント学習理論
        └ 認知理論 ── 社会的学習理論
```

の習得の基本的な理論としてもちいられている．

　作業療法の治療機序を説明するには，パブロフの古典的条件づけ（レスポンデント条件づけ）やスキナー Skinner のオペラント条件づけなどの連合理論やバンデューラ Bandura による社会的学習理論などが参考になる（Bandura, 1971：1995）．連合理論は条件と反応が，社会的学習理論は個人の自己有能感が行動を決定する重要な因子で，学習する環境と個人とその認知機能の相互性が，ひとの行動に影響するというものである．いずれも，作業療法士が対象者と共に作業をおこない，自らがモデルを示すことや，メンバー同士互いが模倣の対象となるグループの利用，認知機能の障害に対し作業という具体的で合目的的な手段をもちいることの理論的背景の一つとなるものである．

　人間を対象とする学習においては，環境，特に人的環境や個人の経験（過去の学習）・意志・意欲などが大きく影響する．そのため，作業療法において学習理論をもちいる場合，その効果を高める条件を十分考慮する必要がある（山根，2005a）．

8・3・3　人・作業理論

　人・作業理論とは，作業療法士が提唱した作業療法に関連する理論やモデルの総称として仮に分類したもので，ここでは Fidler の対象関係，Mosey の適応技能，Reilly の作業行動，Kielhofner らの人間と作業，Ayres の感覚統合，カナダ作業療法士協会の作業遂行，Yamane の作業-生活機能に関するものをとりあげる．

　Fidler の対象関係論，Reilly の作業行動理論，Mosey の適応技能論に始まり，人間作業モデル，カナダ作業遂行モデルと作業療法の概念を示す理論やモデルの変遷を概観すると，基本的な作業行動パラダイムに始まり，医学モデルにやや翻弄され忘れられていた，ひとにとっての「作業」の意味をあらためて問い直しているようにみえる．

　それぞれ言い回しは違ってみえるが，対象者を中心にその生活に視点をおいて，人間と作業，環境との相互性から，ひとの作業遂行を支援する作業療法の原則としては，いずれも類似したものである．半世紀あまり，作業療法理論やモデルはさまざまな試行錯誤を繰り返してきたが，すでに問題は明らかになり，歩むべき道標も見えている（山根，2002）．概念的思考から実践技術の充実が求められている（鎌倉，2004）．

1）Fidler（対象関係論）

　フィドラー Fidler の対象関係論は，サリバン Sullivan ら自我心理学領域の対人関係理論，自

我の発達（ego development），自尊心（self-esteem），有能性（competence）の影響を受けたといわれ，作業療法をコミュニケーションプロセスとしてとらえた理論を展開し（Fidler et al, 1963），他の理論形成に大きく影響をおよぼした．精神力動的な観点における作業分析に始まり，「為すこと（doing）」「成ること（becoming）」をキーワードに有能感，社会的達成感といった作業遂行に関する理論展開をおこなっている（Fidler, 1984）．

2）Mosey（適応技能論）

モゼイ Mosey の精神保健領域における作業療法理論は，精神分析，発達，学習の視点からそれまでの治療理論を整理・統合したものである（Mosey, 1970）．集団での活動の取り組みと対人技能を5段階の発達段階で整理した集団関係技能の調査表は，課題集団における個々の集団参加技能の評価と支援・指導に重要な指標を提示した．

3）Reilly（作業行動理論）

ライリー Reilly の作業行動理論は，社会心理学的な視点に始まり，対象者の生活をいかに満足のいくものにするかが作業療法の役割という考えから展開された作業行動パラダイムといえる．ひとは本来日々の暮らしを構成するさまざまな作業において自分が有能であり，それをうまく達成したいという思いがあり，そのために作業役割を果たすことが重要という．そして，具体的な作業役割をひとの生涯発達の過程にそって広義にとらえ，それぞれの作業役割を遂行し環境へ適応する支援の必要性を述べ，適応技能の習得においていかに仕事と遊びに深い関係があるかを主張した．作業行動理論は，ひとと作業という作業療法の基本概念を示したもので，多くの作業療法研究，理論形成の基盤となっている．

4）Kielhofner（人間作業モデル）

人間作業モデル（model of human occupation：MOHO）（Kielhofner, 1985；1995；2002）は，Reilly の作業行動パラダイムを基盤とし，人間の作業機能を全体的にとらえるために，作業行動の要因とそれらの関係を示した包括的な概念モデルである．人間を開放システムとしてとらえ，ひとがどのように作業行動を選択し遂行するのか，そのプロセスを説明した．

人間の開放システムとは，ひとは自分のおこなった作業の結果や環境を情報として取り入れて，自分のこれまでの経験を修正したり新たな判断をして次の行動をする．その繰り返しによって，ひとはより適応的に成長するというものである．そして，人間の内部における処理（比較，判断，修正），すなわち作業行動を決定する要素として「意志」「習慣化」「遂行」の3つのサブシステムを想定した．

この3つのサブシステムを簡単に説明すると，
① ひとは作業に対し個人的な意味や価値によって特別な関心を抱き，その作業に対して自分ができるとかやれそうだという気持ちを抱いたとき（意志）
② 作業を遂行し，生活の安定と自分の位置づけのために生活に組み込む（習慣化）

③その目的に合った作業行動は，情報を処理する能力に基づいておこなわれる（遂行）というものである．この3つのサブシステムは，初期には階層構造をなしているとしていた（Kielhofner, 1985）が，改訂版（Kielhofner, 1995；2002）においては，相互に補完し合うヘテラルキー（heterarchy）という概念へと大きく変えられている．

MOHOは，内容は作業行動理論を基盤とする基本的なものであり，対象者の全体像をみるというリハビリテーションの基本理念にそった対象者の理解と支援目標の同定を，医学モデルと対比する新たな学問体系として作業療法を位置づけるため，新しい定義や用語をもちいて体系化したものである．

評価法は，観察を中心とした尺度評価として「運動および処理技能評価（assessment of motor and process skills：AMPS）」「コミュニケーション交流技能評価（assessment of communication and interaction skills：ACIS）」「意志質問紙」，質問紙形式をもちいた「役割チェックリスト」「興味チェックリスト」「作業機能質問紙」，面接による「作業機能状態評価法」「作業遂行歴面接」など12の既存の評価法を提示している．面接とチェックリストが大半で，MOHO固有のものではない．

1960年代から，作業療法士が作業療法助手に活動をまかせ，絵画，音楽，園芸，レクリエーションとさまざまな種目を補助的療法という形で専門特化させ，作業への関心から作業遂行要素に視点を移し，作業をしなく（できなく）なったことにより，米国の作業療法は大きな危機を迎えた．MOHOは，そうした偏った専門分化への反省から，1980年代から1990年代に始まった社会科学的視点による作業療法の原点への回帰の流れのなかで必然的に生まれたものともいえよう．この傾向は後で紹介するカナダ作業遂行モデルにもいえることである．

5) Ayres（感覚統合モデル）

感覚統合理論は，エアーズ Ayres による，人間発達過程，神経心理・神経生物・神経発達学，脳機能，ファシリテーション技法などを統合した作業療法独自の理論である（Ayres, 1972）．学習や行動に障害がある子どもを主対象としてきた．外界や身体からの感覚情報が中枢神経系（脳）において，人間の行動や精神活動が適切におこなわれるよう統合されるプロセスをさして感覚統合という．脳の皮質下レベル（脳幹）の反射的・自動的な処理機能の発達が皮質レベルの高次精神活動の発達基盤となるという仮定を中心とした仮説である．基本的仮説をまとめると次のようになる．

①学習・行動は正常・異常にかかわらず脳機能の反映
②皮質下の階層の感覚統合が高次脳機能の発達に関連
③聴覚-言語発達に，前庭覚・触覚・固有覚の適切な脳内処理が関与
④視知覚の発達に，前庭-体性運動反応が必要
⑤発達行為障害は，体性感覚・視覚処理過程が関与する運動企画の問題
⑥読みの障害は，前庭系障害が関与することがある
⑦触覚防衛は，多動・転導行動に関与することがある

■ 表 8-3-2　下位機能と中枢神経系の関係

感覚系のはたらき	
前庭系	身体の加速・減速運動と重力を感知，姿勢反射や眼球運動に関連
触覚系	予期しない刺激に対する保護作用と刺激の質を分ける認知作用
固有覚	四肢の位置，関節角度，運動，物の重量，抵抗などの情報
聴覚系	音による身体の危機感知，言語能力の発達と関係
嗅覚	匂いによる快不快，害の有無の見分け情報
視覚	視覚による認知・理解能力と見る能力に関連，情報の約8割を占める
味覚	味による身体への害の有無の見分け情報，取り入れと関係
感覚運動のはたらき	
体性感覚	体性感覚が適切に機能し，視覚と頭頂連合野で統合され，身体部位の状態を認知（空間知覚）し，適切な運動企画が可能になる
反射	反射機能の発達と消失が日常生活の運動機能に関連
感覚選別	必要な感覚刺激に反応し，特定の課題に集中
姿勢変化	姿勢変化に対する安心感は日常生活の運動に影響
両側性認知	身体は左右対称，正中交差が可能な両側の認知は協調動作に関連
運動企画	体性感覚の項参照

⑧ 感覚統合促進は適応反応と関連が深く，内的欲求による能動的な環境へのはたらきかけが重要
⑨ 適応反応には，刺激に対する注意反応が不可欠
⑩ 体性運動-適応反応は，行動の組織化に寄与

　精神認知機能の支障に対しては，King（1974）が統合失調症の感覚運動機能の経路の障害とみられる状態に，脳幹網様体を刺激する身体運動をともなうゲームを試み，言語化，身辺処理，可動性などが改善されたと報告している．統合失調症にともなう障害との関連は障害の仮説そのものが証明されておらず，治療という意味での適応が適当かどうか問題を残している（山根ら，2001）．

　しかし，精神認知機能の支障がある者の多くは，活動性の低下，認知機能障害などから情報処理機能が混乱もしくは低下している．感覚統合療法というかどうかは別にして，自己内外の刺激の明確化，身体自我の確立，適度な心身の賦活などに，適切な身体運動やそれにともなう感覚刺激が大切な役割を果たす．感覚的な刺激はひととの適切なかかわりやコミュニケーションの成立にとっても重要な要素である．そうしたことを理解して，運動や，スポーツ，ゲームをおこなう場合に，感覚系・感覚運動のはたらきと中枢神経系の統合作用，知覚運動能力の発達と中枢神経系の統合作用，感覚統合機能と社会生活技能の学習の関連などを意識したはたらきかけがなされるとよい．それぞれの基本的な意味合いを**表 8-3-2**にまとめておく．

6）カナダ作業遂行モデル

　カナダ作業遂行モデルは，カナダ作業療法士協会が開発した作業療法実践ガイドの中心概念である「カナダ作業遂行モデル（Canadian Model of Occupational Performance：CMOP）」

■ 表 8-3-3 カナダ作業遂行プロセス

第1段階	作業遂行における問題に優先順位をつける
第2段階	理論的なアプローチを選択する
第3段階	作業遂行要素と環境を明確にする
第4段階	利点と資源を明確にする
第5段階	目標とする成果を協議し行動計画を作成する
第6段階	作業により行動計画を実施する
第7段階	作業遂行における成果を評価する

■ 表 8-3-4 カナダ作業遂行測定プロセス

第1段階	問題の決定	作業遂行（セルフケア，仕事，レジャー）に対する対象者の希望と必要度，周りから期待されていることを聞く
第2段階	重要度の決定	それぞれの作業遂行上の問題に対して，10点尺度で重要度を聞き，5つの問題を選択する
第3段階	スコアの決定	選択された5つの問題がどのくらいできているか遂行度と，どの程度満足しているか満足度を10点尺度で聞く
（これらを作業療法の目標として，作業療法計画を立案し，一定期間実行し）		
第4段階	効果判定	第1段階から第3段階と同じ方法で再評価し，臨床的変化をとらえる

(Canadian Association of Occupational Therapists, 1991) とその具体的な道具ともいえる「カナダ作業遂行測定 (Canadian Occupational Performance Measure：COPM)」(Law et al, 1994) よりなる．ロジャース Rogers の来談者中心主義思想を踏襲したクライエント中心主義によるものである (Canadian Association of Occupational Therapists, 1997).

CMOP は，カナダ作業療法ガイドライン (Canadian Association of Occupational Therapists, 1991) の中心的な概念を示すもので，ひとは基本的に作業欲求をもつ作業的存在という立場に立ち，ひとの作業遂行プロセスを**表 8-3-3**のように示している．換言すれば，作業療法の介入のために対象者の問題を焦点化するプロセスを示しているともいえる．この対象者を主体におき，作業療法士と対象者の協業により作業療法を進める COPM の手順は，**表 8-3-4** の4段階よりなる．

COPM は，半構成的インタビューで対象者の主観を数値化することにより，作業遂行の測定と臨床的変化をとらえようとしている．それは，単に対象者の希望 (demands) を知るということを超え，目標抽出と効果判定を対象者の自律性と判断に委ねることより，対象者自身の自己認知を深め，本来のニーズを知ることができるという特徴をもっている．

実際に COPM を臨床でもちいる場合には，認知機能に問題がある対象や十分な自己表現が困難な対象もあり，作業療法士の面接技能が問われる．半構成的インタビューのプロセスが，治療者が望む答えを意図的ではなくても誘導する結果になることがあるということにも，十分留意する必要がある．

7）Yamane（作業−生活機能モデル）

　作業−生活機能モデルは，「4・10　治療機序」でその概要を述べたように，ひとの精神認知機能と対処行動を，図4-10-1のようなオープンシステムとしてとらえ，認知・対処行動の異常を，このオープンシステムのいずれかのプロセスの異常として理解するものである．ひとが自分の今ある身体を認識し，受容することは，自分の身体を使って作業をする，道具を使う，ということを通してしか始まらないという考えに基づき，情報の入力，入力情報の知覚・照合，カテゴリー化の異常によって生じる精神認知機能の異常に対して，自己内外の情報をそのまま混乱なく受けいれ対処する身体との関係性の回復を基盤に，状況や対象の認識に対する歪みを正し，適切な対処行動を試みるよう支援する．

8）Yamane（場の理論−パラレルな場）

　作業療法ではひとの集まりの利用に対し，集団力動論に基づいた作業をもちいた集団療法（集団作業療法）がもちいられていたが，これまでの集団療法は，集団の成熟過程に視点をあて凝集性を高め参加者の相互作用を利用していた．

　そうした従来のひとの集まりの利用に対し，場の理論は社会生活におけるひとの集まりの現象から，モゼイ Mosey のグループの発達段階（Mosey，1970）（表4-5-3）に対応させるなら，もっとも初期の段階にあたるパラレルな状態を維持した利用（山根，2007c）を提唱したものである．パラレルな場という，この新しい場の理論に基づく場の利用は，場を維持し場の成熟をはかるが，集団として凝集性を高めたり発達させないことに重要な意味がある（「4・5・4　パラレルな場」参照）．表8-4-12のパラレルな場の主な効用，図8-4-3にパラレルな場の適用を紹介する．

8・4　関連療法

　精神認知系の支障に対する治療・支援は，薬物療法などの身体療法と作業療法などの心理社会的療法があり，対象やそのニーズに応じてこれらの治療が包括的にもちいられる．心理社会的療法は，**図8-4-1**に示すように，精神病理に介入する精神（心理）療法から生活支援にあたるものまで，それぞれの特性がある．多くは生活技能訓練のように，対象と目的をある程度限定しておこなうため，技法が構造化されている．それに対し作業療法は，急性期から回復期，生活（維持）期，緩和期と対象者の状態に応じ，また心身機能の支障，活動の制限，参加の制約といった生活機能のどの部分に対処するかによって，対象者に対する支援の目的や手段が異なる．

　そのため，作業療法は一技法として示すことがむずかしく，実際には理論と同様に，回復状態と目的に応じて焦点のあて方が異なるため，さまざまな関連技法を取り入れながら，対象の状態に応じて包括的に対処している．ここでは医学的な治療としておこなわれる身体療法の概

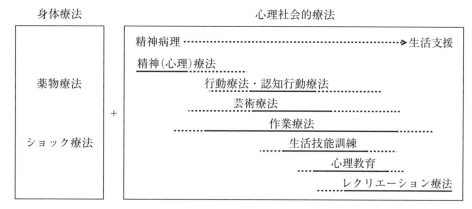

■ 図 8-4-1　精神認知機能の支障に対する治療・支援

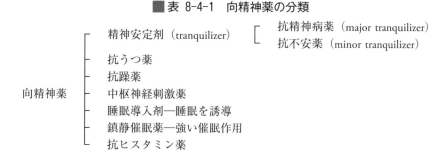

■ 表 8-4-1　向精神薬の分類

略を述べたうえで，実際に応用されている精神認知系作業療法に関連の深い各種療法について，それぞれの概要を紹介する．

8・4・1　身体療法

1）薬物療法

　医学的治療には，手術や精神（心理）療法などさまざま治療があるが，薬物を投与する治療を総称して薬物療法という．精神科治療薬は，1952 年のクロルプロマジン導入が始まりで，中枢神経系に作用し，精神状態や精神認知機能に影響をあたえる薬物を総称して向精神薬という．

　向精神薬は，**表 8-4-1** に示すように分類されるが，精神安定剤（tranquilizer）は皮質下領域に作用して静穏作用を示すもので，幻覚や妄想といった症状の抑制に使われる抗精神病薬（major tranquilizer）と不安や緊張の鎮静に使われる抗不安薬（minor tranquilizer）とがある．昨今は，従来もちいられていたドパミン D2 受容体遮断作用のある定型抗精神病薬（typical antipsychotic drug）に代わり，ドパミン D2 受容体拮抗作用に対処する薬剤として，錐体外路症状・口渇・便秘などの副作用が少なく，陰性症状にも効果があるとされる非定型抗精神病薬（atypical antipsychotic drug）が使用されるようになった．

　その他の向精神薬としては，うつ病や強迫性障害，社会不安障害などに対する抗うつ薬，抗

■ 表 8-4-2　向精神薬の副作用

錐体外路症状によるもの 　アカシジア：落ちつきなく，一か所に留まっていることができない 　アキネジア：随意運動能力低下，身体の動きが鈍くなる 　振戦：代表的なパーキンソン病様症状 　急性ジストニア：筋肉の異常緊張で，首・舌・顔面などの急性筋固縮 　遅発性ジスキネジア：口部，四肢体幹の不随意運動
抗コリン作用によるもの 　口渇：唾液の分泌が減少し，喉が渇く 　便秘・排尿障害
その他の副作用 　眠気，性ホルモン異常，循環器症状（血圧低下，頻脈，心電図異常など） 　悪性症候群（高熱，筋強剛，意識障害，頻脈，発汗など），体重増加，血糖値上昇，他

躁薬，ナルコレプシーや注意欠陥・多動性障害（ADHD）にもちいる中枢神経系の機能を活発化させる中枢神経刺激薬，睡眠障害に対する睡眠導入剤や鎮静催眠薬，抗ヒスタミン薬などがある．

　薬物は，その効き目と同時に効き目が強いものほど副作用も強い．向精神薬の副作用の一般的なものとしては，表 8-4-2 に示すようなものがある．大きくは，ドパミン抑制によるパーキンソン病様の錐体外路症状とアセチルコリン抑制による消化管の活動や分泌活動の低下で，その他，眠気や性ホルモン異常，血圧低下，頻脈，心電図異常などの循環器症状，高熱，筋強剛，意識障害，頻脈，発汗などの悪性症候群，体重増加や血糖値上昇などがある．

2）電気けいれん療法

　電気けいれん療法（ECT：electroconvulsive therapy）は，両前頭葉上の皮膚に通電することでけいれん発作を誘発する治療法で，気分障害，統合失調症などで難治性の場合や抑うつをともない自殺の危険が強い場合にもちいられる．1940年頃から世界各地で実施され，1950年代にクロルプロマジンが開発されるまで，精神疾患治療法の主流であった．俗に「電気ショック」「電パチ」という呼称で知られているように，一部の精神科病院で懲罰的にもちいられていたことから社会問題になった．

　しかし，比較的即効性があり無けいれん電気けいれん療法が開発されたことなどにより，ふたたび治療にもちいられるようになった．けいれんによる危険性は軽減されたが，心血管系の障害，一過性の健忘，認知障害，躁転，頭痛などの副作用がある．作業療法のかかわりにおいては，副作用を症状や機能障害と混同しないようにする必要がある．

8・4・2　精神療法

　精神療法は psychotherapy の訳語で，医師がおこなう場合のよび方である．臨床心理技術者

■表 8-4-3　精神療法の種類

- 治療機序
  - 支持的精神療法
  - 表現的精神療法
  - 洞察的精神療法（精神分析療法，力動精神療法，ユング派精神分析，クライエント中心療法，ロゴセラピー，他）
  - 訓練的精神療法（行動療法，自律訓練法，認知療法，森田療法，他）
- 対象人数
  - 個人精神療法
  - 集団精神療法
    - 小集団精神療法
    - 大集団精神療法
- 治療期間
  - 短期精神療法
  - 長期精神療法

がおこなう場合は心理療法といわれるが，ほぼ同じものと考えてよい．精神療法の定義は一定したものはないが，Wolberg（1954）の定義などを参考にすると，「訓練を受けた専門家が，対象者との間に一定の契約を結び，その精神認知機能の支障や不適応現象などの情緒的問題に対して，それらの背景にある心理機制にはたらきかけ，症状や心身機能の支障を除去したり緩和し，人格の発展や成長を促す」ことといえる．

1）精神療法の種類

フロイトが創始した精神分析が基礎になっており，古典的な精神分析療法は成人の神経症が対象である．精神分析が人間の精神活動全般を扱うため，派生したさまざまな学派から新しい理論や技法が生まれ，パーソナリティ障害や精神病にまで応用されるようになった．非言語的な媒介物を使用する技法も生まれたが，基本的には言語を手段とする．治療機序や対象人数，治療期間などによる分類を**表 8-4-3**に示す．

目的や対象によってさまざまな技術が開発されているが，作用機序からみると支持（support），表現（expression），洞察（insight），訓練（training）の4つの治療要因で構成され，それぞれの名称で分類されている（井村，1952）．支持と訓練は病理にふれず被う方法，表現と洞察は病理にふれ被いを除く方法といえる．

［支持的精神療法（supportive psychotherapy）］

患者の無意識的な葛藤や人格の問題など心理的原因には直接ふれず，受容し，情緒的に支持することを原則とする．そうした支持的かかわりに基づき，適応にむけた知識や技術を教えたり，慰め，励まし，助言することなどで，不適応状態にある患者の自我機能を支え強化する．治療者の患者に対する共感と関心をもつ姿勢，そして脆弱な自我に対し補助自我的にまた代理自我的に関わるため，陽性転移が生じやすい．そうしたポジティブな関係を生かして，保障，説得，再教育，暗示，助言や指導などにより不適応状態に対する解決を支援する．危機介入や環境調整も支持的精神療法に含まれる．

[表現的精神療法（expressive psychotherapy）]

　表現的精神療法はカタルシス療法ともいわれる．心的外傷体験や無意識に抑圧されている欲求，不安や葛藤，それらにともなう感情を自由に表現できるような治療的状況を作り，内心の問題を自由に表現することで，心の緊張をゆるめ発散させる方法である．カタルシスは精神療法の基本であり，いろいろな技法が工夫されている．

[洞察的精神療法（insight psychotherapy）]

　洞察的精神療法は，症状の原因となっている葛藤，欲求や感情など自分の病理に患者自ら気づかせ（洞察），解決をはかるものである．精神分析療法，力動精神療法，ロジャースのクライエント中心療法，ロゴセラピーなどがこの分類に入る．洞察法には現時点の周囲と自分の関係を洞察するものから，幼少時の体験に原因を求める本格的な精神分析まである．

[訓練的精神療法（training psychotherapy）]

　訓練的精神療法は，学習や訓練など具体的な体験を通して適応性を身につけるもので，生活技能訓練や認知療法などの行動療法に類するもの，森田療法，自律訓練法などがこの分類に入る．

2）精神療法と作業療法

　精神科医療すべてに共通することであるが，作業療法のかかわりにおいても，支持的な精神療法のかかわりは基本姿勢にあたる．対象者の言動の理解や自分と対象者の関係の把握，対象者との治療（支援）関係を成立させる過程では，「8・3・1　力動論」で述べた精神力動論などの理論や技法を活用する．

　訓練的精神療法は，作業療法ともっとも関連の深い精神療法の技法であり，具体的な作業活動をもちいて生活適応技能などの学習をおこなう場合の基盤となる．そして，統合失調症など言語交流に支障がある対象に対しては，作業活動の非言語性を生かしてその欲求を満たしたり，表現手段として作業活動を利用する場合に，表現的精神療法の理論や技法をもちいる．

　また「4・5　集団と場」で述べたように，精神科作業療法では，ひとが目的をもって集まることや集めることを積極的に利用する．そのため，集団は治療構造の重要な要素の一つであり，そうした意味では，精神科作業療法における集団プログラムは，「8・3・1　力動論」で述べた集団力動をもちいた広義の精神療法にあたるといえる．

8・4・3　心理教育

　心理教育は，心理面への十分な配慮をしながら正しい知識・情報を伝え，病気や心身機能の支障にともなう諸問題を受けとめる力を身につけ，対処方法を修得してもらい，適応的な生活

■表 8-4-4　入院時心理教育プログラムの例

	対象者への心理教育		家族への心理教育
	早期心理教育	回復期心理教育	
時期	要安静期を過ぎた頃から	退院の見込みがついた時期	入院時と退院前
時間	約45分/回程度	約45分/回程度	約1時間～1時間半/回程度
頻度	1～3回/週	1～3回/週	入院時と退院前に各1～2回
人数	10名以内	10名以内	3～10組
目的	病気に対する不安軽減 入院生活の安定	退院後の生活の不安軽減 有意義な入院生活	家族の疲弊と混乱の軽減 病気・障害の理解と対処法の理解
例	心とストレス 薬の役割と利用 入院の上手な使い方 私とストレス，入院の感想	退院後におきやすいこと 退院後の生活 困ったときの対処法 社会資源の利用，生活の工夫	入院の利用 普遍的体験，家族の休息 心と身体の病いの正しい知識 家族にできること

を支援する技法である．自分で決定・選択する力を身につけ，主体的に社会資源を利用できるように支援し，その人らしい地域生活が営める力がつくようにするエンパワメントの支援といえる．

　心理教育は家族会，自助グループなどでもおこなわれているが，主に医療機関でリハビリテーションプログラムの一つとして，対象者や家族に対して実施されている．特に，人的環境としてもっとも影響の大きい家族への適切な支援は，対象者への支援と同様に重要である．

1）心理教育の方法

　心理教育は，誰におこなうかにより，対象者自身に対する場合と家族に対する場合，対象者を含む参加可能な家族全員に対する場合があり，おこなう時期により，急性期から早期退院にむけた時期，長期入院者の退院支援時，地域生活支援時と，状況に応じていくつかの方法がある．

　ここでは，入院時の心理教育プログラムの例を簡略に紹介する（**表8-4-4**）．対象者自身に対しては，同じ時期の患者複数名（10名以内）をグループとし，要安静期を過ぎた早期には，病気やそれにともなう入院に対する不安を取り除くことが大切である．そのため，一般的にストレスに対してひとの心におきることや，薬のはたらきや副作用など正しい薬の理解と使い方，入院のシステムなど入院を上手に利用する方法などを伝え，それぞれが体験したことや感想などを聞く．退院が決まれば，入院を上手に利用し早く退院すること，そして退院後の生活の不安を取り除くことが目的になる．そのため，例に示すような退院後に通常おきること，退院後の生活のしかた，困ったときの対処の方法，よい生活をおくるための社会資源の利用や生活の工夫などを学ぶ．いずれも1回45分程度，回数は必要に応じて週に1～3回くらいで組み立てる．

　家族に対しておこなう場合は，回数は入院時と退院前にそれぞれ1～2回，1回1時間～1時

間半くらいがよい．家族に対しては，まず家族の疲弊と混乱を軽減し，精神の病気やそれにともなってみられる生活機能の支障を理解してもらい，適切に対応できるようにすることが目的となる．内容としては，入院のシステムや利用できるサービスや制度，身内の発病とそれにともなう家族の心労の受容，自分たちだけではないという普遍的体験，心の病いと身体の病いに対する正しい知識，家族としてできることなどがある．

2）心理教育と作業療法

心理教育は知識を，作業療法は具体的な体験を通して生活技能を提供するもので，作業療法の効果を高めるには，エンパワメントと知性化をはかる心理教育との相補は欠かせない．そのため，作業療法プログラムのなかでは，具体的な作業による主体的な行為を通して，心理教育で得たことを体験できるような機会を作る．また，さまざまな職種が連携しておこなう療養生活全般に関する心理教育に加え，作業療法では，ひとと作業，作業の機能と使い方，余暇としての作業，作業をもちいた病状の軽減，作業をもちいた自己管理など，自律と適応に必要な知識や技能などの心理教育をおこなうとよい．

8・4・4　行動療法・認知行動療法

行動療法は，学習理論（行動理論）を基礎とし不適応行動を変容させる試みの総称である．不適応行動は，学習における条件づけの不足もしくは過剰な条件づけとみて，新しく適応のための条件づけをおこなう．精神療法が人格の内面に関わるのに対し，行動療法はその行動の原因の解釈はあえてせず，人格が表出されたもの，すなわち現在おきている問題に焦点をあてることが特徴である．

精神医療との関連では，米国で Lindsley や Skinner らが精神病者にオペラント条件づけを適用し，英国で Eysenk が神経症に対する行動療法について著書を出し一般化した．共に1900年代半ばのことである．近年は認知や感情に焦点をあてる認知療法と融合し，認知行動療法とよばれ，リハビリテーション，生活技能訓練，習癖の改善，矯正教育など，幅広く利用されている．

1）行動療法の種類

行動療法は学習理論を主軸とし多くの技法がある（上里・編，1978；上里，1994；内山，1988；久野，1993）が，大きく分けると，古典的な条件づけに基づいたレスポンデント的方法，オペラント的方法，モデリングをもちいる社会的学習理論による方法，認知のプロセスに焦点をあてた認知的方法に分類できる（**表 8-4-5**）．臨床的にはそれらの利点を応用してもちいられる．

レスポンデント的方法は，ベルの音などの中性刺激と食べ物などの誘発刺激を一緒にあたえることを繰り返し，しだいに誘発刺激がもっている反応（この場合唾液の分泌）を中性刺激だけで誘発できるようにするというものである．情動（怒り，恐怖，不安など）や内分泌，内臓・

■表 8-4-5 行動療法の主な種類

- レスポンデント的方法
  - 古典的条件づけ法
  - 系統的脱感作法
  - 断行訓練法
  - 情動提示法
- オペラント的方法
  - 行動強化法（トークンエコノミー法，シェーピング法）
  - 行動消去法（除外学習法，処罰学習法，拮抗反応法）
  - バイオフィードバック法
  - 行動論的セルフコントロール法
- 社会的学習理論
  - モデリング法
  - セルフコントロール法
- 認知行動療法

脈管関係などの自律神経支配の反応の制御にもちいられ，条件反応の形成と除去とがある．神経症や心身症にもちいられる．

オペラント的方法は，特定のレバーを押せば食べ物が手に入るため，食べ物が必要ならそのレバーを押すようになるといった，ある行動にともなう結果によりその行動の生起率が影響を受けることを利用し，行動を変容させるというものである．本人の意志的な行為による不適応行動の消去や適応的行動の形成にもちいられる．

社会的学習理論に基づくものは，モデルを観察したり同じ行動をすることによって行動変容を強化するもので，後述する生活技能訓練の手法に取り入れられている．

認知行動療法は，認知と情緒反応の関係から認知の歪みを発見し，認知を操作することで適応的な行動や情動を形成し，不適応行動や情動の消去をはかるものである．レスポンデント的方法に自律神経系が，オペラント的方法に知覚運動神経系が関与するのに対し，認知的方法は大脳の知覚・認知機能が関与する．機序は複雑であるが，人間の学習の大半はこの認知的学習による．後述の生活技能訓練（SST）は，認知行動療法の構成的学習法のモデリングをより効果的にし臨床的に洗練させた方法といえよう．

2）行動療法と作業療法

作業療法の適応的な生活技能の習得においては，社会的学習理論や認知行動理論とほぼ同様の技法，主にモデリングを生かした認知行動療法の技法がもちいられている．生活技能訓練（SST）は項をあらためて詳しく説明することにし，ここでは作業療法の日常的な技法になっているモデリング法についてまとめておく．

[モデリング]

モデリングでは，他者の作業遂行における行為やその経緯と結果をみることで，自分が経験しなくても，より適切な行動様式を学んだり，対象者自身の行動変容が期待される．モデリングによって学んだことを自分の行為としておこなうことで学習は強化される．ひとが生活活

動，スポーツ技能，対人関係，思考・認知様式などを身につける過程で，モデリングは重要な役割を果たしている．

モデリングの効果には，観て学ぶ観察学習効果，反面教師といわれる制止・脱制止効果，観ることで誘発される反応促進効果がある．もちろんモデリングは，そのモデルによってプラスだけでなくマイナスの面が強化される可能性もある．作業療法では，共に活動する作業療法士自身がどのようなモデルを示すか，グループ内の他のメンバーの行為をどのようなモデルとして生かすか，さらに作業療法士がどのような言葉をかけるかがポイントになる．言語が本来の機能を果たさない状態にある対象者に対する作業療法のかかわりにおいて，モデリングの機能を意識的に積極的に生かすことで，作業療法の効果をより高めることができる．

作業療法のモデリングにおいては，作業を活かす「ことば」と，「ことば」を活かす作業が相補って機能するようなかかわりが重要な特性といえよう（「3・4・2 ことばと作業」参照）．

8・4・5 生活技能訓練

生活技能訓練は social skills training の訳語で，略して SST ともよばれ，1960～1970 年代に研究が進んだ．医学，教育，心理学，犯罪学と幅広い領域でもちいられているが，統一的な定義はない（渡辺，1996）．ここでは精神医療に関連の深い Liberman らが集大成した方法を中心に紹介する．1960 年代米国の入院中心主義から地域ケアへという精神医療の転換のなかで，社会で生活する精神認知機能に支障がある人々に対して生活技能の訓練の必要性が増した．Lazarus が自己主張訓練（assertive training）を体系化したのもこの時期で，Liberman らの SST はそうした背景のもとに 1970 年代に開発された．その後修正が加えられ「ストレス-脆弱性-対処技能」という力動モデルと，社会的学習理論を背景に認知行動療法の技法をもちい，系統的な訓練法として技法化された（Liberman，1989；1992）．

日本には 1980 年代後半から積極的に紹介され（安西，他，1989；安西，1990），1995 年に入院生活技能訓練療法として診療報酬の対象となった．一方，適応や禁忌，問題点に対する提起もなされている（樋田，1991）．特にわが国では，歴史の章で述べたように，生活技能に関する指導は生活療法のなかで集団管理的にもちいられ形骸化した歴史をもっているため，その活用にあたっての注意が促されているものと思われる．Mueser ら（1990）の SST 実施にあたっての留意事項を紹介しておく（**表8-4-6**）（宮内，1995）．

1）生活技能訓練（SST）の目的と方法

SST は個人レベルの生活機能の支障に焦点をあて，生活技能を改善し再発予防や社会参加の促進をはかるものである．1 回につき 1～2 時間，週 1～2 回，**表8-4-7** に示すような手順でおこなわれる．通常は小グループ（7～8 人が最適，最大でも 15 名まで）でおこない，スタッフはファシリテーターと補助自我役の 2 名でおこなう．課題がモジュール化されている（会話技能，仕事探し，住宅探しと維持，服薬自己管理，余暇の過ごし方とレクリエーション，身だしなみ

■表 8-4-6　SST 運用における留意事項 (Mueser et al, 1990)

① 対人状況における患者の技能の不足な点と過剰な点を評価すること
② ある特定の技能についての学習の方法を提供すること
③ 社会的場面を模したなかでの治療者らによる技能のモデリングがおこなわれること
④ 患者に対して練習しているある技能に焦点をあてた教示がおこなわれること
⑤ ある技能についての患者による実技リハーサルがおこなわれること
⑥ 治療者やグループのメンバーから患者に対しての正のフィードバックと矯正的なフィードバックがあたえられること
⑦ リハーサルとフィードバックを繰り返すこと
⑧ 般化を促すための宿題があたえられること

■表 8-4-7　SST の手順

1. はじめ
2. 新しい参加者の紹介
3. 生活技能訓練の目的と決まりを確認し合う
4. 宿題があればその報告を聞く
5. 練習問題を明確にする
　　　個々の課題を設定，通常は宿題のなかから設定
　　　対象者自身が設定するよう支援
6. ロールプレイ技能を練習する
　　　場面を作り，相手を選びウォーミングアップのロールプレイ
　　　宿題実行場面などのロールプレイ
　　　ポジティブフィードバック
　　　矯正的フィードバック（改善点の提示）
　　　モデリング（より適切な行動をモデルで示す）
　　　再演（シェーピング，促し，コーチング）
7. まとめ
8. 終わり（次回予告，新しい宿題の設定）

と清潔，交通機関の使用，食事，金銭管理など）．

2）生活技能訓練と作業療法

　精神認知機能の支障に対する作業療法は，生活に関連した作業（生活行為）を中心に，より日常に近い場を設定し，その場をもちいて生活技能の向上などをはかる．SST のように構造化された生活技能訓練に比べて，具体的な作業（生活行為）や作業（生活行為）を介した他者とのかかわりを通して，生活全般に関する技能を育てるという作業療法の生活技能訓練は，緩やかで多義的な治療構造を特徴とする．そうした緩やかな構造はその長所とともに，意識的に習得のための繰り返しがなされないという指摘もある（安西，1991）．
　ロールプレイを中心とする SST では，日常の基本的な生活技能や対人技能，社会資源の利用などには改善がみられるが，
　① 状況の変化への対応に関する技能には効果が少ない．

② 統合失調症患者の場合，認知機能の支障の影響などにより仮定の場を設定することが困難なため，神経症圏内の障害に比べロールプレイが困難．
③ その場ではできても般化がなされにくい．
④ それを補う意味での宿題そのものの効果と限界．
といった限界がある．

作業療法もSSTも，いずれも生活技能の改善や新たな技能の獲得をめざしながら，双方の利点と限界がある．作業療法においては，SSTの特性である課題の明確化やモデリング，積極的なポジティブフィードバックを作業療法場面で適宜，意識的に活用し，SSTにおいては，般化をより効果的にするために作業療法の具体的な活動場面をもちいた練習方法をプログラムするという形で，SSTの構造化された技法と作業療法の具体的な作業活動をもちいた生活に近い場の利用という利点を，相補的に生かす工夫がなされるとよい（大橋・山根，1996）．

8・4・6　芸術療法

芸術療法はart therapyの訳語で，創作的な表現活動を心身機能の支障に対する治療に役立てようとするものである．その源流は二つあり，一つは精神科病院や施設でレクリエーションや作業療法としておこなわれてきた芸術活動である．そして，もう一つは精神病理学としての表現病理である．芸術療法には，① 作品を創ることに治療的意義を認める立場，② 自己の内面を表現することに意義を認める立場，③ 精神療法の言語コミュニケーションの補助手段とする立場，がある（中井，1986）．芸術療法は現在では広義の精神療法の一つとして位置づけられ，国際学会があり，日本の芸術療法学会も国際学会に参加している．絵画療法が中心であるが，音楽，劇，舞踊，詩歌，俳句などさまざまな創作活動がもちいられている（徳田，1982）．技法書も数多くみられるようになってきた．

さまざまな創作・表現活動様式の違いが，芸術療法というくくりのもとに多様な技法を生みだした．シェーマとして図8-4-2に示したように身体表現，それも全身的な表現になるもの（図の左方向）ほど原初的（プリミティブ）で，ありのままの感情表出がなされ，舞踏，描画，言葉と言語性が高いもの（図の右方向）ほど，知的なフィルターの影響を受けやすいといった特徴がある．

1）芸術療法の種類

芸術療法では一般的には絵画療法が中心で，それについで音楽療法がよくもちいられるが，絵画療法のようにある程度理論的に整理されたもの（松井，1980；村井ら，1988）から，民間療法的なものまでさまざまな種類がある．絵画や音楽以外の創作活動を利用したものとしては，心理劇（増野，1977；1982）や箱庭療法（河合，1969）のように一つの技法になっているものもあれば，俳句療法など日本の文化と密接に関係するもの（水島，1982），ダンス療法（桃井，1987），写真療法や読書療法（町沢，1982），コラージュ療法（森谷ら，1993）など，さま

```
┌─────────────────────────────────────────────────────────────┐
│  無意識的行動      舞踏            描画         言葉         │
│  ─────────────・・・・・・・・・・・・・・・・・・・・・・    │
│                          音楽                               │
│                  ・・・・・・・・・・                         │
│  非言語性(原初的) →  知性化 客観化  →  言語性(知性的)      │
│                                                             │
│           からだ                                            │
│  ─────────────────────・・・・・                            │
│                        手                                   │
│  ・・・・・・・・・・・・──────────────                     │
│                              目                             │
│                    ・・・・・・─────                        │
│                          耳                                 │
│                      ─────・・・                            │
│                              口                             │
│                        ・・・・──────                       │
└─────────────────────────────────────────────────────────────┘
```

■ 図 8-4-2　表現様式とその特性 (山根, 2015)

ざまな活動に療法の名前をつけ技法としてまとめようとされているものまで幅広く，体系としては未整理である．

```
┌─────────────────────────────────────────────────┐
│              芸術療法の種類                      │
│  絵画療法　音楽療法　舞踏療法　心理劇療法　詩歌療法　読書療法 │
│  俳句療法　陶芸療法　写真療法　コラージュ療法　その他 │
└─────────────────────────────────────────────────┘
```

2) 芸術活動と作業療法

　元来道徳療法に基づく伝統的な作業療法でもちいられていた芸術活動が芸術療法の源流の一つであるように，創作・表現活動は作業療法の主要な手段の一つである．作業療法では対象者の回復状態や目的に応じてさまざまな作業を使用するため，一つひとつの種目のもちい方や治療機序を体系的に示すということをしていない．芸術療法でもちいる媒介は，すべて作業療法の手段である作業種目の一つとしてもちいられている．

　通常よく使用される絵画と音楽を簡単に紹介する．

［絵画と作業療法］

　絵画療法がレクリエーション的絵画療法，指導的絵画療法，精神療法的絵画療法に分けられている（徳田，1982）ように，作業療法でも芸術活動を楽しみから，趣味，表現活動として幅広く使用する．作業療法における絵画のもちい方で通常の絵画療法と異なるのは，絵画のもつ投影性に加えて，

　① 身体運動を介したイメージの表出　　　　（身体エネルギーの使用）
　② 主に手で筆具を使用して表現　　　　　　（手の機能との同一化）
　③ 意識レベルと無意識レベルが混在して表出　（無意識の表出）

■表 8-4-8 音楽活動の特性

① 音楽が知的課程を通らずに、直接情動に働きかける
② 音楽活動は、自己愛的満足をもたらしやすい
③ 音楽は人間の美的感覚を満足させる
④ 音楽は発散的であり、情動の直接的発散をもたらす方法を提供する
⑤ 音楽は、身体的運動を誘発する
⑥ 音楽はコミュニケーションである
⑦ 音楽は一定の法則上のうえに構造化されている
⑧ 音楽には多様性があり、適用範囲が広い
⑨ 音楽活動には統合的精神機能が必要である
⑩ 集団音楽活動では社会性が要求される

④ 見ながら描く同時進行による意識化　　　　　（視覚化による意識化）
⑤ 目と手の協調運動　　　　　　　　　　　　　（協調的な感覚運動系の使用）

といった「描く」という行為や動作に含まれる、精神性と身体性が相互に深く関連していることや、描く行為そのものの他者とのコミュニケーション機能を利用することにある（山根、1990a；1990b；2003）．

　作業療法の技法として開発したものに、集団作業療法の一つとして共同で一枚の絵を仕上げる技法の共同連想描画法、モデル画を利用し他者を見る他者から見られるという対人技能とコミュニケーション技能の改善・促進を意図した「私がモデル、皆ピカソ」などがある（山根、2005b）．コラージュ療法もカナダや米国の作業療法士がおこなってきたものを、日本で芸術療法にたずさわる心理関係の職種が技法として整理を試みたものである（杉浦ら、1992；Remocker et al, 1992）．

[音楽と作業療法]

　作業療法における音楽のもちい方は、松井があげている治療道具としての音楽の特性（**表 8-4-8**）（松井、1980）を活かし、音楽活動を楽しみから、趣味、表現活動として幅広く使用する．さらに通常の音楽療法と異なるのは、作業療法では、

① 身体エネルギーの表出による適応的アクティングアウト
② 高次脳機能の支障の評価と訓練
③ 感覚・認知運動系の評価と訓練

といった精神性と身体性をあわせて使用するという点にある．
また、音楽活動の非言語性を生かし、一つの音を生みだす行為とプロセスを

④ 対人技能の評価と訓練
⑤ 集団参加技能の評価と訓練

にもちいる．ひとと共に作業・作業活動をすることで生活への適応をはかるという作業療法の特性を生かした音楽活動のもちい方の一つにあたる．

　作業療法における作業分析の視点からは、療法として音楽をもちいることを、「音楽を聴き、

歌い，奏で，創り，楽しむことを中心に，音やリズム，音楽に関連する諸活動を通して，病めるこころを癒し，身体機能や精神機能の維持・回復，生活の質の向上をはかる」と定義して，広く音楽に関する要素を活用している（山根，2007e）．

8・4・7　園芸療法

　わが国では，園芸は1900年代初頭から精神科病院で作業治療の手段としてもちいられ（菅，1932；加藤，1925），知的障害児・者の養護教育における体験学習や作業所，授産施設においては，作業種目の一つとしてもちいられてきた．園芸療法という形で注目されるようになったのは，1990年代に入ってからである．

　定まった定義はないが，植物という対象そのものや植物が育つ自然環境，植物の育成，植物の利用に関するさまざまな要素を，ひとの身体機能や精神機能の維持・回復，生活の質の向上などにもちいることが，広く園芸療法とよばれている（山根，1997b）．身体機能に支障がある者，知的機能に支障がある者，高齢者，トラウマをもつ児童，精神認知機能の支障に悩む者，麻薬中毒など各種依存症，非行や犯罪歴のある者など，性や年齢をとわず幅広い対象にもちいられる．

1）園芸の特性

　園芸の主対象である植物は，独立栄養を営むことが大きな特性であり，水と光があれば，自ら芽吹き，育ち，花を咲かせ，実をつける．そしてひとが手をかければ，それに応えて育つ．広い庭や畑がなくても，ベランダや部屋のなかでも，植物の育ちとその実りを楽しむことができる．

　土を耕したりならす作業は，身体エネルギーを消費する粗大な動作で，新陳代謝を増進し，心身の機能を賦活する．また，生産的な破壊作業にあたり，衝動（精神的エネルギー）が身体エネルギーに代償され適応的に発散される（山根，1995）．

　種をまく，苗を植える，水をまく，草を取るといった育てる作業は，注意と集中を要する巧緻的な動作から比較的粗大な動作まで幅広く，身体機能の賦活とともに，世話をすること，すなわち自分があてにされるという行為が，ひとに喜びと安らぎをもたらし，自己有用感を引きおこす．そして，植物の実りの収穫は，収穫する者の心に豊かな安心感を生み，何かを成し遂げた喜びとなる．

　園芸活動は，季節の変化と日々の天候に左右されながら，四季のリズムとともに，植物の生育という時間の流れのなかでおこなわれる．この自分では自由にならない自然から受ける実存的体験が，季節感や時間の感覚，基本的な生活のリズムを取りもどす指標となる．土や水・空気・植物などの自然環境は，現実的な身体感覚に支えられた安心感を生む．

　また，育てた草花をもちいた作品づくりは，本来の園芸活動とは異なるが，創作・表現活動の一つとして，自己表現を促し，自己愛を充足し，自我の保持や拡大につながる．さらに，収

穫して食べることは，消費する楽しみのなかでももっとも原初的なものであり，自我を解放し，基本的な欲求（生理的欲求）を満たす．

2）園芸活動と作業療法

　作業療法においては，なじみの深い作業種目の一つである．少しの知識があればだれでも日常的に楽しむことができ，他の療法に比べて大きなリスクが少ない．ただ，どこでもだれでも園芸活動を利用することはできるが，園芸活動を季節を問わず適切に療法として生かすには，植物のメンテナンスに技術やマンパワーが必要になる．そのため，日本ではまだ国家資格化されていないが，学会や自治体，研修会などが一定の基準を決めた認定資格がいくつかある．そうした研修を受けた植物を管理しながら心身機能に支障がある人に関わることができる園芸の専門家と連携することが望ましい．

　作業療法における作業分析の視点からは，絵画や音楽などの利用と同様に，療法として植物をもちいることを，「植物を育てることを中心に，植物や植物が育つ環境，植物に関連する諸活動を通して，身体や精神機能の維持・回復，生活の質の向上をはかる」と定義して，広く園芸，そして植物そのものや植物が育つ環境などを活用している（山根，2008）．

［回復過程にそった活用］

　回復過程からみれば，早期治療・早期退院を目的とする急性期から，長期にわたる療養生活や緩和ケアが必要になる生活（維持）期や緩和期まで，間接的・直接的に幅広く利用できる．急性状態離脱後の目的があることはできないが，じっとしているのも落ちつかないといったようなときには，環境としての受動的な利用が効果的である．花壇や植物がある庭があれば，病室で不安なまま過ごすより，座って草花を眺めるだけでよい．草花の色や香り，自然がほどよい生理的刺激となり，植物の侵襲性の少なさがひとに安心感をもたらす．

　少しずつ現実感が回復するにつれ，起きあがり，立ち，衣服を着替え，植物が植えてある場に移動する．土にさわり，種をまいたり苗を植え，水をまいたり草をぬいたり，できた作物を鑑賞したり収穫して食べたり，とさまざまな目的をもった行為や動作を増やしていくことができる．そうした行為や動作は，新陳代謝を促し，感覚，知覚，認知，運動など，心身の基本的な諸機能すべてを賦活する．特に回復期前期の病いで閉ざした感覚をひらき現実感を取りもどすはたらきかけにおいて，植物は負担の少ない五感の刺激要素として利用できる．

　少し長期の療養生活の場においては，植物が育つ季節に合わせて，寒いとか暑いとかを自然に感じながら，四季の移り変わりを身体で受けとめて，時の流れを植物とともに過ごすことが，現実感や現実への関心，生活リズムを維持・回復し，病いへのとらわれから解放する．自分が植物を育てるという行為に，あてにされる自分が意識される（有用感）．また園芸は心理的な負担が少なく，低下した身体の機能の維持・回復に有用である．

[工夫，応用]

　園芸は自然相手のため多少の工夫が必要になる．まず，地域の特性を生かす工夫をするとよい．植物は自然環境やひとの生活と直接関係するもので，外国産の珍しい植物もいろいろな楽しみ方はあるが，実際に日々の生活や療法の手段としてもちいる場合は，植物が生育する環境，そしてその植物と同じ環境に住む人の生活と関連があるものをもちいたほうがよい．その土地の風土と文化，そこに生きる人の生活習慣，対象となる人のライフサイクルや好み，心身機能の支障の状態，それらがローカル性にあたる．もちろん，パティオ形式の庭，レイズドベッドの使用，植物の色，香り，感触の利用など，今まで私たちの習慣になかったものでも，出会いと気づきが生活文化を豊かにすることもある．それはグローバル性という点を考えてのことである．

　利用する道具などは，できるだけ市販されているものを，対象者の機能に合わせて改良工夫してもちいるのがよい．また，一部には毒性のあるものや棘のあるもの，ある人にはアレルギーの対象になるものもあるので，これらに対する注意は，一般的に必要なことである．

　身体機能が低下し，地面での作業は負担が大きい場合には，レイズドベッドやコンテナ，ハンギングバスケットなどの工夫がなされるとよい．畑や花壇がない場合には，ポットや苗床で種をまいて育てたり，挿し芽や挿し木など室内でできるもの，鉢植えやプランター，水耕栽培などを利用すれば，場所を選ばない．

　入院期間が短期の場合には，植物に関心があれば退院時に持ち帰って飾ったり，育てたりできるように，ポットなどに寄せ植えをするなど，生育期間にとらわれない活動もできる．寄せ植えであれば，作業台を兼ねたワゴンに用具をそろえて運べば，そのまま病室や作業療法室でも活動は可能である．

8・4・8　回想法

　回想法（reminiscence/life review）は，アメリカの精神科医 RN. Butler が，高齢者の豊かな回想を見なおそうと提唱したことに始まる（Butler, 1963）．自分の過去と向き合い，生きてきた証である人生を振り返り，自分を見なおし肯定する，介護・医療・ケアにおける対人支援技法のひとつといえる．

1）回想法の種類と方法

　回想法は，個人に対して1対1で行う個人回想法と家族回想法（および夫婦回想法），グループで行われるグループ回想法がある．いずれも，長期・短期記憶とも困難で言語表現がむずかしい人を除く認知症高齢者から一般の人までが対象となる．また，介入のしかたにより，一般的な回想をおこなうレミニッセンスと人生を回顧するライフレヴューがある（野村，1998）．

　レミニッセンスは，過去の楽しかった思い出や記憶を語り合うことで，安心，なじみ，楽し

■表 8-4-9 回想法のテーマの例

時系列的回想法のテーマ
 幼児期 ・物心ついて最初の記憶
    ・小さい頃の家庭生活
    ・住んでいた場所，家の様子
    ・どこでどんな遊びをしていたか
    ・食べ物やおやつに関すること
 学童期 ・学校（先生，友達，好きな科目，嫌いな科目，弁当・給食，運動会，学芸会，…）
    ・通学，制服
    ・放課後，遊び，クラブ活動，習い事，…
 青年期 ・学校（入試，得意な科目，苦手な科目，先生，友人，…）
    ・交友関係
    ・仕事，余暇
    ・服装，流行
 壮年期 ・仕事
    ・結婚，家族

非時系列的回想法のテーマ
 行 事：正月，節分，ひな祭り，花見，節句，七夕，盆，秋祭り，運動会，クリスマス，…
 仕 事：田植え，稲刈り，子守り，冬支度，手伝い，…
 健 康：けが，病気，病院，薬，置き薬，予防接種，DDT，回虫駆除，麻疹，結核，…
 生 活：初恋，恋愛，見合い，結婚，別れ，戦争とくらし，ことわざ，…
 食べ物：弁当，給食，好物，…
 流 行：音楽，服装，…

み，喜び，快適さの提供，共感，共有，情緒の安定や対人交流を通した意欲，興味・関心の賦活を目的とする．ライフレヴューは，過去の記憶を系統的に聞き，整理し，人生の再評価，自我の統合，時間的継続性の確認と受容，過去の未解決の課題の再考と解決，現在直面する課題への対処方法の再確認とエンパワメントといったことが目的となる．

回想法の進め方は，自由な流れでおこなうこともあれば構造化された方法をもちいることもあり，時系列的回想，非時系列的回想をともにもちい，昔の生活用具，昔の写真・ビデオ，懐かしい音楽，懐かしい味，昔の遊び用具，季節の果物・野菜，ある地方の食べ物，いろいろな行事に関するものなど，回想を促すさまざまな素材や道具を使用する．ライフレビューとしておこなうときには，構造化された方法で，時系列的テーマ（**表 8-4-9**）をもちいる．

2）回想法と作業療法

作業療法では，生活に関するさまざまな作業（生活行為）を治療・支援の媒介とするため，作業療法の過程がすべてレミニッセンスの機会になっている．作業（生活行為）を介したかかわりのなかで，それをどのように自覚し，生かすことができるかが問われる．回想の時間としてセッションを設けるほうが目的が明確になってよい場合と，作業（生活行為）やもちいる素材や道具などを通して自然なかかわりのなかで語るよさとがある．そうした使い分けは生活技

能訓練（SST）についてもいえることである．

8・4・9　レクリエーション療法

　レクリエーション療法は，ひとが自発的に楽しみ遊ぶことの効用を治療的に利用するものである．広義の集団療法に含まれるが，プレイセラピーほど構造化されてはいない．療法として体系化されたものというより，レクリエーション本来の原則をもちいる技法にあたる．1960年代，作業療法士の不足からさまざまな活動の専門家が生まれた米国（「2・2　わが国の精神障害作業療法の歴史」参照）において，治療・支援手段としておこなわれていたレクリエーションが therapeutic recreation という名で統一されてもちいられるようになった（田中, 1987）．

1）レクリエーションの原則

　レクリエーションは心や身体の疲れを回復するために余暇として，おもしろい，楽しいから自発的に，それ自体を目的におこなわれる活動である．このレクリエーションの原則を忘れると，レクリエーションという名の仕事になってしまう．

```
                  レクリエーションの原則
  ① 心や身体の疲れを，休養や娯楽により回復する　（ゆとりの回復）
  ② 楽しみとして自発的におこなう　　　　　　　　（自発的動機）
  ③ それ自体がおもしろく楽しい活動である　　　　（直接の心理的報酬）
  ④ 他の目的のためにおこなわない　　　　　　　　（目的の直接性）
```

2）レクリエーションと作業療法

　病いによる苦しみを癒し，心身機能に支障があっても生活を楽しめるようにすることで生活の質を高め，楽しみながら生活の技能を身につけるといった作業療法の支援において，レクリエーションは作業療法の主要な種目の一つである．

　作業療法でレクリエーションをもちいる場合，「医療，療養という環境」のなかでおこなわれ，「自発的にレクリエーションをおこなうことができない者」が対象になる．したがって，一般に自発的におこなうレクリエーションとは，多少，目的やプロセスが異なる．作業療法でおこなうレクリエーションは，その効用部分を意識的に利用することが特徴といえる．作業療法ではレクリエーションを日常的にプログラムとしてもちいるため，作業療法の実際で述べる内容になるが，少し基本的なことをここで述べておく．

[目　的]

　作業療法でレクリエーションをリハビリテーションとしてもちいる場合には，

① 療養生活に憩いとゆとりをもつ（治療，療養生活への適応）
② ひととのかかわりを広げ，仲間をつくる（社会性の改善）
③ 楽しい体験から楽しめるようにする（自主性，意欲の向上）
④ 抑圧された衝動を発散する（感情の適応的処理）
⑤ 現実的な体験をする（病的自閉から現実世界へ）
⑥ 体力の回復，維持，改善（身体機能の賦活）

といったことを目的としておこなう．また治療・支援者にとっては，上記に加えて，身体機能，認知機能，対人機能，情緒など，対象者支援に必要な評価が目的に加わる場合もある．レクリエーションをもちいる場合，「みんなで参加して楽しみましょう」と誘いながら，一方で生活指導としておこなうといったような，目的の二重性をもたないようにすることが必要である．そうした目的があるのなら最初に伝え，了解のうえで参加を勧めなければならない．

[レクリエーションの立案]

レクリエーションは，自然に進行されないと本来の機能が生かされない．そのためには，計画をしっかり立て，しかもそれにとらわれすぎないということがコツである．計画が立ててあることで臨機応変な対処が可能になる．計画立案時に検討しておくとよい事項を**付表14**「レクリエーション計画」に示す．立案にあたっては，

① 計画項目は，はっきり決まっているもの，重要なものから埋めていく
② 参加者，スタッフには事前に予測が立てられるよう早めに情報を伝える
③ 計画では日常のスケジュール（施設の都合）にとらわれない
④ 無理は最終的に参加者にふりかかる．ゆとりのある計画を立てる
⑤ スタッフが事前にしっかり体験する．可能なかぎりおこなう場の下見をしておく

といった点に留意する．また，プログラムの形態には，スタッフが計画し参加者はその場に来ればよいという方法と，計画から実施までをグループワークとして参加者を含めておこなう方法がある．旅行にたとえれば，ツアー会社の組んだパック旅行と自分たちで計画する旅行の違いである．どちらの形態でおこなうかで，運営のしかたも期待できるものも異なるので，対象と目的に応じて使い分けることになる．

[レクリエーションの進行]

実際にレクリエーションの場で指導にあたるリーダーや補助者，一緒に誘導し参加する者の指導姿勢が，場の雰囲気を大きく左右する．統合失調症や認知症症状のある場合は，スタッフの言動・表情に過敏であったり，認知障害などにより，思い込み行動や状況依存行動がおこりやすい．

レクリエーションの場が治療的に有意義なものになるか，ホスピタリズム（病的退行現象，受身的依存性）の強化になるかは，スタッフの言動いかんといってよい．指導・誘導するスタッフの基本的な留意点をあげる（**表8-4-10**）．

■ 表 8-4-10　レクリエーション進行上の留意点

① 指示伝達は一度に一つとする
② 指示伝達は大きく，ゆっくり，はっきり，言葉と動作で示す
③ 指示伝達は共通のわかりやすい言葉で，ある人に話しかけるように言う
④ むだな照れ動作，言葉はやめる
⑤ 参加状態の評価を表情に出さない
⑥ 誘いと強要は別，不参加の保障を心がけながら一緒に楽しむ姿勢で誘う
⑦ 他の患者やスタッフの行動，プログラムの批判をその場で参加者にしない
⑧ 混乱・事故には落ちついた言動が最大の救急車となる
⑨ 大集団の場合は，全体を見通す役を決めておくとよい
⑩ 終了後には必ずフィードバック記録を残す

■ 表 8-4-11　レクリエーション種目の機能別分類

感覚運動的活動		
視覚運動表現型	能動型（絵画，彫刻，手芸，陶芸，書道，華道，詩歌，読書，他）	
	受動型（映画，ビデオ，テレビ，演劇などの観賞，他）	
聴覚運動表現型	能動型（演奏，歌唱，ダンス，音楽ゲーム，他）	
	受動型（音楽鑑賞，演劇鑑賞，他）	
言語，思考活動		
言語型	ゲーム，演劇，文芸的活動，雑談，他	
思考型	パズル，クイズ，囲碁，将棋，オセロ，チェス，マージャン，各種テーブルゲーム，他	
身体運動		
単純な運動	体操，散歩，ハイキング，他	
目と手の協調	手工芸，粘土陶芸，ボール投げ，他	
複雑な全身運動	スポーツ各種，舞踊，運動ゲーム，他	
知的協応運動	競技スポーツ，チームプレイを要する動きのあるゲーム，他	

[種目について]

　具体的なレクリエーションの種類や方法に関しては，日本レクリエーション協会などから数多く出版紹介されている．作業療法士によってリハビリテーションのためのレクリエーションとして考案・修正されたものもある（Remocker et al, 1992；作業療法ジャーナル編集委員会，1994）．ここでは，一般的に施設でおこなわれている行事などをリハビリテーションにおけるレクリエーションという視点でとらえ直しておく．また，心身の機能面からレクリエーションにもちいられる種目を分類すると**表 8-4-11**のようになる．

❶ 季節行事

　入院期間の短縮や生活の変化により，以前ほどは季節行事が病院内でおこなわれることは少なくなってきたが，変化の少ない長期療養生活においては，季節行事はまだ生活の節目として

■ 表 8-4-12 パラレルな場の主な効用

・普遍的体験をともなう安心と安全感の保障
・他者との距離のとり方を学ぶ社会的学習体験の機会
・モラトリアムな時間と場における探索行動の保障
・適応的な対処行動を保障
・自我を脅かされず有能感や自己愛を満たす機会
・受容される体験のなかで自分を確かめる試行の機会
・ソーシャル・ホールディングの機能
・ピア・サポートを育てる場

① 精神科早期リハビリテーションへの導入
② ひとの中で安心して過ごせる場の提供
③ 思春期心性をもつ対象に対する有能感や自己愛の充足
④ 精神分析的療法などと相補し自己愛を充足
⑤ 寛解期初期の試行探索の場の提供
⑥ 個人的な趣味や生活技能の習得

↓↓↓

力動的集団プログラム
教育的集団プログラム
課題集団プログラム   } などのベースプログラム
療養病棟などの生活プログラム
ピア・サポート育成の場

■ 図 8-4-3 パラレルな場の適用

の役割がある．内容は工夫しながらも，毎年ほぼ定時期に定期活動としておこない，定期活動であることに意味がある．大きなお祭りのように施設全体でおこなわれるもの（文化祭，盆踊り，運動会など）と，本当に季節の生活行事的なもの（書初め，節分，節句，花見，七夕，敬老会，月見，クリスマスなど）がある．

❷ 行楽

対象者をあまり限定しなくてすみ，気晴らし・楽しみとしての効果が大きい活動である．パック旅行のように内容を決めて参加者を募る方法と，グループワークとしておこなう方法がある．いずれにしても，自主的に外出する機会の少ない長期入院・入所者や，遊びの経験が少ない，また自分で楽しむということがうまくできない精神障害者にとっては有用である．ただ，勧め方によっては楽しみではなく仕事になる危険性を含んでいる．

❸ スポーツ，ゲーム大会

自発的に遊べない人たちに，スポーツやゲームを通して発散的な遊びの場や他者とのかかわりの機会を提供することを目的とする．スポーツなどは一度で全員を対象とするより，毎月種

目別におこなうほうが場をつくりやすい．

❹ 常時自由に利用できるもの

　種目としての活動ではないが，希望者が自由に参加できるクラブ・カルチャー教室，不特定多数を対象に常設される図書室，運動室，音楽室，喫茶室，庭園などは，治療環境としていつでもだれでも自由に利用できるようにしておく．これは自発的なレクリエーション行為を引きだす環境療法として必要である．

❺ 日々の生活のなかでおこなわれるもの

　趣味活動，外出，読書など個人的におこなわれるものは，他に悪影響のないかぎりは，病室などでも自由におこなえるようにする．

◆引用文献◆

安西信雄,他（1989）.分裂病患者の生活病理と生活技能訓練導入の経過.集団精神療法5,153-158.

安西信雄・監訳（1990）.「生活技能訓練基礎マニュアル」創造出版.

安西信雄（1991）.生活技能訓練（Social Skills Training）特集へのコメント—いくつかの疑問にお答えして.OTジャーナル25,348-349.

Ayres AJ（1972）. *Sensory integration and learning disorders*. Western Psychological Services, Los Angeles（宮前珠子,他訳,1978.「感覚統合と学習障害」協同医書出版社）.

Bandura A（1971）. *Social learning theory*. General Learning Press, Morristown.

Bandura A（1995）. *Self-efficacy in changing societies*. Cambridge University Press, New York（本明 寛,他監訳,1997.「激動社会の中の自己効力」金子書房）.

Butler RN（1963）. The life review：An interpretation of reminiscence in the aged. Psychiatry 26, 65-76.

Canadian Association of Occupational Therapists（1991）. *Occupational therapy guidelines for client-centred practice*. CAOT Publications ACE, Tront.

Canadian Association of Occupational Therapists（1997）. *Enabling occupation：An occupational therapy perspective*. CAOT Publications ACE, Tront（吉川ひろみ・監訳,2000.「作業療法の視点：作業ができるということ」大学教育出版）.

Erikson EH（1959）. Identity and the Life Cycle. International Universities Press, New York（小此木啓吾・訳編,1973.「自我同一性」誠信書房）.

Fidler GS & Fidler JW（1963）. *Occupational therapy：A communication process in psychiatry*. Macmillan Publishing, New York（加藤孝正・訳,1966.「精神医学的作業療法」医学書院）.

Fidler GS（1984）. *Design of rehabilitation services in psychiatric hospital settings*. The American Occupational Therapy Association, INC., Maryland（冨岡詔子・訳,1995.「精神科のプログラム開発」協同医書出版社）.

Gesell A（1943）. *Infant and child in culture of today*. Harper, New York（依田 新,他訳,1971.「乳幼児の発達と指導」家政教育社）.

Gesell A（1946）. *The Child from Five to Ten*. Harper, New York（周郷 博,他訳,1971.「学童の心理学」家政教育社）.

Gesell A, Amaturuda CS（1974）. *Developmental Diagnosis*. Harper, New York（新井清三郎・訳,1976.「新発達診断学」日本小児医学出版社）.

Havighust RL（1973）. History of developmental psychology：Socialization and personality development through the life span. Baltes PB & Schaie KW（ed）. *Life-span developmental psychology*. Academic Press, New York. pp. 4-25.

久野能弘（1993）.行動療法［医行動学講義ノート］.ミネルヴァ書房.

井村恒郎（1952）.心理療法.世界社.

鎌倉矩子（2004）.作業療法モデル論.鎌倉矩子,他編「作業療法の世界第2版」pp.155-183.三輪書店.

菅 修（1932）.東京都立松沢病院における作業治療実施の歴史並に其の現状.救治会々報52,15-32.

加藤普佐次郎（1925）．精神病院に対する作業治療ならびに開放治療の精神病院におけるこれが実施の意義および方法．秋元波留夫，冨岡詔子・編著，1991．「新作業療法の源流」pp. 171-206．三輪書店．

河合隼雄・編（1969）．箱庭療法入門．誠信書房．

King LJ（1974）. A sensory integrative approach to schizophrenia. Am J Occup Ther 28, 529-536.

Kielhofner G ed.（1985）. *A model of human occupation：Theory and application.* Williams & Wilkins, Baltimore（山田 孝・監訳，1990．「人間作業モデル—理論と応用第1版」協同医書出版社）．

Kielhofner G ed.（1995）. *A Model of Human Occupation：Theory and Application, 2nd ed.* Williams & Wilkins, Baltimore（山田 孝・監訳，1999．「人間作業モデル—理論と応用第2版」協同医書出版社）．

Kielhofner G ed.（2002）. *A Model of Human Occupation, 3rd ed：Theory and Application.* Williams & Wilkins, Baltimore（山田 孝・監訳，2007．「人間作業モデル—理論と応用第3版」協同医書出版社）．

Law M, Baptiste S, Carswell A, McColl MA, Polatajko H, Pollock N（1994）. *Canadian Occupational Performance Measure, 2nd ed.* CAOT Publications, Tront（吉川ひろみ，上村智子・訳，1998．「COPMマニュアルと評価表」大学教育出版）．

Liberman RP（1989）. *Social skills training for psychiatric patients.* Allyn and Bacon, Massachusetts（池淵恵美・監訳，1992．「精神障害者の生活技能訓練ガイドブック」医学書院）．

Liberman RP（1992）. *Handbook of psychiatric rehabilitation.* Allyn and Bacon, Massachusetts.

Llorens LJ（1970）. Facilitating growth and development：The promise of occupational therapy. Am J Occup Ther 24, 1-9.

町沢静夫（1982）．読書療法とその周辺．徳田良仁，他編著「精神医療における芸術療法」pp. 195-207．牧野出版．

増野 肇（1977）．心理劇とその世界．金剛出版．

増野 肇（1982）．心理劇療法．徳田良仁，他編「精神医療における芸術療法」pp. 57-71．牧野出版．

松井紀和（1978）．作業療法の治療構造．松井紀和・編著「精神科作業療法の手引」pp. 71-95．牧野出版．

松井紀和（1980）．音楽療法の手引—音楽療法家のための．牧野出版．

松井紀和・編著（1991）．小集団体験—出会いと交流のプロセス．牧野出版．

水島恵一（1982）．東洋芸道による精神療法．徳田良仁，他編著「精神医療における芸術療法」pp. 208-222．牧野出版．

水島恵一（1993）．集団力学．加藤正明，他編「新版精神医学事典」pp. 343．弘文堂．

宮内 勝（1995）．生活技能訓練（Social Skills Training）の展開．精神医学 37, 45-50.

桃井文央（1987）．ダンス療法．山口 隆，他編「やさしい集団精神療法入門」pp. 189-203．星和書店．

森谷寛之，他編（1993）．コラージュ療法入門．創元社．

Mosey AC (1970). Three frames of reference for mental health. Charles B. Slack, New Jersey (篠田峯子, 他訳, 1977.「こころと行動の発達」協同医書出版社).

Mueser KT, et al (1990). Psychosocial interventions in schizophrenia. Kales A ed: *Recent advances in schizophrenia.* Springer-Verlag, New York. pp. 213-235.

村井靖児, 他 (1988). 音楽療法. 徳田良仁, 他編著「アートセラピー」pp. 133-237. 日本文化科学社.

中井久夫 (1986). 芸術療法. 吉松和哉・編集企画「精神科 MOOK 15 精神療法の実際」pp. 74-80.

野村豊子 (1998). 回想法とライフレヴュー——その理論と技法. 中央法規出版.

小此木啓吾, 馬場禮子 (1972). 精神力動論. 医学書院.

大橋秀行, 山根 寛 (1996). SST (生活技能訓練) と作業療法. 作業療法 15, 4-8.

Piaget J (1947). *La psychologie de l'enfant.* Armand Colin, Paris (波多野完治, 他訳, 1960.「知能の心理学」みすず書房).

Remocker AJ, et al (1992). *Action speaks louder, 5th ed.* Longman Group, England (篠田峯子・訳, 1994.「身ぶりで語ろう」協同医書出版社).

作業療法ジャーナル編集委員会・編 (1994). 増大特集レクリエーション. OT ジャーナル 28, 861-1092. 三輪書店.

杉浦京子, 他 (1992). 体験コラージュ療法. 山王出版.

田中怜子 (1987). レクリエーション療法. 山口 隆, 他編「やさしい集団精神療法入門」pp. 234-254. 星和書店.

樋田精一 (1991). SST にかかわる若干の問題の整理——生活療法, デイケア, その他の実践との関連から. OT ジャーナル 25, 350-356.

徳田良仁 (1982). 絵画療法. 徳田良仁, 他編著「精神医療における芸術療法」pp. 9-29. 牧野出版.

冨岡詔子, 小林正義 (1999). 作業療法の治療構造論. 冨岡詔子・編集「作業療法学全書第 5 巻作業治療学 2 精神障害改訂第 2 版」pp. 218-223. 協同医書出版社.

内山喜久雄 (1988). 講座心理療法第 4 巻行動療法. 日本文化科学社.

上里一郎・編 (1978). 行動療法. 福村出版.

上里一郎 (1994). 行動療法の理論. 河合隼雄, 他編「こころの科学増刊臨床心理学入門」pp. 78-83. 日本評論社.

渡辺弥生 (1996). 講座サイコセラピー 11 ソーシャル・スキル・トレーニング. 日本文化科学社.

Wolberg LR (1954). *The technique of psychotherapy.* Grune & Stratton, New York (高橋雅春・訳, 1963.「サイコセラピー入門」誠信書房).

山根 寛 (1990a). 発散的な意識化を促す描画の利用. 作業療法 9. 124-130.

山根 寛 (1990b). 絵画. 日本作業療法士協会・編著「作業療法学全書第 2 巻基礎作業学」pp307-315. 協同医書出版社.

山根 寛 (1994). 治療構造論. 日本作業療法士協会・編「作業療法学全書第 5 巻精神障害」pp. 189-205. 協同医書出版社.

山根 寛 (1995). 作業療法と園芸——現象学的作業分析. 作業療法 14, 17-23.

山根 寛 (1997a). 作業療法の構造——要素とその利用.「精神障害と作業療法」三輪書

店.pp.51-94.
山根　寛（1997b）．作業療法と園芸療法．園芸療法研修会．
山根　寛, 他（2001）．精神分裂病に対する感覚統合療法をめぐって．OTジャーナル 35, 1152-1159.
山根　寛（2002）．私の作業療法地図と21世紀の展望—源流, 黎明, 形骸, 新生, 輪廻, 眺望．作業療法 21, 405-410.
山根　寛（2003）．絵画．日本作業療法士協会・編著「作業—その治療的応用改訂第2版」pp.105-112．協同医書出版社．
山根　寛（2005a）．作業をもちいたかかわりのコツ．鎌倉矩子, 他編「ひとと作業・作業活動第2版」pp.169-174．三輪書店．
山根　寛（2005b）．「描く」ことの応用例．鎌倉矩子, 他編「ひとと作業・作業活動第2版」pp.200-205．三輪書店．
山根　寛（2007a）．個と集団のダイナミックス．鎌倉矩子, 他編「ひとと集団・場第2版」pp.50-53．三輪書店．
山根　寛（2007b）．システムという視点．鎌倉矩子, 他編「ひとと集団・場第2版」pp.114-115．三輪書店．
山根　寛（2007c）．パラレルな場とその利用．鎌倉矩子, 他編「ひとと集団・場第2版」pp.73-88．三輪書店．
山根　寛（2007d）．集団と療法．鎌倉矩子, 他編「ひとと集団・場第2版」pp.46-49．三輪書店．
山根　寛（2007e）．ひとと音・音楽—療法として音楽を使う．青海社．
山根　寛（2008）．ひとと植物・環境—療法として園芸を使う．青海社．
山根　寛（2015）．未完の章．「ひとと作業・作業活動新版」pp.240-247．三輪書店．

付表

付表1	ライフサイクルと発達課題	370
付表2	回復状態に応じたリハビリテーションと作業療法	372
付表3	精神機能チェックリスト	374
付表4	ウォッチング（観察）リスト	376
付表5	活動（日常生活）機能観察リスト	378
付表6	対人パターンチェックリスト	379
付表7	作業遂行特性評価表	380
付表8	基本的な社会参加能力観察リスト	383
付表9	カンファレンスシート	384
付表10	カウンセリングシート	386
付表11	相談表	388
付表12	アセスメント表	390
付表13	興味・関心・経験リスト	392
付表14	レクリエーション計画	393

＊付表はコピーして利用可．

付表 1
ライフサイクルと発達課題

		自我と対象関係の発達			発達理論 (Erikson)	二者関係技能の発達	参加集団
		欲求	自我意識	対象関係			
新生児期	1M	・眼前の顔に反応			・基本的信頼と不信/希望		家族集団
	2M	・非自己の認識 ・母親への依存欲求強まる	・自我の芽生え	・無差別微笑			
	6M	・母と他の区別所在確認接触要求	・母と自分の声の弁別	・イナイイナイバー			
乳児期		・人見知り ・社会的人格的欲求の芽生え	・自我分化 ・自己の身体と外界の違い	・8か月不安 分離不安 ・対象の永続性			
	1Y	・外界への関心探索欲求 ・所有権主張		・一人遊び ・母を確認し遊ぶ ・並行遊び		・基本的信頼感に基づく他者の受けいれ	並行集団 短期課題集団
幼児前期	3Y	・成就参加欲求 ・自己主張	・自我の明確化 欲求充足制限 ・第一反抗期	・仲間ができる	・自律性と恥疑感/意志力		
幼児期		・承認欲求 ・所属欲求	・社会的自我の芽生え ・他者へ配慮		・自主性と罪悪/目的	・偶発的な共同関係	遊び集団 長期課題集団
学童期	6Y		・社会化	・学習グループ ・ピア・グループ	・勤勉性と劣等感/コンピテンス	・権威者を受けいれる ・仲間との対等で親しい関係	学習集団 協同集団 仲間集団
青年期	12Y				・自己同一性と同一性拡散/忠義心	・相互の役割を理解した関係	成熟集団
前成人期	20Y				・親密と孤独/愛	・成熟し安定した親しい関係 ・養育, 保護する関係	社会集団
成人期					・生殖と停滞/世話		
老年期				・所属集団減少	・自我統合と絶望/英知		

発達課題				
身辺管理	身体と自己,性役割,親密な関係	職業・経済	社会的役割	
				1M 新生児期
				2M
				6M 乳児期
				1Y
歩く				幼児前期
走る	自分の身体を自己と認知			
一人で食べる	性別の意識			3Y
排泄の自立			社会事物の簡単な概念	幼児期
食事の自立				
着脱衣の自立				6Y
交通手段利用	自己性の社会的役割を学ぶ			学童期
	同性の友人			12Y
	自己の身体の受け入れ		行動指針としての価値・倫理体系	青年期
	異性の友人			
	自己性の社会的役割をとる			
	準拠集団を見つける			20Y
	異性のパートナー			前成人期
	配偶者の選択,家族形成	職業を開始 経済的独立		
	社会的パートナー,家庭管理	経済的確立	社会的責任を果たす社会的確立	成人期
	子どもの自立			
	身体的衰えへの適応	収入の減少に適応	社会的役割に適応	老年期
	配偶者の死に適応			

付表2
回復状態に応じたリハビリテーションと作業療法

回復状態と支援		予防	急性期		回復期
			要安静期	亜急性期	回復期前期
	期間（救急入院を基盤）		1〜2週	〜1か月以内	〜1, 2か月長くて3か月
	治療的関与	治療医学		医学的側面におけるリハビリテーション	個人的側面におけるリハビリテーション
リハビリテーションの目標		再燃・再発の予防 危機介入	救命 安静	病的状態からの早期離脱 二次的障害の予防	現実への移行の支援 基本的な心身の機能の回復 （リハ・レディネス）
作業療法の役割		クライシスOT	—	急性期（早期）OT	
		安心・安全の保障 症状の抑制 安静・休息	—	安全・安心の保障 症状の軽減 無意識的欲求の充足 衝動の発散 休息の保障 基本的生活リズムの回復 現実への移行の準備 鎮静と賦活	身体感覚の回復 基本的生活リズムの回復 楽しむ体験 基礎体力の回復 身辺処理能力の回復 自己のペースの理解 自己コントロール能力改善 退院指導・支援
作業療法の形態と役割		個別のかかわり	個人・個別作業療法		
			パラレルな場		
		ソフト救急としての生活上の相談者	医療従事者として主体的責任をとる治療者	対象者との共同作業で治療を進める治療的支援者	対象者が主体かうための支
治療・支援の場			精神科急性期治療病棟		
					精神科
			（入院施設を使わずに地域医療で支える場合には下記のような施設や訪問による） 外来作業療法，デイ・ケア，デイ・ナイト・ケア，ショート・ケア，地域活動支援センター，ショートステイなど		

予防期　　　：初発に対する予防ではなく，回復期や維持期いずれの状態にもみられる再発・再燃に関連しそうなク
要安静期　　：初発もしくは再発後，医療保護下で救命・安静が必要な状態．入院の場合は入院後1〜2週間．作業
亜急性期　　：安静を要する急性状態離脱後の不安定状態もしくは疲弊状態．入院の場合は入院後おおよそ1〜2週
回復期前期　：現実検討や生活適応技能の指導訓練にいたる前，基本的な心身の機能の回復を必要とする状態．入院の
回復期後期　：社会生活にむけて現実検討や生活適応技能の指導，訓練を行うことが可能な状態．入院の場合は入院
生活（維持）期：機能を維持しながら生活に視点をおいた支援が必要な状態．通院治療を受けながら地域で生活する社
緩和期　　　：ホスピス的な要素で医学的管理をしながら人生の最後を安らかに過ごすことが主となる状態．
＊これらの状態を示す各期は時系列的なものではなく，各状態と目的なども固定された関係を示すものではない．

回復期	生活（維持）期		緩和期
回復期後期	社会内維持期	施設内維持期	
～1年程度	—		—
生活的側面におけるリハビリテーション	社会的側面におけるリハビリテーション	医学的側面と生活的側面におけるリハビリテーション	個人的側面におけるリハビリテーション
自律（最大限の自立）と適応の支援	生活の質の維持・向上 社会生活・社会参加の支援 再燃・再発の予防	生活の質の維持・向上 施設内生活の支援	生活の質の維持 看取りと癒し
回復期 OT	生活（維持）期 OT		緩和期 OT
生活管理技能の習得・汎化 対人技能の習得・汎化 役割遂行能力の習得・汎化 自己能力現実検討 達成感の獲得 自信の回復 社会性の獲得 職業準備訓練 家族調整・環境調整 社会資源利用の支援 障害との折り合い・受容	社会生活リズムの習得 社会生活技能の習得 病気とのつきあい方 仲間づくり 地域社会との交流 生活の自己管理 余暇の利用 環境調整 相互支援ネットワークづくり 就労支援 適切な危機介入	生活の自己管理 病気とのつきあい方 仲間づくり 役割・働く体験 楽しむ体験 趣味を広げる 基礎体力の維持 他者との生活上の交流 環境整備	安全・安心の保障 安心して悲しむことができる場の提供 小さな楽しみの提供 生活リズムの維持 安静・休息の保障
集団作業療法・連携プログラム	訪問作業療法	個人作業療法 集団作業療法 連携プログラム	個別のかかわり
的な生活にむ援者	生活の主体者である対象者に対する支援者（家族や関係者との連携役）		最後まで生活の質の維持に関わる同伴者
精神科療養病棟 一般病棟 外来作業療法，デイ・ケア，デイ・ナイト・ケア，ショートケア	居宅 　訪問介護，訪問看護 　ショートステイ 　ケアホーム 　グループホーム 　福祉ホーム 　など	精神科療養病棟 病院以外の福祉施設	精神科治療病棟 地域生活者の場合は居宅

ライシスが表面化した（ソフト救急が必要な）状態．
療法などすべての活動は原則として行わない．
目から1か月以内．
場合は入院後おおよそ1，2か月長くても3か月．
後おおよそ6か月～1年．
会内維持と，医療による保護的環境下で生活の質を維持する施設内維持（本来の療養病棟）とがある．

（山根ら，1999；2000；山根，2003）revised in 2017

■付表 3
精神機能チェックリスト

> ・キーワードは，精神医学用語を基本に字数制限のため主要なものを例示提示
> ・各項目にそって，観察結果に近いキーワードを選択（複数可）．選択したキーワードを参考に観察内容を日常的な言葉で一連の文章にする．

	全般的精神機能	
意識障害		無，有（傾眠，昏迷，半昏睡，昏睡，せん妄，もうろう状態）
見当識機能障害		無，有（時間，場所，対人認知，自己認知，状況認知）
知的機能	知的障害	正常 IQ85～，境界 IQ51～69，軽 IQ51～69，中 IQ36～50，重 IQ35 以下
	認知症障害	軽度，中等度，重度
心理社会的機能		普通，低い
気質・性格	外向性	外向的，積極的，社交的，内向的，内気（気弱），遠慮，抑制的
	協調性	協力的，友好的，柔軟，非協力的，非友好的，強硬
	誠実性	勤勉，慎重，完全癖，怠慢，頼りない，無責任，過剰な責任感
	安定性	温厚，穏やか，短気，心配症，うつり気，むら気
	信頼性	信頼できる，信頼できない
	楽観性	上機嫌，快活，希望，落胆，陰気，絶望
	確信性	自信，大胆，自己肯定，臆病，不安定，自己否定的
活力・欲動	欲動障害	無，有（減退，無為，躁的興奮，緊張病性興奮）
	食欲	減退，無食，大食，異常（不食，拒食，過食，異食）
	性欲	減退，亢進，異常（自体愛，小児性愛，露出，窃視，加虐性愛，被虐性愛，倒錯，フェティシズム）
睡眠障害		無，有（入眠困難，中途覚醒，早朝覚醒，浅眠，全不眠，過眠，睡眠リズムの乱れ，ナルコレプシー）
	個別精神機能	
注意機能障害		無，有（維持，転導，選択，配分，集中，共有）
記憶	記銘の障害	無，有（短期記憶，近似記憶，遠隔記憶，他）
	想起の障害	無，有（全健忘，部分健忘，記憶錯誤，心因性健忘）
情動機能	安定性	安定，易変動性，易刺激性，制御困難，日内変動
	適切性	適切，やや不適切，不適切
	感情・気分	不安，抑うつ，恐怖，爽快（児戯的，多幸的），感情鈍麻，感情失禁，両価性，気分変調，恍惚，気分倒錯，感情疎外　情性欠如，平板化，他
精神運動機能		平常，精神運動興奮，精神運動抑制，精神運動統制混乱
自我機能	自我障害	無，離人体験（外界意識，自己意識，身体意識） 作為（させられ）体験（思考干渉，考想奪取，考想伝播，考想察知，自生思考，考想仮声，他）
	防衛傾向	抑圧，合理化，同一視，投影，摂取，反動形成，分離，逃避，退行置換，昇華，他（　　　　　）

知覚		正常，錯覚，幻覚（幻視，幻聴，幻嗅，幻味，体感幻覚）
思考	思考障害	無，有
	思考過程	途絶，制止，散乱，滅裂，観念奔逸，保続，迂遠，ことばのサラダ
	思考内容	妄想構造（妄想知覚，妄想着想，妄想気分，妄想観念） 妄想内容（被害妄想，関係妄想，注察妄想，被毒妄想，誇大妄想，嫉妬妄想，罪業妄想，心気妄想，貧困妄想，憑依妄想，あやつられ妄想，他）
	思考表現	強迫思考，強迫観念，強迫行為，強迫欲動，強迫状態
高次認知機能障害		無，有（意志決定，抽象的思考，計画の立案と実行，精神的柔軟性）
言語精神機能		言語の受容と解読，言語表出

まとめて表現することを試みる

全般的精神機能	無	軽度	中度	重度		個別精神機能	無	軽度	中度	重度	
意識障害						注意障害					
見当識障害						記憶障害					
知的障害						情動機能障害					
心理社会的の機能						自我障害					
活動・欲動障害						知覚異常					
睡眠障害						思考障害					
						言語精神機能					

Mental Function Check List by Yamane 2003（revised in 2017）

■付表 4
ウォッチング（観察）リスト

- ・観察により対象者の特性を把握するキーワードリスト
- ・キーワードは，日常用語を基本に例示
- ・観察結果に近いキーワードを選択（複数可）．選択したキーワードを参考に<u>観察内容を日常的な表現で一連の文章にする</u>．該当表現がない場合は適切な表現を補って，<u>最後に観察内容を一連の文章にする</u>．

			外　観
対象者		年齢	実年齢に対し（年相応，幼い，若い，年輩）不詳，他
		性	誇張，中性的，男性的，女性的，幼児的，他
		体型	激やせ，細身，中肉中背，太り気味，肥満，筋肉質，他
		背丈	低い，やや低め，平均，高い
		皮膚	色が悪い（青白い，土色），あれている，色つやがよい，他
		髪・髪型	短髪，長髪，清潔，不潔，奇抜，白髪，染色，多い，少ない，他
付属物		服装	普通，奇異，奇抜，地味，派手，清潔，不潔，だらしない，きちんとしている，季節にそぐわない，TPOにあっている，他
		化粧	無，控えめ，普通，濃い，派手，奇異，奇抜，タトゥー，他
		装身具	無，有（　　　　　　　　　），無難，派手，奇異，奇抜，他
		持ち物	種類（バッグ，本，携帯電話，ステッキ，他），奇異，奇抜，派手，他
		履き物	種類（靴，スニーカー，下駄，他），奇異，奇抜，派手，清潔，不潔
			第一印象（自分が感じた印象をそのまま）
			おとなしそう，やさしそう，親しみやすい，近寄りがたい，こわそう　取っつきにくそう，威圧的，奇妙，他
			話し方
速さ			ゆっくり，普通，早口，しだいに早くなる，しだいに遅くなる，他
声		高低	低い，普通，高い，かん高い，他
		大小	小さい，やや小さい，普通，大きめ，大きい，他
		抑揚	単調，沈み気味，興奮気味，適度，他
語調			弱い，やさしい，穏やか，きつい，強い，荒い，不安定，他
ことば遣い			丁寧，ぞんざい，明瞭，不明瞭，口ごもり，幼児っぽい，他
流ちょうさ，間			途絶，回りくどい，長い，途切れがち，流ちょう，止まらない，他
ことばの量			無，少ない，普通，多い
			運動系
顔		視線	適度に合う，合うとそらす，不安定，凝視する，他
		瞬き	ほとんどしない，頻回にする，チック様，他
		眉	動かない，しかめ眉，よく動く，他
		目	閉眼，伏し目，生気がない，うつろ，他
		口，唇	下唇を突き出す，とがり口，ゆがみ，唇を噛む，なめる，チック，他
		口元	こわばり，無変化
表情			無表情，硬い，冷たい，明るい，暗い，不安，苦悶，他

上肢	手と指	身体部位をさわったりいじる，手遊び，手悪さ，小刻みに何か叩く，握っている，ポケットに入れている，他
	腕	腕組み，後ろ手，肘つき，始終動かす，他
下肢		足を組む，小刻みにゆする，始終動かす，他
全身	姿勢	無動，常時動かす，胸を張る，うなだれる，はすかい，こわばり，他
自律神経系			
呼吸		ゆっくり，普通，早い，荒い，乱れ，浅い，深い，他
鼓動		ゆっくり，普通，早い，荒い，他
発汗		なし，少し汗ばんでいる，噴きだすような汗，他

まとめて表現することを試みる

外観

第一印象

話し方

運動系

自律神経系

全体のまとめ

Watching List by Yamane 2003（revised in 2017）

■ 付表 5
活動（日常生活）機能観察リスト

項　目		例
身辺処理	食事	小食，大食，拒食，過食，偏食，異食，共食不可，嚥下障害，他
	排泄障害	無，頻尿（便），遺尿（便），失禁，特定の場所以外ではできない，他
	睡眠障害	不眠，浅眠，入眠障害，中途覚醒，早期覚醒，熟眠感欠如，過眠，他
	整容	可，要確認，不可（不潔，無頓着，奇異，強迫的，他　　　　　　）
	更衣	可，要確認，着替えない，不適切（季節，状況など），無頓着，他
生活管理	金銭管理	可，要確認，不可（計算ができない，浪費，使えない，他　　　）
	時間管理	可，要確認，不可（見積もり不可，変更困難，他　　　　　　　）
	物品管理	可，要確認，不可（置き忘れ，なくす，乱雑，他　　　　　　　）
	安全管理	可，要確認，不可（不注意，しない，強迫的確認，他　　　　　）
	健康管理	支障なし，しない，できない，服薬（拒薬，間違い，飲み忘れ），他
家事	掃除・洗濯	可，要確認，不可（しない，未経験，強迫的，他　　　　　　　）
	整理整頓	可，要確認，不可（しない，未経験，強迫的，他　　　　　　　）
	献立・調理	可，要確認，不要，不可（未経験，経験不十分，他　　　　　　）
	買い物	可，要確認，不可（未経験，経験不十分，他　　　　　　　　　）
コミュニケーション 　表現	手段	言語可，言語以外（表情，うなずき，身振り，他　　　　　　　）
	返答	可（適切，あいまい，他），否
	問う	可（適度，遠慮，一方的，あいまい，過度，他），不可
	主張	可（適度，遠慮，一方的，あいまい，過度，他），不可
	断る	可，問題（不可，あいまい，他）
聞く	聞き方	適切，不十分（ほとんど聞かない，無視）他
	理解度	十分，不十分（曲解，独断）他
対人関係		付表 6 参照
移動と社会資源利用	交通機関の利用	可，要確認，不可（未経験，経験不十分，他　　　　　　　　　）
	通信機器の利用	可，不可（未経験，経験不十分，他　　　　　　　　　　　　　）
	銀行，役所等の利用	可，要確認，不可（未経験，経験不十分，他　　　　　　　　　）

まとめて表現を試みる

Daily Life Function List by Yamane 2003（revised in 2017）

■ 付表 6
対人パターンチェックリスト

＊対象ごとに観察項目の該当部分に○印をつけ，最後にパターンを文章化する．

観察項目			同性						異性					
			担当者	職員	権威者	年長者	同年輩	年下	担当者	職員	権威者	年長者	同年輩	年下
関心の示し方	特に関心を示さない													
	普通													
	過度な関心	陽性												
		陰性												
関係のもち方	従順，受け身的													
	依存的													
	保護，擁護的													
	友好，親愛													
	支配的，過干渉													
	競争，挑戦													
	攻撃，敵対													
	警戒													
関係の恒常性	安定													
	不安定													
	急変													
対象認知	現実的													
	歪曲	陽性												
		陰性												
	不安定													

対人パターンのまとめ

Personal Relation Pattern Check List by Yamane 2003（revised in 2017）

■付表 7
作業遂行特性評価表

対象者氏名						記録者氏名														
	/ /					/ /					/ /					/ /				
	4	3	2	1	N	4	3	2	1	N	4	3	2	1	N	4	3	2	1	N
認知/遂行的側面																				
指示の理解	+	+	+	+	+	+	+	+	+	+	+	+	+	+	+	+	+	+	+	+
集中・注意持続	+	+	+	+	+	+	+	+	+	+	+	+	+	+	+	+	+	+	+	+
工程,結果の予測	+	+	+	+	+	+	+	+	+	+	+	+	+	+	+	+	+	+	+	+
段取り	+	+	+	+	+	+	+	+	+	+	+	+	+	+	+	+	+	+	+	+
正確さ・丁寧さ	+	+	+	+	+	+	+	+	+	+	+	+	+	+	+	+	+	+	+	+
作業速度	+	+	+	+	+	+	+	+	+	+	+	+	+	+	+	+	+	+	+	+
問題に対する対処	+	+	+	+	+	+	+	+	+	+	+	+	+	+	+	+	+	+	+	+
変更に対する対処	+	+	+	+	+	+	+	+	+	+	+	+	+	+	+	+	+	+	+	+
身体的側面																				
身体的耐性	+	+	+	+	+	+	+	+	+	+	+	+	+	+	+	+	+	+	+	+
目的動作の協応性	+	+	+	+	+	+	+	+	+	+	+	+	+	+	+	+	+	+	+	+
心理的側面																				
ストレス耐性	+	+	+	+	+	+	+	+	+	+	+	+	+	+	+	+	+	+	+	+
感情のコントロール	+	+	+	+	+	+	+	+	+	+	+	+	+	+	+	+	+	+	+	+
活動への興味・関心	+	+	+	+	+	+	+	+	+	+	+	+	+	+	+	+	+	+	+	+
意志・意欲	+	+	+	+	+	+	+	+	+	+	+	+	+	+	+	+	+	+	+	+
集団関係																				
参加・交流	+	+	+	+	+	+	+	+	+	+	+	+	+	+	+	+	+	+	+	+
基本的配慮	+	+	+	+	+	+	+	+	+	+	+	+	+	+	+	+	+	+	+	+
主張,意志表示	+	+	+	+	+	+	+	+	+	+	+	+	+	+	+	+	+	+	+	+
協調性	+	+	+	+	+	+	+	+	+	+	+	+	+	+	+	+	+	+	+	+
支援指導の要点(評価時ごとに記録)																				

Occupational Performance Assessment Sheet by Yamane 2003 (revised in 2017)

作業遂行特性チェック表

- 過去1週間の作業状態を通して観察された内容で評価する．
- 十分観察できていない項目，よくわからない項目，観察の対象とならない項目は表のNに○をつける．
- 評価した結果の原因については評価表に現れないので，別途記録する．

認知/遂行的側面

指示の理解	4．ほぼ間違いなく理解し，作業遂行に大きな支障はない 3．手本を示しながら何度か説明すれば理解できる 2．繰り返し説明が必要 1．常時そばについていて説明や手本を示す必要がある
集中・注意持続	4．通常の作業時間に関しては問題なく集中して作業が続けられる 3．時々声をかけるなどの支持があれば，なんとか続けられる 2．頻回にトイレや休憩が必要，落ちついて作業が続けにくい 1．気が散ってほとんど作業にならない
工程の理解 結果の予測	4．工程を理解，結果を予測し，問題なく行動ができる 3．少し助言すれば，ほぼ見通しをもって行動ができる 2．自分がしている工程や次に何をすればいいかを忘れることがある 1．常時そばにいて作業工程の説明など指導が必要
段取り	4．課題を理解し，適切な段取りができる 3．少し助言すれば，ほぼ見通しをもって段取りができる 2．作業手順が後先になることがある 1．常時そばにいて作業手順の説明など指導が必要
正確さ・丁寧さ	4．製品として求められる基準を満たしている 3．チェックや手直しが必要なことがあるが，ほぼ基準を満たしている 2．つねにチェックが必要 1．大半に手直しが必要
作業速度	4．作業進行に支障のない速度でおこなえる 3．少しゆっくりめであるが，作業進行に大きな支障はない 2．通常の倍程度時間がかかる 1．遅すぎて作業に支障が大きい
問題に対する対処	4．工夫したり，必要に応じ指示を仰いで対処できる 3．時に助言を必要とする 2．何かわからないことや困ったことがあれば作業が中断する 1．何も対処せず失敗にいたることが多い
変更に対する対処	4．作業内容や手順に変更があっても，大きな支障なく対応できる 3．多少の変更に対しては助言があれば対応できる 2．変更に対してはかなり助言，指導が必要 1．変更に対して混乱したり受けいれられない

身体的側面

身体的耐性	4．対象の作業に関しては，大きな支障なく持続できる 3．適時休憩を入れれば持続できる 2．疲労しやすく，頻回に休憩が必要 1．すぐ疲れてしまい，持続が困難

目的動作の協応性	4．通常の作業に支障はない 3．ぎこちなさがあるが，ほぼ目的にそった動作がおこなえる 2．ぎこちなくちぐはぐな動作があり，作業遂行に支障がある 1．目的動作が十分おこなえない

心理的側面

ストレス耐性	4．作業に支障のある緊張や混乱はみられない 3．緊張，混乱はあるが，多少の支持があれば作業に支障はない 2．失敗したり，注意されると緊張，混乱し，かなりの支持が必要 1．支持があっても十分耐えられない
感情のコントロール	4．うまく自分の気持ちを表現でき，問題となることはほとんどない 3．時に支持が必要になることがあるが，大きな支障はない 2．自分ではコントロールできず支持が必要 1．激したり，自閉したりで，他者とのトラブルや生活に支障が起きる
活動への興味・関心	4．作業や作品に対して十分興味・関心がある 3．作業や作品に対して少し興味・関心がある 2．作業や作品に対してあまり興味や関心がない 1．作業や作品に対してまったく興味も関心もない
意志・意欲	4．自分の役割を自覚し，課題に自主的に取りくむ 3．時に支持が必要であるが，自主的に取りくむ 2．指示や支援がなければ取りくまないことがある 1．指示や支援があっても困難

集団関係

参加・交流	4．自分から進んで参加し他者と交流がもてる 3．参加する気持ちはあり，ほぼ自主的に交流 2．助言や援助が必要 1．つねにだれかが一緒にいて支持することが必要
基本的配慮	4．他者との交流で常識的な配慮ができる 3．少し助言が必要なこともあるが，大きな支障はない 2．助言や指導がないと常識的配慮に欠ける言動がみられる 1．常時助言や指導が必要
主張，意志表示	4．自分が伝えたいことは，必要に応じ相手に伝えられる 3．ほぼ伝えられる 2．自分の伝えたいことがうまく伝えられず，指示・助言が必要 1．指示や助言があっても十分伝えられない
協調性	4．他の状況に合わせて大きな問題なく行動できる 3．時々助言が必要であるが，大きな支障はない 2．助言や指導がなければ自己中心的な行動になりやすい 1．助言・指導がつねに必要

Occupational Performance Assessment Sheet by Yamane 2003 (revised in 2017)

付表 8
基本的な社会参加能力観察リスト

項　目			例
基本的交流技能			
挨拶			必要に応じてする，回避，不可，されればする，対象による，他
日常の会話			必要に応じてする，回避，不可，されればする，対象による，他
日常的な協力			必要に応じてする，回避，不可，消極的，他
心理社会的技能			
相手の気持ちの読みとり			支障なし，読みとれない，曲解，他
状況判断			支障なし，適切な判断ができない，曲解，他
集団内行動			
対集団	意識		なし，意識している，過剰な意識，他
	関心	程度	なし，少しある，ある，過剰な関心，他
		示し方	無視，示せない，多少示す，過剰（陽性，陰性），他
集団内	所属意識		なし，少しある，集団を自覚，過剰な意識，他
	参加技能		並列，課題，自己中心的協力，協同，成熟，不明
	交流		しない，できない，個人依存，援助が必要，自主的に交流，他
	参加態度		適応，順応，協調，作業依存，個人依存，無視，状況依存，拒否，反発，攻撃的，支配的，反抗，競争，自己主張，自己顕示，茶化し批判，消極的，積極的，孤立，他
	役割行動		アイデア提供，リーダー的，リーダー補助，労力提供，調整役，批評家的，傍観者，協力者，他
	協調性		しない，できない，助言が必要，トラブルがない程度にできる，必要に応じてできる，他
	他者の反応		他者が対象者を（受容，無視，拒否，他）
	目的の一致		一致していない，部分的に一致，ほぼ一致

まとめて表現を試みる

Social Life Function List by Yamane 2003（revised in 2017）

付表 9
カンファレンスシート

対象者氏名　　　　　性別　M・F　　診断名

年齢　0
西暦

年表

治療内容

心身の機能・構造

活　動

参　加（意志・意欲と取りくみ）

家族構成

生年月日　　/　　/　　（　　歳）　　評価年月日　　/　　/　　　　評価者

評価概略

個人因子（年表記入以外）

本人の希望

焦点化項目

リハビリテーションゴール

目標

環境因子

支援計画

住居・経済事情

Conference Sheet by Yamane 2001 (revised in 2017)

■付表 10
カウンセリングシート

ご氏名　　　　　　　　性別　M・F

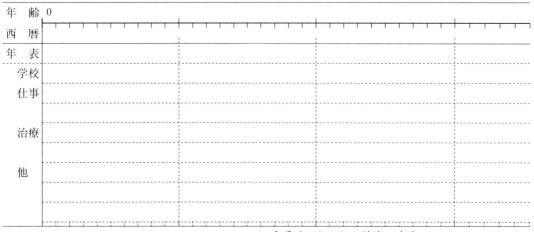

今受けておられる治療の内容

心身の状態
＊今の身体や精神的なことでお困りのことがあればお書きください

活　動（起床から就眠まで）
＊身のまわりのこと，コミュニケーション，対人関係，家事や仕事など日常の生活はいかがですか．お困りのこと，支援が必要なことがあればお書きください

参　加
＊日々の生活や社会生活（仕事など）に対して，どのような取りくみをされていますか．また何か制限や制約になることがあれば，お書きください

ご家族の構成

生年月日　／　／　（　　歳）　記入年月日　／　／　　あなたの担当者

あなたの目標
・半年から1年程度の目標

・さしあたりの目標

1．今一番なさってみたいこと
2．趣味・特技
3．資格や免許

支援計画（ここはあなたと相談して決めます）

生活環境
1．相談や支援をしていただける人は主にどなたですか
2．交通機関や公共機関，買い物などの生活面の環境はいかがですか．
住まい・生活費など

Counseling Sheet Yamane 2001（revised in 2017）:

■付表 11
相　談　表　　　　　　　　　　　　　　　　　　　　／　　／

1．どのようなご相談ですか

実施場所	担当者

来談者（相談者）	（本人との続柄）

どなたについての相談ですか　：　自分のこと　　家族のこと　　その他（　　　　　　　　　　　　　　　　　）

お困りのこと，あるいはご相談はどのようなことですか？
　1．医療　2．住まい　3．日中の過ごし方　4．身のまわりのこと　5．生活費　6．社会資源制度
　7．仕事　8．人づきあい　9．権利擁護について　10．その他（　　　　　　　　　　　　　　　　　）

2．当事者プロフィール

氏　名：　　　　　　　　　　　　（男　女）　　　　　年　　月　　日生　　歳（単身　既婚　離死別）

住所：〒　　　　―

　　　TEL（　　　）　　　―　　　　　（　　　　　　　様方）

3．現在の生活概況

同居者：なし・あり（一緒に暮らしている人に○，最も多く時間を過ごす人に◎）
　1．父　2．母　3．配偶者　4．子ども（　人）　5．兄弟　6．兄弟の配偶者　7．友人　8．その他（　　　　）

ご同居の方とはうまくいっていますか？　：　はい・いいえ

現在の生活の場
　1．賃貸（アパート・マンション・借家）　2．持家（マンション・一軒家）　3．会社寮　4．グループホーム
　5．援護寮（生活訓練施設）　6．福祉ホーム　7．入所授産施設　8．援護施設・更生施設
　9．その他の福祉施設（　　　　　　　　　　）　10．入院中　11．その他（　　　　　　　　　　　　　　）

日中の主な活動の場：最近1か月，主に過ごされているものに○をつけてください
　1．正規の社員・従業員として勤める　2．パート・アルバイト・臨時として勤める　3．家事手伝い
　4．授産施設・小規模作業所に通う　5．ほぼ毎日デイ・ケアに通う　6．週1〜2回程度デイ・ケアに通う
　7．憩いの場，当事者同士の集まりに通う　8．現在入院中（今回入院年数　　年，入院回数　　回）
　9．その他（　　　　　　　　　　　　　）

主な生活費：当てはまるものすべてに○，主に生活を支えているものに◎をつけてください
　1．家族の収入　2．本人の就労収入　3．障害年金受給（　　　　　級）
　4．本人名義の資産からの収入　5．生活保護　6．その他（　　　　　　　　　　　　　　　　　　　　）

障害者手帳をおもちですか
　1．はい（精神障害者手帳・身体障害者手帳・療育手帳）　2．いいえ

4．現在利用している医療・保健・福祉サービス

(1) 現在医療機関を利用されていますか

はい →	医療機関名：　　　　　　　　　　　　　　　　　　担当医
いいえ	診断名：
	保険区分：国保（世・家）　社保（本・家）　退国（本・家）　生保　老人/高　障害　母子

医療サービス	利用	内容	期間
	有無		
	有無		
	有無		
	有無		
	有無		

どのような状況ですか

(2) 現在利用されている保健サービス

保健サービス	利用	具体的な内容	期間
1．在宅・訪問サービス	有無		
2．保健機関デイ・ケア	有無		
3．相談サービス	有無		
4．その他	有無		

(3) 現在利用されている福祉サービス

福祉サービス	利用	具体的な内容	期間
1．通院医療公費負担制度	有無		
2．年金等給付	有無		
3．税の減免	有無		
4．社会復帰施設の利用	有無		
5．就労等訓練・支援	有無		
6．在宅・訪問サービス	有無		
7．その他	有無		

5．家族歴・生活歴

家族歴，生活歴（趣味・特技・有資格などを含む）

これからのことで何かご希望（制度や支援など）がありますか？　＊別冊『利用できる福祉制度』参照

Consultation Sheet by Yamane 2003（revised in 2017）

■付表 12
アセスメント表　　　　　　　　　　　　　　　　　　　　　　　　／　　　／

| アセスメント希望者：本人　家族　その他（　　　　　）　　　　本人の同意：　あり　なし |

1．現在の生活について

| 5．大筋で問題ない | 4．時々助言・確認があれば可能 | 3．定期的な助言・確認が必要 |
| 2．部分的な支援が必要 | 1．全体的な支援が必要 | 0．不明　　N．対象外 |

(1) 身のまわりのことについて

1．食事はどうしていますか　　　　　　　　　　　　　　　（食事）	5 4 3 2 1 0 N
2．自分なりの規則正しい生活をしていますか　（生活リズム）	5 4 3 2 1 0 N
3．整容・更衣・服装に気を配っていますか　（身だしなみ）	5 4 3 2 1 0 N
4．洗身・洗髪など清潔には気を配っていますか　（入浴）	5 4 3 2 1 0 N
〈メモ〉	小計

(2) 生活の管理について

1．生活費もしくは小遣いのやりくりに困ることはありませんか　　（金銭管理）	5 4 3 2 1 0 N
2．財布や通帳，印鑑，保険証などの貴重品の管理はどうしていますか　（物品管理）	5 4 3 2 1 0 N
3．電気・ガス・たばこの火の始末や戸締りなど確認をしていますか　（安全管理）	5 4 3 2 1 0 N
〈メモ〉	小計

(3) 自分の健康状態について

1．よく眠れていますか　　　　　　　　　　　　　　　　　（睡眠）	5 4 3 2 1 0 N
2．薬は自分で飲んでいますか　　　　　　　　　　（服薬管理）	5 4 3 2 1 0 N
3．決められた日に通院していますか　　　（定期的外来通院）	5 4 3 2 1 0 N
4．自分の調子がわかりますか　　　　　　　　（悪化時の兆候）	5 4 3 2 1 0 N
5．困ったときにどうしていますか　　　　（ストレスへの対応）	5 4 3 2 1 0 N
〈メモ〉	小計

(4) 家事について

1．自室の掃除や片付けはしていますか　　　　（掃除・整理整頓）	5 4 3 2 1 0 N
2．洗濯は自分でしていますか　　　　　　　　　　　　　（洗濯）	5 4 3 2 1 0 N
3．買い物は自分でしていますか　　　　　　　　　　（買い物）	5 4 3 2 1 0 N
4．調理は自分でできますか　　　　　　　　　　　　　（調理）	5 4 3 2 1 0 N
〈メモ〉	小計

(5) 社会資源の利用について

1．バス，JR，タクシーを利用できますか　　　（交通機関の利用）	5 4 3 2 1 0 N
2．銀行，郵便局や役所を利用できますか　　　（公共機関の利用）	5 4 3 2 1 0 N
3．電話の応対や公衆電話の利用ができますか　　（電話の利用）	5 4 3 2 1 0 N
〈メモ〉	小計

(6) 人づきあいについて

1．気楽に話ができる人がいますか	（話し相手）	5 4 3 2 1 0 N
2．自分の気持ちを相手に伝えることができますか	（意思表示）	5 4 3 2 1 0 N
3．簡単な挨拶など受け答えができますか	（日常的な挨拶・対応）	5 4 3 2 1 0 N
4．人と一緒に過ごせますか	（集団内行動）	5 4 3 2 1 0 N
〈メモ〉		小計

(7) 社会参加の制約になること

1．他者への配慮や約束事で特に気をつけることはありますか	（社会的な約束事）	5 4 3 2 1 0 N
2．その他，周囲の人から繰り返し注意されることがありますか	（あれば具体的に）	小計

2．働くことについて

1．あなたは今後なんらかの形で働くこと，職業訓練・支援の利用を考えていますか（あれば具体的に）
　一般就労　　パート・アルバイト　　職場適応訓練　　障害者職業センター　　職域開発援助事業　　職親
　共同作業所　　福祉工場　　授産施設　　その他（　　　　　　　　　　　　　　　　　　　　　　　　）

2．あなたが希望するもののなかで，何か不安なことやわからないことはありますか

ケアの必要度得点

1．現在の生活について

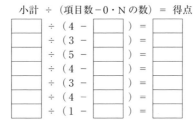
小計 ÷ （項目数－0・Nの数） = 得点

(1) 身のまわりのこと　　÷（4 －　　）＝
(2) 生活の管理　　　　　÷（3 －　　）＝
(3) 自分の健康状態　　　÷（5 －　　）＝
(4) 家事　　　　　　　　÷（4 －　　）＝
(5) 社会資源の利用　　　÷（3 －　　）＝
(6) 人づきあい　　　　　÷（4 －　　）＝
(7) 社会参加の制約　　　÷（1 －　　）＝

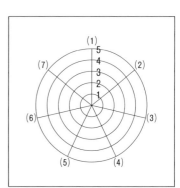

＜具体的な内容＞

2．働くことについて

就労支援が必要であれば具体的に

Assessment Sheet by Yamane 2003（revised in 2017）

■ 付表 13
興味・関心・経験リスト

記録年月日：　　/　　/　　　　　　　　担当者：

| 氏　名 | （男・女） | 年齢　　歳 |

下記の生活行為について過去に経験したことがある場合「過」に，今している場合「現」に○，興味・関心については，経験の有無にかかわらず興味や関心があるものには「有」に，したことはないがしてみたい，またはできるようになりたいものは「望」に○をつけてください．

	経験		興味関心			経験		興味関心	
	過	現	有	望		過	現	有	望
自分で食事					就労準備				
自分で排泄					就労活動				
自分で入浴					復学・復職活動				
自分で整容					ボランティア				
自分で更衣					地域活動				
金銭管理					宗教活動				
物品管理					趣味活動　読書・文芸活動				
服薬・健康管理					書道・習字				
買い物					絵画・スケッチ				
料理					園芸				
掃除					お茶やお花				
洗濯					手工芸（　　　　　）				
裁縫					運動・散歩				
育児					スポーツ（　　　　　）				
孫の世話					ゲーム（　　　　　）				
簡単な日曜大工					音楽（　　　　　）				
家族との団らん					旅行（　　　　　）				
異性の友達との交流					編み物・裁縫など				
友達と遊ぶ					競馬・パチンコなど				
自転車に乗る					野球などスポーツの観戦				
自動車の運転									
バス・電車の利用									

何か物を作ることは好きですか苦手ですか？　　　　　　　　　　　　　　（好き，苦手）
苦手な人はなぜ苦手ですか？

Interests and Experience Check List by Yamane 2003（revised in 2017）

■付表 14
レクリエーション計画

計画年月日：　　/　　/　　　立案者：

予定日時	/　　/	場　所	
主　目　的			
対　象　者	人数： 年齢：　　～ 性別：男性，女性，混合	疾患と障害特性（参加者の同一性のレベル）	
種目・内容			
必要物品 費用等			
スタッフ	役割と人数		
参加形態	形態：オープン，クローズド，セミクローズド		
移動手段	手段と誘導方法		
その他	計画変更，緊急事態時の対応策		
タイムスケジュール			
時　間	内　　容		

Recreation Planning Sheet by Yamane 2003 (revised in 2017)

エピローグ―動的平衡

　1960年代の終わり，自分の生き方は自分で決める自由を求めて，施設を出た重度の脳性麻痺の人たちの生活を支援しながら，それをきっかけに作業をもちいて人の生活を支援するという作業療法を生業（なりわい）として50年あまりが経とうとしている．

　1997年の『精神障害と作業療法』（初版）に始まった，作業・作業活動，場やひとと人とのかかわりなどを「ことば」にする試みは，『ひとと作業・作業活動』『ひとと集団・場』『治療・援助における二つのコミュニケーション』『作業療法覚書』（以上三輪書店），『ひとと植物・環境』『ひとと音・音楽』『作業療法の詩』『作業療法の詩・ふたたび』（以上青海社）などを生み出しいずれも版をかさねている．初版から20年あまり，『精神障害と作業療法』はその後2回改訂され，病いや障害を国際生活機能分類を共通モデルとする多職種連携の必要性が高まった時代に，『精神障害と作業療法第3版』として改訂された．初版より病いや障害がある人に対する作業をもちいた支援という軸を変えることなく，つねに適切な支援をおこなうために（改訂という作業により）変わり続けてきた．

　1930代後半にユダヤ人科学者ルドルフ・シェーンハイマー（Rudolph Schoenheimer）（1898～1941）が，生命が「動的な平衡状態」にあると言ったように，『精神障害と作業療法』は「ひとが日々のくらしにおいてなんらかの目的と意味をもっておこなっている具体的な作業（生活行為）をもちいて，生活機能を評価し生活を支援する」という基本の軸を変えないために，社会状況の変化に応じて書き変える改訂という作業をしてきた．

　しかし，第3版の改訂から7年あまり，「精神障害」といわれる精神認知機能の支障に対する作業療法の対象や役割は大きく変わった．走り続けた近代の軋みが崩れはじめ，第3版改訂後の作業療法に求められる役割は，これまでの改訂という作業では対応仕切れないほど大きく変わってきている．この大きな状況の変化の中で，軸を変えないためにこの状況に応じるには，第4版ではなく新版としなければならないほど変わる必要があった．そのため，大学院教員としての退官を機にすべての公的肩書きから自由になり，「生涯，一作業療法士」という，作業をもちいる療法を生業とする私自身の原点に立ち返り，『精神障害と作業療法新版』として書き改めた．

　変わらないために大きく変わった本書が，作業療法の知識や技術がますます必要とされる時代，淘汰されずに作業療法をおこなう作業療法士の臨床の質を高める一助になることを願う．

　今回も，改訂にあたりわがままにおつきあいくださった三輪書店の佐々木理智さん，このめまぐるしい状況のなかで変わることなく作業療法の臨床の舵をとり続ける香山明美さん，小林正義氏，苅山和生氏，北山順崇氏，本書の初版から読み解き臨床と教育に使いこなしてきた白岩圭悟氏らをはじめ多くの作業療法の士に，そしてひとと作業という軸で縁が生まれた園芸療

法の澤田みどりさんや音楽療法の三宅聖子さん,数限りない多くの人たちの支えに…再び謝々……

家族やそのわがままを許してくれた多くの友人,仲間たちに感謝しながらペンを置き,ガンガーの白い石とアーシュラムの石碑の言葉とともに,若年性認知症を生きる妻との二人三脚の静かな拘りの旅が始まっている.

作業療法の原理―動的平衡

変わることのない「ひとと作業」のかかわりを活かすために
作業療法や作業療法士の技術は日々変わり続ける必要がある

「変わらないために変わり続ける」―動的平衡

BE GOOD　　DO GOOD

2017年1月吉日

山根　寛

用語解説

【あ】

アクティングアウト（行動化）

アクティングアウトは，クライエントの無意識の衝動・欲求・感情・葛藤が行動として現れることで，通常，本人は自覚していないか合理化していて不適応行動も含まれる．治療関係においては抵抗の一つと考えられ，治療で扱われるべき行動が治療構造外で生じ，治療を妨害し治療構造を壊すようにはたらく．転換・身体化とともに失敗した防衛機制とよばれ，八つ当たり，衝動買い，過食，多弁，反社会的行為，飲酒，喧嘩といったものから遅刻，欠勤，無視，物忘れなどがある．

ACT（Assertive Community Treatment）

「包括型地域生活支援プログラム」の項目参照

アパート退院

精神障害で長期に入院している人たちのなかには，実家があっても両親が高齢であったり，長い入院で実家に退院しようにも帰る場がないといった状態の人や，就労が困難で経済的に自立した単身生活が困難な人たちがいるが，そうした人たちでも，生活保護を受ければ退院することはできるという考えから，社会復帰の一形態として，住居を借りて退院し単身で生活することをさしてつくられた呼称．

アンビバレンツ（両価的）

同一の対象に対して，愛と憎しみのように相反する感情を同時に抱く状態をいう．

移行対象（transitional object），移行現象（transitional phenomenon）

絶対的依存期から相対的依存期の過渡期（6か月〜1歳頃）に，分離不安が生じる．この分離不安を防衛するために，幼児がぬいぐるみやタオルケットなどを肌身離さずもっていることがある．主観的な内的世界から現実世界へと移行していく橋渡しの役目をし，母子分離の不安を緩和する．このぬいぐるみなど，母親の愛情や優しさの代理的満足をもたらす対象を移行対象（transitional object）という．小児科医で精神分析家のウィニコットが発達早期の母子関係の説明でもちいた概念で，そうした物理的な対象以外に同様の機能をもつ，喃語，独り言，子守唄，習癖などを移行現象とした．心的現実と外的現実の中間領域にあり，成長後の乳児の対象恒常性の形成を助ける作用をもたらす．

移植医療

移植医療は，病気や事故で機能しなくなったり大きなダメージを受けた身体の組織や臓器の代わりに他の健康な臓器を移植して機能を回復させる医療をいう．自己の組織をもちいる自家移植，自己以外の組織や臓器をもちいる他家移植があり，他家移植には臓器の提供者が生きている生体移植，提供者が死亡している死体移植の二つの方法がある

イタコ

死者・行方不明者の霊などを自分に乗り移らせてその言葉を語り（口寄せ），神の委託をする東北地方北部の委託巫女のこと．シャーマニズムに基づく信仰習俗上の職で，霊的な力がある人もいるとされるが，悩む者の気持ちを汲み取り，話を聞くことでその心を和らげる信仰の原点ともいえる心理カウンセラー的な役割を果たしている．沖縄のユタとも共通するものがあり，語源は斎（イツキ）．

一体感情

個人またはある集団に受けいれられ，気持ちや考えが一つにまとまっていたいとおもう気持ち．一体感情が満たされないと，見捨てられ不安や喪失感が生じる．

インスリン・ショック療法
（insulin shock therapy）

1933年，ポーランドの精神科医マンフレート・ザーケルにより提唱された統合失調症の治療法の一つで，インスリンの大量投与で低血糖ショックを人為的におこさせて精神病患者を治療するという療法であるが，死亡例も多かった．精神治療薬の発見により1950年代にはおこなわれなくなった．

陰性症状
「陽性症状，陰性症状」の項目を参照

インフォームドコンセント
治療や支援を受ける対象者が，治療や支援の目的，内容，期待される効果，費用などについて，よく説明を受け理解したうえで（informed），方針に合意する（consent）ことを意味する概念．

宇都宮病院事件
1984年，栃木県宇都宮市の精神科病院における看護職員による患者への暴行死亡事件，無資格者の医療行為，不必要な入院などが，国連人権小委員会で取りあげられ，1987年『精神衛生法』が『精神保健法』に改正された．改正の主な内容は人権への配慮であった．（「社会的入院」の項目参照）．

エポケー
ギリシア語のepocheに由来する哲学用語で，懐疑主義ではもし真理が到達不可能なものや到達しにくいものなら，判断を急ぐと誤ることになることから「判断を留保すること」を意味する．フッサールおよび現象学では「現象学的還元」にむけて，世界の現象を起こるに任せ，現れているものの実在については断言しないということを意味する．精神分析学では現実に対するあらゆる判断を留保することを意味する．いずれも，習性化した見方にとらわれないために判断することをやめて，その場のありのままを受けいれることをいう．

【か】

過覚醒状態
刺激に対する閾値が下がり，また選択機能がはたらかず，あらゆる刺激に対して過敏に反応し，適切な判断ができない状態をいう．パニック状態や混乱時，亜急性期に観られる．

仮自我
「補助自我」の項目を参照

感覚的クオリア（qualia）
哲学の領域で伝統的にもちいられてきた概念で，ある対象や現象が示している質感を意味する．たとえば今見ている夕日の美しさをことばで伝えることはむずかしいが，共にその場にある者はその美しさを感覚して共有することができる．それはそのときの夕日がもつ「美しさ」と私たちが感じる原始的クオリアを共に感覚しているからである．

希死念慮
希死とは「死にたい」と思うことで，希死念慮という言葉は多くはうつ病のひとつの症状として使われる．自殺のための行動を自殺企図といい，自殺しようと思う考えを「自殺念慮」という．

基本的な心身の機能
定義されたものではないが，夜寝て，日中起きて過ごし，日常的な生活の維持や管理に関する活動を，大きな疲労感なくおこなうことができる程度の身体的・精神的なストレス耐性機能をいう．

逆転移（counter transference）
「転移（transference），逆転移（counter transference）」の項目を参照

教育分析
ひとの精神的問題の治療・支援に携わる者は，自分の言動や癖が対象者にあたえている影響を自覚することが必要である．教育分析は自分を対象に分析やカウンセリング，スーパー

ビジョンを受け，自分がどのような性格で，どのような考え方をし，他者に対してなぜそのようなかかわりをするのかといったことを自覚する目的でおこなう自己研鑽の一つである．

近代医学

ヨーロッパで発達した現代西洋医学をさし，主たる大学の医学部で教えられ一般病院でおこなわれている医学をいう．科学的・分析的な近代医学には限界があり，ギリシャ医学（ギリシャ・イスラーム医学）・アーユルヴェーダ（伝統インド医学）・中国医学（中医学，漢方医学など）といった伝統医学や民間療法など代替医療が対比してもちいられている．

緊張型

「破瓜型，緊張型，妄想型」の項目参照

クオリア（qualia）

哲学の領域で伝統的にもちいられてきた概念で，ある対象や現象が示している質感を意味する．たとえば今見ている夕日の美しさをことばで伝えることはむずかしいが，共にその場にある者はその美しさを感覚して共有することができる．それはそのときの夕日がもつ「美しさ」と私たちが感じる原始的クオリアを共に感覚しているからである．

クリニカルパス

利用者の望む専門的で効果的な医療やリハビリテーションサービスが，さまざまな職種によって効率的に提供されるような最適な計画を立てることをいう．質を下げずにコストを下げるのが特質といわれている．クリティカルパスともいう．

現実原則（reality principle）

人間の心を支配する原則としてフロイトが提唱した精神分析学の用語．人間は，緊張をほぐしできるだけ快適な状態を保つため，衝動の満足を求めるという快感原則と，これとは対照的に，現実的に求められるものや現実認識に従って衝動を抑えて，不快に耐える現実原則という，2つの原則に従うという．

原初的没頭
（primary maternal preoccupation）

対象関係論のウィニコットの概念．母親の母性的な心的状態のことで，子どもが産まれる前から産まれて以後数週間にわたり，母親は，子どもを自分の一部のように感じ（同一化）世話をする．これは子どもの健全な発達に必要不可欠なもので，母親自身がそうした安定した養育を受けたことが背景にあっておきるとされる．（「包む機能（holding）」参照）．

行動化

「アクティングアウト」の項目参照

国際生活機能分類
（International Classification of Functioning, Disability and Health：ICF）

1980年にWHO（世界保健機関）が試案として発行した国際障害分類ICIDHの改定版．約5年間にわたる系統的なフィールドトライアルと国際的な議論をへて開発され，2001年5月22日に第54回世界保健会議（WHO総会）によって承認された．人の健康と障害に関して共通言語と概念的枠組みを提供したもの．

こころの理論（theory of mind）

ヒトやチンパンジーなどの霊長類が仲間や他の動物が考えていることを推測したような行動をとることから生まれた理論．人間は，3歳になると他者の信念や欲求といったこころの表象的なはたらきを考えることができるようになり，4歳で自他では異なる信念をもっていることを考慮できるようになる．

個人担当制

患者受け持ち制ともいい，担当者は自分が担当する作業療法利用者に対し，作業療法を利用するにあたっての一連の相談，目標やプログラムの設定，次の段階へのステップアップ，連携する他の職種や関連部署への情報提供，主治医への作業療法経過報告などをおこなう．

担当制には，個人担当制の他に病棟担当制やプログラム担当制がある．

【さ】

再生医療

再生医療は，病気や事故で機能しなくなった組織や臓器を再生させ機能を回復させる医療をいう．生体のもつ再生修復能力を引きだす方法と再生能力をもった細胞（iPS細胞；induced pluripotent stem cell）を体外で増殖分化させ，その細胞を移植して治療するという方法がある．移植医療の壁であった拒絶反応の心配がないとされる．すでに，血管や皮膚骨などの再生が成功している．

作業療法士が責任をとる形

作業の選択にあたり，対象者が選択が困難な場合に，作業療法士が作業を選択して勧める方法をいう．そうした形であれば，その作業が失敗に終わったとしても，その結果に対する責任は作業を選択して勧めた作業療法士にあり，対象者に精神的な負担を負わせずにすむという作業選択の形式．

自我，自我障害

思考，意志，行為などの諸作用の主体として意識される自己を自我と言い，自我の障害には，自分がしているのに実感がなくなる離人感，自分の言動は他からさせられているというような作為体験，不合理とわかってもはある観念や行為を取り除くことができない強迫体験などがある．

自己同一性（self identity）

エリクソン（E・H・Erikson, 1902-1994）の用語で，自分が自身としての一貫性を保った存在であるという概念．

自尊感情（self-esteem）

自尊心と同義語で，自分が基本的に価値のあるものと評価する感情で，個人の基本的な態度や意識の基盤となる．安定した自尊感情により，人は自信をもって物事に意欲的に取り組み，自他に対しても受容的になる．

疾病・疾患

多少のニュアンスの違いなどでそれぞれが文脈上習慣的にもちいられているが，疾病，疾患はいずれも，病的な条件下における生命現象（医師薬出版最新医学大事典第3版, 2005）を示す類似概念．

社会神経科学 social neuroscience

John CacioppoとGary Berntson（Cacioppo et al, 1992）によりもちいられた用語で，生物学的な分析手法により研究する脳の構造や機能を基盤に，人間の社会的行動を説明しようという研究をいう．

社会的入院

1950年，『精神衛生法』により保護収容が進み，長期入院者が急増した．そのなかで，積極的な症状が消失し社会生活に復帰が可能な状態にあるにもかかわらず，家族の受け入れなど社会的な理由で退院ができずに入院生活を余儀なくされている状態をいう．そうした入院生活が長期化し，生活機能の低下により二次的に退院が困難になっている長期入院者に対する処遇が大きな課題となっている．（「宇都宮病院事件」の項目参照）．

社会脳（social brain）

ひとは社会生活を適応的に過ごす（社会適応行動）ために，自分がおかれている状況や対象（人や物）との関係を理解し，判断し，適切に対処する能力や技能が必要になる．そのために必要な技能（社会生活技能：social skill），それに必要な脳の機能（社会的認知機能：social cognitive function），そうしたことをしている脳の部位をいう．社会脳という用語は，1990年に生理学者のBrothersが社会的認知能力に扁桃体と眼窩前頭野と側頭葉が重要なはたらきをしていると発表し，その論文でそうした脳をsocial brain（社会脳）と称したことが契機になってもちいられるようになった（Brothers, 1990）．

衝動（精神的エネルギー）
　深く考慮されたものではない行動を引きおこす本能的な力のような強い心の動きで，欲求，欲望，興奮，怒りなどの源．身体エネルギーに置き換えて発散をはかることが可能．

障害者自立支援法
　障害がある人たちに対するサービスを一元化し，働く意欲のある人に機会を提供し，地域で安心して暮らせる社会の実現をめざして2005年10月に成立され，翌2006年4月から順次施行されている．

小精神療法
　神科医笠原により提唱された，日本の健康保険制度下で比較的簡単におこなえる精神療法の呼称．薬物療法を補完する常識的了解の範囲でおこなわれる心理学的医療で，精神分析のような大精神療法に対して作られた日本独自の治療スタイル．

自律（self-control）
　自立（self-standing）が，経済的自立などというように，他に頼ることなく一人でやっていけることをさすのに対し，自律（self-control）は，さまざまな社会資源（人的環境，物的環境，公共交通機関や銀行，役所，法制度など）を活かしながら，自分にあった生活ができるようにする意味で使用．

心神喪失，心神耗弱
　精神の障害などにより是非善悪を判断する能力（事理弁識能力）またはそれに従って行動する能力（行動制御能力）が失われた状態を心神喪失，著しく減退している状態を心神耗弱という．心神喪失状態では，刑法上その責任を追及することができないため無罪，心神耗弱状態では，刑法上の責任が軽減されるため刑が減刑される．

身体自我（bodily ego）
　精神自我（mental ego）と対比する自分の身体を通した自我の認識，身体的に自分を感じる場合の主観的な現象をさす．精神病などでは離人体験や体感異常など身体自我の障害が体験される．

身体図式（body schema）
　自分の身体各部位のサイズや動きなど，今の身体の平均的な構造と機能を表す尺度として，自分の身体の空間的イメージを成立させる概念．習慣的身体（habitual body）ともよばれるように，身体を使用することで，感覚・運動の蓄積と経験により更新される恒常的表象（constant symbol）をいう．目の前のロープを跨ぐかくぐるか，間を通り抜けることができるかどうかが見ただけで判断できるのは，身体図式のはたらきによる．

心理教育（psychoeducation）
　精神障害など受容が困難な問題を抱えている人たちに，心理面への配慮をしながら，病気や治療，生活などに関する正しい知識や情報を伝え，病気や障害にともなうさまざまな問題の対処法を習得してもらうことで，治療や療養生活を主体的に営めるよう支援する教育的なアプローチの総称．単に必要な知識や情報を提供するだけでなく，困難を受けとめ乗りこえる技術を修得し，現実に立ち向かう力と自信（self-efficacy），サービスや社会資源の利用，自己決定・自己選択といった主体的な力を身につけること，などをめざす．

生活体力，防衛体力
　生活体力は，単に身体的な体力だけでなく精神面も含めて，俊敏性，瞬発力，平衡機能，柔軟性，持久力，ストレスや病気への抵抗力，免疫性など，自立した日常生活を豊かに快適に送るために必要な心身の総合的な身体活動能力をさしてもちいられる．防衛体力は，物理化学的ストレス，生物的ストレス，生理的ストレス，精神的ストレスといったさまざまなストレスに対する恒常性，適応性，免疫力など，健康を維持する自動調節能力をいう．

生活療法

1956年（昭和31年）医師小林八郎（1912-1992）によって提唱されたもので，「くらし療法」ともよばれた．生活指導（しつけ療法），レクリエーション（あそび療法），作業（はたらき療法）を総括したもので，精神療法，身体療法（薬物治療）と並ぶ治療法のひとつとして位置づけられた．ロボトミーがその体系化の契機となったともいわれ，管理的な生活指導を中心とした考え方がなされていた．生活臨床とともに，日本独特の治療概念．

精神外科療法（psychosurgery）

脳の外科的手術による精神疾患の治療で，代表的なものにロボトミー（lobotomy）がある．ロボトミーは，1935年，ポルトガルの神経科医モニスが前頭葉切裁術を試み世界各地で追試されるようになった．前頭前野と他の部位との連絡線維（白質）を切断するもので，精神的疾病が外科的手術である程度は抑制できるという理由で，「魂への手術」と賞賛されモニスは1949年にノーベル生理学・医学賞があたえられたが，てんかん発作，人格変化，無気力，抑制の欠如，衝動性などの不可逆的な副作用がおこることが判明し脳神経学では禁忌とされた．わが国では，日本精神神経学会で「精神外科を否定する決議」が可決される1975年頃までおこなわれていた．

絶対依存

産まれたばかりの赤ちゃん（乳児）は，完全に無能力で無防備な状態で誕生するので，母親の全面的な保護や世話がなければ生存を維持することができない．乳児は母親の保護や世話で生きているという事実を知らないまま全面的に依存している．この依存状態を絶対依存という．対象関係論の精神分析家で小児精神科医のウィニコット（D. W. Winnicott）は，この誕生後0〜6か月頃の乳児の依存状態をさして絶対的依存期と名づけた．ちなみに6か月〜1歳頃を移行期，1歳頃〜3歳頃を相対的依存期，3歳以降を独立準備期という．

洗浄強迫（compulsion of washing）

洗浄強迫は，強迫性障害の症状の一つで，自分では無意味だとわかっていても思い込みから抜けだせない「強迫観念」を実際に行動化してしまう「強迫行為」にあたる．汚いものやそう思う物やことに対して「汚れている」という思いにとらわれ，繰り返し手を洗う．他者との接触や他者が触れたものが不潔感を引きおこすが，自分の内的なものの投影とされる．不潔な思いを取り消す意味をもっているとされるが，手の肌が荒れ，ひどくなると皮膚がむけて出血しても洗い続ける．

相馬事件

精神病の徴候（統合失調症と思われる）を示した旧相馬藩藩主相馬誠胤を，家族が1879年に宮内省に自宅監禁を申し入れ自宅で監禁，後に癲狂院に入院させた．藩士の一人がこれを謀略による不法監禁と告訴し，相馬家側も逆訴訟した．内務省や国会議員まで巻き込み，埋葬された相馬氏の遺体を発掘検査する事態にまで発展し，英米の新聞にもとりあげられ，『精神病者監護法』制定の契機となった．しかし精神病者の人権保護や治療を目的とするものではなく監置を法によって規定する隔離を目的とするもので，その後長らく家族に保護義務を強いることになった．

ソフト救急

「ハード救急・ソフト救急」の項目を参照

【た】

退行（regression）

フロイトは，人間は性的衝動を発動させるリビドーにより支配されており，人間の発達もリビドーの発達（オーラル期 oral stage→アナル期 anal stage→男根期 phallic stage→潜伏期 latent stage→性器期 genital stage）に関係すると考えた．そして，発達課程のある段階の欲求に過度な満足や不満があると固着が生じ，成人してから精神的葛藤が生じたときにその固着段階まで後戻り（退行）する．それがその個人の性格特性や精神水準を決定するとした．

発達した精神機能が，発達初期の状態に回帰する現象をいう．俗に赤ちゃん返りなどといわれる現象で，自我の脆弱な者に多いが，健康な人でも遊びや飲酒，リラックスしたときには軽い退行が見られる．そうした健康な退行と病的な退行は，退行状態から正常な精神状態に立ち返ることが容易かどうかで決まる．

他者のための存在

テレンバッハ（Tellenbach）による気分障害になりやすい性格2大特性の一つで，自己の存在は他者の存在があって初めて成立するというもの．他者に認められて初めて安定し，責任転嫁することなく，自責傾向が強い，過度に良心的な性格特性．

ダブルセラピスト状態

あるクライエントが治療者Bの関心を自分にむけるため，治療者Aに対する不満をBに告げ，反対にAにはBに対する不満を告げたりすることによって，治療者間の連携を妨げるような力動が生じた状態をいう．治療者間に不安定な要素がある場合，治療者を理想化したり万能視することで依存する傾向があるクライエントによって引きおこされやすい．

知覚のカテゴリー化

感覚系と運動系の相互作用で形成されるもので，環境（外界）からの感覚情報（外部情報）と身体の使用にともなう自己情報（内部情報）を意味あるものとして再構成すること．たとえば，ある物の色や形，大きさ，重さ，手ざわりなど，さまざまな情報から，それを机とか本棚といった意味ある物として認識することをいう．

治療的退行（therapeutic regression）

発達した精神が，精神的な内的や外的圧力に対して幼少時のある地点に回帰する現象を退行（regression）という．通常でも睡眠，食事，排便，入浴，遊びなどリラックスできるときには軽い退行が起きるが，これは健康な退行（healthy regression）である．それに対し，入院時やカウンセリングなどにおいてみられる退行を治療的退行といい，治療には必要な要素とされる．

包む機能（holding）

小児精神科医ウィニコット（D. W. Winnicott, 1896-1971）が「母親と赤ん坊の最初の関係」のなかで，早期段階におけるほど良い母親の機能としてあげたものの一つ．「抱きかかえること」「だっこ」とも訳されているが，単に身体で抱くことではなく，優しく抱きかかえ，包み込むような，日常的に繰り返される育児のすべてをいう．興奮と幻想に支配された赤ちゃんに対して，その存在を認め示すはたらきかけで，ビオン（W. R. Bion, 1897-1979）の「包み込むこと」（containing）も同様の意味でもちいられる．（「原初的没頭（primary maternal preoccupation）」参照）．

DSM-5

DSM（Diagnostic and Statistical Manual of Mental Disorders）は，アメリカ精神医学会が精神障害の分類の共通言語と基準を提示するために作成した「精神障害の統計・診断マニュアル」（初版1952年）作成）の第5版で，2012年12月1日に承認された．各精神障害の症状や特性を列挙し，症状や特徴のうち○個以上が当てはまっていればその精神障害だと診断することができるというものである．

デカルト哲学の心身二元論

デカルトDescartes（フランス，1596-1650）の「精神は物体に，物体は精神に，いかなる意味においても依存しない」，ひとの本質は意識の主体（心）にあるとする考え方で，心や心がらむ科学的に扱えない問題を科学の対象から切り離し，ひとの精神を除くすべての現象を科学の対象とした．

転移（transference），逆転移（counter transference）

治療・支援の過程において，対象者が治療・支援者に対して無意識に親など過去に出会った重要な人物に対して抱いたものと同様の感情や態度を示す（投影）ことがあり，これを転移という．理想像を投影する場合を陽性転移，敵意や不信感を抱きネガティブな感情を投影する場合を陰性転移という．反対に，治療・支援にあたる者が対象者に対して無意識に投影した感情を逆転移という．逆転移は，治療者の側に未解決な心理的問題があった場合におきるもので，初心者に生じやすい．治療・支援者の対象者に対する転移にあたる．転移感情は複雑で，アンビバレンツな表現がなされることが多く，治療・支援にあたる者が巻き込まれてしまうことがあるが，転移感情を分析することで，患者を理解し治療に生かすことができる．

電気ショック療法

電気けいれん療法（electroconvulsive therapy：ECT）のことで，電撃療法（electroshock theraphy：EST）ともいわれ，1938年，イタリアのツェルレッティらにより考案された．電気をもちいて人工的にけいれん発作を作り統合失調症や気分障害などの治療にもちいられるが，インスリン・ショック療法と同様に，精神治療薬の発見までは中心的な治療法であった．一部の病院で患者に対して懲罰的にもちいられたことが社会問題になった．その後，無けいれん電気けいれん療法が開発され，即効性があることなどから，ふたたび使用されるようになった．

道徳療法

moral treatment の訳で「人道療法」とも訳されている．18世紀末から19世紀初頭にかけて，ピネルやテュークらによって精神病院に導入された治療活動の総称．宗教・倫理・哲学的な背景に基づく人道的処遇，人間として健康な側面への信頼，非人間的な扱いからの擁護により，病者に対し仕事や余暇などの楽しみを含んだ規則正しい生活や自律的で善いおこないを指導するもの．

ともにある身体

安定した生活においては，ひとは身体として存在するが，その身体はつねには意識されることなく自己と一体化したもので，自己と対象との関係は身体を通して把握され，対象へのはたらきかけは，自分の意志を身体が反映することによって具現化される．自己と身体は本来そうした位置関係にあるものということを表すためにもちいる．

【な】

ネオテニー化

成熟した個体でありながら非生殖器官に幼生や幼体の性質が残る現象（幼形成熟）をいう．ネオテニーは脳や身体の発達が未熟な代わりに，特殊化の程度が低いため，特殊化が進んだ他の生物よりも適応に対する可塑性が高く，成体になるまでに環境の変化に柔軟に適応することができると考えられる．

【は】

ハード救急・ソフト救急：

ハード救急とは，警察など強制力の強い介入，緊急措置診察などを必要とする対象者に対する精神科救急診療をいい，ソフト救急とは，自発的にもしくは家族の説得など，強い強制力を必要としないが不安定となり受診する者を対象とした精神科救急診療をいう．

破瓜型，緊張型，妄想型

統合失調症の ICD10 による病型．破瓜型は解体型ともいい，思春期から青年期にかけて発症し，感情鈍麻，意欲低下，自閉傾向などの陰性症状が前景にあり，予後はあまりよくない．緊張型は多くが青年期に急性，亜急性に発症する．極度の興奮や奇異な行動が見られるが，予後はよい．妄想型は，30歳前後に発症し，妄想や幻覚（主に幻聴）が主症状で，人柄の変化はあまりなく予後はよい．

パラレルな場
　作業療法の治療構造の一つで，場を共有しながら他者と同じことをしなくてもよい，集団としての課題や制約を受けず，自分の状態や目的に応じた利用ができ，いつだれが訪れても，断続的な参加であっても，わけへだてなく受けいれられる場をいう．作業療法の個人療法の一形態を示す用語である．

フィードフォワード機能
　フィードフォワード機能とは，セルフモニタリングに相当するもので，情報に対して対処行動が想定された場合，そのまま行動に移されず，まず脳内でその対処行動が適切なものかどうかを確かめる機能をいう．

プラシボ効果
　「満足させる」「喜ばせる」という意味のラテン語が語源でプラセボともいう．医薬品の効力を判定する場合の二重盲検法にみられる，薬理学的に効果のない物質があたえ方によって有益な作用を示すことをいう．そこからきて，同じものを提供する場合でも提供のしかたで作用が異なることを意味する．作業療法では同じ作業を提供しても作業療法士のかかわり方がその効果に大きく影響することから，薬理学とは異なりいかによいプラシボ効果を生むかかわりをするかが問われる．

包括型地域生活支援プログラム
（assertive community treatment：ACT）
　1970年代初頭，脱施設化施策の最盛期を迎えた米国で，社会資源が十分に開発・統合されていない状態の地域へ退院した患者に対する再入院防止のために創設された，地域で包括的な支援を提供するプログラム．精神科医，看護師，精神保健福祉士，作業療法士，ピアスタッフなどが参加しておこなわれる．

ホールディング
　「包む機能」の項目参照

補助自我，仮自我
　治療プログラムにおいて，参加者と同じ視点に立ち，参加者に共感しながらその自我の補助としての役割を果たすかかわりを補助自我といい，自我の脆弱な参加者の代わりに意見を述べるなど自我の代理をするかかわりを仮自我という．

【ま】
まだら痴呆
　脳機能が全体的に低下するのではなく，記憶障害はみられるが，人格面や日常的な判断力，理解力は比較的保たれており，低下した機能としていない機能が混在する，まだらな（むらのある）認知機能の障害をいう．血管性認知症にみられる．

ミラーニューロン（mirror neuron）
　霊長類などの高等動物には，自分が行動するときだけでなく他の個体の行動を見ているときにも同じように活動電位を発生させる神経細胞があり，これをミラーニューロンという．イタリア・ミラノ大学で発見された脳のメカニズムの一つ．

妄想型
　「破瓜型，緊張型，妄想型」の項目参照

喪の作業（mourning work）
　喪の作業とは，愛する対象を死などによって失った後に生じる心的過程をいうが，病気や事故による心身の機能や，自由・理想といった抽象的対象の喪失，失恋，失職などに対しても，同様の反応と過程が認められる．喪の作業は，ショックにより茫然とし，なぜという怒りや否認から，これからどのようにという不安に見舞われ，しだいに現実を受容するようになる過程をたどる．

【や】

ユタ
神事や祭事を司るノロ（祝女）やツカサ（司）に対し，ユタは一般人に霊的アドバイスをおこなう民間霊媒師．沖縄県と鹿児島県奄美諸島の巫の一種で，神と交信し，凶事や原因不明の病気，冠婚葬祭などに助言をおこなう．霊的な効果の有無は別にして，信じることで精神的な癒しが得られることもあり，沖縄には「医者半分，ユタ半分」ということわざがある．（「イタコ」の項目を参照）

陽性症状，陰性症状
高次の機能により統制されていた低次の機能が解放にもとづいて表面化した症状で，幻覚・妄想・興奮・昏迷などの急性期症状を陽性症状といい，感情鈍麻や意欲・自発性の低下など通常の機能が失われている状態を陰性症状という．

【ら】

ライシャワー事件
1964年，当時の駐日アメリカ大使ライシャワー氏が大使館前で，暴漢（統合失調症の少年）に右腿を刺され重傷を負った．日米関係への影響を懸念し，国家公安委員長が辞任するなど大きな波紋を広げ，犯罪をおこす可能性のある精神障害者に対する対策が必要とされ『精神衛生法』改正のきっかけとなった．

リカバリー
定義されたものではなく，精神疾患から回復した当事者の手記から生まれた概念で，個人の態度，価値観，感情，目的，技量などが変化し，障害を越えて新たな人生の意味と目的を見いだす課程をさして使われている一つの概念．

リハビリテーション・レディネス
基本的な心身の機能を，日常生活に必要な生活技能の習得など本来のリハビリテーションとしての活動ができる状態に整えることをいう．

ロボトミー（lobotomy）
「精神外科療法」の項目を参照

索　引

【あ】

愛他的体験　276
亜急性期　74
アクティングアウト　96, 275, 303
アスペルガー症候群　305
遊びと余暇　104
アドルフ・マイヤー　39
アンビバレンツ　275, 290

【い】

移行現象　61, 221
移行対象　221
依存物質　296
依存欲求　110
一次性の依存　297
一次性の障害　18
1日のリズム　113
一週間のリズム　113, 238
一定の距離が必要な作業　103
移導療法　44
いまの生活　90, 168
医療観察法　257
インスリン・ショック療法　45
陰性症状　274
インフォームドコンセント　158

【う】

ウィークネス・モデル　139
運動系の観察　192

【え】

エリクソン　252
園芸　355

【お】

オープングループ　125
オペラント条件づけ　337
音楽
　　——と作業療法　354

【か】

カール・メニンガー　39
回想法　357
概日リズム　238
回復過程　74
回復期後期　75
回復期前期　75
　　——の作業療法　224
回復と熟成　105
回復モデル　334
カウンセリングシート　207
過覚醒状態　96
学習理論と作業療法　336
カタルシス　124
活動　14
　　——と制限　281
　　——の制限　14
活動（日常生活）機能の観察　192
活動（日常生活）機能観察リスト　236
加藤普佐次郎　41
カナダ作業遂行モデル　340
可能性としての能力　89
仮自我　125
寛解　10
感覚的クオリア　146
感覚統合　40, 339
環境　20, 21
　　——との相互性　20, 21
環境因子　169
観察　187
　　——における関与　188
　　——の形態　188
　　——の構造　188
　　——，運動系の　192
　　——，外観の　191
　　——，活動（日常生活）機能の　192
　　——，関与しながらの　188
　　——，基本的な参加能力の　194
　　——，話し方の　191
　　——，非言語的なサインの　189
カンファレンスシート　206

【か】（続き）

関与しながらの観察　188
緩和期　75
　　——の作業療法　246

【き】

危機介入　242
器質性精神障害　253
機能性精神障害　253
気分障害　279
基本的な参加能力の観察　194
基本的な能力　89
逆転移　118
客観的効果　78
急性期作業療法　220, 221, 225
教育分析　120
教育領域における作業療法　219
境界性パーソナリティ障害　300, 301
共同作業　103
強迫性障害　288
緊張型　271

【く】

クリニカルパス　156
グループダイナミックス　128, 335
グループホーム　49
呉秀三　41
クローズドグループ　125

【け】

計画立案　199
芸術活動と作業療法　353
芸術療法　352
検査　195
現実原則　61
現実検討　116
原初的没頭　134
現病歴　171

【こ】

効果　77

――，客観的　78
――，主観的　78
高次脳機能の支障　319,321
　　　――と作業療法　319
構成的作業　100,180
行動療法　65,348
　　　――と作業療法　349
国際障害分類試案　49
国際生活機能分類　13
こころの理論　146
個人因子　169
個人作業　103
個人作業療法　133
個人担当　157
　　　――制　158
小林八郎　41
これからの生活　90,168
これまでの生活　90,167

【さ】

再生医療　7
作業　86,92
　　　――的な存在　59
　　　――にともなう距離　102
　　　――の選択　203
　　　――パラダイム　39,47
　　　――面接　179
　　　――，一定の距離が必要な　103
　　　――，共同　103
　　　――，構成的　100,180
　　　――，個人　103
　　　――，自由な連携が可能な　103
　　　――，組織的　100
　　　――，投影的な　183
　　　――，並行　103
作業遂行特性評価表　236
作業療法　76
　　　――計画　161
　　　――導入　156
　　　――の形態　133
　　　――の奏効機転　44
　　　――の治療・支援構造　86
　　　――の手順　156
　　　――，園芸活動と　356
　　　――，音楽と　354
　　　――，回想法と　358
　　　――，回復期前期の　224

――，学習理論と　336
――，緩和期の　246
――，急性期　220,221,225
――，教育領域における　219
――，芸術活動と　353
――，高次脳機能の支障と　319
――，行動療法と　349
――，個人　133
――，集団　136
――，集団力動（論）と　335
――，就労支援と　247
――，神経症圏の障害に対する　289
――，神経認知障害と　315
――，生活技能訓練と　351
――，精神科　216
――，精神認知機能の支障に対する　330
――，精神力動（論）と　334
――，精神療法と　346
――，地域生活支援と　232
――，伝統的　44
――，パーソナリティ障害と　300
――，発達・学習理論と　335
――，発達障害と　304
――，発達理論と　336
――，パラレルな場を利用した　226
――，福祉領域における　218
――，物質関連障害と　296
――，保健領域の　218
――，病いと　26
――，レクリエーションと　359
作業療法士　86,117
　　　――が責任をとる形　159
　　　――の依存性の影響　121
　　　――のかかわり方　203
　　　――の攻撃性の影響　121
　　　――の自信のなさの影響　121
参加　14
参加と交流　105
参加と制約　273,281
参加の制約　14
三次性の障害　18

【し】

支援　68,228
　　　――，生活　68,237
　　　――，地域移行　228,230
時間　86
自己愛　110
自己受容　123
仕事と役割　104
仕事療法　42
自己の治療的利用　119
支持的精神療法　345
支障
　　　――，高次脳機能の　319,321
　　　――，身体機能の　156
　　　――，精神認知機能の　156,268
システムプログラム　64,136
実存の体験　124
指定通院医療　258
指定入院医療　258
自閉症スペクトラム障害　306
司法精神医療　257
社会適応行動　147
社会的入院　45,231
社会的背景　171
社会脳　68,145
社会文化的要因　292
集団　86,255
　　　――作業療法　136
　　　――と場　122
　　　――の大きさ　124
　　　――の開放度　125
　　　――の構造因子　124
　　　――の治療因子　123
　　　――の目標　126
　　　――標準と価値　126
　　　――プログラム　256
　　　――，療法　123
集団力動（論）と作業療法　335
自由な連携が可能な作業　103
就労支援と作業療法　247
主観的効果　78
授産施設　49
主訴　172
受容される体験　123
障害　12,20～24
　　　――相互の影響　20,21
　　　――（と）受容　23,24
　　　――の可逆性　20,22

――，一次性の 18
――，三次性の 18
――，二次性の 18
――，病いと 12
障害者自立支援法 49
小精神療法 64
焦点化 161
衝動的エネルギー 96
情報収集 171
ジョージ・スティル 311
ショートステイ 49
初期評価 160
初老期 253
初老期寛解 273
神経症 286, 288
――圏の障害に対する作業療法 289
――圏の精神認知機能の支障 288
――圏の認知機能の障害 286
神経認知障害 315
――と作業療法 315
心身機能 14
心身二元論 6
身体 111
――，ともにある 111
――機能の支障 156
――自我 95
――図式 95
――表現性障害 288
――プログラム 226
――療法 64, 282, 343
心理教育 225, 346
心理的距離 107

【す】

ストレングス・モデル 9
スペクトラム
　　――，統合失調症 271

【せ】

生活
　　――の維持 104
　　――，いまの 90, 168
　　――，これからの 90, 168
　　――，これまでの 90, 167
生活（維持）期 75, 278
生活環境 240

生活機能 20
　　――論 332
生活技能 239
生活技能訓練（SST） 65, 350
　　――と作業療法 351
生活行為 69
生活支援 68, 237
生活体力 95
生活リズム 113, 238
生活療法 42
生産的活動 101
精神衛生法 45, 51
精神科作業療法 216
精神科通院リハビリテーション 217
精神機能チェックリスト 236
精神外科療法 45
精神認知機能 3, 144
　　――の支障 156, 268
　　――の支障に対する作業療法 330
精神分析療法 64
精神保健医療福祉の改革ビジョン 51
精神保健法 49
精神力動（論）と作業療法 334
精神療法 64, 344
　　――と作業療法 346
　　――，支持的 345
　　――，洞察的 346
　　――，表現的 346
摂食に関する障害 290
絶対依存 61
洗浄強迫 99

【そ】

早期退院 229
双極性障害 279
双極性Ⅱ型障害 280
相対的独立性 20, 21
ソーシャルサポート 139
組織的作業 100
ソフト救急 242

【た】

退行 97
　　――欲求 109
対象関係 131

対象者 86, 88
対処行動 147
対人技能 229
対人パターンチェックリスト 236
試し参加 158
段階づけ 79

【ち】

地域移行支援 228, 230
地域生活支援 233
　　――と作業療法 232
チームアプローチ 140
知覚のカテゴリー化 142
注意欠陥・多動性障害 312
調査 195, 196
治療機序 141
治療構造論 333
治療・支援関係 118
治療システム論 334
治療的退行 224
治療歴 171

【つ】

通院患者リハビリテーション事業 49
包む機能 134

【て】

デイ・ケア 50, 216
デイ・ナイト・ケア 50, 216
適応的な発散 112
テレンバッハ 280
転移 118
電気ショック療法 45
伝統的作業療法 44

【と】

投影的な作業 183
統合失調症スペクトラム 271
洞察の精神療法 346
等質性 125
動的平衡 27
道徳（人道）療法 37
導入 156
　　――面接 157, 158

索引 409

——，作業療法 156
ともにある身体 111

【な】

ナイト・ケア 216

【に】

二次障害 20,22
　　——の可能性 20,22
二次性の依存 297
二次性の障害 18
日周リズム 113,238
人間作業モデル 40,338
認知行動療法 64
認知症 315
認知リハビリテーション 323

【ね】

ネオテニー化 60

【の】

能力 89
　　——，可能性としての 89
　　——，基本的な 89
ノーマライゼーション7か年戦略 49

【は】

場 86,122,128
　　——の力 128
　　——の理論 342
　　——，集団と 122
　　——，場所と 86
　　——，パラレルな 127,342
場（トポス） 127
パーソナリティ障害 300
　　——と作業療法 300
ハード救急 242
背景因子 14
破瓜型 271
場所 86
　　——と場 86
発達・学習理論と作業療法 335
発達障害と作業療法 304
発達理論と作業療法 336

話し方の観察 191
パブロフの古典的条件づけ 337
パラレルな場 127,342
　　——を利用した作業療法 226
バンデューラ 337

【ひ】

非言語的なサインの観察 189
非定型うつ病 280
人・作業理論 337
評価
　　——の主な項目 167
　　——の方法 170
　　——面接 176
　　——，初期 160
　　——，再 165
　　——，最終 165
病気と生活機能の支障の共存 20
表現的精神療法 346
表現の自由度 99

【ふ】

フィードフォワード機能 142
フィドラー 39,337
福祉領域における作業療法 218
物質関連障害 296
　　——と作業療法 296
普遍的体験 123,276
フロイト 39

【へ】

並行作業 103
ヘルマン・ジーモン 39
偏見・差別 20,22
　　——の存在 20,22

【ほ】

防衛体力 95
包括型地域生活支援プログラム 216
ホームヘルプサービス 49
保健領域の作業療法 218
保護就労 249
補助自我 125

【ま】

マス効果 128

【み】

ミラーニューロン 146

【め】

メニンガー 39
メランコリー（親和）型性格 280
面接 173
　　——の形態 176
　　——の種類 176
　　——の留意点 178
　　——，作業 179

【も】

妄想型 271
目標（の）設定 199,200
モゼイ 338
モデリング 349
モデル 331
喪の作業 92
森田療法 44

【や】

薬物療法 343,346
病い 7
　　——と作業療法 26
　　——と障害 12

【よ】

要安静期 74
陽性症状 274
余暇 104
抑うつ障害群 253,279
よりよい体験 115

【ら】

ライシャワー事件 45
ライフサイクル 252

【り】

リカバリー　10
力動論　334
リズム
　　──，1日の　113
　　──，一週間の　113,238
　　──，概日　238
　　──，生活　113,238
　　──，日周　113,238
リハビリテーション
　　──，精神科通院　217
リハビリテーションシート　205
リハビリテーション・レディネス　163
理論　331
臨界期　229

【れ】

レクリエーション　359
レスポンデント条件づけ　337

【ろ】

老年期　251
ローナ・ウィング　305

【A】

ACT　216
AD　316
ADHD　308,311
Ayres　40,337

【B】

Butler　357

【C】

CMOP　196,340

【D】

DSM-Ⅳ　304
DSM-5　271,304

【E】

ECT　344

【F】

Fidler　337

【I】

ICD-10　311
ICF　13
ICIDH　13

【K】

Kielhofner　337

【L】

LASMI　196
LD　308
Liberman　350

【M】

Mosey　337

【N】

NCDs　315

【Q】

QOD　74
QOL　73
QQOL　10

【R】

Reilly　337

【S】

SST　350
strength　9

【T】

Tellenbach　280

【V】

VD　316

【W】

weakness　8

〈著者略歴〉

山根　寛（やまねひろし）（認定作業療法士，博士〈医学〉，登録園芸療法士）
1972 年，広島大学工学部を卒業．船の設計の傍ら，病いや障害があっても町で暮らす運動「土の会」活動をおこなう．
1982 年，作業療法士の資格を取得し精神系総合病院に勤務．1989 年地域支援をフィールドとするため退職，同年京都大学医療技術短期大学部助教授，同教授を経て，2004 年より京都大学医学部保健学科教授．
2007 年より京都大学大学院医学研究科教授，博士〈医学〉．
2016 年より京都大学名誉教授，広島大学医学部客員教授．「ひとと作業・生活」研究会を主宰し，多職種連携と学術集会を運営し臨床の質向上活動を続ける．
「こころのバリアフリーの街づくり」「リハビリテーションは生活」「ひとが補助具に」「こころの車いす」を提唱し，1998 年より地域生活支援に関わる市民学習会「拾円塾」，共同作業所や授産施設，グループホームなどの創設・運営相談に関わり社会参加を支援．

著書は
『臨床作業療法』（金剛出版），『目からウロコの作業料理の本　作業療法覚書』（三輪書店），『冠難辛句』（青海社），『作業療法の知・技・理』（金剛出版），『土の宿から「まなびやー」の風が吹く』（青海社），『ひとと植物・環境』（青海社），『作業療法の詩・ふたたび』（青海社），『治療・援助における二つのコミュニケーション』（三輪書店），『作業療法の詩』（青海社），『ひとと音・音楽』（青海社），『ひとと作業・作業活動　新版』（三輪書店），『ひとと集団・場　新版』（三輪書店），『食べることの障害とアプローチ』（三輪書店），『伝えることの障害とアプローチ』（三輪書店），『作業療法臨床の知』（三輪書店），『作業療法臨床の知の背景』（シービーアール）ほか．
読書，低い山のぼーっと歩き，海の素もぐり，作業療法が趣味（時間と体力がないのが悩みだが，還暦すぎて自転車散歩が趣味に加わる）．

精神障害と作業療法　新版
―病いを生きる，病いと生きる　精神認知系作業療法の理論と実践

発　行	1997 年 3 月 15 日　第 1 版第 1 刷
	2003 年 3 月 20 日　第 2 版第 1 刷
	2010 年 3 月 20 日　第 3 版第 1 刷
	2015 年 1 月 31 日　第 3 版第 7 刷
	2017 年 3 月 30 日　新版　第 1 刷
	2023 年 3 月 10 日　新版　第 4 刷Ⓒ

著　者　山根　寛
発行者　青山　智
発行所　株式会社 三輪書店
　　　　〒 113-0033 東京都文京区本郷 6-17-9　本郷綱ビル
　　　　☎ 03-3816-7796　FAX 03-3816-7756
　　　　http://www.miwapubl.com/

装　丁　石田香里（株式会社アーリーバード）
印刷所　三報社印刷 株式会社

本書の内容の無断複写・複製・転載は，著作権・出版権の侵害となることがありますのでご注意ください．

ISBN978-4-89590-583-1　C 3047

JCOPY ＜出版者著作権管理機構 委託出版物＞
本書の無断複製は著作権法上での例外を除き禁じられています．複製される場合は，そのつど事前に，出版者著作権管理機構（電話 03-5244-5088，FAX 03-5244-5089，e-mail：info@jcopy.or.jp）の許諾を得てください．

■ 初めて日本の作業療法臨床哲学についてまとめた本。

作業療法臨床の知
作業療法臨床の体感の言語化
臨床の積み重ねから生まれた作業療法哲学

好評書

著　山根 寛

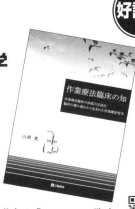

　数学的客観化が困難な作業療法の質的エビデンスとはどのようなものか、どのように積み重ね、どのように伝えたらよいのか。その理解と実践のためには、作業療法の理論や技術の質的エビデンスの基盤となる根拠、すなわち作業療法哲学が必要である。本書では日本の作業療法の哲学的基盤について、現象学的アプローチ、西田哲学、中動態、動的平衡といったキーワードとともに解説し、さらに作業療法において欠かすことのできない視点として、当事者研究、悲哀の仕事、障害受容について記載している。また著者、山根寛の提唱する「YMCOT-臨床作業療法山根モデル」についてイメージモデル図を用いてまとめ、紹介している。

■ 主な内容 ■

1　中動態と作業療法哲学
　1.1　中動態
　1.2　作業療法と中動態
　1.3　作業療法哲学と中動態
2　西田哲学と作業療法原理
　2.1　西田哲学
　2.2　西田哲学と動的平衡
　2.3　西田哲学と作業療法原理
　2.4　関係性の回復
　2.5　心身の乖離と作業療法
3　メルロ＝ポンティと作業療法臨床の知
　3.1　メルロ＝ポンティ
　3.2　メルロ＝ポンティと身体・精神
　3.3　作業療法の特性
　3.4　作業がつくる場の力
　3.5　作業の知
4　動的平衡と作業療法過程
　4.1　動的平衡
　4.2　動的平衡と西田幾多郎
5　悲哀の仕事と死の受容
　5.1　悲哀の仕事
　5.2　悲哀の仕事とフロイト
　5.3　悲哀の仕事とキューブラ・ロス
　5.4　危機理論・モデルに関する説いろいろ
　5.5　悲哀の仕事と作業療法
6　当事者研究と作業療法
　6.1　当事者研究とは
　6.2　向谷地生良の当事者研究
　6.3　当事者研究の生まれた背景

　6.4　当事者研究のスタイル
　6.5　当事者研究の展開
　6.6　べてるの家の当事者研究
　6.7　Hanaの当事者研究
　6.8　当事者研究と作業療法哲学
7　障害と受容
　7.1　「しょうがい」という概念
　7.2　障害受容モデル
　7.3　国際障害モデル
　7.4　障害受容と作業療法哲学
8　作業療法と臨床の知
　8.1　作業療法臨床の知
　8.2　私 (山根) の臨床作業療法史
　8.3　作業療法におけるエビデンスと作業療法臨床哲学
9　YMCOT―臨床作業療法山根モデル
　9.1　臨床作業療法山根モデル
　　　（YMCOT:YAMANEModelofClinicalOccupationalTherapy）
10　作業療法とは
　10.1　作業療法とは
　10.2　作業療法の特性
　10.3　作業療法における作業とは
　10.4　ひとと作業
　10.5　精神の病いと作業
　10.6　作業療法と各治療法との関連
　10.7　作業療法の手段
　10.8　精神認知機能の回復過程と状態
　10.9　作業療法の効果と根拠
　10.10　作業療法が療法として成りたつ条件

● 定価 3,960円（本体 3,600円＋税10％）　B5　240頁　2020年　ISBN 978-4-89590-695-1

お求めの三輪書店の出版物が小売書店にない場合は、その書店にご注文ください．お急ぎの場合は直接小社に．

 三輪書店　〒113-0033 東京都文京区本郷6-17-9 本郷綱ビル
編集☎03-3816-7796　FAX03-3816-7756　販売☎03-6801-8357　FAX03-6801-8352
ホームページ：https://www.miwapubl.com